AF500013

TRAITÉ PRATIQUE

DES

MALADIES DE L'OREILLE

Ex^re de remplacement.

Te 45
60

8° Ti. 5311

L'auteur et l'éditeur de cet ouvrage se réservent le droit de le traduire ou de le faire traduire en toutes langues. Ils poursuivront en vertu des lois, décrets et traités internationaux, toutes contrefaçons ou toutes traductions faites au mépris de leurs droits. Le dépôt légal de cet ouvrage a été fait à Paris, à la fin d'octobre 1856, et toutes les formalités prescrites par les traités sont remplies dans les divers États avec lesquels la France a conclu des conventions littéraires.

Corbeil, typographie de Crété.

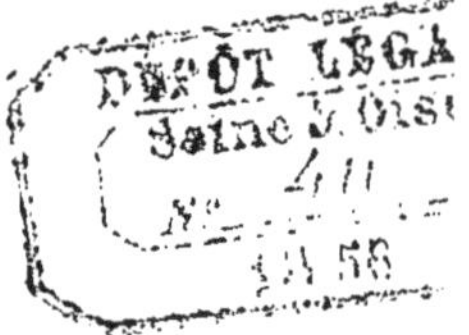

TRAITÉ PRATIQUE

DES

MALADIES DE L'OREILLE

PAR

LE DOCTEUR E. H. TRIQUET

Ancien interne en médecine et en chirurgie des hôpitaux de Paris,
Lauréat, médaille d'argent (1848); médaille d'or (1849). — Ancien membre de la Société anatomique, membre fondateur de la Société de Biologie,
Fondateur et chirurgien d'un Dispensaire pour les maladies de l'Oreille.

BIBLIOTHÈQUE IMPÉRIALE IMPR.

AVEC FIGURES INTERCALÉES DANS LE TEXTE.

A PARIS

CHEZ J. B. BAILLIÈRE,

LIBRAIRE DE L'ACADÉMIE IMPÉRIALE DE MÉDECINE,

RUE HAUTEFEUILLE, 19.

LONDRES,	NEW-YORK,
H. BAILLIÈRE, 219, REGENT-STREET.	H. BAILLIÈRE, 290, BROAD-WAY.

MADRID, C. BAILLY-BAILLIÈRE, CALLE DEL PRINCIPE, 11.

1857

1856

L'auteur et l'éditeur se réservent le droit de traduction.

A

LA MÉMOIRE DE J. M. G. ITARD

MÉDECIN EN CHEF DE L'INSTITUTION DES SOURDS-MUETS
A PARIS.

A

MONSIEUR BOUILLAUD

PROFESSEUR DE CLINIQUE MÉDICALE A LA FACULTÉ DE MÉDECINE DE PARIS,
MÉDECIN DE L'HOPITAL DE LA CHARITÉ,
MEMBRE DE L'ACADÉMIE IMPÉRIALE DE MÉDECINE,
OFFICIER DE LA LÉGION D'HONNEUR.

HOMMAGE RESPECTUEUX DE L'AUTEUR

Dr TRIQUET.

AVANT-PROPOS

« Il serait à désirer que les médecins des institutions de sourds-muets fissent la dissection de l'oreille de tous les sourds qui meurent dans l'établissement, et que, tous les semestres, on donnât la plus grande publicité à leurs recherches.

« Jusque-là, il n'y aura qu'incertitude dans la connaissance des causes, et qu'obscurité dans les signes des maladies de l'oreille interne; par conséquent, les progrès de la thérapeutique seront lents et pénibles. » (SAISSY, *Essais*, p. 25.)

Le livre que je publie aujourd'hui est la reproduction exacte des leçons que je professe chaque année à l'École pratique de médecine. Ces leçons théoriques reçoivent tous les jours leur sanction à mon Dispensaire, en présence des élèves et des jeunes médecins qui désirent se familiariser avec l'étude des maladies de l'oreille.

Les faits rapportés dans cet ouvrage ont donc reçu une démonstration suffisante; quelques-uns ont été recueillis pendant mon internat dans les hôpitaux de Paris; d'autres m'ont été communiqués; mais c'est surtout dans les quatre dernières années, à ma clinique et dans ma propre pratique, que j'ai rassemblé le plus de matériaux.

Comme je n'ai jamais pu comprendre qu'il y eût un grand avantage à faire passer sous les yeux ou les doigts du lecteur un nombre vraiment formidable d'observations plus ou moins incomplètes, je n'ai point cru devoir attendre que ma collection atteignît le chiffre élevé de deux à trois mille, comme Kramer (de Berlin) et Wilde (de Dublin) nous en ont donné de tout récents exemples. Présenter un petit nombre de faits bien décrits et groupés avec ordre, les analyser de façon à mettre en lumière les enseignements qu'ils renferment, telle est la méthode à laquelle j'ai donné la préférence. De cette manière, l'attention, loin de se perdre sur des détails fastidieux et souvent inutiles, se trouve concentrée à chaque page sur les points importants que l'auteur a voulu démontrer.

Je dois encore faire observer que plusieurs questions importantes, et cependant négligées jusqu'ici, ont été l'objet de recherches particulières, par exemple : les *otites* dans les fièvres graves, les *flux*, les *polypes de l'oreille*, la *surdité nerveuse*, l'*exploration de l'appareil auditif*, le *cathétérisme des trompes d'Eustache*, les *symptômes anatomiques et physiologiques des maladies de l'oreille*, l'*étude théorique et pratique des bourdonnements*, sont autant de questions que j'ai cherché à élucider par des dissections nombreuses et des recherches nouvelles ; mais je n'ai point oublié les notions que les auteurs anciens et modernes, français et étrangers, nous ont transmises sur la matière.

Cet ouvrage n'est point, à vrai dire, un système complet de chirurgie aurale : c'est un modeste recueil d'observations destinées à guider dans la pratique les jeunes médecins, s'ils viennent à rencontrer quelques-unes des indispositions longues et douloureuses qui peuvent affecter l'appareil auditif. Les causes, les symptômes, le diagnostic ont été longuement exposés; mais j'ai surtout appliqué mon attention au traitement, qui est le but naturel et bien légitime de la chirurgie pratique. Il me sera bien doux de penser que j'ai rempli une partie de ma tâche, s'il m'a été possible de prouver que, sous ce rapport, les maladies de l'oreille ne différant en rien de celles qui peuvent se rencontrer ailleurs, on peut leur appliquer avec un égal succès les moyens généralement admis par la thérapeutique la plus éclairée. J'ai suivi dans la description l'ordre anatomique consacré par Duverney dans son bel ouvrage, et l'on me permettra d'exposer plus loin les raisons sur lesquelles j'ai fondé cette préférence.

Tous les auteurs dont j'ai reproduit les opinions ou les

observations se trouvent cités, en temps et lieu, avec exactitude.

Quant à l'ordre suivi dans l'exposé des matières, le voici :

1° Je décrirai d'abord d'une manière générale les causes, les symptômes, les moyens d'exploration, de diagnostic et de thérapeutique ;

2° Viendront ensuite, selon l'ordre anatomique, les maladies du pavillon de l'oreille, du conduit auditif, du tympan, de la caisse et du labyrinthe ;

3° Comme il me serait impossible de reproduire toutes mes observations *in extenso*, un résumé statistique est placé à la fin de chaque chapitre, avec quelques-unes des observations les plus importantes.

Ce *Traité des maladies de l'oreille* est le résumé de dix années d'un labeur patient et ingrat. A mes propres yeux, la tâche n'est pas achevée. Pour atteindre ce but, une condition serait indispensable : étudier sur un grand théâtre, avec toutes les ressources de la clinique moderne, l'anatomie pathologique surtout.

Or, ce résultat, si désirable, ne pourra être obtenu tant que les sourds et ceux qui se vouent au traitement de leur infirmité n'auront pas droit de domicile dans les hôpitaux.

Il serait vraiment utile qu'une grande institution clinique pour les maladies des oreilles fût établie à Paris, ainsi qu'il en existe dans plusieurs villes étrangères, à Dublin, par exemple. Les avantages qui en résulteraient pour les pauvres malades sont faciles à comprendre.

En effet, les maladies de l'oreille ne sont réellement susceptibles d'être traitées avec grand espoir de succès que dans la période aiguë. L'appareil est si délicat, les membranes si ténues, qu'il est rapidement désorganisé. — Or, les malades n'arrivent à notre Dispensaire public et gratuit qu'après avoir passé au milieu de remèdes inutiles et souvent dangereux, la seule période de leur maladie pendant laquelle le chirurgien spécialiste pourrait les sauver d'une surdité souvent incurable à l'état chronique.

C'est là un point important, sur lequel nous avons cru devoir attirer la sollicitude de l'administration.

Mais, en attendant la réalisation de ce projet, nous répéterons avec Saissy:

« Il serait à désirer que les médecins des institutions de « sourds-muets fissent la dissection de l'oreille de tous les « sourds qui meurent dans l'établissement, et que, tous les « semestres, on donnât la plus grande publicité à leurs re« cherches.

« Jusque-là, il n'y aura qu'incertitude dans la connais« sance des causes et qu'obscurité dans les signes des ma« ladies de l'oreille interne : par conséquent, les progrès de « la thérapeutique seront lents et pénibles (1). »

Je remercie mes collègues des hôpitaux, qui ont bien voulu me communiquer les observations de leur service; mais je veux surtout remercier M. Rayer, membre de l'Institut, médecin de la Charité, car c'est à sa bienveillance que je dois la première pensée de ce travail et les premiers faits qui en sont l'appui.

(1) *Essais*, p. 25.

Paris, 30 septembre 1856.

ERRATUM.

Page 163, ligne 15 : Autoplastique, *lisez :* Otoplastique.

TRAITÉ PRATIQUE

DES

MALADIES DE L'OREILLE

PREMIÈRE PARTIE

ANATOMIE, PHYSIOLOGIE ET HYGIÈNE DE L'APPAREIL DE L'AUDITION

CHAPITRE PREMIER

ANATOMIE

Mon intention n'est point de donner ici une longue et fastidieuse énumération de tout ce qui a été écrit sur l'anatomie et la physiologie de l'oreille humaine. On trouve dans Itard (1) une source abondante de détails anatomiques, et sa description occupe la plus grande partie de son ouvrage. D'un autre côté, on regrette, dans Kramer, un silence complet sur ce point important. Nous prendrons un terme moyen.

Ces premières lignes seront consacrées à rappeler, aussi brièvement que possible, les diverses parties qui composent cet appareil, leur structure, leurs connexions, leurs rapports, leurs fonctions.

Je signalerai également à l'attention du lecteur toutes les déductions dont nous aurons à faire l'application dans le cours de cette étude.

(1) *Traité des maladies de l'oreille et de l'audition.* Nouvelle édition, Paris, 1842, 2 vol. in-8.

Description de l'organe de l'ouïe dans l'homme.

L'organe auditif, composé d'un grand nombre de parties, a été divisé en oreille externe, oreille moyenne et oreille interne.

Cette division n'est point exempte de reproches, assurément, mais elle rend la description facile et nous la conserverons.

En procédant de dehors en dedans, à l'étude de l'organe de l'ouïe, on trouve successivement le pavillon, le conduit auditif, la membrane du tympan, la caisse du tympan; les osselets de l'ouïe, avec un petit muscle, les cellules mastoïdiennes, la trompe d'Eustache; le labyrinthe, composé du vestibule, du limaçon et des trois canaux demi-circulaires; le nerf acoustique, divers rameaux du nerf facial, des artères et des veines.

§ 1er. — Oreille externe.

1° Le *pavillon,* nommé aussi auricule, est un appendice fibro-cartilagineux, mince, transversalement aplati, demi-ovalaire,

FIG. 1.

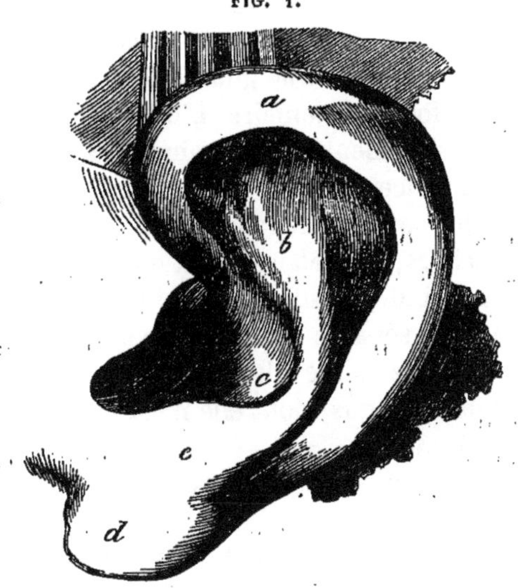

FIG. 1. — Cette figure représente l'oreille externe et ses replis *a, b, c, d, e.* — *a* hélix. — *b* la conque. — *c* tragus. — *d* lobule. — *e* antitragus.

plus large en haut qu'en bas, continu avec les parties voisines, en avant et en dedans, libre en haut, en bas et en arrière, terminé inférieurement par un petit prolongement rempli de graisse, et nommé *lobule*, situé de chaque côté de la région latérale de la tête, au-dessous de la tempe, derrière la joue et devant la région mastoïdienne. Le pavillon ou auricule, considéré à sa face externe, est incliné en avant, concave dans la plus grande partie de son étendue.

On voit à cette surface, la conque, large concavité allongée transversalement, plus étroite en haut, triangulaire en avant et en dedans, où elle se continue avec le méat ou conduit auditif externe.

L'hélix, repli ou bourrelet demi-circulaire, plus marqué à sa partie moyenne, commence au centre de la conque, au-dessus et en arrière du conduit auditif, se porte le long du pavillon et se termine au-dessus du lobule.

La rainure de l'hélix, qui n'est autre qu'un sillon.

L'anthélix, saillie née derrière la conque, d'abord longitudinale, parallèle à l'hélix, puis obliquement dirigée d'arrière en avant, au-dessus de la conque ; divisée ensuite en deux saillies, dont l'une, inférieure, étroite, plus saillante, marche horizontalement en avant, tandis que l'autre, supérieure, large, obtuse, se dirige en haut ; de manière à ce qu'elles forment, par leur écartement, une concavité triangulaire plus large en avant qu'en arrière, nommée fosse naviculaire. L'une et l'autre vont ensuite se terminer insensiblement dans la rainure de l'hélix.

Le tragus, éminence aplatie d'avant en arrière, irrégulièrement triangulaire, adhérente en dedans par sa base à la peau du visage, libre en dehors, située au-devant du trou auditif, au-dessus et en avant du lobule, au-dessous de la partie antérieure de l'hélix, dont elle est séparée par une échancrure.

L'antitragus, autre saillie placée derrière le trou auditif, de même forme que le tragus, dont elle n'est éloignée que par une échancrure profonde.

A la face interne du pavillon, nous trouvons des saillies et des enfoncements.

Toutes ces inégalités se trouvent dans le fibro-cartilage du pavillon.

Ce fibro-cartilage est fixé, au pourtour du conduit auditif, par trois ligaments.

Une peau fine enveloppe le cartilage de la conque : le tissu cellulaire sous-jacent est feutré et contient peu ou point de graisse.

Cette disposition nous explique pourquoi les froissements et les contusions de cette partie déterminent si facilement des ecchymoses profondes et dans une large étendue.

Sous la peau et à la face externe du cartilage, sont quatre petits muscles, dont l'existence est loin d'être constante chez l'homme ; ce sont, le petit hélicien, le grand hélicien, le tragien, l'antitragien et le transverse.

Ces muscles sont dits intrinsèques, par opposition aux trois, nommés intrinsèques : l'auriculaire antérieur, supérieur, postérieur.

2° *Conduit auditif.* — Le conduit auditif externe est un canal qui, chez l'homme, a environ 5 centimètres de longueur. Ce canal n'est pas droit dans toute son étendue ; aussi lorsqu'on désire l'examiner profondément, est-on obligé de tirer le lobule en arrière. L'entrée de ce canal, ou le méat, est protégée, en avant, par le tragus qui forme un obstacle à l'introduction des petits corps étrangers suspendus dans l'atmosphère, et qui pourraient venir titiller douloureusement et même blesser la membrane du tympan.

Ce conduit auditif est formé de deux parties : une partie membraneuse et une partie osseuse. La partie osseuse n'est autre chose qu'une véritable coque osseuse, dans laquelle on remarque une quantité considérable de trous nourriciers. La peau qu tapisse ce canal est une sorte de tissu à part, qui tient à la fois de la nature de la peau et des muqueuses. Si l'on suit les modifications de cette membrane, depuis l'entrée du conduit auditif jusqu'à sa partie profonde, on la voit présenter insensiblement un nombre moins considérable d'écailles épidermiques, s'amincir et prendre l'apparence des tissus muqueux. Les glandes de cette membrane sécrètent un liquide particulier, auquel on a donné le nom de cérumen.

Le cérumen est un liquide qui se rapproche de la bile ou du fiel de bœuf.

Il arrive fréquemment, chez les enfants et les vieillards, que le cérumen se concrétant, obture complétement le canal auditif et donne lieu à une véritable surdité, dont le chirurgien peut délivrer le malade en peu d'instants.

La sécrétion du cérumen peut être exagérée dans certaines inflammations des muqueuses ; de même, sous l'influence de certaines conditions pathologiques, ce cérumen peut se trouver moins abondant qu'à l'état naturel.

Les glandes qui sécrètent le cérumen sont très-nombreuses. On en a compté jusqu'à deux mille.

Nous trouvons encore, à l'entrée du conduit auditif externe et bordant le méat, de petites glandes qui sécrètent des poils.

Abondants chez les vieillards, ces poils sont implantés sur le tragus et à l'entrée du conduit.

L'usage de ces poils est évidemment de se réunir à l'entrée du conduit auditif externe pour s'opposer à l'introduction des corps étrangers. Itard ne partage pas cette opinion, et toute discussion à ce sujet me paraîtrait oiseuse.

Nous ajouterons que l'accolement de ces poils, par le cérumen, est souvent le point de départ de ces calculs cérumineux qui bouchent les oreilles, quand ils ne produisent pas des effets plus nuisibles encore ; par exemple, une inflammation chronique des tissus ambiants, la perforation du tympan. (Ribes.)

§ 2. — Oreille moyenne.

1° *Tympan* (*Tympanum*). — Le tympan est une membrane circulaire, véritable cloison transparente, qui forme le fond du conduit auditif externe et la paroi externe de l'oreille moyenne. Cette membrane a une forme presque circulaire, ou plutôt elliptique chez l'adulte, parce que sa forme varie selon l'âge du sujet : convexe en dedans, où elle correspond au manche du marteau ; concave en dehors, où elle termine le conduit auditif ; la cloison tympanique est située obliquement de haut en bas, et de dedans en dehors. Cette obliquité s'éloigne d'autant plus de la verticale pour se rapprocher du plan horizontal, que le sujet est plus jeune.

Le tympan est enchâssé dans une rainure circulaire de l'os tympanal, comme le verre d'une montre dans son cercle métallique.

La membrane du tympan est composée d'une couche moyenne de fibres albuginées ou aponévrotiques, que Everard Home dit être musculaires chez l'éléphant. Cette couche, elle-même, est recouverte en dehors par le cul-de-sac formé par la couche cutanée ou épidermique du conduit auditif, et en dedans par le feuillet de la membrane muqueuse de la cavité du tympan.

La dissection du tympan n'est pas chose facile, et c'est à peine si l'on peut, à l'état normal, isoler une ou deux de ces membranes. Nous verrons qu'à l'état pathologique cette démonstration est plus évidente.

Le tympan est sujet à de nombreuses maladies. On y pratique même quelques opérations, sur lesquelles nous aurons à revenir.

Après avoir décrit le tympan qui nous sert, en quelque sorte, d'entrée dans l'oreille moyenne, nous arrivons à cette partie importante de l'appareil auditif.

L'oreille moyenne, caisse du tympan (tambour), est une étroite cavité située entre le conduit auditif externe et le labyrinthe. Cette cavité présente six faces ou côtés :

1° Le supérieur, qui ne présente aucun intérêt ;

2° L'inférieur offre la fissure de Glaser, traversée par une bride fibreuse, improprement appelée tendon du muscle antérieur du marteau, et un petit canal donnant passage à la corde du tympan ;

3° L'externe, formé par le tympan que nous avons déjà décrit ;

4° L'interne présente la fenêtre ovale ou vestibulaire, dont le grand diamètre est à peu près horizontal ; elle reçoit la base de l'étrier. Cette base de l'étrier ne ferme pas complétement la fenêtre ovale : elle s'y insère par une sorte de capsule articulaire synoviale, sorte de bandelette circulaire qui est probablement sujette à toutes les maladies des grandes articulations, telles que hydropisies, arthrites, etc.

Au-dessus de cette fenêtre est l'aqueduc de Fallope ; au-dessous, le promontoire formé par la rampe externe de la cochlée et une partie du vestibule. Au-dessous du promontoire, est la fenêtre ronde fermée par une membrane (tympan secondaire).

En arrière, le promontoire finit en pente, et près de là on aperçoit la pyramide, petite éminence qui tire son nom de sa forme même.

5° Le côté antérieur, qui présente l'orifice intra-tympanique de la trompe d'Eustache.

La trompe d'Eustache est un canal long d'environ 2 pouces (5 centimètres), ouvert par sa petite extrémité (embouchure intra-tympanique) dans la cavité du tympan, vers sa partie supérieure, et finissant par son extrémité, évasée à la partie supérieure et latérale du pharynx, derrière l'orifice postérieur du méat inférieur des fosses nasales. Son orifice guttural, appelé pavillon, de structure cartilagineuse, permet l'introduction d'une plume à écrire, tandis que c'est à peine si un stylet très-fin peut pénétrer dans sa portion osseuse, qui n'a pas plus d'un quart de ligne de diamètre (un demi-millimètre).

La trompe d'Eustache est donc formée de deux portions distinctes quoique continues : elles forment un angle vers la partie moyenne, et convergent ainsi l'une vers l'autre.

L'une de ces portions est osseuse, l'autre cartilagineuse. Comme il est utile que le chirurgien connaisse parfaitement cette structure, les rapports, etc., nous entrerons dans quelques détails.

FIG. 2.

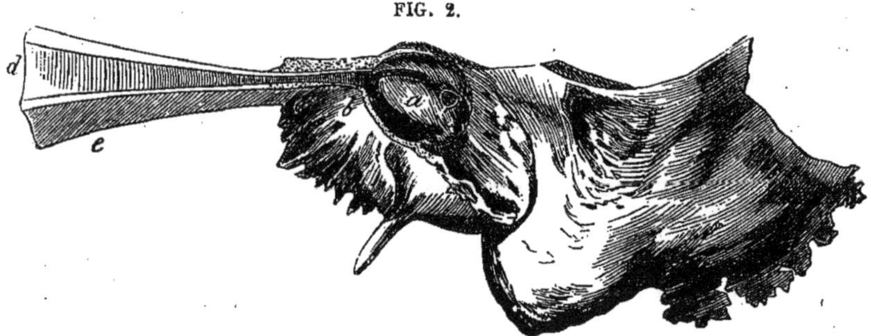

FIG. 2. Coupe de la caisse et de la trompe d'Eustache. — *a* l'étrier en place. — *b* l'orifice intra-tympanique de la trompe.— *c*. le point où la portion osseuse se continue avec la portion cartilagineuse. — *d* le pavillon de la trompe ou orifice pharyngien.— *e* la membrane muqueuse renversée.

La trompe d'Eustache ou d'Eustachi comprend une portion *osseuse*, une portion *cartilagineuse*.

I. *Portion osseuse*. — La portion osseuse, creusée dans l'épaisseur du temporal, entre le rocher et la portion squammeuse, au-dessus du canal carotidien et au-dessous du canal qui reçoit le muscle du marteau, s'ouvre dans la caisse par un orifice d'un millimètre, et situé sous le bec de cuiller.

Cette portion est un peu aplatie de dehors en dedans : elle est conique ; l'extrémité évasée du cône correspond à la caisse ; l'extrémité rétrécie s'embouche dans la portion cartilagineuse à son origine : la portion osseuse n'a que 8 à 10 millimètres de longueur. Duverney ne lui accordait que 3 lignes, mais Linke a exagéré ses dimensions en portant sa longueur à 8 lignes (20 millim.).

L'orifice intra-tympanique de cette portion osseuse mesure un millimètre dans le sens du grand diamètre qui est transversal, le diamètre vertical n'ayant que un demi-millimètre; l'orifice qui s'embouche dans la portion cartilagineuse est tout à fait arrondi, et n'a plus qu'un seul diamètre, lequel mesure seulement un demi-millimètre, soit un quart de ligne. Et encore faut-il en déduire l'épaisseur de la membrane muqueuse, qui doit nécessairement rétrécir un peu le diamètre de ce tube ostéo-membraneux. — Cette description, avec les mesures qui viennent d'être données, reposent sur mes propres dissections (1), et je les ai répétées et démontrées publiquement, de manière à me former une conviction sur ce point important et toujours controversé.

II. *Portion cartilagineuse.* — La portion cartilagineuse forme un second cône elliptique, dont le sommet embrasse l'extrémité interne du premier cône osseux dont je parlais à l'instant: ce sommet du cône cartilagineux est donc tourné en haut et en dehors, et s'unit au tube osseux de la manière suivante : ce dernier, après 8 millimètres de chemin, à sa sortie de la caisse, se termine par plusieurs inégalités, formant des brèches, qui donnent attache au sommet de la portion cartilagineuse. L'autre portion ou base, dirigée en dedans et en bas, présente sur les côtés du pharynx, en arrière du méat inférieur, un orifice cartilagineux, sous la forme d'un pavillon évasé, bordé d'un bourrelet très-saillant : c'est l'orifice guttural de la trompe d'Eustache ; cet orifice est large de 6 à 7 millimètres.

Deux cartilages triangulaires, mais de volume inégal, composent par leur assemblage la portion cartilagineuse de ce conduit; le plus petit, situé en dedans, uni par sa pointe à la portion osseuse, et par sa base à l'aile interne de l'apophyse ptérygoïde, donne attache au muscle péristaphylin externe : l'autre cartilage, beaucoup plus considérable, plus épais, également attaché par son sommet au tube osseux de la trompe, forme par sa base une sorte de corne à laquelle s'unit le péristaphylin interne.

Cette disposition des deux muscles péristaphylins enroulés, pour ainsi dire, comme un sphincter autour de l'embouchure de la trompe d'Eustache, nous donne l'explication de certaines dif-

(1) Études d'anatomie, *pour servir à l'Histoire des maladies de l'oreille.* Couronnées par l'Académie des sciences. 1855.

ficultés ou accidents qui peuvent survenir dans l'opération du cathétérisme :

1° Ainsi, chez certains malades, aussitôt que la sonde touche la membrane pituitaire, le voile du palais se convulse en haut : or, pendant ces contractions violentes, les muscles péristaphylins prenant leur point d'appui sur l'embouchure de la trompe, en effacent complétement le calibre, à ce point que la sonde ne saurait franchir l'orifice.

2° Si cette contraction spasmodique survient au moment où la sonde pénètre dans la trompe, l'instrument est expulsé soudain du conduit, et son bec tombe dans le pharynx; il faut alors recommencer la manœuvre.

3° Et si, pour engager la sonde malgré les contractions des muscles, le chirurgien emploie un peu de résistance, le bec de la sonde déchire la muqueuse, et un emphysème va se produire spontanément dans les mouvements de déglutition, ou bien encore à la première insufflation. J'insiste beaucoup sur ces détails importants, qui n'ont encore été donnés jusqu'ici par aucun auteur, et qui néanmoins intéressent le praticien au plus haut degré.— Cette portion cartilagineuse de la trompe est longue de 25 millimètres ; or, comme la portion osseuse a 8 millimètres, les deux portions réunies donnent une longueur de 33 millimètres. — Une membrane muqueuse, prolongement de celles des fosses nasales et de la cavité du pharynx, tapisse l'intérieur de la trompe, et avant d'y pénétrer, forme un bourrelet épais et mou, disposé en pavillon, dans lequel sont logées de petites glandes qui sécrètent un mucus analogue à celui des narines; à mesure qu'elle s'avance dans la trompe, elle diminue d'épaisseur, acquiert plus de consistance et prend peu à peu cet aspect feutré, comme épithélial, qui sont les caractères de la membrane interne de la caisse. Dans tout son trajet depuis le pavillon de la trompe jusqu'à la caisse, la membrane muqueuse est très-vasculaire : elle est munie de cils vibratiles; elle renferme en outre, dans son épaisseur, des glandes mucipares bien manifestes, et c'est leur inflammation avec hypertrophie dans les catarrhes invétérés, qui donne naissance aux diverses altérations de cette membrane (épaississements, rétrécissements de la trompe, etc.).

Telles sont, en effet, les causes les plus fréquentes de la surdité.

6° Enfin, le côté postérieur nous offre une ouverture de communication avec les cellules mastoïdiennes. Cette grande cavité est divisée en un nombre infini de compartiments, par des lamelles osseuses, sorte de trabécules qui rappellent tout à fait le tissu spongieux des os.

Une membrane muqueuse d'une grande délicatesse, tapisse toutes ces lamelles (comme un véritable périoste), et la grande cavité mastoïdienne qu'elles concourent à fermer.

C'est ici le lieu de parler des prétendus trous de communication établis entre la caisse, les cellules et la cavité du crâne.

J'aurais sans doute passé sous silence ces hypothèses surannées, si plus loin, au chapitre *De l'otorrhée*, je n'eusse été obligé de combattre une théorie émise par Itard, et qui repose en partie sur cette erreur anatomique. Je veux parler de l'otorrhée cérébrale primitive.

Longtemps avant Itard, Valsalva avait déjà pensé qu'une collection de pus, enfermée dans le crâne, pourrait ainsi se frayer une issue au dehors.

Nous le voyons, en effet (1), accumuler les preuves, cherchant ainsi à démontrer les trous par lesquels la caisse du tympan communique avec la cavité du crâne : il les plaçait vers la partie supérieure des cellules mastoïdiennes, au-dessus du point où le marteau s'articule avec l'enclume. Il dit même les avoir vus au nombre de deux ou trois; d'autres fois, il n'y en avait qu'un seul : leur situation, leur grandeur, leur forme, ne variaient pas moins. Dans certains cas, il put les distinguer à la première inspection. D'autres fois, il lui a fallu, pour les voir, injecter la caisse par la trompe d'Eustache, et, dans ce cas, il a vu constamment le liquide passer dans le crâne. D'après Valsalva, ces trous étaient destinés à débarrasser la cavité encéphalique des liquides que la nature veut expulser par l'oreille.

Viennent ensuite les preuves, tirées de l'anatomie pathologique.

Dans un homme chez lequel il avait observé une perforation de la membrane du tympan, il trouva un liquide copieux et limpide dans les ventricules du cerveau et entre la dure-mère et la pie-mère ; la partie antérieure du cerveau était sphacélée et jaunâtre ; la dure-mère offrait la même couleur, non-seulement près

(1) *De aure humana tractatus.*

des circonvolutions lésées, mais encore jusqu'à la région où il plaçait les trous de communication dont il s'agit. La surface interne de la caisse était teinte en jaune, ainsi que la face antérieure de la membrane du tympan.

Il rapporte encore une autre observation d'un homme, mort en peu d'heures, à la suite d'une apoplexie, avec paralysie de la moitié gauche du corps et qui rendit par la bouche, après avoir expiré, du sang fourni par la trompe d'Eustache : les ventricules du cerveau étaient remplis de sang, beaucoup plus à droite qu'à gauche; l'oreille du même côté était remplie de sang.

Dans l'un et l'autre cas, Valsalva dit avoir trouvé les trous de communication très-visibles. Malheureusement, personne n'a pu constater leur existence, depuis cette époque.

Après avoir passé en revue les parois de l'oreille moyenne, nous avons à examiner ce qu'elle contient dans son intérieur.

Notons, d'abord, que cette cavité contient de l'air. Nous verrons ultérieurement quel rôle joue ce fluide, dans la transmission des sons : et il nous sera facile de montrer combien sa présence est nécessaire dans l'oreille moyenne.

La cavité moyenne de l'oreille est traversée, de la membrane du tympan à la fenêtre ovale, par une chaîne d'osselets articulés entre eux, au moyen d'un petit appareil synovial et ligamenteux. Ces osselets sont au nombre de quatre, et nous trouvons, en allant du dehors en dedans :

1° Le marteau ;

2° L'enclume ;

3° L'os lenticulaire ;

4° L'étrier.

Le *marteau* est le plus considérable. Il doit son nom à sa ressemblance avec cet instrument. On distingue au marteau le manche qui correspond à la membrane tympanique et trois apophyses.

L'*enclume*, composée d'un corps à surface concave pour recevoir la tête du marteau, et de deux extrémités apophysaires dont l'une s'articule avec l'os lenticulaire.

L'*os lenticulaire*, qui n'est autre chose qu'un petit noyau osseux, interposé entre la longue jambe de l'enclume et la partie supérieure et externe de l'étrier, auquel on le rencontre même quelquefois soudé.

L'*étrier*, articulé avec la fenêtre ovale de la manière que nous avons décrite.

Toutes ces articulations des osselets sont, comme nous avons déjà eu l'occasion de le dire, pourvues d'une couche cartilagineuse, de membranes synoviales et de fibres ligamenteuses.

On a décrit plusieurs muscles, destinés aux mouvements de ces osselets ; mais nous ne nous y arrêterons pas. La présence d'un seul est incontestable : c'est le muscle interne du marteau, ou tenseur de la membrane du tympan.

§ 3. — Oreille interne ou labyrinthe.

C'est la partie de l'appareil de l'audition, qui commence à la fenêtre ovale et qui comprend :

1° Le vestibule ;

2° Les trois canaux demi-circulaires ;

3° Le limaçon ou cochlée.

Le labyrinthe est situé dans l'épaisseur de la portion pierreuse du temporal, entre la cavité tympanique et le conduit auditif externe. Le vestibule est au centre et un peu au dehors ; les canaux sont en arrière, et la cochlée en avant.

Nous allons commencer par étudier la partie osseuse de cet appareil.

Le vestibule est une cavité ovoïde, dont le grand diamètre est transversal. On y voit plusieurs ouvertures : 1° la fenêtre ovale ; 2° les cinq orifices des canaux demi-circulaires ; 3° plusieurs pertuis pour les filets nerveux ; 4° l'orifice de l'aqueduc de Fallope ; 5° l'orifice de la rampe externe du limaçon ; 6° la terminaison de l'aqueduc de la cochlée.

Les canaux demi-circulaires sont au nombre de trois, deux verticaux et un horizontal, le plus petit.

Comme les extrémités de ces canaux se réunissent, il s'ensuit qu'elles ne présentent que cinq ou six ouvertures, dans le vestibule.

Les canaux verticaux se renflent à leurs extrémités ; le canal horizontal ne présente ce renflement qu'à son extrémité antérieure.

On ne peut donner une meilleure idée du limaçon qu'en le comparant à la coquille de cet animal. C'est donc un canal ou cône creux qui tourne autour d'un axe horizontal, de manière à faire deux tours deux tiers sur cette tige conique. Seulement, la cavité de ce cône creux est séparée en deux parties ou rampes par une cloison, ou lame spirale, percée, vers le sommet du cône, d'un trou de communication, appelé bouteille.

Des deux rampes, l'une, qui est interne ou postérieure, située à la base du limaçon, plus large, plus courte et d'abord un peu droite, commence à la fenêtre ronde ; à sa partie inférieure est l'orifice de l'aqueduc du limaçon. — L'autre rampe, externe ou antérieure, rapprochée du sommet du limaçon, plus étroite et plus longue, commence dans le vestibule par une ouverture très-évasée. C'est par là que le liquide vestibulaire pénètre dans les rampes du limaçon.

Une membrane très-fine et fortement adhérente aux os, tapisse toutes les cavités du labyrinthe : outre cette membrane, Breschet a décrit, dans le vestibule, deux sacs membraneux, dont l'un, l'utricule, communique avec trois tubes de même nature, situés dans les canaux demi-circulaires ; tandis que l'autre, le saccule, forme une cavité sans ouverture. D'après certaines dissections (que je ne puis encore faire connaître qu'incomplétement, mais que je veux poursuivre), le saccule, l'utricule, le labyrinthe membraneux, seraient encore de pures créations de l'esprit, ainsi que cela est arrivé plus d'une fois à Breschet (1).

Le saccule, l'utricule, la membrane fine qui tapisse l'intérieur des canaux demi-circulaires, ne sont, pour nous, que l'expansion membraneuse des nerfs labyrinthiques (émanés du nerf auditif) : en un mot, c'est, pour nous, la *rétine de l'oreille*.

Quant au liquide labyrinthique, si bien démontré par Valsalva et Cotugno, il était au moins inutile de créer deux mots nouveaux pour le dénommer (*périlymphe* et *endolymphe*).

Ce liquide (humeur de Cotugno) remplit exactement toutes les cavités labyrinthiques. On n'y trouve ni air ni vide. — Ce point délicat, longtemps contesté malgré l'autorité de Cotugno et

(1) Ces idées sont celles professées par M. le docteur Auzoux, depuis longues années.

Quelques dissections les ont déjà positivement confirmées. Nous nous efforcerons de démontrer plus complétement ce point d'anatomie.

de Caldani, fut définitivement mis hors de doute par P. F. Meckel, dans une dissertation publiée en 1777 (1), et qui restera toujours un modèle en ce genre.

On trouve encore dans le labyrinthe (d'après Breschet), et surtout dans les sacs du vestibule et plus rarement dans les canaux demi-circulaires, une poudre fine, à laquelle cet auteur a donné le nom d'otoconie, et qu'on ne trouve pas chez tous les individus. Cette poussière existe, en effet, quelquefois ; mais elle nous a semblé, dans ce cas, être le résultat de l'altération cadavérique que les extrémités nerveuses du labyrinthe subissent rapidement après la mort, et à la suite de certaines altérations pathologiques.

§ 4. — Système nerveux de l'organe auditif.

Les nerfs labyrinthiques et cochléaires, branches du nerf auditif qui se terminent en anses sur les parois du limaçon et du vestibule ; divers rameaux et filets du nerf facial, du ganglion otique, etc., composent ce système. Une description complète remplirait un volume et ne convient point ici. Un mot seulement : sur des pièces que j'ai préparées pour le concours de prosecteur à l'amphithéâtre des hôpitaux, en 1850, et qui avaient pour but la démonstration des ganglions des nerfs crâniens, j'ai fait voir les différents nerfs qui se rendent aux appareils des sens et à celui de l'ouïe en particulier.

1° J'ai démontré l'origine du nerf auditif sur les parois du quatrième ventricule, l'extrême mollesse de ce nerf depuis son origine jusqu'à sa terminaison au labyrinthe. Cette mollesse est telle, que peu d'heures après la mort, il suffit de verser quelques gouttes d'eau à la surface de ce nerf pour voir son tissu se dissocier et donner lieu à une sorte de bouillie pulpeuse.

2° J'ai fait voir que les nerfs acoustique et facial ne s'anastomosent point au fond du conduit auditif interne par l'intermédiaire du nerf de Wrisberg, mais que ce dernier nerf, après s'être simplement accolé au nerf facial, s'en détache pour former la racine motrice du *ganglion otique;*

3° Que le ganglion otique fournit positivement un filet moteur au muscle interne du marteau ;

(1) *Dissertatio de labyrintho auris.* Argentorati, 1777, in-4.

4° Que le plexus tympanique émané du ganglion d'Andersh, du glosso-pharyngien et du petit nerf pétreux, forme une toile nerveuse des plus délicates, placée sous l'épithélium de la membrane muqueuse qui tapisse la paroi interne de la caisse ; et par conséquent, que ce plexus doit avoir une grande influence sur la sécrétion des mucosités de cette cavité qui sont nécessaires à ses fonctions.

J'aurais désiré fournir une description plus complète d'après ces pièces qui ne m'avaient pas coûté moins de six mois d'un pénible travail; mais quand je me suis présenté à l'amphithéâtre des hôpitaux, pour les examiner, j'ai pu constater qu'elles étaient détruites.

§ 5. — Vaisseaux de l'organe auditif. — A. Artères de l'organe auditif.

Elles proviennent toutes des branches de la carotide externe, sauf une seule, fournie par la carotide interne.

FIG. 3.

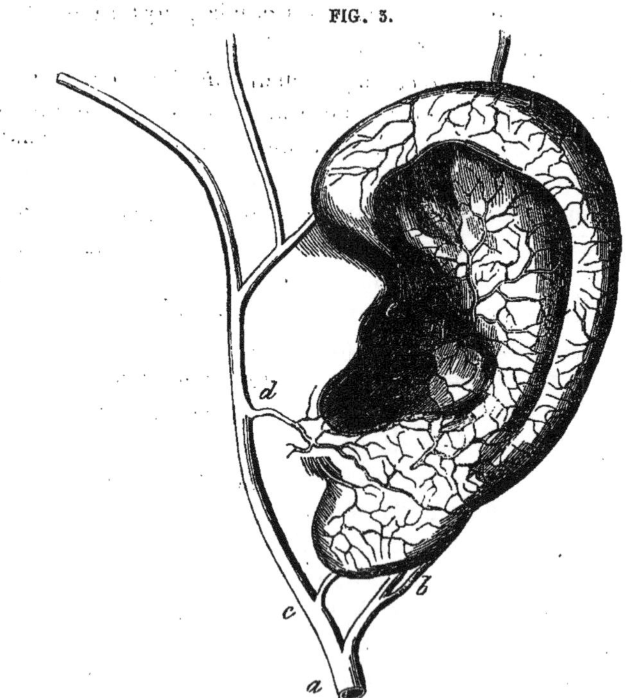

FIG. 3, représentant les artères qui se distribuent à l'oreille externe. — *a* la carotide externe. — *b* la branche auriculaire postérieure et mastoïdienne. — *c*, *d* rameaux auriculaires.

1° Les rameaux *auriculaires antérieurs* de l'artère temporale se distribuent au conduit auditif, au muscle auriculaire antérieur et au pavillon.

2° Les rameaux *auriculaires supérieurs* de la même artère se distribuent au muscle auriculaire supérieur.

3° La branche *auriculaire profonde* de l'artère maxillaire interne remonte sur le temporal, derrière le conduit auditif, et se distribue à ce conduit, aux glandes cérumineuses et à la membrane du tympan.

4° La branche *auriculaire postérieure* de la carotide externe (née quelquefois de l'artère occipitale) commence au-dessus du muscle digastrique, remonte dans la glande parotide jusqu'à la partie inférieure du pavillon, fournit la *stylo-mastoïdienne*, se divise en deux branches, dont l'une remonte entre la peau et le cartilage et se distribue à toute la face convexe de la conque, tandis que l'autre se porte au-dessus de l'apophyse mastoïde, pour aller se terminer aux muscles auriculaire, postérieur et occipital, et à la peau.

5° Le rameau *tympanique*, ou inférieur, de l'artère méningée moyenne ou sphéno-épineuse, s'introduit dans le conduit qui loge le muscle du marteau, et se distribue à ce muscle, ainsi qu'à la membrane muqueuse du tympan.

6° L'artère *tympanique*, fournie par l'artère maxillaire, se porte vers la fente glénoïdale, se distribue au muscle du marteau, et pénètre avec lui dans la caisse.

7° Le rameau *tympanique*, né de la carotide interne avant qu'elle sorte du canal inflexe du rocher, perce la paroi de la caisse, se distribue à la membrane qui revêt cette cavité, et s'anastomose, sur le promontoire, avec le rameau tympanique de l'artère sphéno-épineuse.

8° Quelques ramuscules *tympaniques* pénètrent dans la caisse par de petites ouvertures à peine visibles, situées à l'endroit où le rocher s'unit à la portion écailleuse du temporal, et vont se perdre dans la membrane qui tapisse le tympan.

9° L'artère *stylo-mastoïdienne*, née de l'auriculaire postérieure, et quelquefois de l'occipitale, donne plusieurs rameaux au conduit auditif externe, un seul à la membrane du tympan, pénètre par le trou stylo-mastoïdien dans l'aqueduc de Fallope, le parcourt, fournit des rameaux au périoste de ce canal, à la membrane de la caisse, au muscle de l'étrier, aux cellules mastoïdiennes, aux canaux demi-circulaires, au limaçon : j'ai vu plusieurs fois un rameau presque capillaire de la branche tympanique, pénétrer dans la rampe inférieure du limaçon par un pertuis très-fin, situé aux bords de la fenêtre ronde.

FIG. 4.

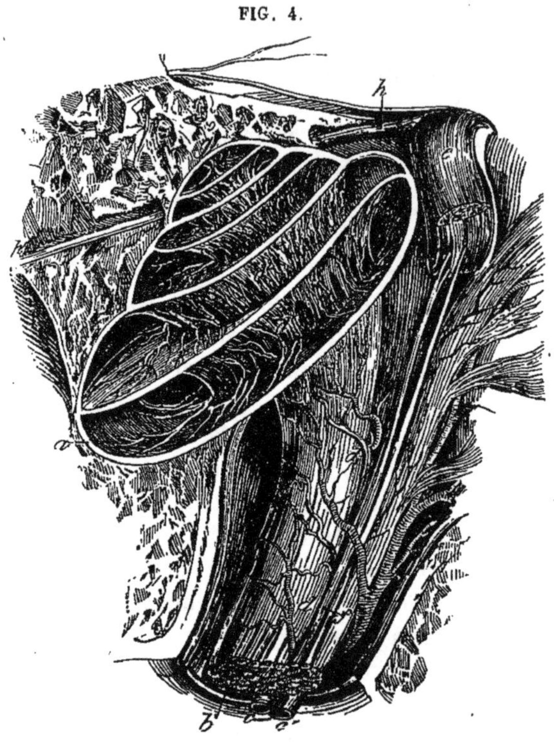

FIG. 4. — *a* limaçon dont la lame osseuse est enlevée pour montrer l'intérieur des rampes. — *b* nerf auditif à son entrée dans le trou auditif interne. — *c*, *c* vaisseaux auditifs internes, à leur entrée dans le trou auditif interne. — *d*, *d* vaisseaux se ramifiant avec les filets du nerf auditif, distribués à la manière des cordes d'un clavier. — *e* tronc du nerf facial. — *f* nerf intermédiaire de Wrisberg. — On le voit monter par deux filets qui vont se jeter entre ceux du facial dont l'extrémité est renversée pour montrer ce mode de pénétration et d'accolement sans anastomose. — *g* sommet du limaçon. — Les filets nerveux, devenus très-courts et très-grêles, sont encore accompagnés par des capillaires sanguins, qui leur servent pour ainsi dire de support. — *h* tronc commun des nerfs pétreux émanés du facial.

10° L'artère *ptérygoïdienne*, fournie quelquefois par la pharyngienne supérieure ou ptérygo-palatine, plus ordinairement par la maxillaire interne, parcourt le conduit ptérygoïdien, sort en arrière, et se ramifie à la membrane muqueuse de la trompe d'Eustache et des parties voisines.

11° Quelques ramuscules de l'artère ptérygo-palatine se distribuent à la membrane de la trompe d'Eustache.

B. — Veines de l'organe auditif.

Elles suivent à peu près la disposition des artères.

1° Les rameaux *auriculaires antérieurs, profonds et postérieurs*, venant des deux faces et de la circonférence du pavillon, ainsi que du conduit auditif externe, se réunissent les uns aux autres, et vont, en s'anastomosant, verser le sang qu'ils contiennent dans la veine temporale.

2° La veine *auriculaire postérieure* va s'ouvrir dans la veine jugulaire externe.

3° La disposition des veines du tympan est peu connue.

4° Les ramuscules nés dans le vestibule et dans les canaux demi-circulaires, se réunissent pour former une branche qui traverse le diploé du rocher, dans un petit canal situé près de l'aqueduc du vestibule, et se termine dans le golfe de la veine jugulaire.

5° Les ramuscules venant du limaçon, et sortant de la rampe interne, et même quelques-uns de ceux du vestibule, forment une seconde branche, qui perce la substance du rocher, non loin de l'aqueduc du limaçon, et va s'ouvrir dans le sinus latéral.

En résumé, tous les rameaux tympaniques viennent de la maxillaire interne. Les veines correspondent aux artères.

L'artère stylo-mastoïdienne se distribue dans les canaux demi-circulaires et le limaçon; elle forme sur leur membrane de longues stries longitudinales, liées ensemble par de fréquentes anastomoses, et comme serrées en réseau. Du reste, on observe la même disposition dans les vaisseaux de la rétine.

C. — Vaisseaux lymphatiques de l'organe de l'ouïe.

Les absorbants de l'oreille externe vont, dit-on, s'ouvrir dans les lymphatiques superficiels rassemblés devant et derrière le pavillon.

Existe-t-il des absorbants dans l'oreille interne, ou les veines en font-elles l'office ? On a voulu donner comme preuve de cette dernière opinion la communication assez bien démontrée des veines du vestibule et du limaçon avec le sinus latéral et le golfe de la veine jugulaire. Ce sont là des hypothèses que nous n'examinerons pas en ce moment.

CHAPITRE II

PHYSIOLOGIE

Usage des différentes parties de l'appareil auditif.

§ 1. — Trajet des sons dans l'oreille.

1° Dans l'oreille externe, rôle du pavillon.

Le pavillon a deux usages : 1° il réfléchit les ondes sonores, et jusqu'à un certain point, les dirige dans le canal auditif. Sans doute, Boerhaave avait exagéré ce rôle en affirmant, d'après un calcul, que toutes les saillies et inégalités du pavillon réfléchissaient régulièrement les ondes sonores dans la conque. On sait aujourd'hui que le calcul ne démontre rien de semblable; mais il faut cependant reconnaître que les ondes qui frappent la conque, sont réfléchies vers le tragus, lequel, en retour, les réfléchit dans le conduit auditif. De sorte qu'au fond l'idée de Boerhaave est vraie.

Si d'ailleurs, pour nier cet usage, on voulait dire, avec Itard (1), que la perte complète du pavillon n'a paru, dans certains cas, nullement diminuer la finesse de l'ouïe, on pourrait répondre que d'autres fois on a observé le résultat inverse, et l'on pourrait surtout invoquer les expériences de Buchanan. — Ce physiologiste ayant mesuré sur cent personnes l'angle que formait le pavillon avec la région temporale, a vu que la délicatesse de l'ouïe était en rapport avec le redressement plus considérable de cet appareil.

Enfin, Esser a fait voir que, chez certains animaux, le pavillon se redresse pour aller au-devant des ondes sonores et les recueillir.

2° Un second usage plus important du pavillon ou auricule est de transmettre le son.

Savart a démontré, dans ses belles expériences, que des mem-

(1) *Traité des maladies de l'oreille*. Paris, 1842, t. Ier.

branes de la nature et de la densité du pavillon, frappées perpendiculairement par des ondes sonores, résonnent et transmettent le son. Or, les saillies du pavillon sont tellement nombreuses et diversifiées que, de quelque part qu'elles arrivent, les ondes seront toujours ou presque toujours perpendiculaires à la tangente de l'une d'elles.

Ainsi, le pavillon reçoit les ondes, en réfléchit quelques-unes et en transmet le plus grand nombre à l'air du conduit auditif, à la membrane du tympan et aux os de la tête.

A. — Rôle du conduit auditif externe.

1° L'air qu'il renferme continue directement les ondes aériennes.

2° Ses parois conduisent sur la membrane du tympan les ondes transmises par le pavillon.

3° Muller (1) ajoute que la colonne d'air, contenue dans le canal, résonne et augmente l'intensité du son. Pour le prouver, il suffit d'allonger le tuyau que représente le conduit par un autre tuyau, surajouté et bien adapté : les sons deviennent plus intenses. Pour bien remplir ses fonctions, le canal doit avoir certaines conditions : sa courbure est utile et existe chez tous les animaux pourvus d'un conduit ; trop large ou trop étroit, il fait perdre à l'ouïe sa finesse.

L'oblitération du conduit auditif externe entraîne la surdité.

Le cérumen en trop grande abondance empêche la propagation des ondes sonores. Cependant, il en faut une quantité suffisante pour humecter le canal.

Esser a amélioré l'état de l'audition en instillant un corps gras dans le conduit auditif chez plusieurs malades. On croit que les poils protégent la membrane contre le contact des substances mêlées à l'air.

B. — Rôle des parois solides du crâne et de la tête.

Les parois contribuent à transmettre les sons : on le prouve en tenant une montre entre les dents.

Que l'on se bouche les oreilles, on entend néanmoins la voix

(1) *Manuel de physiologie*, traduit de l'allemand par A. J. L. Jourdan. Paris, 1851.

d'une personne voisine, et si, comme Esser l'a fait, on applique une montre en avant et en arrière de la tête, on constate que la partie postérieure transmet mieux les ondes sonores que la partie antérieure.

Trajet des sons dans l'oreille moyenne; rôle de la membrane du tympan.

Son importance est attestée par sa présence constante chez les animaux à audition aérienne.

Elle est très-oblique dans les animaux souterrains, et presque horizontale chez la taupe.

Son inclinaison a pour avantage, outre qu'elle augmente son étendue, de changer la direction et le mode des ondes sonores. Elle reçoit ces ondes, comme on l'a vu, soit par l'air du conduit, soit directement par les parois du canal, et vibre, sous leur choc, comme vibre une des peaux d'un tambour, lorsqu'on met l'autre en mouvement par un choc rapide.

Itard (1) a nié ces vibrations de la membrane, parce qu'il n'a pu les voir; mais l'expérience est ici démonstrative, car Savart a vu sautiller de la poudre de lycopode et des grains de sable sur des membranes minces, frappées par des ondes sonores, et même sur la peau d'un tambour, auprès duquel on produisait des sons éclatants. La cloison tympanique vibre donc.

Elle est en outre susceptible d'un autre mouvement très-différent, celui que lui impriment les déplacements de la chaîne des osselets, sous l'influence de contractions musculaires.

Ce second mouvement, auquel on a fait jouer un grand rôle, sous le nom de tension et relâchement de la membrane du tympan, est en quelque sorte passif chez l'homme, puisqu'il résulte uniquement du jeu des osselets.

Il serait actif, chez l'éléphant et la baleine, s'il est vrai, comme l'a dit le premier E. Home, que la membrane chez ces animaux est de nature musculaire; en outre, s'il est vrai, comme l'a dit Muller, que la grenouille ait une chaîne osseuse brisée et articulée, en l'absence d'aucun muscle propre à la mouvoir; il faudrait admettre, pour certains animaux au moins, un autre mode de déplacement de la membrane, qui alors probablement pourrait se tendre et se relâcher, en raison de la pression variable de l'air à l'intérieur et à l'extérieur de l'oreille.

(1) *Traité des maladies de l'oreille*. Paris, 1842.

Chez l'homme, la tension peut avoir lieu par le muscle interne du marteau ou par le muscle de l'étrier (quand il existe), c'est-à-dire par une puissance qui agit à l'une ou à l'autre extrémité de la tige, et le relâchement est alors un simple effet de l'élasticité et n'est pas actif, quoi qu'en ait dit Sœmmering.

Arnold dit que le ganglion otique présiderait aux mouvements des deux muscles précités (du marteau et de l'étrier), comme le ganglion opthalmique présiderait aux mouvements de l'iris. On trouverait ainsi une analogie de plus à établir entre l'iris et la cloison tympanique, analogie revendiquée par Richerand, et que Lecat avait déjà signalée (1).

Le muscle interne du marteau agit, en général, indépendamment de la volonté; mais il est aussi, chez quelques personnes, sous sa dépendance. — Fabrice, Mayer, J. Muller, M. le professeur Bérard, possèdent cette faculté.

Quant au rôle de la tension et du relâchement de la cloison, relativement à l'audition, tous les physiologistes ne l'ont pas entendu de la même manière.

Suivant Bichat, la tension aurait lieu pour des sons faibles, et le relâchement pour des sons forts.

Savart a établi le contraire dans ses expériences : d'après lui, la membrane du tympan se relâche pour la perception des sons faibles et se tend pour les sons plus intenses; et en outre, lorsque accidentellement la membrane est fortement tendue par raréfaction de l'air de la caisse ou par condensation de l'air extérieur, l'oreille perd la faculté d'entendre les sons faibles et ne perçoit que ceux qui sont forts : autrement l'ouïe est diminuée; on s'en assure lorsque le nez et la bouche, étant fermés, on fait une forte expiration, qui condense l'air dans l'intérieur de la caisse, ou bien une inspiration forte et soutenue, ce qui raréfie l'air de la même cavité.

Dans ces deux expériences faciles à répéter, on entend mal, l'ouïe est obtuse, parce que la membrane est tendue et fait saillie en dehors pendant l'expiration; en dedans, pendant l'inspiration.

Muller (d'après ses expériences sur la tension des membranes) pense que certains cas de surdité partielle sont dus à ce que la

(1) L'absence du ganglion otique, chez les animaux qui manquent de membrane tympanique, prouve assez quels sont ses usages. (ARNOLD.)

membrane est trop tendue : cette circonstance peut acquérir de l'importance pour le diagnostic, parfois si obscur, des maladies de l'oreille. La tension trop grande du tympan peut naturellement être produite de plusieurs manières :

1° Par obturation de la trompe d'Eustache, à la suite de laquelle l'air se dilatant sous l'influence de la chaleur du corps ou subissant une résorption partielle, la membrane éprouve une forte tension, soit en dehors, soit en dedans ;

2° Par contraction du muscle tenseur.

La perforation de la membrane du tympan ou de l'apophyse mastoïde, serait utile dans le premier cas (c'est-à-dire dans l'oblitération de la trompe), et inutile dans le second.

C'est peut-être ainsi qu'on doit expliquer les résultats si divers de cette opération.

La part que prend le muscle tenseur du tympan aux modifications de l'ouïe se conçoit aujourd'hui, d'après les principes posés plus haut.

Il est probable qu'à l'occasion d'un son très-fort, ce muscle entre en action par l'effet d'un mouvement réflexe, comme cela arrive à l'iris et à l'orbiculaire des paupières, lors d'une impression de lumière très-vive. Dans ce cas, l'irritation est transmise des nerfs sensoriels au cerveau, et du cerveau aux nerfs moteurs.

Dès lors, il devient évident que quand un bruit très-intense frappe l'oreille, le muscle du tympan peut assourdir l'ouïe par son mouvement réflexe. C'est donc une hypothèse probable.

L'intégrité de la membrane du tympan n'est pas essentielle au mécanisme de l'audition.

Des individus sur lesquels elle s'était accidentellement rompue, pouvaient rendre de la fumée par l'oreille, sans être privés de la faculté d'entendre.

Cependant Esser a noté une vive sensibilité de l'ouïe sur des chiens auxquels il avait détruit le tympan.

C. — Usages de la caisse.

Nous venons de voir que la variabilité de tension de la membrane du tympan était nécessaire pour l'adaptation de l'ouïe à l'intensité variable des sons. Or, pour que cette variabilité de tension pût avoir lieu, il fallait que la cloison fût placée entre deux colonnes d'air, et par conséquent que ce fluide fût contenu dans la cavité tympanique.

Le son, une fois arrivé à la membrane du tympan, est transmis à la paroi interne de la caisse par deux voies : par l'air contenu dans cette même caisse, et par les osselets.

Toutes les conditions possibles sont réunies pour que les vibrations communiquées par la membrane du tympan se transmettent sans aucune perte à la fenêtre ovale, le long de la chaîne des osselets. Ceux-ci, en effet, sont solides, ne tiennent point aux os du crâne et sont baignés de tous côtés par de l'air ; et, comme on le sait, un corps solide transmet lui-même plus facilement le son, qu'il ne le communique à l'air ambiant.

La membrane du tympan transmet donc l'ondulation sonore au manche du marteau, de là à l'étrier et à la membrane de la fenêtre ovale.

Un grand nombre d'usages ont été attribués à la trompe d'Eustache ; et cette question a été controversée :

1° Muncke soutient qu'il y a nécessité d'une égale densité entre l'air extérieur et intérieur pour que celui-ci transmette les vibrations.

2° Muller a récusé cette opinion dans ses expériences, car l'inégale densité des couches d'air fait perdre un peu de force au son seulement.

3° Henle dit que l'ouverture pharyngienne est analogue aux trous dont est percée la table d'un violon, trous qui sont nécessaires à la formation d'un son plein, et il y a résonnance à la fois de la table, de l'instrument et de l'air contenu dans son intérieur. — Ce fait est admis par Muller (1).

4° Itard compare l'ouverture de la trompe au trou latéral du tambour. Ce trou étant bouché, il n'y a plus de son.

Cette comparaison, séduisante tout d'abord, pèche par sa base.

5° Autenrieth et Lincke (2) pensent que l'oblitération pathologique de la trompe empêche l'audition nette des sons extérieurs, mais non celle de sa propre voix.

(1) *Manuel de Physiologie.* Paris, 1851. — Chéselden a observé une surdité subite après une injection d'eau dans la trompe. Saunders a vu le contraire.

(2) *Handbuch der theoretischen und praktischen Ohrenheilkunde.* Leipzig, 1837.

Il est incontestable que le conduit pharyngien sert à évacuer le mucus sécrété dans la cavité tympanique. C'est son accumulation ou sa rétention qui sont la principale cause de la surdité, dans le cas d'obstruction du conduit ; enfin, son principal usage est de donner une libre issue à une partie de l'air de la caisse : partant, de favoriser la tension de la membrane du tympan, et de la maintenir en équilibre avec l'air extérieur.

Il serait, du reste, curieux de voir si, comme on le croit, la trompe est toujours béante.

Une oblitération momentanée des trompes occasionne la surdité dans l'angine gutturale, surdité momentanée.

Quand on écoute avec attention, on ouvre la bouche à un degré médiocre ; c'est, dit-on, afin que le son puisse passer de cette cavité dans le pharynx, de là dans la trompe et à l'organe de l'ouïe.

Cette explication n'est point satisfaisante.

L'oblitération du conduit auditif externe entraîne la surdité : ce qui n'arriverait pas si les trompes d'Eustache se prêtaient aux rayons sonores.

Quand on écoute, la bouche béante, les condyles, en s'abaissant, opèrent la dilatation du conduit auditif.

On acquiert cette certitude en mettant le doigt dans l'oreille, pendant l'abaissement des condyles.

D. — Usage des cellules mastoïdiennes.

Leur développement, chez certains animaux du genre *felis*, et les oiseaux de nuit, où elles s'étendent dans l'occipital, les temporaux, indique qu'elles contribuent à augmenter l'intensité du son.

Elles sont, pour l'organe de l'ouïe, ce que sont les sinus pour l'organe olfactif.

§ 2. — Trajet du son dans l'oreille interne ou labyrinthe. — A. Rôle des deux fenêtres ovale et ronde.

Nous avons suivi l'onde sonore depuis l'atmosphère jusqu'à la paroi interne de la caisse : arrivée ici, elle gagne le labyrinthe, où deux voies peuvent la transmettre :

1° La fenêtre ovale, par le moyen de la chaîne des osselets, qui fait vibrer la membrane et par suite le liquide vestibulaire.

2o La membrane qui bouche la fenêtre ronde. On s'est demandé si ces deux voies, ou l'une seulement, transmettaient le son. La pathologie invoquée a montré, tantôt que la destruction des osselets abolissait l'audition et tantôt qu'elle ne la diminuait que faiblement : il est donc probable que les deux fenêtres ont le pouvoir de propager l'onde sonore. La physique impose même cette opinion.

Quelle est celle des deux ouvertures qui transmet le mieux les sons ? Muncke tranche la question en faveur de la fenêtre ovale, à laquelle une chaîne osseuse transmet les sons.

Muller adopte cette opinion, et l'appuie sur des expériences concluantes et qu'il serait trop long de rapporter ici.

Ce qu'il y a de curieux, c'est que deux fenêtres ne sont point indispensables pour l'audition aérienne. Les grenouilles manquent de la fenêtre ronde, mais elles ont l'ovale ; preuve évidente de sa supériorité.

Une autre explication a été donnée par M. le docteur Auzoux, relativement à l'usage de la fenêtre ronde ; la voici en peu de mots :

Au moment où la platine de l'étrier, mise en mouvement par les vibrations sonores, s'enfonce dans la fenêtre ovale, le liquide labyrinthique cède à l'effort qui le presse ; mais ce liquide remplissant exactement les canaux et les rampes du labyrinthe, il n'y a aucun vide ; et les parois osseuses des canaux résistent à cet effort. La membrane de la fenêtre ronde, pressée de dedans en dehors par le reflux du liquide (à travers l'ouverture de communication des deux rampes), cède, se tend, dans les limites de son élasticité, fait, pour ainsi dire, hernie du côté de la caisse ; par conséquent, la capacité de la rampe inférieure est agrandie momentanément et autant que l'exige la petite portion de liquide déplacée et mise en mouvement par le choc de l'étrier. Aussitôt que cette pression a cessé, la membrane de la fenêtre ronde revient sur elle-même par sa propre élasticité, et le liquide labyrinthique, un moment déplacé pour l'accomplissement de la fonction (c'est-à-dire l'ébranlement des extrémités nerveuses), revient sur lui-même et reprend sa place primitive.

B. — Usages du vestibule liquide; canaux demi-circulaires.

La plupart des ondes sonores arrivent donc par la fenêtre ovale ; là, elles frappent le liquide qui communique ses vibrations aux nerfs vestibulaires et cochléens.

La complication de ce trajet à travers une couche de liquide avant la rencontre du nerf, est un fait digne de fixer l'attention des physiologistes.

Notons d'abord que cette disposition étant commune à tous les animaux aériens ou aquatiques, est par cela même fondamentale et de la plus haute importance pour la fonction.

La présence d'un liquide intermédiaire était, sinon indispensable, au moins très-utile ; l'ébranlement communiqué par un liquide au nerf étant plus favorable pour sa pulpe délicate.

De plus, selon Breschet, les sacs membraneux ou tubes du vestibule peuvent vibrer ; cette vibration est rendue plus facile pour eux par leur position entre deux liquides qui la soutiennent.

Admirons la gradation qu'a suivie la nature dans cette disposition, voici l'ébranlement ou, si mieux l'on aime, l'onde sonore qui arrive à une partie solide, le nerf ; mais il passe auparavant par un corps voisin de sa densité, le liquide de Cotugno.

Si l'onde sonore fût arrivée directement de l'air au nerf, l'impression brusque eût été pénible pour cette pulpe molle et délicate.

Muller dit que l'intensité du son est légèrement augmentée par la direction de la courbure des canaux, et d'après cet auteur, la portion osseuse des canaux paraît accessoire, car chez la lamproie sonore on ne trouve que des canaux ou tubes membraneux.

C. — Usages du limaçon.

Les belles recherches de M. Flourens nous ont appris que le limaçon n'a pas une importance aussi grande que le vestibule, puisqu'il manque dans des classes entières d'animaux : il est cependant un moyen de perfectionnement très-utile. Pour comprendre la manière dont se propagent les ondes sonores dans le limaçon, rappelons-nous, à l'aide de l'anatomie, que les ondes sonores peuvent lui arriver par deux voies :

1° Par l'eau du labyrinthe périlymphe qui se meut librement

dans le vase communiquant, représenté par le vestibule et les rampes limacéennes;

2° Par les parois solides du crâne.

Toutes ces ondes se propagent dans la columelle, dans la lame des contours et dans la lame osseuse qui enveloppe les rampes.

On se demande naturellement si l'ébranlement suit une marche successive et progressive le long du liquide des rampes ou le long de la columelle et de la lame des contours, depuis le vestibule jusqu'au sommet de la cochlée.

Il ne peut en être ainsi; l'ébranlement se communique si facilement des liquides aux solides que le choc se transmet de suite dans toutes les directions sans parcourir toute la longueur des canaux.

On reconnaît, avec Muller, que les tours du limaçon ont pour but, en resserrant le canal dans un petit espace, d'amener un ébranlement simultané sur toute la surface nerveuse.

La lame spirale a probablement aussi pour usage d'offrir une large surface sur laquelle viennent s'épanouir les nombreux filets du nerf cochléaire, à la manière des cordes sur un clavier.

Terminons en empruntant les considérations suivantes à Muller, qui a traité ce point délicat de physiologie avec talent.

Le limaçon est propre à recevoir à la fois les ébranlements sonores venus du labyrinthe et des parois du crâne, car sa lame spirale, support du nerf auditif, communique avec le périlymphe labyrinthique et avec les parties osseuses du limaçon et du crâne; et au contraire, le labyrinthe membraneux, qui est libre et flottant dans l'eau, est propre uniquement à transmettre au nerf vestibulaire les vibrations communiquées par l'intermédiaire du liquide. Et puisque le limaçon possède les deux moyens de recevoir l'ébranlement par les solides et les liquides, il est un organe de renforcement plus parfait que le vestibule.

Quant aux aqueducs, ils n'ont aucune part à l'audition; ils ne servent point, ainsi que le pensèrent Cotugno et Meckel, à évacuer le trop-plein du liquide, pendant l'ébranlement vibratoire.

Breschet (1) a démontré que ces fissures ou conduits osseux sont liés tout simplement à l'évolution de l'organe auditif.

(1) *Recherches anatomiques et physiologiques sur l'organe de l'ouïe et sur l'audition dans l'homme et les animaux vertébrés*. Paris, 1836, in-4 avec fig.

Nous pourrions nous arrêter ici dans la recherche du mécanisme de l'audition, satisfait d'avoir démontré comment :

Les parties solides de l'organe de l'ouïe ou les fluides élastiques et les liquides qu'ils renferment, transmettent les ondes sonores jusqu'aux divisions les plus ténues du nerf acoustique ; mais les physiologistes ont tenté de pénétrer plus avant dans cette matière et ils ont recherché s'il n'y avait pas quelque rapport entre la disposition des parties qui constituent le labyrinthe et la perception des différents sons. Les auteurs ont tenté d'expliquer la faculté de percevoir les différents sons et leur intensité : Cotugno, avec ses circuits grands et petits de l'humeur du vestibule, le choc des courants, etc.; Lecat, avec son clavier représenté par la lame spirale du limaçon et partagé en autant de petites cordes de grandeur et de grosseur différentes qu'il y a de tons perceptibles à l'oreille, a émis une théorie qui chaque jour trouve une nouvelle démonstration dans les phénomènes pathologiques ; Boerhaave, avec ses canaux demi-circulaires, disposés en tuyaux d'orgue ; Chevalier, avec son biamètre, etc.

Cependant les efforts de ces physiologistes n'ont point donné une explication à l'abri de tout reproche, et nous avouons que les usages des diverses parties du labyrinthe réclament encore de nouvelles recherches.

CHAPITRE III

HYGIÈNE DE L'APPAREIL AUDITIF. — PROPHYLAXIE

Les remarques précédentes sur l'usage de chacune des parties de l'oreille, ont bien moins d'importance que celles qui se rattachent aux soins conservateurs de ces organes délicats.

On néglige l'hygiène de l'organe auditif, et cependant il faudrait s'en occuper sans cesse : « Malheureusement, comme le dit W. Kramer, on remarque chez tous les hommes l'oubli des plus simples règles de la prudence. »

L'organe de l'ouïe est pourtant celui qui, en raison de la délicatesse et de la continuité de ses fonctions, mérite le plus d'attention. — L'anatomie et la physiologie nous ont révélé sa frêle structure ; nous savons aussi qu'il fonctionne sans cesse, sans repos aucun, depuis la naissance jusqu'à la mort, et lui seul entre tous les autres possède ce privilége singulier. Arrêtons-nous un instant sur ce point important. Voyez l'œil, n'est-il pas doué de paupières épaisses qui lui permettent de se reposer d'une lumière trop vive ; la nuit, pour cet organe, n'est-elle point aussi un temps de repos ?

Voyez encore ces autres organes-*trépieds* de la vie, comme le disait Bichat : le cœur se repose un *temps* sur trois, qui composent son rhythme normal. On a même évalué que les ventricules se reposaient 12 heures, et les oreillettes 18 sur 24. — Les poumons, le cerveau, ont aussi leurs temps de repos, et il en est de même des autres organes. L'appareil auditif, toujours en activité, si l'on peut ainsi dire, est donc pour cela même plus exposé que les autres organes aux dérangements ou aux indispositions qui sont la conséquence de cet état de veille continuel, et de l'accomplissement de ses fonctions.

En effet, indépendamment du froid et de l'humidité, surtout du vent froid et humide, deux causes qui agissent de la façon la plus fâcheuse sur toutes les parties constituantes de l'appareil auditif, il en est une autre non moins nuisible : je veux parler de l'action continuelle des vibrations sonores.

Ces vibrations agissent, 1° par l'ébranlement que tout l'organisme peut en ressentir ; 2° par les impressions qu'elles produisent sur les organes de l'ouïe : le premier de ces deux effets ne peut résulter que de vibrations énergiques ; très-modérées, elles produisent de petites secousses ; mais l'ouïe perd peu à peu sa tolérance pour les vibrations fortes et surtout pour le bruit. De là, une cause incessante d'irritation pour cet appareil délicat. L'ébranlement considérable de l'oreille, par des sons forts ou de grands bruits, peuvent occasionner des lésions graves, telles que phlegmasie, hémorrhagies, surdité nerveuse, bourdonnements, tintement, rupture du tympan ; mais je ne dois point m'étendre ici sur ces détails qui trouveront leur place un peu plus loin : qu'il me suffise, pour le moment, de signaler toutes ces causes comme des infractions aux règles sévères qui doivent présider à l'hygiène de l'oreille ; je rappellerai seulement l'exemple de Percy, qui éloignait du service de l'artillerie les sujets frêles et disposés aux affections de poitrine et du cœur. Le médecin devra donc conseiller aux sujets délicats et nerveux un genre de vie qui les éloigne des centres bruyants, des villes ou des manufactures, s'ils veulent longtemps conserver la finesse de leur ouïe et prévenir ses altérations. — J'ai déjà dit qu'il fallait aussi éviter avec le plus grand soin l'action du vent froid et humide. — Telles sont, en effet, les causes les plus fréquentes qui préparent les affections de l'oreille, et souvent même suffisent à leur donner naissance.

DEUXIÈME PARTIE

MALADIES DE L'OREILLE EN GÉNÉRAL.

CHAPITRE PREMIER

MÉTHODE ET CLASSIFICATION A SUIVRE DANS L'ÉTUDE DES MALADIES DE L'OREILLE

Le temps n'est pas encore bien éloigné où les maladies de l'oreille, quelle que fût leur nature, étaient le plus souvent abandonnées à elles-mêmes, et l'on avait à ce sujet des idées fort erronées (1). Comment, d'ailleurs, pouvait-on avoir des connaissances exactes sur la pathologie de cet organe, puisque l'anatomie ne nous en avait pas complétement dévoilé la structure? Toutefois, malgré les découvertes dont la science s'est enrichie ; malgré les recherches que l'on a déjà faites sur les maladies de l'oreille ; nous devons avouer que cette partie de l'anatomie et de la pathologie n'a point encore atteint son dernier degré de perfection.

Quelques obstacles vraiment décourageants semblent s'opposer chaque jour aux progrès de cette branche de nos connaissances chirurgicales ; et j'ai longuement insisté sur ce point, dans plusieurs circonstances (2).

L'appareil de l'audition est extrêmement compliqué : les parties les plus importantes se dérobent à la vue ; peut-être même l'anatomie de l'organe de l'ouïe n'est-elle pas complète et ignorons-nous encore les fonctions de certaines parties dont nous connaissons d'ailleurs assez bien la structure.

On n'a point assez souvent l'occasion de disséquer l'organe de l'ouïe, à l'état pathologique, et ses altérations ne sont point

(1) Voyez plus loin, *Des otites dans les fièvres graves.*

(2) Voir *Moniteur des hôpitaux*, septembre, octobre 1854.

encore assez connues : de sorte que, souvent, il doit arriver que des traces d'altération, légère en apparence, mais grave en raison des fonctions délicates de l'organe, peuvent nous échapper, et nous ne pouvons en tirer aucunes conséquences pratiques.

Un auteur consciencieux, Saissy, avait déjà entrevu ces obstacles de plus d'un genre, quand il disait (1) : « Il serait à désirer que les médecins des institutions de sourds-muets fissent la dissection de l'oreille de tous les sourds qui meurent dans l'établissement, et que, tous les semestres, on donnât la plus grande publicité à leurs recherches. Jusque-là, il n'y aura qu'incertitude dans la connaissance des causes et qu'obscurité dans les signes des maladies de l'oreille ; par conséquent, les progrès de la thérapeutique seront lents et pénibles. »

Itard lui-même (2) se plaint amèrement de l'oubli dans lequel on a laissé l'étude des lésions de l'organe auditif :

« Il y a encore, dit ce grand maître, bien des choses à prouver : elles ne peuvent être démontrées que par la preuve actuellement de rigueur, l'autopsie cadavérique, grâce aux progrès récents de l'anatomie pathologique. Or, il est possible de fournir cette preuve, à l'aide de recherches longues et soutenues. »

Nous devons aussi ajouter que les physiologistes les plus distingués ne peuvent pas toujours apprécier avec toute l'exactitude et la précision nécessaires, quelles fonctions particulières et certaines sont dévolues à chacune des parties qui constituent l'organe ou l'appareil de l'audition. Car, comme l'a très-bien dit le professeur Rosenthal (3) :

« La physiologie de l'oreille est réellement peu connue et si, malgré les connaissances que nous avons acquises en optique et celles que nous possédons sur la structure de l'œil, on n'a point encore donné une explication satisfaisante des phénomènes de la vision, on ne doit pas s'étonner qu'avec des données bien moins fixes sur l'acoustique et d'après la grande difficulté que présente l'étude anatomique de l'oreille, nous soyons réellement peu avancés dans la connaissance de ses fonctions.

Quand nous pourrons établir les lois de la propagation du son avec autant de précision qu'on l'a fait pour la lumière, peut-être

(1) Saissy, *Essais sur les maladies de l'oreille*, p. 25.

(2) Itard, 2e édit., t. I, p. 243.

(3) *Journal complém.*, t. VI, p. 17.

sera-t-il possible de combler cette lacune que nous disons exister en physiologie.

Ainsi donc, l'anatomie normale, la physiologie et l'anatomie pathologique sont trois branches inséparables dans l'étude des maladies de l'appareil auditif, comme, d'ailleurs, dans l'étude des maladies des autres appareils.

Telle est, du reste, la marche adoptée par Duverney (1), qui, selon nous, doit servir de modèle aux recherches qui auront pour objet l'organe de l'ouïe.

C'est donc ainsi que nous voulons procéder, et l'anatomie pathologique devra toujours être au premier rang.

Ces réflexions indiquent suffisamment la méthode à laquelle nous donnerons la préférence, dans la classification qui va être exposée aussi complétement que possible.

La méthode anatomique me semble avoir sur toutes les autres les avantages suivants : c'est d'exposer toujours à la vue l'organe que l'on étudie ; et quand il s'agit de travaux qui offrent encore de nombreuses lacunes, il y a plus de chances de s'approcher de la vérité, quand nous faisons nos recherches, le scalpel à la main.

Nous arrivons à la classification des maladies de l'oreille, car c'est par la classification des maladies d'un organe ou d'un appareil d'organes qu'il faut commencer l'étude de la pathologie de cet organe ou de cet appareil.

« Il n'y a pas longtemps, dit le professeur Rosenthal (de Berlin), que j'ai eu l'occasion d'examiner le cadavre d'un sourd-muet dont la surdité avait pris naissance à la suite de la petite vérole. Le tympan était devenu épais, comme cartilagineux. »

Ce passage nous expliquera, dans la suite, pourquoi j'ai donné la préférence à la méthode anatomique sur les autres classifications.

Dans toute étude et particulièrement dans les maladies de l'oreille, il faut partir d'un point fixe, et dans les maladies de l'oreille l'anatomie pathologique, quand on peut la consulter, est un point de repère assuré, le seul même qui soit bien déterminé. C'est donc à la méthode anatomique que je m'arrêterai, car bien que la médecine ait fait de grands progrès depuis un demi-siècle,

(1) *Traité de l'organe de l'ouïe.* Paris, 1683.

elle est loin d'être aussi avancée que les autres sciences naturelles, et cette infériorité tient surtout aux méthodes vicieuses qu'on suit dans son étude.

Or, l'anatomie pathologique n'est bien connue que depuis fort peu de temps, surtout en ce qui concerne les maladies de l'appareil auditif. Cependant la classification anatomique n'est pas chose nouvelle dans l'étude des maladies de l'oreille.

Au dix-septième siècle, Duverney, le premier, avait cherché à la mettre en honneur, mais elle a été abandonnée presque aussitôt. Après Duverney, elle a été reprise par Leschevin, en 1764, puis, en Angleterre, par Curtis en 1817; en Allemagne, Kramer, Riédel, Vering, en France, Saissy, ont également cherché à la prendre pour guide. Tous ces auteurs divisent les maladies de l'oreille en trois classes :

1° Maladies de l'oreille externe;

2° Maladies de l'oreille moyenne;

3° Maladies de l'oreille interne.

Les maladies de l'oreille externe se divisent elles-mêmes en : 1° Maladies du pavillon; 2° maladies du conduit auditif; 3° maladies du tympan;

Celles de l'oreille moyenne, en maladies de la trompe d'Eustache et en maladies de la caisse du tambour.

Ces sous-divisions se partagent en espèces ordinairement basées sur l'élément ou tissu particulièrement affecté; c'est ainsi que, dans les maladies du conduit auditif externe, on trouve l'inflammation de la peau du conduit auditif,

L'inflammation du tissu glanduleux,

L'inflammation du tissu cellulaire,

Et l'inflammation du périoste.

Comme on le voit, cette classification est tout anatomique.

Nous trouvons ensuite la classification d'Itard. Elle repose à la fois et sur la méthode anatomique et sur la méthode physiologique, c'est-à-dire que Itard, après avoir, dans la première partie de son ouvrage, classé les maladies de l'oreille d'après la méthode anatomique, les classe, dans la seconde, d'après la méthode physiologique. Après s'être occupé, dans son premier volume, des lésions du tissu, il étudie, dans le second, les lésions de fonctions. Or, les lésions de fonctions, correspondant aux lésions de tissus, cet auteur est obligé de se répéter continuellement.

Du reste, on ne saurait trop dire, en vérité, s'il s'est attaché à ces deux classifications ou s'il n'en a pas adopté une troisième, une classification d'après les causes. Ainsi, en suivant cette classification, il admet dix-huit variétés de surdité :

1° Surdité par écoulement ;
2° Surdité par ulcération et carie ;
3° Surdité par excroissances dans le conduit auditif ;
4° Surdité par concrétions dans ce conduit ;
5° Surdité par oblitération ;
6° Surdité par élargissement de ce même conduit auditif externe ;
7° Surdité par épaississement de la membrane du tympan ;
8° Surdité par perforation de cette membrane ;
9° Surdité par disjonction et issue des osselets ;
10° Surdité par oblitération de la trompe d'Eustache ;
11° Surdité par engouement de l'oreille interne ;
12° Surdité par congestion de l'oreille interne ;
13° Surdité par compression du nerf auditif ;
14° Surdité par paralysie du nerf auditif ;
15° Surdité par pléthore ;
16° Surdité par métastase ;
17° Surdité par diathèse ;
18° Surdité congéniale ou surdi-mutité.

En 1820, M. Deleau décrit et classe, comme Itard, les maladies de l'oreille d'après leurs causes, et surtout d'après les causes prochaines, et il arrive à en faire un tableau extrêmement diffus, qui ne comprend pas moins de 104 divisions ou subdivisions. Nous ne pouvons transcrire un pareil tableau ; après cette longue énumération, il nous faudrait rejeter cette classification et suivre un autre ordre ; il vaut donc mieux ne pas en parler davantage. Nous nous bornerons à faire quelques rapprochements, auxquels M. Deleau a été conduit par sa méthode.

Dans la section des surdités par exaltation des propriétes vitales, on trouve les dartres de l'oreille et l'otalgie réunies aux bourdonnements et aux tintements d'oreille.

Ailleurs, la paracousie, c'est-à-dire cette lésion dans laquelle les malades entendent deux bruits différents, est rangée dans la même classe que l'inflammation de la trompe d'Eustache, tandis que, d'un autre côté, l'inflammation du conduit auditif sans écoulement, et l'inflammation de ce même conduit, mais avec écoulement, font deux chapitres différents.

M. Pétrequin (de Lyon) a divisé les maladies de l'oreille en trois classes :

1° Les surdités par phlogose ;

2° Les surdités traumatiques;

3° Les cophoses, qui ne rentrent pas dans les classes précédentes.

Je reprocherai à cette classification d'être incomplète, et je crois que c'est là une raison suffisante pour la rejeter.

M. le professeur Rosenthal, rejetant toutes les classifications, a proposé de diviser les surdités en :

1° Cophose. — Abolition complète du sens de l'ouïe.

2° Dureté d'ouïe. — Dysécie.

3° Diminution simple de l'ouïe. — Paracousie.

Cette classification a le tort de ne venir nullement en aide à l'esprit, dans l'étude des maladies de l'appareil auditif.

En 1840, le docteur Bressler (1) a proposé une classification meilleure.

Dans une première classe, il range les inflammations ; dans une seconde, les écoulements d'oreille ; dans une troisième classe, les névroses ; dans une quatrième, les lésions organiques ; dans une cinquième, les maladies mécaniques.

Je ferai remarquer que les deux premières classes : les écoulements et les inflammations, sont deux périodes d'une même maladie, et par conséquent je rejetterai encore la classification de Bressler.

En 1848, M. H. Valleroux a publié une autre classification ; il admet deux divisions seulement :

Les lésions vitales,

Et les lésions anatomiques.

Dans les lésions vitales, il range :

1° Les dermatoses ou affections de la peau du conduit auditif, sous-divisées en : érysipèle, érythème; en un mot, toutes les maladies de la peau.

(1) *Die Krankheiten der Gehœrorgans*. Berlin, 1840.

2° Le catarrhe de l'oreille moyenne ;

3° Les névroses.

On voit que cette nomenclature n'est pas meilleure que les précédentes.

Dans les lésions anatomiques, M. Valleroux comprend les blessures, les corps étrangers, les rétrécissements, etc.

Après cette longue et sèche énumération de méthodes, de classifications, nous arrivons à nous demander : Quelle est la meilleure ? quelle est celle que nous devons suivre ? Chacune des classifications que nous venons de parcourir, a un bon et un mauvais côté. Aucune n'est parfaite et plusieurs même ont des défauts radicaux. Nous sommes donc conduit à choisir dans ces différentes classifications ce que chacune possède de bon et nous devons chercher à en faire une moins défectueuse, sinon plus complète. La classification anatomique de Duverney me semble préférable et nous l'adopterons, tout en y faisant quelques modifications.

Ainsi nous étudierons d'abord les maladies de l'oreille externe.

Dans les maladies de l'oreille externe, nous examinerons successivement les maladies du pavillon, et d'abord :

1° Les vices de conformation ;

2° Les plaies du pavillon, divisées elles-mêmes en plaies par instrument tranchant, plaies par instrument piquant, plaies par instrument contondant ;

3° Les contusions ;

4° Les dartres, l'érysipèle, l'érythème, l'eczéma soit simple, soit impétigineux, les différentes espèces d'anthrax, les furoncles, etc. ;

5° L'induration et l'épaississement du pavillon.

Viendront ensuite les différentes maladies du conduit auditif :

1° Maladies congéniales ; imperforation ; étroitesse ; obliquité ; absence même du conduit auditif externe ;

2° Les corps étrangers vivants ou non vivants, et dans l'étude de ces derniers nous comprendrons l'accumulation de cérumen ;

3° Les différentes inflammations du conduit auditif externe, les abcès et les fistules, les ulcères en particulier et la carie du conduit auditif osseux ;

4° Les maladies du tympan viendront ensuite, les phlegmasies aiguës et phlegmasies chroniques de cette membrane, ses perforations, les différents modes de ces perforations; ce qui nous conduira à étudier l'épaississement de cette membrane, son opacité partielle ou générale. Après les maladies de l'oreille externe, nous étudierons les maladies de l'oreille moyenne; là nous trouverons l'otite interne aiguë, l'otite interne chronique, avec leurs variétés.

J'insisterai beaucoup sur les modifications que la constitution du sujet ou son état diathésique peuvent et doivent leur faire subir.

Les flux de l'oreille viendront ensuite. Ce chapitre important précédera immédiatement celui dans lequel sera exposée l'histoire des polypes de l'oreille, avec tous les développements que réclame ce sujet important.

Nous arriverons aux maladies du labyrinthe en dernier lieu. La surdité appelée nerveuse trouvera naturellement sa place en cet endroit; c'est là que j'exposerai avec tout le soin possible l'état actuel de cette question longtemps controversée et les recherches nombreuses auxquelles je me suis livré, pour chercher à élucider quelques-uns des points de ce difficile problème.

Cette classification se rapproche beaucoup de celle que j'avais adoptée moi-même avant de connaître l'ouvrage de Wylde (de Dublin). Elle me paraît aussi complète que possible et ne laisse passer inaperçue aucune lésion de l'oreille.

Après avoir classé les différentes maladies que présentera à notre étude l'appareil de l'audition, il nous faut maintenant exposer l'ordre que nous suivrons dans la description de chacune de ces maladies.

Je commencerai toujours par une définition aussi exacte que possible dans l'état actuel de la science, et à cette définition il me faudra ajouter la discussion des principales opinions émises à cet égard; car la définition, ici comme dans les autres maladies, n'est pas chose toujours facile. Je tâcherai de la préciser aussi exactement que possible.

Souvent je serai obligé d'analyser les opinions émises par leurs auteurs les plus haut placés et les plus véridiques sur la nature et la dénomination de certaines maladies qui, sous un seul nom, se trouvent être, comme la surdité nerveuse, la réunion de lésions diverses et confondues, parce qu'elles n'ont pas été étudiées avec soin.

Après la définition, j'aborderai l'anatomie pathologique. Ici nous aurons de nombreuses lacunes à signaler. L'anatomie pathologique est bien faite pour les maladies de l'œil, elle est faite également pour les affections d'autres parties de notre organisme. Mais il n'en est pas de même pour la pathologie de l'oreille. Cette étude des lésions anatomiques, la seule capable pourtant de donner des résultats solides et durables, est loin d'être achevée. C'est à peine si les auteurs sont d'accord entre eux sur les affections où la lésion est évidente : ainsi, pour l'otite, il y a encore de la confusion sur ce qu'on doit entendre par ce mot. Il n'y a pas bien longtemps, on confondait l'inflammation du tympan avec l'otite et l'otalgie, et c'est pour cela que cette inflammation du tympan était alors une maladie inconnue.

Aujourd'hui, nous devons chercher à la distinguer de l'otite interne ou externe, et nous en trouverons des exemples assez fréquents. Il est vrai que souvent, dans la pratique, nous distinguons bien difficilement l'inflammation du tympan de l'inflammation propre à la caisse, et cela nous explique comment il y a peu d'inflammations de la caisse ou de l'oreille externe qui ne s'accompagnent de phlegmasie de la membrane du tympan.

Toutes les fois que l'otite dure quelque temps, on voit se développer sur le tympan de l'injection et un commencement de phlegmasie ; de même que, dans les maladies de l'œil, on voit, tous les jours, la kératite se présenter comme maladie primitive, et plus souvent encore se développer à la suite de conjonctivités qui ont duré longtemps. Cette difficulté de distinguer, dans la pratique, les affections qui doivent être considérées comme inflammations de la membrane du tympan et celles qui doivent être rangées parmi les otites externes ou internes, n'est pas cependant une raison pour confondre, dans la théorie, l'otite et l'inflammation du tympan ; on doit distinguer ces deux affections, comme on distingue la kératite et la conjonctivité.

Pour éviter une pareille confusion, nous étudierons spécialement l'anatomie pathologique de l'oreille. Nous compulserons les auteurs de tous les pays et de toutes les époques, nous mettrons sous les yeux du lecteur, mais seulement en dernier lieu, nos propres recherches et nous appellerons l'attention sur les points encore obscurs ou négligés. Cette anatomie pathologique bien faite serait un guide très-sûr. Malheureusement, c'est une tâche qui est à peine ébauchée. Presque tous les auteurs l'ont négligée, et l'on est étonné, en lisant le *Traité des maladies de l'oreille* par Itard, de voir cet auteur passer immédiatement de la définition d'une maladie à la description de ses symptômes sans faire mention des lésions anatomiques qui la caractérisent; comme si les maladies de l'oreille n'avaient pas la plus étroite analogie avec les maladies des autres organes et qu'il fût indifférent de connaître les lésions anatomiques qui peuvent s'y rencontrer.

C'est à l'oubli presque général de ces lésions qu'il faut rapporter le peu de progrès qu'a fait l'étude des maladies de l'oreille. Je l'ai déjà dit dans plusieurs mémoires; et c'est précisément parce que l'anatomie pathologique des surdités est dans l'enfance, que l'étude de ces surdités est peu avancée; et aussi longtemps que leur anatomie pathologique ne sera pas faite, leur traitement et même leurs symptômes seront un peu livrés au hasard. Dans toute étude, il faut partir d'un point fixe. Lorsqu'on étudie la pneumonie, par exemple, on cherche d'abord à connaître, par l'examen du cadavre, quelles sont les lésions matérielles qu'entraîne cette maladie, et, lorsque nous connnaissons bien ces lésions, nous pouvons rechercher à quelle série de symptômes elles correspondent.

Je ne suis pas, du reste, le premier à préconiser l'anatomie pathologique des maladies de l'oreille. Déjà Itard en avait senti toute l'importance, quand il disait : « Il reste encore beaucoup de choses à faire, et l'anatomie pathologique seule peut nous guider dans ces recherches. »

Je ne veux point dire cependant que l'anatomie pathologique puisse tout nous apprendre, je crois qu'il y a certaines maladies de l'oreille qui tiennent à des lésions de fonctions, mais c'est le plus petit nombre ; et je suis persuadé que le nombre des lésions vitales diminuera à mesure que l'anatomie pathologique fera des progrès.

Lorsque Itard écrivait les lignes citées plus haut, il était déjà avancé dans sa carrière ; il ne pouvait pas créer lui-même cette science toute nouvelle de l'anatomie pathologique ; il ne pouvait qu'en indiquer l'utilité et la recommander à ceux qui viendraient après lui : aujourd'hui, l'anatomie pathologique est moins délaissée qu'elle ne l'était alors, et en apprenant à la mieux connaître, on voit se réaliser les prévisions du médecin des sourds-muets.

Déjà j'ai démontré par des faits que la plupart des lésions vitales du nerf auditif et la diminution d'excitabilité de ce nerf, par exemple, devaient être attribuées à des lésions anatomiques de l'oreille interne ou de l'oreille moyenne (1). Ces lésions bien souvent, il est vrai, nous ne pouvons les reconnaître sur le vivant; et l'anatomie pathologique seule peut nous en démontrer l'existence.

Nous n'avons point encore de signes certains, à l'aide desquels nous puissions toujours les distinguer les unes des autres pendant la vie. Mais hâtons-nous de le reconnaître, ces lésions anatomiques ne sont étudiées que depuis fort peu de temps; on n'a point encore cherché les symptômes qui leur correspondent. Une fois qu'elles seront bien connues, on trouvera sans doute les signes qui peuvent en révéler l'existence; leur séméiologie et leur diagnostic viendront ensuite, et l'étude des maladies de l'oreille finira par être aussi complète que celle de toutes les autres maladies du corps humain.

Après avoir étudié l'anatomie pathologique de chaque maladie, nous arrivons à l'étiologie, et nous aurons à examiner les causes prédisposantes et les causes déterminantes ou occasionnelles. L'étude des symptômes viendra ensuite, puis le diagnostic. Nous nous arrêterons longtemps au diagnostic différentiel, surtout pour les maladies de la caisse et de l'oreille interne. Souvent nous serons obligé, pour établir ce diagnostic, de recourir à certaines opérations, comme le cathétérisme de la trompe d'Eustache, de la membrane du tympan, lorsqu'il nous faudra aller, avec un stylet, ébranler légèrement cette membrane et la chaîne des osselets pour reconnaître si le nerf auditif n'a pas encore perdu complétement la faculté d'être impressionné par les ondes sonores.

En dernier lieu, nous aurons à nous occuper du traitement. Notre traitement ne sera plus un traitement empirique; ce ne sera plus l'application constante des mêmes moyens de traitement pour toutes les surdités; nous aurons soin de les mettre en rapport avec les indications que nous aura fournies le dia-

(1) *Arch. gén. de médecine*. Janvier 1855.

gnostic. En un mot, nous nous rattacherons à un traitement rationnel. Pour certaines maladies, il est vrai, celles de l'oreille interne, ces surdités que nous sommes encore obligé d'englober sous le nom de surdités nerveuses, notre diagnostic sur le vivant ne pourra quelquefois nous donner que des notions incertaines ou approximatives; aussi le traitement devra-t-il lui-même porter l'empreinte de cette hésitation. Mais là encore, nous ne marcherons point tout à fait au hasard. L'anatomie pathologique aura mis en lumière une série de lésions, les unes curables, les autres incurables, qui peuvent produire ces surdités nerveuses. Parmi ces lésions, nous en trouverons quelques-unes susceptibles d'être modifiées par un traitement méthodique, et lorsque nous aurons sous les yeux une de ces surdités nerveuses, nous emploierons, d'abord contre elle, les moyens thérapeutiques en rapport avec les lésions guérissables que nous saurons pouvoir exister.

L'utilité ou l'efficacité de notre traitement nous fera reconnaître ainsi, si la surdité dépendait réellement d'une de ces lésions qu'on peut faire disparaître, ou bien s'il faut la rapporter à une lésion incurable, et le traitement deviendra ainsi un moyen de diagnostic.

Je me propose, en commençant cet ouvrage, de donner un résumé de la pathologie générale de l'organe de l'ouïe. Nous étudierons dans ce chapitre les causes, les symptômes, les bourdonnements, les tintements d'oreille, les lésions de la tête ou de l'encéphale qui peuvent troubler les fonctions de l'appareil auditif, les fièvres et les autres maladies générales, leur influence sur les maladies de l'oreille; en un mot, nous étudierons la pathologie de l'oreille dans tous ses rapports avec les autres maladies de l'organisme.

Telle est la marche que nous suivrons : j'espère qu'elle nous permettra de dérouler complétement le plan que nous avons tracé et d'exposer méthodiquement les maladies de l'appareil auditif et leur traitement.

CHAPITRE II

ÉTIOLOGIE GÉNÉRALE DES MALADIES DE L'OREILLE

Les causes qui amènent le plus fréquemment la surdité se divisent en causes prédisposantes et en causss efficientes.

§ 1. — Causes prédisposantes.

Parmi les causes prédisposantes nous trouvons le sexe, l'âge, l'hérédité, les saisons, les climats, les professions, le tempérament.

A. — Sexe.

D'abord le sexe. Les hommes sont plus sujets que les femmes aux diverses maladies de l'oreille qui peuvent amener la surdité. En effet, la nature de leurs travaux les expose plus que les femmes aux influences atmosphériques.

Ces influences sont l'action du froid de l'humidité, en un mot, toutes les causes qui peuvent faire naître les inflammations catarrhales des voies respiratoires, et déterminer desphlegmasies analogues dans les trompes d'Eustache et dans la caisse du tympan.

L'habitude d'avoir toujours à découvert le pavillon de l'oreille, doit, par cela seul, les exposer davantage aux lésions de l'oreille externe, du pavillon, du conduit auditif ou de la membrane du tympan. C'est la plus grande fréquence chez l'homme de ces deux ordres d'affections, celles de l'oreille moyenne et celles de l'oreille externe, qui explique pourquoi les statistiques indiquent toujours un nombre plus considérable desurdités chez l'homme que chez la femme. Parmi ces statistiques, nous n'en citerons que deux, celle de Kramer et la mienne; celle de Kramer repose sur 2,000 malades, et sur ces 2,000 malades nous trouvons 1,274 hommes et 726 femmes. La mienne s'appuie sur 200 observations, et sur ces 200 observations, nous voyons figurer 126 hommes et 74 femmes (1). Ces deux statistiques n'ont été faites que sur des malades devenus sourds après avoir entendu dans les premières années de la vie. La loi de la plus grande fréquence de surdité chez l'homme ne s'applique qu'aux surdités acquises et le sexe ne peut avoir aucune influence sur les surdités congéniales.

B. — Age.

Après le sexe, nous trouvons comme cause prédisposante, l'âge. La surdité peut, il est vrai, se développer à toutes les époques de la vie; elle peut se développer dans l'enfance, et même pendant la vie intra-utérine; elle peut être congéniale. D'autres fois, au contraire, elle ne survient que plus tard, dans l'âge adulte et souvent aussi dans la vieillesse. Mais si l'on ne peut pas dire d'une manière générale que la surdité se développe à un âge plus qu'à un autre, on n'en doit pas moins reconnaître que plusieurs des maladies de l'oreille, qui amènent la diminution ou la perte de l'ouïe, se développent plus spécialement à certaines époques de la vie. Ainsi, chez les enfants, on rencontrera surtout les otites externes ou internes, avec dénudation des os, carie, névrose, perforation du tympan, abcès de l'apophyse mastoïde, carie de cette apophyse : toutes lésions qui surviennent ordinairement à la suite de fièvres graves et surtout à la suite des fièvres éruptives. Or, chacun sait que ces fièvres éruptives sont très-fréquentes chez les enfants. Chez les très-jeunes enfants, on rencontrera assez souvent deux autres causes de surdité, le froid et les convulsions. Les enfants très-jeunes supportent difficilement l'exposition au froid, et c'est là chez eux une cause fréquente de maladies de l'oreille. A cet âge aussi les convulsions sont fréquentes.

Dans la jeunesse et dans l'âge adulte, on trouve surtout des inflammations catarrhales, soit de la trompe d'Eustache, soit de la caisse du tympan, soit du conduit auditif externe. On trouve encore à cet âge quelques otites à la suite de fièvres graves, par exemple, de la fièvre typhoïde; mais ces affections deviennent plus rares à mesure qu'on avance en âge.

(1) On comprend que j'ai choisi parmi un grand nombre d'observations plusieurs centaines, celles qui sont complètes et bien démonstratives.

Enfin, chez les vieillards, on voit surtout prédominer les surdités nerveuses, c'est-à-dire les surdités dépendant d'altérations de l'oreille interne, telles que l'absence du liquide de Cotugno. Chez les vieillards, nous savons, en effet, que toutes les sécrétions diminuent ; les congestions en général, celle du névrilème du nerf auditif en particulier, ainsi que l'altération de sensibilité de ce nerf, deviennent au contraire plus fréquentes. Sur nos 200 observations nous avons :

De 5 mois à 30 ans..........	116 malades.
De 30 à 73 ans...	78 —
Ensemble....................	194 —
L'âge n'est pas indiqué........	6 —
TOTAL égal...........	200 malades.

C. — Hérédité.

Après l'âge, nous avons mentionné parmi les causes qui prédisposent à la surdité, l'hérédité. Ce n'est point la surdité congéniale qui se transmet héréditairement : le plus grand nombre de sourds-muets ne sont pas nés de parents sourds-muets, et souvent même ils n'ont, dans leur famille, personne qui soit atteint de la même infirmité ; et même les enfants nés de l'union d'un sourd-muet avec une sourde-muette peuvent entendre et parler.

Mais, d'une autre part, des parents devenus sourds pendant leur vie, peuvent transmettre à leurs enfants une disposition telle que ces enfants seront, à un âge plus ou moins avancé, atteints eux-mêmes de l'affection qui a déterminé la surdité chez leurs parents, et souvent même ils perdront la faculté d'entendre au même âge et dans les mêmes circonstances.

La condition de l'hérédité, quand on la rencontre, est une condition fâcheuse et qui doit faire porter un pronostic grave ; elle laisse bien peu d'espoir de rendre l'ouïe au malade. Sur nos 200 observations l'hérédité figure 44 fois, soit 1 malade sur 4.

Après le sexe, l'âge et l'hérédité, nous arrivons aux causes tirées des influences extérieures, et nous allons voir que ces causes résident surtout dans les conditions atmosphériques au milieu desquelles le malade a vécu.

D. — Influences atmosphériques.

Le froid et l'humidité soit séparés, soit réunis, sont les agents auxquels il faut rapporter le plus grand nombre de surdités. Ils agissent de la manière la plus défavorable sur le tympan, qu'ils rendent moins apte à transmettre les vibrations des ondes sonores; de plus, ils sont une cause fréquente des phlegmasies qui affectent cette membrane et celle du conduit auditif externe. Mais je veux surtout appeler l'attention sur l'inflammation de la muqueuse naso-pharyngienne, inflammation qui se communique à la trompe d'Eustache et à la caisse du tympan. Aussi est-ce lorsque la température est froide et humide qu'on voit se développer le plus de surdités ; c'est également dans ces moments que l'on voit les malades qui n'ont pas encore perdu complétement l'ouïe, présenter une aggravation sensible de leur infirmité.

Les saisons froides et humides comme l'automne, l'hiver et le printemps, à Paris, doivent être considérées comme causes de surdités, tandis que les saisons chaudes comme l'été, améliorent l'état des malades et favorisent la guérison. C'est pour cela qu'il serait préférable, lorsqu'on doit traiter une surdité, de ne rien entreprendre pendant l'hiver et d'attendre le retour de la belle saison, afin d'agir dans des conditions meilleures.

L'influence nuisible du froid et de l'humidité sur les maladies de l'oreille nous explique encore pourquoi ces affections sont plus communes dans les pays du Nord que dans les pays du Midi. Ainsi, lorsque l'on veut rechercher quelle est l'action du climat sur le développement de la surdité, on voit qu'elle est beaucoup plus fréquente dans les pays froids comme l'Angleterre, l'Irlande, l'Écosse, le nord de l'Allemagne, la Russie.

A Dublin, Wylde (1) a pu recueillir 3,000 observations en trois ans. En Italie, en Espagne, en France, surtout dans les provinces du Midi, cette infirmité est moins fréquente.

Les surdités qu'on observe dans les pays du Midi, et surtout dans les provinces voisines de la mer, sont dues surtout à des affections rhumatismales des tissus fibreux qui entrent dans la composition de l'appareil auditif. Ces surdités, qu'on pourrait appeler rhumatismales, existent fréquemment et nous en trouvons quelques exemples dans un mémoire de Saissy (de Lyon).

(1) *Practical observations on aural Surgery*. London, 1853.

Il en donne des observations bien détaillées. Il les rapporte à une phlegmasie qui se développerait dans l'oreille sous l'influence de la diathèse rhumatismale, comme elle pourrait se développer dans tout autre point de l'organisme où se rencontrerait le tissu fibreux. Dans ses observations, cet auteur a indiqué le traitement qu'il employait, et comme ce traitement est celui des affections rhumatismales et qu'il a réussi, on doit s'en rapporter à son diagnostic et reconnaître l'existence des surdités rhumatismales.

Dans les pays du Nord, on voit, au contraire, prédominer les surdités catarrhales, celles qui reconnaissent pour cause une phlegmasie des membranes muqueuses qui tapissent la trompe d'Eustache, la caisse, la membrane du tympan, le conduit auditif externe.

E. — Professions.

Après l'influence des climats, nous devons examiner l'influence des professions. Ici nous voyons accusées le plus souvent les professions dans lesquelles on trouve une vie sédentaire. Ainsi, les gens de bureau, les propriétaires rentiers qui figurent 18 fois dans nos 200 observations, les financiers, etc., pré sentent un assez grand nombre de surdités, mais surtout des surdités arrivant pendant la vieillesse et reconnaissant pour cause des congestions sanguines, auxquelles l'appareil auditif devient sujet, en même temps que le cerveau.

A côté de ces professions, nous en trouvons d'autres bien moins fréquentes qui, exposant les malades au froid, à l'humidité, aux variations atmosphériques, figurent également parmi les causes des maladies de l'oreille. Itard cite parmi ces professions celles d'écuyer, de cocher. Nous avons trouvé sur nos 200 observations la profession de menuisier indiquée 7 fois, d'étudiant, 1 fois, celles de concierge et de peintre indiquées, chacune 4 fois; celle de blanchisseuse, journalier, tailleur d'habits 3 fois.

Enfin, un troisième ordre de professions, amenant la perte de l'ouïe, sont celles qui obligent ceux qui les exercent à vivre au milieu du bruit. Ainsi, il est rare de trouver une bonne audition chez les ouvriers occupés aux machines à vapeur. Les canonniers surtout sont presque tous atteints d'une dureté d'oreille ou d'une surdité complète. La surdité est souvent produite dans ces circonstances par la rupture du tympan; mais d'autres fois, elle survient alors que le tympan reste intact. On ne trouve aucune lésion matérielle dans l'appareil auditif, et la lésion doit alors être attribuée à ce que le nerf auditif a perdu sa sensibilité à la suite de commotions répétées.

F. — Tempérament.

Il ne nous reste plus qu'une cause prédisposante à étudier, le tempérament ou la constitution des individus.

Le tempérament qui expose le plus à la surdité est :

1° Le tempérament sanguin ;

Viennent ensuite :

2° Le tempérament lymphatique ;

3° Le tempérament nerveux ;

4° Et le tempérament mélancolique.

Nous plaçons le tempérament sanguin en première ligne. En effet, on a remarqué que les individus doués de ce tempérament, dont la face est habituellement colorée, les yeux injectés, le col court, la poitrine large, le pouls plein et fort, sont plus particulièrement exposés à cette surdité qu'on a appelée surdité nerveuse, et qui doit être attribuée à une congestion du labyrinthe, du névrilemme du nerf acoustique, ou de la portion de l'encéphale qui donne naissance à ce nerf.

Ainsi, le tempérament sanguin prédispose à la surdité, mais seulement dans l'âge adulte et dans la vieillesse.

Dans l'enfance nous avons à redouter un autre tempérament, le tempérament lymphatique et scrofuleux. Ces enfants pâles, à chairs molles, à peau blanche, légèrement œdématiés, qui ont les lèvres épaisses, le nez épaté, les yeux bleus, avec les ganglions du cou engorgés, présentent souvent des écoulements d'oreille.

Ces flux d'oreille, lorsqu'ils sont négligés, peuvent amener une perte plus ou moins complète de l'audition. Chez ces enfants, il y a une tendance à la suppuration ; elle se développe sous l'influence de la moindre cause et devient intarissable. On dirait qu'il y a chez eux exubérance des sucs blancs qui fournissent à la suppuration des éléments incessants.

Les surdités qu'on observe souvent chez ces enfants sont dues à des otites, soit internes dès le début, soit externes aux premiers jours de leur apparition, et se propageant plus tard à la caisse ; d'autres fois, elles reconnaissent pour cause des phlegmasies catarrhales de la trompe d'Eustache.

Après le tempérament lymphatique vient le tempérament nerveux. Les surdités produites par cette cause sont dues à des lésions vitales du nerf auditif. Elles ne sont pas fréquentes, mais on en trouve cependant quelques observations dans la science.

On me permettra de citer à ce sujet une observation d'Itard relative à madame de Souvray : Cette dame, d'un tempérament nerveux, devint sourde en peu d'instants à la suite d'une vive frayeur. Réveillée une nuit par le bruit des flammes qui dévoraient l'appartement où était couché son fils unique, en bas âge, madame de Souvray n'eut que le temps d'emporter son enfant en toute hâte dans la chambre de son mari et tomba évanouie. Lorsqu'elle reprit connaissance, on s'aperçut qu'elle n'entendait plus, et il fallut un traitement de plusieurs mois pour guérir son infirmité. Pendant le cours de sa surdité, cette dame avait un bourdonnement continuel, et il lui semblait toujours entendre le bruit qui l'avait avertie de l'incendie, c'est-à-dire le bourdonnement des flammes.

A la suite du tempérament nerveux, nous trouvons le tempérament mélancolique. Les anciens nous ont donné à ce sujet des renseignements assez positifs. Il paraît que les sujets bilieux, à teint jaune, bistré, ceux chez lesquels on admet plus particulièrement l'existence du tempérament bilieux, sont assez fréquemment sourds, et cela a suffi pour déterminer plusieurs auteurs, entre autres Kramer, à admettre que certains tempéraments ont une plus grande influence sur la surdité, et que parmi ces tempéraments il faut ranger le tempérament mélancolique. Le tempérament mélancolique, c'est la réunion du tempérament bilieux et du tempérament nerveux. On observe chez les individus qui le présentent une tendance continuelle à la tristesse, des troubles fugitifs de l'intelligence, troubles qui peuvent cependant aller quelquefois jusqu'à la folie. Assez souvent ils ont des hallucinations, et si l'on admet, généralement, chez eux des hallucinations de la vue, on n'a pas de raisons pour ne pas admettre aussi des hallucinations de l'ouïe, c'est-à-dire des bourdonnements, des tintements d'oreille, phénomènes qui s'accompagnent toujours d'une perte plus ou moins complète de l'audition.

Telles sont les causes prédisposantes des maladies de l'oreille.

§ 2. — Causes efficientes.

Les causes efficientes se rangent en deux catégories suivant qu'elles sont locales ou générales.

1° Causes efficientes locales. — Froid et humidité. Coups, chutes.

Parmi les causes efficientes locales, nous trouvons en première ligne le froid et l'humidité. Ces deux causes ne sont pas seulement prédisposantes; nous avons déjà vu qu'elles peuvent favoriser le développement des maladies de l'oreille, et en rendre la guérison plus difficile. Mais souvent aussi, elles suffisent, à elles seules, pour amener la surdité et la faire naître très-rapidement. Les pays situés sur le bord de la mer, exposés à des variations brusques de température, en offrent des exemples assez nombreux. Il n'est pas rare d'y trouver des malades qui, en quelques heures, sous l'influence d'un changement de vent, ont perdu complétement la faculté d'entendre. Tous les auteurs qui se sont occupés des maladies de l'oreille ont signalé cette action de l'humidité. On en trouve des observations dans les traités d'Itard, de Kramer et surtout dans l'ouvrage de Wylde (de Dublin).

Après les causes efficientes tirées des conditions atmosphériques, viennent les causes traumatiques, les coups, les chutes sur la tête ou sur les pieds, et toutes les causes qui peuvent produire la commotion cérébrale.

La surdité peut ici se produire de deux manières, elle est quelquefois symptomatique d'une lésion cérébrale, et alors son pronostic dépend du pronostic de l'affection du cerveau; mais d'autres fois, elle est la conséquence d'une commotion du nerf auditif : elle peut alors être comparée à l'amaurose traumatique, l'amaurose suite de coups sur l'œil, et comme l'amaurose elle peut résister à tous les moyens de traitement. Itard rapporte, dans son traité, plusieurs observations de surdités développées sous l'influence de violences extérieures.

Saissy a également rapporté l'histoire d'une pauvre femme devenue sourde des deux côtés, à la suite de soufflets que lui avait donnés son mari. Un collégien est devenu sourd, à la suite d'une querelle qui s'était terminée par un coup de traversin sur la tête et une surdité du côté frappé.

2° Causes efficientes générales.

Après les causes efficientes locales, viennent les causes générales.

A. — Parasites.

Nous trouvons la présence de parasites sur des points plus ou moins rapprochés de l'appareil auditif.

Itard parle d'une jeune fille qui devenait sourde toutes les fois qu'on parvenait à la débarrasser de ses poux, et qui recouvrait l'ouïe dès que ces insectes avaient repullulé. La même opération fut renouvelée quatre fois et toujours le même accident se produisit, et même il vint s'y en ajouter d'autres plus alarmants : une amaurose et des accès convulsifs. Toujours aussi, la jeune fille revenait à un état de santé parfait, dès que les insectes étaient redevenus aussi nombreux qu'avant le moment où on l'avait peignée. Itard fut consulté pour cette jeune fille. Il fut obligé d'avoir recours à un traitement fort long : il épuisa les cautères, les révulsifs, vésicatoires sur les tempes, cautères sur les apophyses mastoïdes, séton à la nuque, purgatifs, etc. ; et ce ne fut qu'après un temps très-long, et alors que la jeune fille fut arrivée à la puberté, qu'on parvint à la débarrasser peu à peu de ses poux, sans voir survenir la surdité et les divers accidents qui avaient nécessité l'intervention d'Itard.

Itard cite également l'histoire de plusieurs jeunes personnes qui, sous l'influence de la diathèse vermineuse, étaient devenues sourdes sans qu'on pût invoquer d'autre cause que cette diathèse. Il rapporte, entre autres observations, celle d'une jeune fille, pour laquelle on avait essayé en vain toute espèce de traitement. Mais cette jeune fille avait un prurit dans le nez ; elle avait déjà, à différentes reprises, rendu des vers. Itard pensa que la surdité pouvait bien reconnaître pour cause la présence de vers dans le tube digestif, il conseilla un anthelminthique (de la mousse de Corse), et la malade recouvra l'ouïe, après avoir rendu une quantité considérable de lombrics.

Les observations d'Itard peuvent, au premier abord, paraître assez extraordinaires, mais la diathèse vermineuse est déjà reconnue comme pouvant amener divers accidents nerveux, analogues à cette surdité : on la cite parmi les causes de l'amaurose. Or, les causes qui peuvent déterminer l'amaurose, peuvent porter leur action sur le nerf auditif, tout aussi bien que sur le nerf optique. Cette action déjà connue et admise des vers sur l'appareil de la vision, doit nous inspirer moins de défiance pour les affirmations d'Itard. J'admettrai donc qu'il peut y avoir des surdités développées sous l'influence de cette diathèse ; mais je ne donnerai pas cette cause comme fréquente. D'ailleurs, j'ai cherché dans les auteurs allemands, et surtout dans Bremser (1), que tout le monde cite à propos des vers intestinaux, et je n'ai point trouvé dans cet auteur une seule observation qui puisse confirmer celles d'Itard. Je dirai donc que cette cause peut exister, mais qu'elle est rare. Cependant, il faudra l'avoir présente à l'esprit, et dans quelques surdités on pourra, lorsque les autres moyens auront échoué, avoir recours aux anthelminthiques.

B. — Diathèses.

Nous avons encore à examiner comme causes générales de la surdité toutes les diathèses, la goutte, la syphilis, le scorbut, le cancer, la diathèse tuberculeuse, les fièvres graves, la scarlatine, la rougeole, la petite vérole, la fièvre typhoïde.

1° Goutte.

Et d'abord la goutte. J'ai parcouru un grand nombre d'auteurs pour savoir s'il fallait admettre que la goutte pût laisser sur le nerf auditif, ou sur d'autres parties de l'appareil du même nom, des traces de son passage, et je n'ai trouvé que deux auteurs qui en aient parlé : Joseph Frank et Vering. Encore ne font-ils qu'émettre là une assertion sans l'accompagner d'aucune observation.

Mais Itard (2) nous enseigne : « Qu'il a été consulté une fois pour un goutteux devenu sourd ; et qu'à la suite d'une violente douleur d'oreilles, terminée par un écoulement de quelques jours, il avait retiré sans peine, du conduit auditif, un petit cylindre de matière crayeuse, enveloppant un des osselets. »

(1) *Traité zoologique et physiologique des vers intestinaux.* Paris, 1837.
(2) *Traité des maladies de l'oreille*, t. I, p. 343.

2° Syphilis.

Pour la syphilis, son action paraîtrait plus probable que celle de la goutte. Les accidents vénériens s'observent partout où il y a du tissu fibreux, dans le derme de la peau, sur le périoste, dans les articulations, dans le tissu cellulaire, les parenchymes, par exemple, le foie, le testicule et aussi sur le névrilemme des nerfs. Il y a des névralgies et des paralysies syphilitiques, et la science renferme des observations d'amauroses nées sous la même influence. On pourrait donc, *à priori*, être porté à ranger la diathèse syphilitique parmi les causes fréquentes de la surdité. On comprendrait même facilement qu'elle pût produire dans les os, sur le périoste qui tapisse les cavités de l'oreille, et sur le trajet ou les ramifications du nerf auditif, des lésions incompatibles avec l'audition. Cependant les observations de surdité syphilitique sont rares. On trouve dans A. Paré, la note suivante : « On voit souvent les vérolés perdre l'ouïe pour une grande douleur de tête (1). »

De son côté, Leschevin assure avoir vu un malade syphilitique, affecté d'un écoulement chronique par l'oreille. Wylde en a rapporté quelques exemples.

Moi-même je n'en ai observé que deux cas : et jusqu'ici il n'en existait pas d'observation bien avérée; d'un autre côté l'amaurose syphilitique n'est pas commune. Mackensie ne l'a jamais observée ; il doute de son existence : mais aujourd'hui les ophthalmologistes français ne partagent pas cette opinion : MM Sichel, Desmarres et Deval en ont vu quelques exemples. Cependant ces deux faits, la rareté d'observations authentiques relatives à la surdité syphilitique et la rareté de l'amaurose syphilitique doivent nous imposer une certaine réserve, relativement à l'action de la syphilis sur l'appareil auditif.

3° Scorbut.

J'admettrais plus volontiers l'action du scorbut. C'est qu'en effet le scorbut, en altérant toutes les fonctions plastiques de l'économie et surtout les liquides, peut favoriser les épanchements

(1) *OEuvres complètes*, nouvelle édition, par J. F. Malgaigne. Paris, 1840, T. II, p. 601.

dans l'oreille : or, les épanchements de sang dans l'oreille interne et moyenne sont une cause fréquente de surdité. On en trouve des exemples dans presque tous les auteurs, A. Cooper, Itard, Littre.

Littre parle d'un jeune homme devenu sourd à la suite d'une lutte dans laquelle son adversaire lui avait exercé une longue et forte pression sur le col. Itard pense que la surdité survenue dans cette occasion devait être rapportée à un épanchement de sang dans l'oreille interne, épanchement qui était la suite de la gêne apportée à la circulation veineuse par cette pression, et de la congestion de la tête et des cavités labyrinthiques. L'autopsie ne fut point pratiquée; mais dans des cas analogues, elle a démontré la possibilité de ces épanchements sanguins. Ces épanchements pouvant être favorisés par la diathèse scorbutique et pouvant même être déterminés par cette diathèse toute seule, je la rangerai parmi les causes de la surdité.

4° Le cancer.

Le cancer ne doit pas nous occuper longtemps ; les tumeurs cancéreuses peuvent se développer, sans aucun doute, au voisinage de l'appareil auditif ou dans cet appareil, et par là gêner ou abolir complétement l'ouïe, mais il n'y a pas là d'action spéciale du cancer sur le développement des maladies de l'oreille.

5° Tubercules.

La diathèse tuberculeuse mérite plus d'attention. Il est très-fréquent de voir les phthisiques atteints d'écoulements d'oreille; mais ces écoulements d'oreille tiennent-ils au dépôt de la matière tuberculeuse dans l'apophyse mastoïde, sur d'autres points du rocher, ou bien à une phlegmasie suppurative, pure et simple ?

J'ai cherché à résoudre cette question par l'autopsie ; dans ce but, j'ai examiné tous les rochers de phthisiques que j'ai pu trouver, et sur douze malades que j'ai examinés à loisir, les tubercules ont manqué constamment. Les cavités de l'oreille étaient, il est vrai, pleines de pus, mais on n'y trouvait pas la moindre trace de matière tuberculeuse. J'ai compulsé alors tous les auteurs qui se sont occupés des maladies de l'oreille et je n'y ai pas non plus trouvé une seule preuve positive de l'existence de ces tubercules. M. Menière les regarde cependant comme une cause fréquente de la surdité des phthisiques ; mais on ne trouve aucune démonstration à l'appui de son assertion. Itard n'en parle pas.

M. Louis (1) présume que dans le rocher il se forme, chez les phthisiques, des tubercules tout aussi bien que dans toute autre partie de l'économie, en vertu de cette loi, que lorsque les tubercules se rencontrent dans les poumons, ils peuvent se trouver partout, et réciproquement, que lorsqu'il y a des tubercules dans un point de l'économie, il doit y en avoir aussi dans les poumons : mais la loi de M. Louis est regardée maintenant comme trop générale; il y a des faits en contradiction avec elle.

MM. Rilliet et Barthez (2) rapportent quelques observations sur ce sujet : ainsi dans trois ou quatre cas, disent-ils, ils ont disséqué les temporaux d'enfants phthisiques qui, pendant la vie, avaient été atteints d'otorrhée avec surdité, et ils ont cru y trouver des traces de matière tuberculeuse. Mais ces auteurs n'ont pas examiné cette matière dite tuberculeuse, à l'aide du microscope. Par conséquent, les lésions qu'ils ont décrites comme un dépôt de matière tuberculeuse dans le rocher, ne sont probablement que des otites avec suppuration chronique. Or, nous verrons, plus loin, que ces vieilles suppurations de l'appareil auditif amènent la perforation du tympan, font tomber les osselets, dénudent les os, amènent la carie, la nécrose et quelquefois la mort, en détruisant la mince couche osseuse qui sépare les cavités de l'oreille de la cavité encéphalique.

Pour ma part, j'ai trouvé, dans toutes mes autopsies, du pus dans les cavités du rocher, et je n'y ai jamais trouvé que du pus. Je me suis aidé de l'examen microscopique, et jamais il ne m'a été possible, ni à moi ni à M. Lebert, d'y reconnaître les éléments du tubercule.

Jusqu'à présent, nous ne trouvons qu'une seule observation pour établir la possibilité d'une affection tuberculeuse du rocher : elle est de M. Grisolle, et il l'a recueillie en 1833 (3).

Du reste, je ne vois pas pourquoi il ne se développerait pas des

(1) *Recherches anatomiques, pathologiques et thérapeutiques sur la phthisie.* Paris, 1843.

(2) *Traité des maladies des enfants.*

(3) Les *Bulletins de la Société anatomique* en ont aussi publié une en 1855.

tubercules dans le rocher ; mais de ce qu'une chose est possible, on ne peut pas conclure qu'elle soit réelle ; et tout en admettant cette affection tuberculeuse du rocher, nous devons la considérer comme rare, beaucoup plus rare qu'une otite suppurante développée spontanément.

Je pense qu'il en est de cette phthisie auriculaire comme de la phthisie laryngée. Dans la phthisie laryngée, on trouve quelquefois des tubercules sous la muqueuse du larynx ; mais ces tubercules sont très-rares ; le plus ordinairement la phthisie laryngée n'est qu'une laryngite chronique, et M. Trousseau a pu appliquer à cette maladie un traitement méthodique et la guérir. Il en sera de même de cette phthisie auriculaire ; dans quelques cas, il faut l'avouer, on pourra l'attribuer à un dépôt de tubercules ; mais le plus ordinairement elle ne sera qu'une otite, contre laquelle nos moyens thérapeutiques pourront être employés avec avantage.

6° Fièvres graves.

Les fièvres graves sont encore une cause fréquente de surdité. Dans plusieurs mémoires que j'ai présentés à l'Institut, en 1851, 1852, 1854, j'ai établi qu'à la suite de la fièvre typhoïde, de la petite vérole, de la scarlatine, de la rougeole, on voit fréquemment survenir des suppurations de l'oreille comme on voit des oreillons, des bronchites, des pleurésies purulentes. A la suite de ces maladies, il y a, dans l'économie, une diathèse purulente qui fait suppurer l'oreille, comme elle fait suppurer les parotides, les bronches, la plèvre, etc. Je reviendrai plus loin, au chapitre des otites, sur cette question. Telles sont les causes sous l'influence desquelles se développent les maladies de l'oreille qui engendrent la surdité. Si maintenant nous examinons comment elles s'enchaînent, nous voyons que la surdité chez les vieillards survient, en général, lentement. Le malade commence par ne plus entendre la conversation d'aussi loin ; il arrive, peu à peu, à ne plus percevoir les bruits un peu faibles et n'entend plus le battement d'une pendule à laquelle il était accoutumé. Bientôt le malade ne prend part à la conversation qu'en faisant répéter et élever la voix, et c'est par degrés insensibles que, de la dureté d'oreille, nous le voyons arriver à une surdité complète. Mais quelquefois, la surdité se développe plus rapidement, c'est lorsqu'elle est amenée par une maladie aiguë, une inflammation externe ou interne dans les otites, les catarrhes aigus par exemple. La durée de la surdité est en général très-longue. L'appareil auditif étant caché presque tout entier dans un réceptacle osseux et ayant peu de connexions avec le reste de l'économie, nous n'avons en notre pouvoir que des moyens d'action faibles et indirects. Aussi n'est-il pas rare de voir des surdités durer plusieurs années.

Les maladies de l'oreille se terminent rarement par la mort, aussi les autopsies sont-elles peu fréquentes; et c'est là une des raisons qui ont tant retardé les progrès de la science, à cet endroit.

Sur 200 observations de sujets traités, nous trouvons :

1° Abcès du conduit et dartres	9	malades.
2° Concrétions cérumineuses	7	—
3° Otalgie	3	—
4° Otites catarrhales	49	—
5° — strumeuses	22	—
6° — des fièvres graves	22	—
7° Polypes	36	—
8° Surdités nerveuses	52	—
Total	200	malades.

En tout, 200 malades dont 126 hommes,
74 femmes.

Total...... 200 malades.

AGE.

De 5 mois à 30 ans	116 malades.	Hérédité : 44 fois notées.
De 30 ans à 73 ans	78 —	
	194 —	
Polypes. 6 âges manquant	6 —	
Total	200 malades.	

La profession a été indiquée 129 fois, et parmi ces 129 fois les professions que nous voyons figurer le plus souvent sont :

Propriétaires rentiers	18 fois.	Blanchisseuse	3 fois.
Commis	11	Etudiant en médecine	5
Couturière	10	Journalier	4
Menuisier	7	Tailleur d'habits	4
Concierge	4	Maçon	2
Peintre	4	Architecte	2

Fleuriste	3 fois.	Instituteur	2 fois.
Coiffeur	2	Négociant	2
Tapissier	2	Paveur	2
Tourneur	2	Marchand de vins	2
Professeur	2		
		TOTAL...	93 fois.

Nous voyons figurer chacune 1 fois les 26 professions suivantes, qui complètent notre chiffre de 129 professions :

Ministre protestant.	Timbalier.	Pharmacien.
Porteur d'eau.	Chapelier.	Militaire.
Charcutier.	Epicier.	Chaudronnier.
Lingère.	Conducteur d'omnibus.	Typographe.
Ouvrière en parfumerie.	Chimiste.	Grainetier.
Chantre.	Giletière.	Cordonnier.
Avocat.	Dessinateur.	Carrossier.
Scieur.	Mécanicien.	Brodeuse.
Relieur.	Marchand des 4 saisons.	

CHAPITRE III

OTOSCOPIE, OU EXPLORATION DE L'APPAREIL AUDITIF

L'exploration de l'oreille et la constatation des symptômes qui peuvent se rencontrer dans ses différentes maladies ont été longtemps négligées. C'est seulement depuis Itard que cet examen a été pris en sérieuse considération et que l'otoscopie a eu ses règles et sa méthode. Plus tard, Kramer et M. Menière ont continué l'œuvre d'Itard, et dans leurs écrits ces médecins distingués ont consacré chacun un chapitre important à cette branche de l'étude des maladies de l'oreille. Mais quelques lacunes sont encore restées; nous allons essayer de les combler.

Je veux d'abord exposer les différents modes d'examen qui conviennent à chacune des parties de l'appareil auditif, et les symptômes révélés par cette exploration.

Nous commencerons donc cette étude par l'examen de la partie la plus extérieure de l'oreille, le pavillon : puis, nous passerons à l'examen du conduit auditif externe du tympan.

Viendra ensuite l'exploration de l'oreille moyenne; ici les organes dont il faut rechercher l'état actuel ne sont plus accessibles à la vue, il nous faudra recourir soit à des manœuvres particulières, soit à des opérations, par exemple, le cathétérisme de la trompe d'Eustache, les douches d'air ou de liquide dans cette trompe et dans la caisse, l'auscultation et la percussion de l'apophyse mastoïde.

Enfin, nous arriverons à l'oreille interne; là, nous n'aurons aucun moyen d'exploration directe, mais nous arriverons au diagnostic des maladies de cette partie de l'oreille par le raisonnement et par voie d'exclusion. Arrivés à ce point de notre étude, nous aurons encore à jeter un dernier coup d'œil sur l'oreille externe et l'oreille moyenne, et après avoir bien définitivement constaté que toutes ces parties sont dans un état parfait d'intégrité, ou du moins, qu'elles ne présentent rien qui puisse expliquer la surdité dont le malade est atteint, nous serons en droit d'admettre une maladie du labyrinthe, du limaçon, du nerf auditif ou des centres nerveux.

J'ai dit que l'exploration de l'oreille doit commencer par l'examen du pavillon. Mais, d'abord, un point doit nous arrêter, il faut savoir comment doit être placé le malade. Autrefois on avait imaginé plusieurs appareils destinés à le maintenir dans la position la plus favorable à l'exploration qu'il allait subir. — M. Deleau nous a même laissé, dans un de ses mémoires, la description et le dessin de l'appareil semi-grotesque, dont il se servait. C'est un fauteuil dont le dossier s'élève jusqu'à la hauteur de la tête du malade. On obtient ce résultat à l'aide d'une plaque carrée, mobile, qui surmonte le dossier; cette plaque peut être élevée ou abaissée par un ressort; elle peut également s'incliner à droite et à gauche : deux coussins latéraux permettent d'assujettir la tête du patient de façon à ce qu'il reste complétement immobile.

Ce fauteuil, comme tous les appareils du même genre, est maintenant généralement abandonné, à cause de sa parfaite inutilité, qui est le moindre de ses inconvénients.

Il faut tout simplement faire asseoir le malade sur un siége à dos élevé, afin que la tête ne puisse pas reculer; si le dossier n'était pas assez élevé, on n'aurait qu'à faire maintenir la tête par un aide, et à défaut d'aide, il suffirait de faire asseoir le malade contre le mur, de façon à ce que le mur supplée au dossier de la chaise.

Le malade doit donc être assis, la tête appuyée contre la poitrine d'un aide, sur le dossier de la chaise ou du fauteuil, ou contre le mur. Si le jour est beau, que le soleil soit favorable, on doit encore placer le malade près de la fenêtre, de manière que les rayons du soleil viennent éclairer l'oreille soumise à notre exploration.

Ces préparatifs terminés, on doit engager le malade à incliner la tête sur l'épaule opposée à l'oreille que l'on doit examiner; cette inclinaison exposant plus directement l'oreille aux regards du chirurgien et aux rayons lumineux.

On recommande ensuite au patient l'immobilité la plus complète, et l'on procède à l'examen des organes souffrants, et dans l'ordre qui va suivre:

Il faut d'abord explorer le pavillon, s'assurer de sa couleur. Il peut être blanc, très-pâle, ce qui arrive chez les individus fatigués, chloro-anémiques, ou à constitution strumeuse. Il peut être rougeâtre, violacé, ce qui arrive chez les individus pléthoriques. Chez eux aussi, les veines du pavillon sont apparentes, se dessinent en reliefs bleuâtres ou violacés, et ces détails ont bien leur importance. En effet, la congestion du pavillon de l'oreille est presque toujours l'indice d'une congestion des parties plus profondes, et il arrive souvent, comme nous le verrons plus loin, que la surdité ne reconnaisse pas d'autre cause qu'une hypérémie de l'oreille interne.

Telles étaient les surdités que guérissait ce baigneur bavarois dont parle Skrengius. Il avait remarqué que chez certains sourds, on trouvait, sur le pavillon de l'oreille, des veines volumineuses; après avoir constaté ce signe, il plongeait l'oreille malade dans un bain très-chaud, et faisait ensuite aux veines du pavillon, ou bien sur l'apophyse mastoïde, des scarifications qui produisaient un écoulement de sang assez abondant.

Par ce traitement empirique et cependant rationnel, on voyait la surdité diminuer et parfois même disparaître complétement.

Cet exemple nous montre avec quel soin nous devons examiner le pavillon de l'oreille, et remarquer s'il est congestionné ou dans l'état contraire.

Mais, indépendamment de la couleur, il faudra encore examiner sa forme.

A l'état normal, le pavillon doit avoir la forme d'un cornet acoustique, ses saillies doivent être bien marquées ; il doit être évasé, la conque doit être large, infundibuliforme. Le méat du conduit auditif doit être bien à découvert, ne pas être obstrué par le tragus. Enfin, l'oreille doit nous présenter toutes les conditions que l'anatomie nous a révélées. — Car leur importance est considérable dans le mécanisme de l'audition.

Il faudra aussi examiner l'épaisseur et la consistance du pavillon.

Le pavillon doit être médiocrement épais ; assez mince pour jouir d'une transparence complète, et cependant assez résistant pour conserver sa forme ; cette disposition mérite une sérieuse attention, car le pavillon de l'oreille n'a pas seulement pour fonction de recueillir les ondes sonores, il doit encore en accroître l'intensité par ses vibrations. Toute cause qui altérera sa consistance, son épaisseur, sa flexibilité, et par là son élasticité, empêchera un des actes de la fonction de l'audition, et suffira pour amener la dureté d'ouïe : une circonstance favorable m'a permis de voir une altération de ce genre chez une malade qui, à la suite de nombreux eczémas, avait un véritable éléphantiasis des deux pavillons de l'oreille ; leur épaisseur était triplée, et comme conséquence de cette lésion, l'ouïe s'était beaucoup affaiblie. La malade entendait encore, mais elle entendait fort peu ; elle n'entendait même le bruit du mouvement de la montre qu'au contact.

D'ailleurs, ce n'était pas pour l'eczéma qu'elle venait consulter, mais bien pour la dureté d'oreille ; et je ne pouvais réellement l'attribuer à autre chose qu'à l'épaississement du pavillon. Le méat du conduit auditif était bien un peu diminué dans sa largeur, mais pas assez pour ne plus être compatible avec une bonne audition, et la dysécie ne pouvait être rapportée qu'à deux causes :

L'épaississement des cartilages qui les empêchait de vibrer, et l'altération de forme causée par cet eczéma, c'est-à-dire la disparition des rainures et des enfoncements.

Voici déjà plusieurs points importants qui nous sont révélés par l'inspection du pavillon à l'œil nu.

Après l'épaisseur du pavillon, nous avons à examiner sa consistance, sa dureté ; dans quelques cas, la dureté du pavillon est telle qu'un choc peut le fracturer. On a observé une de ces fractures, déterminée par un soufflet.

Puis viendra la température. La température du pavillon de l'oreille peut être assez élevée, lorsqu'il est congestionné dans certaines formes de surdité nerveuse, ou lorsqu'il est le siége d'une phlegmasie locale (eczéma érysipèle, impétigo).

Enfin, il faudra faire attention à l'angle d'insertion du pavillon. Le pavillon ne doit point être accolé à la tempe, il doit se relever un peu en formant un angle de 45 à 40 degrés ouvert en avant et en dehors.

Tous ces détails une fois bien constatés, on doit noter les différents symptômes morbides qui correspondent à chacun des paragraphes de cet examen.

Nous passons ensuite à l'examen du méat.

L'entrée du méat est protégée par deux opercules, le tragus et l'anti-tragus. A l'état normal et chez les jeunes sujets, le tragus et l'anti-tragus laissent à découvert l'orifice du conduit auditif, et tout en le protégeant, ils ne gênent en rien les fonctions de cet appareil. — Mais chez les vieillards, ces parties membraneuses devenant flasques et participant au relâchement général de tous les tissus, il arrive parfois qu'elles retombent sur l'ouverture du conduit auditif et la recouvrent complétement, à la manière du couvercle d'une tabatière. Ce point devra donc fixer notre attention, car on rencontre des vieillards chez lesquels la dureté d'oreille, ou même la surdité, ne reconnaît pas d'autre cause.

Le chirurgien doit encore s'assurer de la disposition des poils qui se trouvent à l'entrée du méat. En s'entre-croisant et en s'accolant les uns aux autres, à l'aide du cérumen qui les agglutine, ils peuvent former, à l'entrée du conduit auditif, un réseau et une espèce de barrage qui arrête quelques corps étrangers.

Nous devons aussi rappeler que certains auteurs leur ont attribué un autre usage, celui de tamiser l'air qui entre dans le conduit auditif, et de modifier ses qualités froides et humides. C'est là une vue théorique qui n'est pas sans fondement. Tous les tissus animaux possèdent, en effet, un peu de calorique, et l'air qui traverse le barrage, formé par ces poils à l'entrée du conduit auditif, doit éprouver une élévation de température, et par cela même produire une impression moins pénible sur la membrane du tympan. Si les poils viennent à manquer ou à être trop peu nombreux, l'air arrivera froid et humide sur la cloison, et son contact pourra devenir une cause de surdité, déjà entrevue par Duverney et Leschevin.

En examinant l'entrée du conduit auditif et avant d'en venir à l'emploi du spéculum *auris*, il faut encore rechercher quelques-unes des altérations que peut subir le cérumen, dans sa quantité et dans ses qualités. Ainsi, le cérumen peut manquer; c'est là une cause ou plutôt une complication de certaines surdités. Quand elle existe, on constate que le méat est sec et l'on n'y trouve pas la petite couche de cérumen qui, à l'état normal, en revêt les deux tiers inférieurs. Cet état de sécheresse du méat est un des plus mauvais signes que l'on puisse constater par le simple examen extérieur, à l'œil nu.

Lorsque le conduit auditif sera le siége d'une otite catarrhale, avec inflammation des glandes qui sécrètent le cérumen, cette humeur prendra des caractères différents de ceux qu'elle présente à l'état normal. Elle sera séreuse, fluide, moins jaune, d'un brun noirâtre, fétide. Toutes ces altérations peuvent être constatées sans l'aide du spéculum. En même temps, on peut voir les glandes cérumineuses devenues, sous l'influence de l'irritation, plus saillantes; leur hypertrophie donne à la peau du conduit auditif un aspect chagriné caractéristique.

Jusqu'à présent, nous n'avons examiné que les moyens de reconnaître l'état morbide ou normal du méat auditif. Mais le conduit a 5 centimètres de longueur; il se compose d'une partie osseuse et d'une partie cartilagineuse; il faut cependant l'explorer tout entier et arriver jusqu'au tympan. Ici, une première difficulté nous arrête, c'est la direction curviligne du conduit auditif. On y remédie en redressant sa courbure, à l'aide de quelques tractions. La paume de la main ou du moins la partie de la main qui correspond au doigt auriculaire étant appliquée sur la tête du malade, un peu en arrière de l'oreille et au-dessus de l'apophyse mastoïde, on prend la partie la plus élevée du pavillon entre le pouce et l'index, et on la tire en arrière et en haut, en même temps qu'avec un doigt de l'autre main on écarte le tragus. On relève ainsi le pavillon avec la main gauche pour l'oreille droite, et avec la main droite pour l'oreille gauche.

Au moyen de ces tractions, le conduit auditif est redressé et la vue plonge jusqu'au fond du conduit ; mais la partie la plus extérieure est seule éclairée, et la partie profonde est dans l'obscurité. Le chirurgien est donc forcé de recourir à d'autres moyens pour faire pénétrer les rayons lumineux jusque sur la membrane du tympan.

C'est pour arriver à ce but qu'a été imaginé le spéculum de l'oreille.

§ 1. Du Spéculum.

L'invention du spéculum n'est pas récente. Il paraît que cet instrument a été connu de toute antiquité. Mais son application au diagnostic des maladies de l'oreille ne remonte qu'à Fabrice de Hilden.

Pour l'examen de l'oreille comme pour l'examen du vagin, on a imaginé divers spéculums, et là encore nous trouverons les deux grandes variétés de spéculum plein et de spéculum à valves.

Le spéculum plein représente un cône creux. M. Deleau lui donne la préférence : cependant le spéculum plein, quelle que soit sa forme, n'a pas une grande utilité et son infériorité n'est pas douteuse, relativement aux spéculums à une ou deux valves et à charnière.

Les spéculums à valves ont présenté, comme les spéculums pleins, d'assez nombreuses variétés, sous le rapport de la forme et du métal qui entre dans leur composition : la forme généralement adoptée est celle à deux valves (1), en argent ou en maillechort. Les principaux spéculums sont ceux d'Itard et de Kramer. Le spéculum d'Itard remplit bien l'indication pour laquelle il a été fait ; il permet d'explorer assez complétement le conduit auditif et le tympan chez les vieillards. Mais nous lui reconnaissons un inconvénient ; ses valves sont articulées sous un angle défavorable : leur largeur est gênante, et comme elles sont droites, la courbure ainsi que l'étroitesse du méat et du conduit chez certains sujets, n'en permettent pas l'application. Le même inconvénient n'existe pas pour le spéculum de Kramer (fig. 5) (2). Ses valves n'ont que 3 centimètres de long. Elles sont aussi plus étroites ; la courbure qu'elles présentent

(1) W. Wilde, de Dublin, donne la préférence au spéculum à une valve.

(2) J'ai fait ajouter à cet instrument une tige articulée à angle droit avec l'extrémité libre de l'une des branches : cette tige ou règle est graduée en centimètres et millimètres : de manière que la branche opposée, en parcourant ces divisions, mesure l'écartement des valves et nécessairement la largeur du conduit.

est pour ainsi dire modelée sur celle du conduit auditif et s'y adapte parfaitement : leur face interne est dépolie. Voici maintenant, comment on applique le spéculum : le malade est placé en face d'une fenêtre bien éclairée ; les deux valves de l'instrument sont baignées dans l'eau tiède et enduites de blanc d'œuf, ou d'un mucilage quelconque, de préférence à l'huile : puis la main droite, si l'on opère sur l'oreille gauche, la main gauche, si l'on opère sur l'oreille droite, relève le pavillon et, le portant en arrière, en haut et en dehors, efface, autant que possible, la courbure naturelle du conduit. En ce moment, la main restée libre, saisissant le spéculum vers le milieu de ses branches, un peu au-dessous de l'articulation qui les unit, vient présenter l'extrémité mousse des valves fermées, à l'entrée du conduit : le chirurgien doit veiller à ce que les valves et les branches conservent bien leur position perpendiculaire.

FIG5.

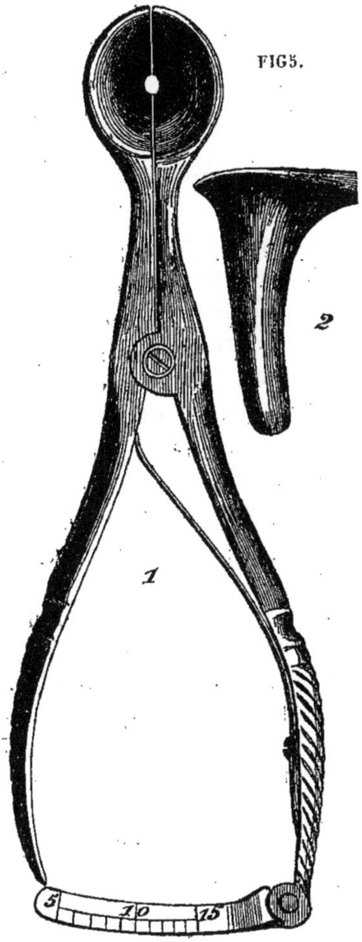

2

1

5 10 15

Fig. 5. — Spéculum à crémaillère, de l'Auteur (grandeur naturelle). — 1 montre le spéculum appliqué. — 2 montre la courbure des valves de l'instrument.

Le spéculum franchit ainsi le méat et pénètre dans le conduit auditif, lentement, avec douceur, sans employer de force, le bord libre des valves ou leur point de jonction regardant les parois supérieures et inférieures du conduit, les branches regardant en bas. On peut alors, en pressant mollement sur les deux branches, écarter les valves de l'instrument pour l'examen qu'on se propose : si le jour est beau et qu'on puisse faire tomber, un rayon de soleil sur les valves du spéculum, l'exploration est rapide et complète : mais si le temps est sombre, il faut recourir à un éclairage artificiel : cette partie intéressante de mon sujet m'a déjà occupé ailleurs (1). Mais je crois devoir y revenir.

§ 2. — Des différents moyens employés pour éclairer le conduit auditif.

« Ce qui paraît de l'oreille sans dissection comprend deux par« ties, savoir : celle qui paraît hors de la tête, qu'on appelle ab« solument oreille, et celle qui est enfoncée, qu'on appelle le trou « de l'oreille ou le conduit de l'ouïe » (*conduit auditif externe*) (2).

L'oreille est formée par un cartilage assez épais, qui est revêtu d'une peau mince et délicate, garnie, particulièrement chez les jeunes sujets, de quelque peu de graisse, sous laquelle se rencontre encore une enveloppe *fibreuse* qui embrasse immédiatement tout le cartilage ; ce cartilage fait ordinairement quelques replis qui conduisent et se terminent enfin à une cavité qu'on appelle la conque, parce qu'elle ressemble à l'entrée de la coquille d'un limaçon.

Ce qu'on appelle le trou de l'oreille est un conduit dont la conque est comme le vestibule, et qui mène à une membrane qui a reçu le nom de membrane du tympan. Ce conduit est en partie cartilagineux et en partie osseux : la partie cartilagineuse est formée par le rétrécissement de la conque : cette partie est longue d'environ un centimètre ; la portion osseuse ou profonde qui lui fait suite a de 3 à 4 centimètres : les deux parties réunies, cartilagineuse et osseuse, forment un canal d'environ 5 centimètres de profondeur. Ce canal n'est pas droit ; il offre plusieurs courbures, dont la principale est de bas en haut et d'avant en arrière : la paroi supérieure est plus courte que l'inférieure ; toutes les deux sont revêtues à leur surface interne par un prolongement de la peau qui s'amincit à mesure qu'elle s'enfonce dans le conduit, et va un peu plus loin, par une disposition particulière des couches qui la composent, former de toutes pièces un diaphragme rond ou plutôt ellipsoïde, nommé tympan. Ce diaphragme sert de séparation naturelle entre l'oreille externe, constituée en grande partie par le conduit auditif, et l'oreille moyenne ou la caisse, dont je n'ai point à m'occuper ici.

(1) *Gazette des hôpitaux*. Décembre 1854.

(2) Duverney, *De l'organe de l'ouïe*, p. 1.

Mais je veux surtout fixer l'attention sur la courbure propre au conduit auditif ; cette courbure est telle que, dans la position normale des parties, un œil exercé ne peut apercevoir le tympan. Pour explorer cette membrane, qui est comme la clef du diagnostic des maladies de l'appareil acoustique, il faut s'aider de plusieurs moyens :

1° Tirer le pavillon en haut et en dehors.

2° Redresser ainsi sa courbure ;

3° Mais chez le plus grand nombre des sujets, on n'obtient ce résultat qu'à l'aide du *speculum auris*.

4° Il faut, en dernier lieu, éclairer ainsi le conduit redressé, soit avec un rayon de soleil, quand on le peut, ou bien à l'aide d'une lumière artificielle ; c'est le cas le plus fréquent.

La lumière artificielle ne saurait, il est vrai, remplacer celle du soleil ; mais en hiver et par les temps brumeux, à Paris surtout, le chirurgien se trouve souvent forcé de recourir au premier de ces deux moyens.

Pour fortifier ou diriger convenablement cette lumière artificielle, plusieurs procédés ont été mis en usage :

1° Archibald Cleland employait une lentille de 3 pouces de diamètre, montée sur un manche ; derrière cette lentille, il plaçait une forte bougie allumée dont il mettait la flamme en rapport avec le centre du verre grossissant et à la portée du conduit auditif.

2° Un peu plus tard, Bozzini imagina d'augmenter l'action de la bougie en plaçant derrière elle un *miroir concave*.

3° M. Deleau recommanda ensuite un autre appareil formé de deux miroirs concaves entre lesquels la bougie était placée.

4° Buchanan vint ensuite, qui proposa une espèce de lanterne dans laquelle la lumière réfléchie par un miroir concave se trouve dirigée vers un tube métallique muni de deux verres convexes.

5° Kramer, en Allemagne, s'est efforcé de modifier heureusement cet appareil en employant une lampe d'Argand à laquelle est adapté un tuyau de fer-blanc noirci à l'intérieur, long de 15 pouces et portant à chacune de ses extrémités une forte lentille biconvexe.

Cet appareil compliqué ne se trouve pas toujours à la disposition du chirurgien, et, malgré les avantages qu'il présente, son usage ne s'est point vulgarisé.

6° Il y a une dizaine d'années, M. Ménière, imitant Bozzini, eut l'idée de placer derrière la bougie une cuiller d'argent pour remplacer le miroir concave du médecin italien.

On a toujours sous la main une cuiller d'argent, et cette modification est avantageuse. Je ne trouve qu'une seule objection à lui opposer : c'est qu'elle exige l'intervention d'un aide qui tienne d'une main la bougie, de l'autre le réflecteur métallique, à moins que, la bougie étant placée sur une table, l'opérateur ne cherche par une suite de tâtonnements à mettre l'oreille à examiner à la distance *focale* convenable. Cette épreuve préparatoire ne laissera pas que d'être fort gênante pour le chirurgien, qui doit en même temps appliquer le spéculum de l'autre main, préparant ainsi une voie suffisante aux rayons lumineux.

7° Pour éviter ces tâtonnements, exagérés sans aucun doute par chacun des mouvements du malade, si légers qu'ils puissent être, j'ai imaginé le petit appareil suivant :

Il est composé :

FIG. 6.

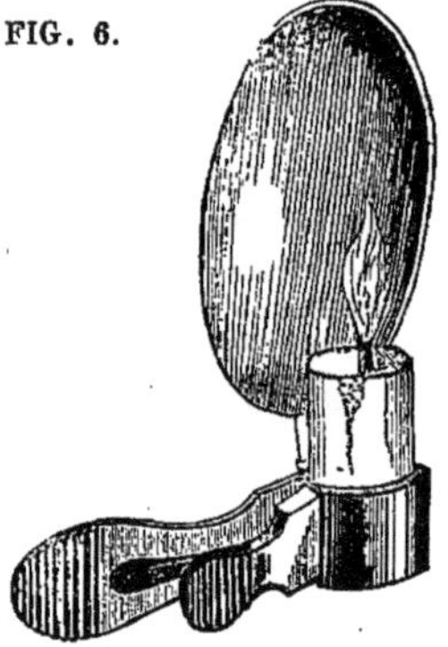

1° D'un support à deux valves qui s'ouvrent et s'écartent par la pression d'un ressort.

2° Une bougie allumée est placée entre les valves.

3° Un petit miroir métallique concave est fixé en arrière.

4° Le chirurgien, après avoir préalablement exposé à la vue tout le conduit auditif, au moyen du spéculum tenu de la main gauche, en approche son petit appareil jusqu'à ce qu'il donne une image nette et réfléchie dans toute la longueur du conduit. On comprend qu'avec cet appareil si simple on peut toujours donner au malade, sans tâtonnements, ni embarras, telle position que le chirurgien désire, la changer, la varier au besoin, tout en maintenant l'appareil à la distance convenable du conduit qu'il doit éclairer.

C'est là une simple modification dérivée de celle de Bozzini et de M. Ménière, mais elle me paraît cependant utile ; et chaque jour l'appareil figuré plus haut me rend de grands services pour les démonstrations que j'ai l'habitude de faire à ma clinique.

En effet, il est un grand nombre de surdités dont l'inspection méthodique du conduit auditif externe permet à l'instant de reconnaître la cause, de l'enlever même, en rendant l'ouïe au malade ; je veux parler de ces concrétions cérumineuses qui souvent obstruent le conduit auditif, se durcissent en se fragmentant, de façon à revêtir l'aspect et la forme de petits calculs. On en trouve un exemple curieux dans Bartholin (*Journal*, obs. XLV) qui raconte que « sa propre femme, tourmentée d'une surdité, rendit « un beau jour *plusieurs pierres* par le conduit de l'ouïe; après « quoi elle entendit. » Et ce fameux chirurgien de Mons qui a fait tant de bruit pour la guérison des surdités n'en entreprenait que de cette espèce. Pour la reconnaître, il examinait l'oreille de son malade aux rayons du soleil, et quand il découvrait qu'il y avait quelque obstruction dans le conduit, il se servait d'un instrument particulier pour le curer, et il guérissait nombre de sourds.

Ces deux exemples suffisent pour nous démontrer les soins attentifs que réclame l'examen du conduit extérieur de l'ouïe, et l'utilité des instruments qui doivent rendre cet examen facile.

A l'aide du spéculum et de ce petit appareil réflecteur, on arrive facilement à se rendre un compte exact de l'état des parties les plus profondes du conduit auditif, et on peut aussi reconnaître toutes les altérations qu'a pu subir la membrane du tympan. Cette exploration du tympan n'est cependant pas toujours aussi facile qu'on pourrait le croire avant de l'avoir entreprise. On rencontre ici des difficultés que la pratique seule nous révèle et qui ne sont point signalées dans les auteurs. Ces difficultés tiennent en grande partie à la direction du tympan ; cette membrane n'est point verticale, elle est oblique, et quelquefois cette obliquité est telle qu'elle devient presque horizontale.

La membrane du tympan présente à l'état normal l'aspect d'une petite toile mince, transparente, d'une couleur nacrée, un peu bleuâtre avec des reflets irisés brillants ; dans le centre est une espèce de pénombre, un point obscur qui correspond à l'insertion du marteau. Le pourtour de la membrane est également un peu plus obscur que les autres parties.

Après l'examen de l'oreille externe, il faudra passer à l'examen de l'oreille moyenne ; et ici nous trouverons la trompe d'Eustache, la caisse du tympan, et les cellules de l'apophyse mastoïde. Toutes ces parties ne sont plus accessibles à la vue, et pour reconnaître les altérations dont elles peuvent être atteintes, il nous faut avoir recours à des moyens détournés.

Cependant, il arrive parfois que la caisse du tympan peut être explorée directement à l'aide du spéculum, c'est lorsque la cloison a été détruite. Mais alors l'examen est presque toujours incomplet. La muqueuse de la caisse se couvre de fongosités qui remplissent sa cavité ; on n'aperçoit plus qu'une masse rougeâtre au milieu de laquelle on ne distingue rien. Le plus ordinairement tous les osselets sont tombés : cependant quelques auteurs ont cru en voir des débris. Linke affirme avoir reconnu l'étrier resté seul en place, sous la forme d'une petite verrue rougeâtre. Mais je crains bien qu'il n'y ait eu là une erreur de la part de cet observateur, et qu'il n'ait pris pour l'étrier, ce qui n'était qu'une fongosité de la membrane.

Du reste, la destruction du tympan, sans être rare, n'est cependant pas chose commune, et fort heureusement la plupart des malades que nous avons à examiner se présenteront avec le tympan intact. Comment donc procéder à l'examen de l'oreille moyenne ?

Il faudra tout d'abord constater l'état des parties voisines de l'oreille ou qui sont en rapport avec elle : s'assurer par exemple qu'il n'y a pas un engorgement des amygdales ; cet engorgement venant à comprimer et aplatir la portion cartilagineuse de la trompe d'Eustache, serait une cause de surdité qu'on peut facilement faire disparaître par l'ablation des amygdales.

Il faudra également s'assurer s'il n'y a pas dans le pharynx une phlegmasie granuleuse ou simplement érythémateuse. La connaissance de cette phlegmasie devra faire supposer qu'une altération semblable étendue jusqu'à la caisse, pourrait bien être la cause de la surdité, et donnerait pour indication thérapeutique de traiter d'abord la pharyngite, avant de rien entreprendre pour l'affection de l'oreille.

Après avoir examiné l'état de la gorge et des amygdales, il nous restera à constater si la trompe d'Eustache est libre ; si elle peut permettre l'écoulement des mucosités de la caisse dans le pharynx et le passage de l'air, qui, du pharynx, doit entrer dans l'oreille moyenne.

On arrive à ce résultat par deux moyens : en faisant le cathétérisme de la trompe d'Eustache, opération que nous allons décrire un peu plus loin, et en poussant dans la trompe, soit une injection de liquide, soit une douche d'air, à l'aide du soufffet (*fig.* 7) ou de la pompe pneumatique de Kramer (*fig.* 8).

FIG. 7.

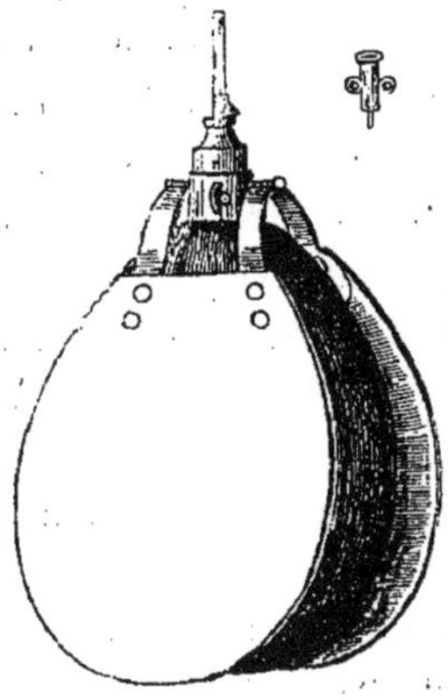

Ou bien, en recommandant au malade de faire une forte expiration en tenant fermées la bouche et les narines ; l'air, alors, ne trouvant pas d'autre issue, est poussé avec force dans la trompe d'Eustache, et l'on arrive au même résultat qu'en faisant passer dans la trompe une douche d'air.

En même temps qu'on fait ces injections dans la trompe, on ausculte les bruits qui résultent du passage de l'air dans l'oreille moyenne. On peut, pour cette auscultation, se servir du sthétoscope appliqué sur l'apophyse mastoïde ; mais on peut aussi se passer du sthétoscope et

FIG. 8.

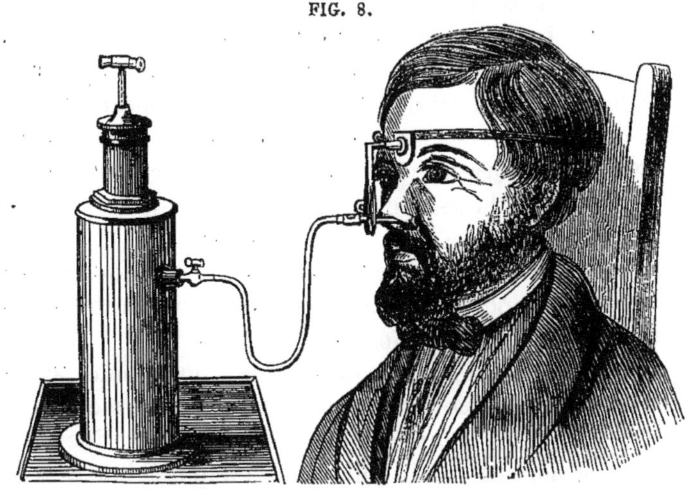

se contenter d'appliquer son oreille contre l'oreille du malade.

On reconnaît facilement alors, si la trompe est oblitérée, ou libre : dans le premier cas, à l'absence du bruit que doit produire l'air, en entrant dans la caisse ; dans le second, à l'intensité plus ou moins grande de ce bruit tympanique : d'ailleurs je vais le faire connaître.

Lorsqu'une douche d'air est poussée avec une certaine force dans la caisse, au moyen du cathéter introduit dans la trompe d'Eustache :

On entend une crépitation qui est forte ou faible, à bulles nombreuses ou rares, sèches ou humides, éclatantes ou voilées.

Elle sera forte lorsque la trompe sera large ; on entendra alors comme le bruit d'une forte pluie tombant à travers des feuilles sèches.

Elle sera faible, intermittente, lorsqu'il y aura accumulation de mucosités dans la trompe ou dans la caisse. Le courant d'air pénétrera alors avec peine, à travers ces mucosités, et les bulles d'air viendront éclater, l'une après l'autre et à longs intervalles.

La crépitation sera sèche, lorsque la muqueuse qui tapisse les trompes sera desséchée, comme parcheminée ; c'est là une cause de surdité que nous aurons à étudier.

Elle sera éclatante, lorsqu'une otite interne avec suppuration aura détruit les cloisons, qui séparent les cellules de l'apophyse mastoïde, et converti cette apophyse en une vaste cavité communiquant avec la caisse et renforçant les bruits qui s'y produisent à la manière des cavernes du poumon.

La crépitation sera voilée, lorsque la caisse sera remplie, soit par un épanchement sanguin, soit par du pus, soit par des mucosités.

Cette exploration est donc d'une extrême importance ; car elle peut donner des renseignements très-utiles ; en effet, à chacun de ces bruits se rattachent des symptômes physiologiques qui sont eux-mêmes la conséquence de lésions anatomiques importantes à connaître.

Le cathétérisme de la trompe d'Eustache est donc une opération des plus importantes, non-seulement pour la thérapeutique, mais encore pour le diagnostic.

Après l'exploration de l'oreille moyenne, nous arrivons à l'oreille interne. Ici nous n'avons aucun moyen, direct, ni indirect, de reconnaître les altérations auxquelles peut être due la surdité. C'est seulement par exclusion, et par l'impossibilité de rattacher à une lésion, soit de l'oreille moyenne, soit de l'oreille externe, les symptômes morbides dont se plaint le malade, que nous arrivons à affirmer qu'il y a dans les parties plus profondes de l'oreille une de ces lésions, dont nous ne pouvons pas constater directement l'existence. Du reste, ce diagnostic par exclusion ne s'applique point seulement aux maladies de l'oreille. Nous le trouvons constamment mis en usage dans l'étude de toutes les maladies, soit médicales, soit chirurgicales.

C'est ainsi qu'en suivant cette méthode pour les tumeurs, on diagnostique un cancer; c'est également ainsi que pour les maladies de l'œil, on arrive à reconnaître une amaurose.

Ce diagnostic par exclusion n'est donc point une marque d'infériorité propre à l'étude seule des maladies de l'oreille; il est la conséquence d'une des difficultés de notre art; difficulté qui se rencontre dans d'autres maladies tout aussi bien que dans celles de l'oreille, mais qui se rencontre ici plus que partout ailleurs, en raison de la situation de cet appareil dans l'épaisseur du rocher.

Nous trouvons cependant ici un moyen de reconnaître si l'oreille interne est capable de remplir ses fonctions, en un mot si la vitalité n'est point abolie dans le nerf auditif : c'est le cathétérisme du tympan. Entre la cloison tympanique et les cavités labyrinthiques se trouve une chaîne non interrompue d'osselets, servant à transmettre en partie l'impression des ondes sonores de la membrane du tympan, au liquide contenu dans le vestibule, les conduits demi-circulaires, le limaçon. Il résulte de cette disposition que si l'on vient, à l'aide d'un stylet mousse, à ébranler le tympan au point d'insertion du marteau, on met en mouvement toute la chaîne des osselets ; et par l'étrier et la fenêtre ovale, la lymphe de Cotugno ; de sorte que si le nerf auditif n'a pas encore perdu la faculté d'être impressionné par les ondes sonores, on fait éprouver au malade la sensation d'une audition confuse. C'est cette opération qu'on appelle le cathétérisme du tympan. On la pratique avec un stylet mousse, entouré de coton, et aussi délicatement que possible. Cette manœuvre permet d'apprécier la sensibilité non encore éteinte du nerf acoustique et doit nous encourager à tenter un traitement convenable.

§ 3. — Des différents procédés mis en usage pour sonder la trompe d'Eustache. Nouveau procédé pour exécuter ce cathétérisme.

Des trois opérations principales que le chirurgien est appelé à pratiquer sur l'appareil auditif : 1° le cathétérisme des trompes, 2° la térébration de l'apophyse mastoïde, 3° la perforation du tympan, les deux dernières sont à peu près généralement abandonnées aujourd'hui.

Le cathétérisme des trompes, au contraire, est devenu d'un

usage familier, en raison des importants services qu'il rend chaque jour dans la guérison ou l'amélioration du plus grand nombre des cophoses.

Deux méthodes ont successivement régné dans la science pour pratiquer cette opération.

Dans la première, l'instrument est introduit par la bouche, derrière le voile du palais. Dans la deuxième, on va à la recherche de la trompe par les fosses nasales.

L'idée de pénétrer dans la cavité du tympan par le pharynx est déjà fort ancienne. Valsalva, Munnichs, Busson, l'avaient sans doute présente à l'esprit, lorsqu'ils conseillaient d'aspirer des vapeurs d'eau, de tabac ou autres, et de se *fermer le nez ainsi que la bouche avec force,* pour les obliger à se porter vers l'oreille pendant l'expiration.

Toutefois, ce procédé était complétement tombé dans l'oubli, lorsqu'en 1724 un homme étranger à l'art de guérir fit connaître à l'Académie des sciences un nouveau moyen à l'aide duquel il portait des liquides dans la trompe d'Eustache.

Privé de la faculté d'entendre, Guyot, maître de poste à Versailles, après avoir étudié la structure de l'oreille, avait fabriqué une sonde coudée avec laquelle il s'injectait la trompe, et recouvra ainsi l'audition.

Pour arriver à l'orifice de la trompe, Guyot engageait la sonde coudée derrière le voile du palais, en passant par la bouche. Ce procédé parut infidèle et peu sûr; car l'Académie des sciences déclara qu'il ne pouvait guère servir *qu'à laver* l'orifice de la trompe. Aussi cette opération ne reçut aucun accueil en France (Itard).

Vingt ans après, trois chirurgiens, Douglas, Cleland et Jon. Wathen, la rappelèrent, en y apportant une modification très-avantageuse, celle d'introduire l'instrument par les *fosses nasales.*

Cinq procédés principaux sont en usage aujourd'hui :

1° *Procédé d'Itard.* — La sonde dont il se servait, et qui est gravée dans son *Traité des maladies de l'oreille,* a la grosseur d'une de ces plumes de corbeau dont on se sert pour écrire. Sa longueur et sa courbure sont les mêmes que dans la sonde représentée dans les fig. 8 et 9.

Une échelle graduée tracée à l'une de ses extrémités était destinée à faire connaître, comme on le verra bientôt, tout ce qui doit entrer de sonde dans le nez pour arriver à l'orifice de la trompe d'Eustache.

Voici comment Itard procédait à l'opération : Il cherche à s'assurer de la profondeur à laquelle est située la trompe dans les fosses nasales, ce qui varie dans les divers individus, selon la longueur du nez et la convexité plus ou moins grande de l'arcade alvéolaire supérieure.

FIG. 9.

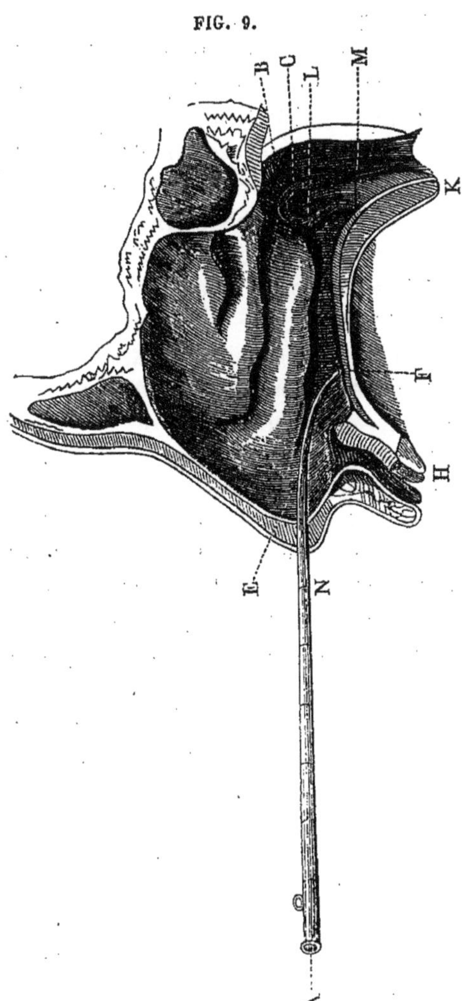

Pour acquérir cette donnée et épargner à la membrane pituitaire des tâtonnements intolérables, Itard mesure la distance qui existe entre le rebord dentaire supérieur et la base de la luette ; c'est-à-dire, par exemple, de H à K (fig. 9 et 10). D'après Itard, cette distance étant à peu près la même que celle qui se trouve entre la commissure postérieure des narines et l'orifice de la trompe d'Eustache, on prend cette mesure avec la sonde même, dont on place le bec sur la luette et l'autre extrémité entre les deux premières incisives de la mâchoire supérieure. Or, cette partie de l'instrument offrant plusieurs divisions linéaires marquées avec des chiffres, celle de ces divisions qui se trouve sous le rebord dentaire indiquera la profondeur de la trompe d'Eustache, et par cela même toute la portion de la sonde qui doit être introduite dans le nez pour arriver à l'orifice de ce conduit. Cela fait, il porte dans la narine qui correspond à l'oreille qu'il veut explorer la sonde enduite de cérat, *ayant la convexité de sa courbure tournée en haut et son bec sur le plancher des fosses nasales.*

Quand la sonde a pénétré dans le nez jusqu'au point désigné sur l'échelle par l'épreuve indiquée tout à l'heure, il relève doucement le bec de la sonde vers la paroi externe de la narine, et il sent alors qu'il s'engage dans la trompe.

J'ai essayé bien des fois cette manœuvre, et j'ai pu me convaincre que l'épreuve conseillée par Itard pour éviter les tâtonnements est tout à fait illusoire, attendu que la distance qui sépare les incisives supérieures du voile du palais, ou H de K (fig. 9), est loin d'être la même que celle qui sépare l'orifice antérieur de la narine de l'orifice de la trompe, ou E de B (fig. 9).

Par conséquent, le point de repère indiqué par Itard est complétement inexact ; et, une fois la sonde introduite dans la narine, le reste de l'opération est abandonné au hasard, à moins qu'on n'ait acquis une habitude extrême du cathétérisme.

2° *Procédé de M. Gairal.* — Quand le bec de la sonde est arrivé à l'orifice postérieur des fosses nasales, c'est-à-dire au point M, M. Gairal lui fait décrire un *quart* de cercle par un léger mouvement de rotation en dehors ; en avançant alors de quelques millimètres, *il arrive droit à l'orifice.*

Comme on le voit, ce procédé n'est qu'une modification de celui d'Itard, et doit exposer le chirurgien aux mêmes tâtonnements, à la même incertitude.

3° *Procédé de Kramer.* — Kramer emploie la sonde représentée dans nos planches 9 et 10. Le malade étant assis sur une chaise, le chirurgien se place au-devant de lui et saisit la sonde avec les trois premiers doigts de la main droite. L'instrument doit être tenu de façon que la concavité de sa courbure soit tournée en bas. Il est saisi près du pavillon, et l'extrémité opposée, appelée bec de la sonde, est introduite dans le méat inférieur de la fosse nasale. Cette introduction doit être faite *lestement*, mais avec prudence, et le bec de la sonde doit glisser sur le plancher de la fosse nasale. Le cathéter doit être poussé de prime abord jusque dans le pharynx. Arrivé là, l'instrument, qui a dû conserver sa position primitive, c'est-à-dire la concavité dirigée en bas, est doucement attiré au dehors, tout en lui faisant décrire un mouvement de rotation sur son axe. Ce mouvement a pour but de porter le bec de la sonde en dehors, ce qui est indiqué par la position que prend l'anneau soudé sous le pavillon du cathéter; et l'on sent alors le bec de la sonde franchir le bourrelet postérieur de l'orifice de la trompe. En continuant cette manœuvre jusqu'à faire un quart de conversion, le bec de la sonde revient jusqu'à la face postérieure du voile du palais, et alors le chirurgien, poussant la sonde en dehors et en haut, l'introduit dans le pavillon de la trompe, puis dans la trompe elle-même; et si l'on essaye de retirer le cathéter pendant qu'il occupe cette position, on sent qu'il est retenu par le bourrelet cartilagineux qui forme le bord antérieur du pavillon.

4° *Procédé de M. Ménière.* — « L'instrument est tenu de la main droite et la concavité de la courbure dirigée en bas. Le bec de la sonde parcourt toute la longueur du plancher de la fosse nasale et arrive au bord adhérent du voile du palais. Je crois inutile de s'arrêter en cet endroit, comme la plupart des chirurgiens le conseillent, et de chercher l'orifice de la trompe en passant aussitôt de ce plan incliné à la partie externe du pharynx. L'expérience m'a prouvé qu'il vaut mieux aller au delà, toucher *la paroi postérieure du pharynx* et ramener la sonde d'arrière en avant, afin de rencontrer le bord saillant du pavillon de la trompe. »

Ces deux derniers procédés supposent également que le bec de la sonde pourra toujours reconnaître, au milieu du pharynx et sur sa paroi externe, le point précis où se trouve l'orifice de la trompe, et qu'on ne pourra jamais s'égarer. Mais où trouver un point de repère, un guide conducteur ?

Rien ne semble facile au premier abord comme le cathétérisme de la trompe, en lisant les *descriptions* des procédés opératoires à mettre en usage; mais rien n'est plus difficile en pratique, sur une coupe préparée à l'avance; et sur le malade les difficultés sont bien autrement sérieuses.

1° En suivant avec le bec de la sonde le plancher des fosses nasales, on arrive fatalement à toucher le voile du palais au point M, et le malade est pris d'efforts de déglutition, d'envies de vomir qui gênent singulièrement la manœuvre et forcent à la suspendre quelquefois.

2° Je sais bien que le procédé de M. Ménière met à l'abri de cet inconvénient.

En allant toucher directement la paroi postérieure du pharynx avec le bec de la sonde, on évite sûrement le voile du palais ; mais la sonde peut encore s'égarer.

En effet, de chaque côté, dans l'angle d'intersection formé par la réunion de la paroi externe et postérieure du pharynx, se rencontrent vers le point C (fig. 9 et 10) des anfractuosités assez profondes, sortes de lacunes formées par la muqueuse, dans lesquelles le bec de la sonde, après avoir décrit son mouvement de rotation, vient s'engager très-souvent, pendant qu'on ramène l'instrument d'arrière en avant vers le pavillon plus ou moins saillant de la trompe.

3° En général, chez les sujets adultes, ce pavillon se dessine en un relief de plusieurs millimètres sur la paroi externe du pharynx, et le bec de la sonde peut quelquefois rencontrer cet orifice avec assez de facilité ; mais chez les enfants, les femmes ou les jeunes sujets, le relief du pavillon (marqué en B) est à peine sensible, ou même ne l'est pas du tout. Par quel moyen, dans ces cas, pourrait-on savoir au juste le moment où l'instrument sera parvenu à ce niveau, point capital pour faire pénétrer le bec de la sonde dans l'orifice pharyngien de la trompe ?

4° Un autre inconvénient qui n'est mentionné nulle part est celui-ci : la sonde, en parcourant le plancher des fosses nasales, produit une sensation désagréable et quelquefois assez pénible, pour que les malades ne se soumettent qu'avec peine et répugnance à ce genre d'exploration. Aussi voyons-nous Kramer recommander d'agir *lestement*. Mais à quoi sert la prestesse, quand le procédé n'est pas sûr ?

Depuis plusieurs années j'ai répété tous ces procédés avec leurs modifications sur un nombre considérable de coupes de fosses nasales, et je n'étais pas complétement satisfait de leur exactitude.

Bien des fois je me suis trouvé embarrassé, dans des conférences publiques ou particulières, quand il fallait répondre à cette question : N'y a-t-il donc pas un procédé facile et sûr pour arriver à la trompe ?

Celui que nous allons soumettre à l'appréciation du lecteur n'est sans doute pas à l'abri de tout reproche, mais je le crois moins infidèle que ceux précédemment décrits.

C'est M. le professeur Velpeau qui m'en a fourni la première pensée.

En effet, on trouve dans son livre ces lignes : « Le chirurgien « saisit la sonde enduite d'un corps gras, en présente le bec à « l'orifice du nez et la fait glisser sur le plancher des fosses na- « sales par le méat inférieur, en ayant soin d'en *tenir la con- « vexité* tournée du *côté de la cloison* et légèrement inclinée en « haut, le bec correspondant à la paroi externe (1). »

Remarques anatomiques. — Sur un grand nombre de têtes que j'ai examinées dans ce but, j'ai constamment trouvé (fig. 8 et 9) que le méat inférieur de E en L et l'orifice pharyngien de la trompe B étaient exactement *sur le même plan*, *sur la même ligne prolongée.* Si le cornet se trouvait prolongé de L en B, la sonde, en suivant avec son bec la face inférieure du cornet ou supérieure du méat G (fig. 10), ne pourrait manquer l'orifice pharyngien de la trompe B ; mais le cornet, ou mieux encore le méat qu'il limite et qui nous sert de point *de repère,* s'arrête environ à 5 millimètres en avant de la trompe.

Il y a donc là sur la paroi externe, en arrière du cornet ou méat inférieur, un tout petit espace de L en B, où la sonde pourrait s'égarer ; mais on peut obvier à cet inconvénient de plusieurs manières :

1° Il faut sentir toujours avec le bec de la sonde la paroi externe du méat, sans jamais l'abandonner ;

2° Procéder avec *une extrême lenteur,* surtout en arrivant au point difficile, c'est-à-dire en L.

3° Si le bec de la sonde rencontre assez souvent un petit repli muqueux, valvulaire, vers le point L, ce qui cause un petit obstacle ou un temps d'*arrêt,* on doit suspendre un moment la marche de l'instrument, et *tourner l'obstacle* par de petits mouvements de *latéralité,* sans chercher à le vaincre ou à le détruire, et néanmoins sans que le bec de la sonde abandonne la paroi externe de la fosse nasale.

4° Pour franchir avec sûreté ce petit espace de L en B, où la sonde n'a plus de point de repère, l'expérience m'a démontré qu'il fallait prendre un *point d'appui* sur la cloison avec le dos de l'instrument. La sonde étant ainsi fixée, la main de l'opérateur agit plus sûrement.

(1) *Nouveaux éléments de médecine opératoire.* Paris, 1839, t. III, p. 635.

Procédé de l'auteur. — Le malade est assis comme à l'ordinaire, la tête appuyée contre un plan solide. Le chirurgien doit se placer en face du malade, quel que soit le côté sur lequel il opère.

Premier temps. — Le chirurgien, tenant la sonde de la main droite (1) comme une plume à écrire, la présente à l'orifice de la fosse nasale (fig. 9), la concavité tournée en bas et la convexité en haut. La courbure du bec est très-petite, comme on peut le voir, afin de pouvoir passer librement sous *le cornet.*

FIG. 10.

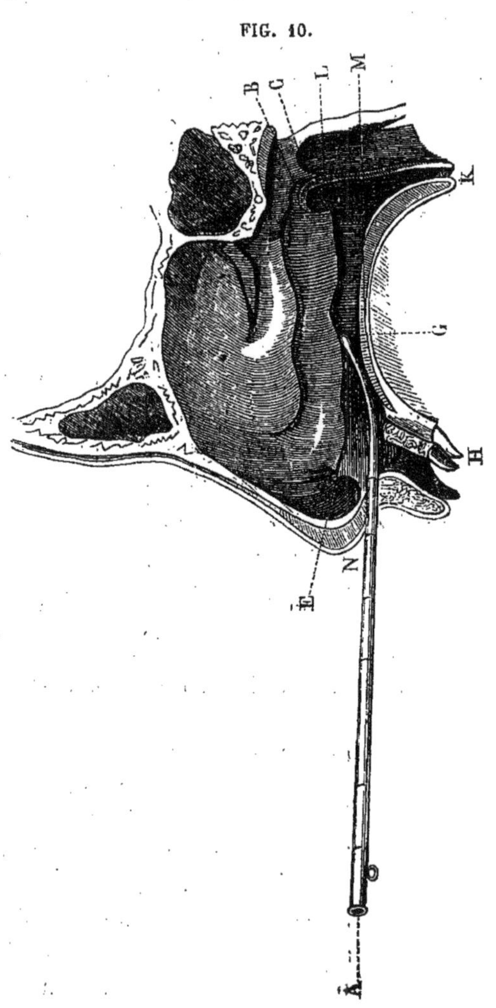

Deuxième temps. — Lorsque la sonde est arrivée vers le point F, on lui fait exécuter un mouvement de rotation complet (fig. 10, G), de façon que la convexité regarde en dehors et en haut, et la convexité en bas et en dedans. Si l'on exécutait plus tôt ce mouvement, le bec de la sonde pourrait se heurter (en E) contre le repli muqueux qui obture inférieurement le canal nasal (E, fig. 9 et 10).

Troisième temps. — Une fois ce mouvement de rotation ac-

(1) On doit manœuvrer avec la main droite pour l'une et l'autre narine.

6

compli (voy. G, fig. 10), le bec de la sonde continue sa route, appuyé sur la paroi externe et supérieure du méat et du cornet, qui lui servent de *cannelure* ; elle arrive ainsi en L ; là, il faut aller plus *lentement* encore, et prendre un *point d'appui avec le dos de la sonde sur la cloison,* afin d'être plus sûr de ses mouvements.

Vers le point L se trouve presque toujours une petite bride muqueuse, valvulaire, qu'il faut tourner lentement avec le bec de la sonde, et sans *abandonner la paroi externe du méat* ; on continue de porter l'instrument dans cette direction, *lentement, doucement, sans secousse aucune,* et il tombe de lui-même dans l'orifice pharyngien de la trompe et d'une matière certaine.

Pour apprécier ce procédé, il suffit de le répéter sur une coupe des fosses nasales (*fig.* 9 et 10), avec les indications qui viennent d'être données, et l'on pourra facilement se convaincre de son exactitude.

Nous donnons ici le modèle de nos six sondes (fig. 11) et nous mettrons plus loin sous les yeux du lecteur les sondes de gomme élastique demi-grandeur (fig. 12, page 84).

Elles sont de même grosseur que nos sondes d'argent, seulement, comme elles sont flexibles, on introduit dans leur intérieur un mandrin en argent destiné à les soutenir et à donner au bec la courbure désirée.

§ 4. — Des cas dans lesquels le cathétérisme des trompes d'Eustache peut être employé.

Le cathétérisme des trompes peut être employé dans un double but :

A. Comme moyen de diagnostic ;

B. Comme moyen thérapeutique.

A. La sonde, en pénétrant dans la trompe, permet de reconnaître si celle-ci est libre, si elle est rétrécie, oblitérée. Elle permet encore de reconnaître si les fluides élastiques ou gazeux qu'on injecte arrivent jusque dans la caisse.

Un certain nombre de lésions situées dans cette cavité laissant la trompe non pas tout à fait saine, mais du moins perméable à l'air qu'on y injecte, la sonde pénètre plus ou moins loin, et l'on peut apprécier le degré de résistance que produit la tuméfaction de la muqueuse : cette tuméfaction peut être plus ou moins con-

FIG. 11.

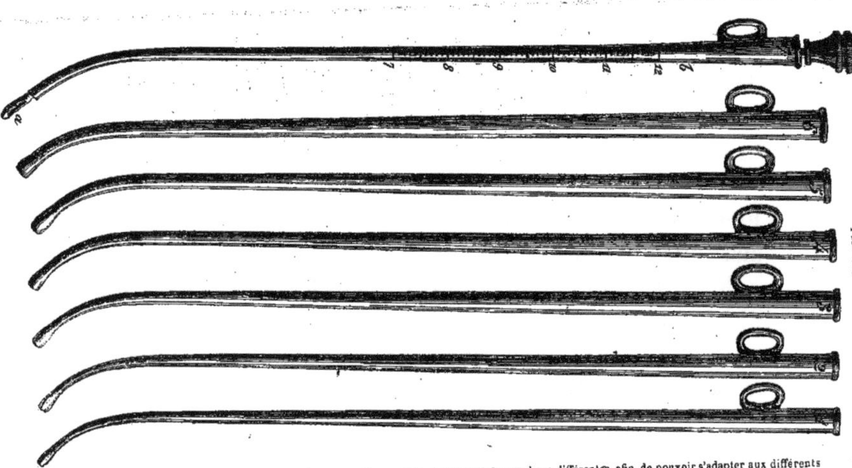

FIG. 11. — Ces six sondes en argent, de grandeur naturelle, sont de grosseur et de courbure différentes, afin de pouvoir s'adapter aux différents méats, dont la courbure et la capacité sont variables, selon les individus. — La pl. 7 représente le porte caustique de l'auteur.

sidérable ; on la peut reconnaître à la petite quantité d'air qui arrive dans la caisse et au bruit pharyngien que fait naître l'air insufflé en revenant sur les côtés de la sonde et du conduit.

La profondeur à laquelle arrive la sonde, la quantité d'air qui entre dans la caisse du tympan indiqueront d'une manière assez exacte la partie de la trompe qui est rétrécie, ou plus ou moins oblitérée, ou bien seulement tuméfiée, comme cela arrive si souvent à la suite des inflammations catarrhales.

FIG. 12.

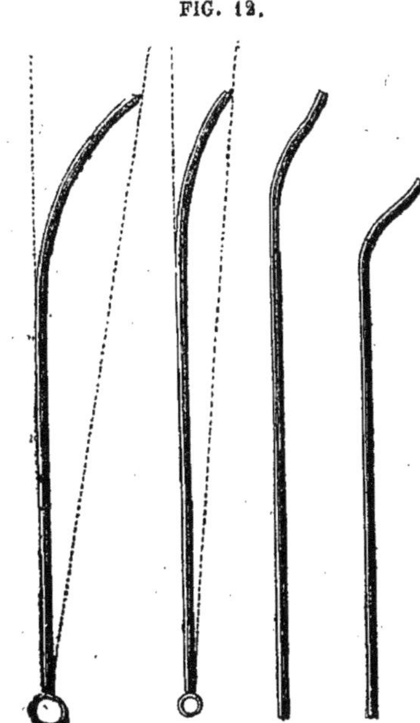

Il ne faut cependant pas croire que ce cathétérisme fera connaître positivement toutes les altérations de l'oreille moyenne ; mais l'air et les injections, en arrivant dans la caisse, nous apprendront si cette cavité contient ou non du liquide (mucus, pus, etc.).

De plus, comme l'a très-bien fait remarquer M. Ménière, les affections morbides situées plus profondément, c'est-à-dire dans l'oreille interne, peuvent encore être reconnues à l'aide de ce même moyen (cathétérisme), en raison des symptômes négatifs que l'on peut constater dans l'oreille moyenne et externe : dès lors, la maladie doit résider dans l'oreille interne ou les centres nerveux.

B. Comme moyen thérapeutique, les cas sont nombreux :

1° Le canal est libre, et en le traversant, il peut être utile de porter dans la caisse des liquides tièdes ou médicamenteux (Itard) qui agissent tantôt en nettoyant la cavité tympanique du sang coagulé ou du mucus qu'elle contient, tantôt en modifiant des ulcères profonds de la caisse ou des cellules mastoïdiennes ; alors il n'y a plus un simple cathétérisme, mais injection de liquides par le moyen d'une canule (Itard). Au lieu de liquides, on peut aussi porter des fumigations de nature diverse ou de l'air atmosphérique : telles sont les *douches* d'air de M. Deleau.

2° Si le canal n'est pas libre, on peut introduire un stylet dans le but de rompre une adhérence inflammatoire à l'orifice ou dans un point de l'étendue du canal, et agir de la même manière dans le cas d'une cloison membraneuse congéniale; ou bien si, au lieu d'une oblitération, il se rencontre un simple rétrécissement ou un engouement par épaississement de la muqueuse ou par amas de mucus épaissi, l'introduction du stylet peut encore désobstruer le canal.

Mais ici se présente une difficulté : est-il possible dans tous les cas que nous venons d'énumérer de pénétrer dans la caisse à travers la trompe ?

Il doit souvent arriver que l'on pense avoir pénétré dans le conduit guttural et dans la caisse, quand l'instrument ne dépasse pas l'orifice pharyngien de la trompe d'Eustache.

En effet, il suffit de se rappeler l'étroitesse du canal osseux qui fait communiquer le pharynx avec les cavités tympanique et mastoïdienne, pour être convaincu des difficultés que l'on doit éprouver à faire pénétrer la sonde profondément dans l'intérieur du conduit.

Nous devons ajouter que ce canal se trouve encore très-souvent rétréci par la phlegmasie, la tuméfaction ou l'induration de la membrane muqueuse qui la tapisse à l'intérieur ; par conséquent, il paraît bien difficile, sinon impossible, d'introduire même un stylet assez fin dans toute sa longueur. Cependant, sur une coupe des fosses nasales faite sur un sujet sain, cette expérience a réussi. En doit-il être de même sur le malade ? Chez ceux que l'on soumet au cathétérisme des trompes, il y a presque toujours un rétrécissement plus ou moins considérable du canal par un boursouflement de la muqueuse, et alors on éprouve des difficultés assez sérieuses pour faire parcourir à l'instrument la plus grande partie de la longueur de la trompe. C'est surtout dans ces cas que les injections liquides ou gazeuses sont utiles (1), portées dans l'intérieur du conduit à l'aide de la sonde préalablement introduite.

On peut lire dans Itard les succès nombreux qu'il attribue à ce moyen thérapeutique. M. Deleau (Mémoires) donne la préfé-

(1) Itard, *Traité des maladies de l'oreille*, 2e édition, 1842.

rence aux *douches d'air*, et les résultats paraissent tout aussi favorables ; Kramer adopte une méthode de traitement mixte.

Nous devrons donc étudier avec soin les maladies de la trompe et celles qui peuvent se guérir par le moyen des injections *gazeuses* ou *liquides*, et celles qui réclament d'autres moyens, la *dilatation*, la *cautérisation*, par exemple, et nous trouverons encore ici de nombreuses occasions de démontrer que la thérapeutique des maladies de l'oreille ne diffère pas sensiblement des autres moyens que l'art de guérir met chaque jour en usage.

CHAPITRE IV

DES SYMPTOMES PHYSIOLOGIQUES ET ANATOMIQUES.

Les symptômes des maladies de l'oreille, comme ceux de toutes les maladies sont *subjectifs* ou *objectifs*, c'est-à-dire qu'ils consistent, soit en certaines sensations perçues par le malade, comme l'altération ou la dépravation de l'ouïe, la douleur, la céphalalgie, les bourdonnements, etc., soit en certains changements que le chirurgien observe, dans la forme, la couleur, la *texture*, la consistance, la vascularité et la pénétration plus ou moins facile de l'air et des liquides dans les différentes parties qui composent l'organe de l'audition.

Ces deux ordres de symptômes doivent être étudiés très-attentivement dans les cas douteux ; mais je veux faire surtout bien ressortir leur importance au point de vue du diagnostic et du traitement qui est le but naturel et bien légitime de la chirurgie pratique. Dans l'exposition de ces symptômes, je suivrai de préférence l'ordre adopté par les meilleurs ophthalmologistes dans l'étude des maladies des yeux (1).

Cette manière de faire nous permettra de voir plus facilement

(1) Avec Mackensie, j'emploierai comme correspondants, les mots *symptômes* et *signes*.

les analogies qui existent et dans les symptômes et dans les maladies correspondantes de ces deux grands appareils des sens.

ARTICLE PREMIER.

DES SIGNES PHYSIOLOGIQUES OU SUBJECTIFS, DANS LES MALADIES DE L'OREILLE.

§ 1. — Surdité.

Parmi les signes physiologiques des maladies de l'oreille, nous trouvons en première ligne la *surdité*.

A. — Surdité.

Elle peut offrir des degrés variables depuis la cophose ou absence complète d'audition jusqu'à la simple dureté d'oreille ou dysécée.

Dans la dysécée, le malade entend encore, mais il entend moins bien qu'à l'état normal : il a l'oreille *dure*, comme on dit vulgairement : à un degré plus avancé, la voix, dans ses notes les plus élevées, peut à peine éveiller une sensation confuse. Arrivée à ce degré, la surdité touche à la *cophose*.

On a recherché, depuis bien longtemps, quel serait le meilleur moyen à employer pour apprécier exactement la portée de l'ouïe chez les différents sujets soumis à notre observation.

En effet, un malade croit son ouïe encore bonne aussi longtemps qu'elle lui permet de continuer ses rapports sociaux d'une manière convenable et de soutenir une conversation. On prend ainsi la voix humaine pour mesure de l'ouïe, dit Itard ; mais elle ne pourrait en servir qu'autant que chaque individu dirigerait toujours ses paroles de la même manière vers l'oreille et leur donnerait le même ton, la même force, le même timbre : et ces conditions ne sauraient toujours être les mêmes.

Je dois faire remarquer, en outre, que tel malade entend encore assez bien la voix humaine et reste complétement inhabile à percevoir un autre bruit, celui d'une montre, par exemple, et, chose non moins surprenante, certains malades qui peuvent encore entendre le tictac d'une montre, sont tout à fait insensibles à la voix humaine.

La facilité qu'on éprouve à percevoir la voix articulée d'une manière plus ou moins claire, à une distance plus ou moins grande, n'est donc pas une mesure certaine pour les changements si variables que peut subir la portée de l'ouïe ; car l'oreille n'est pas sensible à tous les sons même d'égale force, et, comme le fait très-bien observer Itard, on ne pourrait conclure que celui qui entendrait un son déterminé, par exemple celui d'une montre, acquerrait, dans le même rapport, plus de facilité à être impressionné par la voix humaine.

Aussi, depuis longtemps, a-t-on recherché un instrument d'une application facile et qui pût servir à mesurer exactement la portée de l'ouïe chez les différents individus.

FIG. 13.

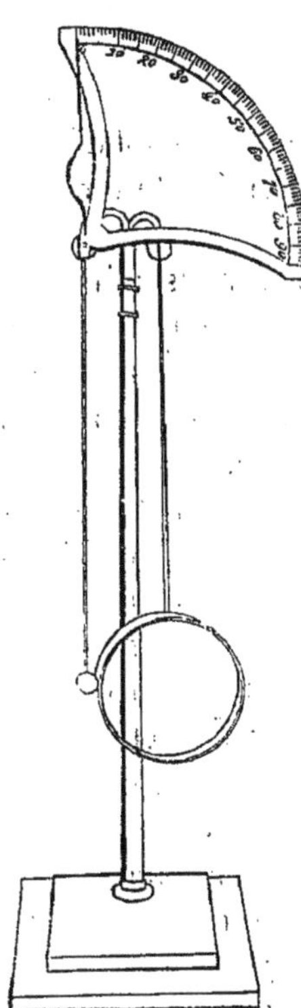

FIG. 13. *Acoumètre.*

Le premier, conseillé par Wolcke, consiste en un marteau de bois de chêne qui tombe sur une plaque de bois de sapin sous un angle déterminé.

L'acoumètre dont se servait Itard (fig. 13) est construit sur ce principe et n'en diffère réellement que par plus d'élégance.

Aujourd'hui tous les médecins auristes ont abandonné ces instruments compliqués et qu'on n'a pas toujours sous la main.

On aime généralement mieux employer pour cet usage une montre ordinaire, dont le tictac soit égal et doué d'un certain éclat métallique.

Une précaution doit encore être indiquée :

C'est qu'il faut tout d'abord déterminer avec exactitude jusqu'à quel point une oreille saine peut entendre la montre qu'on choisit pour mesurer les changements de l'ouïe, et cependant la différence du mouvement des montres rend cette fixation indispensable. Quand on a obtenu cette moyenne par de nombreuses expériences faites sur des oreilles saines, on possède une mesure certaine pour le but qu'on se propose.

C'est alors seulement que les observations des médecins différents peuvent être comparées entre elles, pourvu qu'ils donnent la mesure de la montre qu'ils ont l'habitude d'employer dans leurs recherches.

C'est ainsi que Kramer nous apprend que la sienne s'entend à 10 mètres et pour une bonne oreille. — La mienne ne s'entend guère à plus de 2 mètres : M. Deleau paraît ne s'être servi qu'exceptionnellement d'une montre pour mesurer l'ouïe de ses malades, et il semble n'avoir tenu compte que de la facilité plus ou moins grande, des sujets soumis à ses observations, à percevoir la voix articulée. Mais, comme je l'ai fait voir précédemment, ce moyen est trop infidèle pour qu'il soit permis aujourd'hui d'ajouter la moindre confiance aux résultats qu'il nous peut donner.

D'après un grand nombre d'observations que j'ai faites à ce sujet depuis dix ans, il est bien rare qu'un malade entendant encore la voix dans ses notes élevées, et à quelque distance de son oreille (un demi-mètre), ne perçoive pas le battement d'une montre au contact. — Et tout malade qui peut parvenir à entendre la montre à 1, 2, 3 ou 4 centimètres, peut déjà suivre une conversation à distance et sans effort. — Du reste, comme l'a très-bien fait remarquer M. Kramer, la sensibilité de l'oreille humaine est spécialement adaptée à la perception des sons vocaux : il n'y a donc rien d'étonnant qu'ils nous impressionnent plus facilement que tous les autres bruits.

Après la diminution de la faculté d'entendre, vient la douleur, signe des plus importants.

B. — Douleur.

Si l'on excepte l'otalgie, ou névralgie de l'oreille, dans laquelle la douleur se montre par accès, sans trace aucune de phlegmasies des membranes, atteint rapidement son plus haut période et disparaît de même, on peut affirmer qu'elle indique toujours un état inflammatoire de l'organe. Deux observations d'otalgie, choisies parmi plusieurs autres, vont nous montrer quels sont ses causes, ses symptômes, sa nature et son traitement.

1re OBSERVATION. — *Otalgie, suite de maux de dents.* — En août 1854, — une jeune fille me fut adressée par un confrère ; — depuis huit jours elle avait une douleur violente et continue dans l'oreille gauche :

cette douleur était caractérisée par des élancements violents, qui augmentaient d'intensité vers le soir, et surtout pendant la nuit. — Différentes huiles narcotiques avaient été conseillées sans aucun succès.

Désireux de connaître la cause qui produisait des souffrances aussi rebelles, je résolus de faire un examen aussi complet que possible de l'appareil auditif et de ses annexes, et voici ce que je constatai :

État actuel. — C'est une jeune fille, bien constituée, au teint coloré, d'une bonne santé et n'ayant jamais eu de maladies graves; sans aucune trace d'abcès ou de scrofules au col, elle ne tousse point, elle est bien réglée : elle ne se plaint que d'une douleur violente qu'elle éprouve dans l'oreille gauche, au point d'avoir perdu le sommeil depuis huit jours.

Signes anatomiques. — Le pavillon de l'oreille est bien conformé; rosé, transparent; l'angle qu'il forme, est bien dessiné. — Le méat est cérumineux; le conduit auditif convenablement ouvert. — Le tympan transparent; la trompe perméable à l'air. — La gorge saine; — mais la dernière *molaire inférieure gauche* est *cariée*; en la touchant légèrement avec un stylet d'argent, on éveille une *douleur subite*, qui s'étend à l'oreille correspondante et cause un *véritable paroxysme.* La gencive qui entoure la couronne de cette dent est déchiquetée à sa circonférence, et présente un peu de tuméfaction également douloureuse.

Signes physiologiques. — Douleur continue, exacerbations la nuit.— Surdité, avec éréthisme; la voix dans ses notes aiguës, est très-pénible; — aucuns bruits anormaux. — Il n'y avait pas de points douloureux à la face, au front, etc.; pas de fluxion à la joue.

En présence des renseignements fournis par l'examen anatomique, le diagnostic n'était point douteux : nous avions sous les yeux une otalgie, véritable névralgie de l'oreille, et déterminée par la *molaire cariée.*

Je proposai à la malade de la guérir de sa douleur, mais en la privant de sa dent : elle accepta sur-le-champ : — et la douleur disparut en quelques instants après l'extirpation de la dent malade. — Je conseillai en outre, pour la nuit suivante, un cataplasme de farine de lin, et quelques gouttes d'huile tiède, instillée dans le conduit auditif, et le lendemain, l'ouïe était revenue à l'état normal.

2e Observation. — *Otalgie.* — Le 13 février 1855, je fus appelé à voir mademoiselle ..., affectée d'une violente douleur dans l'oreille gauche depuis plusieurs jours.

Cette douleur violente, et se faisant sentir comme par accès, a commencé vers le mois de mai 1854, — tout d'un coup, sans cause connue; — cette douleur intense, se porta tantôt sur l'oreille droite, tantôt sur la gauche : la malade était privée de sommeil, et les élancements s'irradiaient dans la joue, le nez, la tempe, le côté du col correspondant. — Du reste, pas de fièvre ; — intégrité de toutes les fonctions.

Un confrère prescrivit des sangsues derrière l'oreille; sous l'influence de cette saignée locale, la douleur s'accrut rapidement et dura toute une nuit et un jour, avec une grande acuité.

Ce qui caractérisait ces douleurs, c'était leur *rémission soudaine*, alors qu'elles semblaient avoir atteint leur plus haute période.

Sur ces entrefaites, on s'aperçut qu'une dent était gâtée à la mâchoire inférieure droite : elle fut arrachée, et les douleurs disparurent en même temps.

Aujourd'hui, 13 février 1855, après dix mois de repos et de calme, les mêmes douleurs sont revenues dans l'oreille gauche seulement, mais aussi violentes que la première fois.

Etat actuel. — C'est une grande jeune fille, au teint pâle ; qui tient sa tête enveloppée de flanelles et appuyée sur sa main gauche. — La douleur a cependant diminué un peu dans la journée.

Du côté malade, la joue n'est point tuméfiée, la pression éveille cependant un peu de sensibilité, au point d'émergence du nerf sous-orbitaire ; — à la tempe, à l'aile du nez ; — rien au front et au point mentonnier.

Signes anatomiques. — L'oreille malade ne présente aucune trace de phlegmasie, ni de suppuration ; pavillon bien conformé; méats bien ouverts et cérumineux ; tympans un peu opaliés, mais intacts. — L'air passe facilement dans les caisses.

Signes physiologiques. — Douleur profonde dans l'oreille, se montrant comme par accès ; avec élancements et offrant ce caractère des névralgies, de disparaître au moment où elle a atteint son paroxysme sans laisser de traces. — L'œil ne larmoie point. — Pas de coryza, ni d'éternument, etc. — Pas de surdité, ni même de dureté d'ouïe. — Eréthisme seulement pendant l'accès de douleur. — Aucuns bruits anormaux.

A ces signes il était impossible de méconnaître une otalgie. — Mais quelle en était la cause ?

L'appareil auditif était sain ; la gorge belle. — Mais en examinant les dents, je remarquai que plusieurs d'entre elles (les petites molaires à gauche) étaient malades (noirâtres à la couronne, et avec un point carié, très-petit). — Mais elles n'étaient point douloureuses. — Les deux dernières molaires inférieures et la supérieure droite (dents de sagesse), étaient sorties de leurs alvéoles en déchirant la gencive, taillée en collerette, à leur circonférence. — En touchant cette gencive avec un stylet, on n'éveille pas de douleur bien évidente. — Mais la dernière molaire inférieure du côté gauche est noire, enfoncée, presque masquée par les festons de la gencive.

Pour moi, je vis dans cette disposition et dans l'altération de cette dent, la cause prochaine de l'otalgie. En conséquence, je prescrivis quelques fumigations d'eau et d'acide acétique et l'extraction de la dent pour le lendemain ; le succès justifia mon diagnostic.

Le symptôme douleur se rencontre aussi dans toutes les phlegmasies de l'oreille externe, moyenne et interne.

Dans chacun de ces cas, son siége et sa nature sont invariables et méritent une sérieuse attention. Ainsi, dans l'inflammation du conduit auditif externe; que cette inflammation soit déterminée par la présence d'un corps étranger, ou qu'elle soit née sous l'influence du froid, le lieu d'élection de la douleur est le *tragus* et la petite région qui l'avoisine.

Dans l'inflammation de la caisse et des cellules, le lieu d'élection de la douleur est à la base de l'apophyse mastoïde et à la racine du col.

Dans la phlegmasie du tympan, c'est à la partie supérieure de l'hélix et profondément dans le conduit que le malade accuse la douleur.

Dans les phlegmasies de l'oreille interne, c'est toute la région correspondante du crâne, le front, les tempes, l'occiput, qui est le siége le plus particulier de la douleur. Quant à sa nature, la douleur est violente et par accès dans l'otalgie, continue dans toutes les phlegmasies avec paroxysme le soir et surtout la nuit : âpre et mordante et comme diffuse dans l'inflammation du conduit ; elle est pongitive dans la phlegmasie du tympan ; pulsative comme dans le phlegmon quand la caisse est enflammée ; lancinante et avec un caractère térébrant, si les cellules viennent à être envahies.

Enfin, dans l'inflammation du labyrinthe, la douleur rappelle celle de l'encéphalite. Le malade pousse des cris aigus, délire dans la première période, qui bientôt est suivie du coma, si l'art n'intervient avec toutes les ressources de la thérapeutique.

A l'état chronique, ces phlegmasies conservent encore quelques traces de cette douleur si exquise de la période aiguë.

Dans l'inflammation catarrhale du conduit auditif, et qui s'est terminée par la suppuration, il reste un sentiment d'endolorissement général, et souvent on peut réveiller la douleur en pressant, même légèrement, le ganglion lymphatique (sous-lobulaire) qui est presque toujours augmenté de volume.

Dans la forme chronique de l'inflammation de la caisse, c'est un sentiment de plénitude plutôt qu'une véritable douleur : enfin, pour les vieilles phlegmasies labyrinthiques, c'est la céphalalgie qui persiste le plus longtemps ; et quand, épuisée par le temps, elle disparaît enfin, les altérations qu'elle laisse à sa suite, et que j'ai longuement démontrées ailleurs (1), sont de nature à nous inspirer la plus grande réserve dans le pronostic. C'est ainsi que, dans certaines amauroses, on voit la douleur, vive au commencement, céder bientôt la place à un calme trompeur, à un sentiment de bien-être qui donne aux malades l'espoir d'une amélioration prochaine ; mais la durée de cet espoir ne saurait être bien longue : car à cette période de l'affection, la vue est perdue le plus souvent sans retour.

Il en est de même pour l'ouïe.

En effet, j'ai prouvé, d'une manière péremptoire, par la preuve actuellement de rigueur, l'anatomie pathologique, que la plus étroite analogie existe entre certaines formes de *surdité nerveuse*, et certaines variétés d'amaurose les plus fréquentes.

Par conséquent, il n'y a rien d'étonnant que des symptômes correspondants se retrouvent dans les maladies analogues de ces deux appareils d'organes. Car le plus grand nombre des surdités nerveuses ne sont en réalité qu'une amaurose de l'oreille, laquelle peut aussi être causée par des lésions multiples (2).

C. — Éréthisme ou exaltation de l'ouïe.

Le troisième signe physiologique des maladies de l'oreille est l'exaltation de l'ouïe.

Ce phénomène morbide se rencontre principalement dans les phlegmasies aiguës du tympan, du labyrinthe et au début des *surdités nerveuses*, ou du moins dans un grand nombre de ces surdités.

Kramer avait jugé ce phénomène assez important pour servir de base, à la division d'une classe de surdités : les unes avec éréthisme ou exaltation de l'ouïe ; les autres, avec torpeur ou insensibilité du nerf acoustique. Mais ce sont deux degrés d'une

(1) Voyez plus loin, DE LA SURDITÉ NERVEUSE.

(2) Voyez l'ANATOMIE PATHOLOGIQUE du même chapitre.

même maladie, à une période plus ou moins avancée de son développement.

Dans les phlegmasies aiguës du tympan, cette exagération de la sensibilité de l'oreille est quelquefois telle, que le bruit le plus léger éveille les plus violentes douleurs; aussi les malades sont-ils obligés de se tenir l'oreille hermétiquement fermée, pour empêcher les ébranlements douloureux de l'organe souffrant.

A côté de cette exaltation de l'ouïe, vient se placer naturellement un phénomène opposé, *la torpeur* de l'oreille ou son insensibilité pour ses excitants naturels, la voix, les sons modérés, etc.

Dans cet état, les grands bruits seulement, tels que l'explosion du tonnerre, les décharges d'artillerie, le bruit des cloches, des trompettes, du tambour, le roulement des voitures, peuvent réveiller momentanément la sensibilité éteinte de l'appareil auditif; et les deux observations suivantes de Willis doivent être rapportées ici :

D'après Willis (1), un homme atteint de surdité pouvait seulement converser avec sa femme, pendant qu'on sonnait les cloches de l'église voisine.

Un autre ne pouvait tenir conversation avec ses amis, qu'à la condition de faire battre la caisse, dans l'appartement où il se trouvait.

D. — Dépravation de l'ouïe ou Paracousie.

Dans certaines surdités, et plus particulièrement dans celles qu'on appelle nerveuses, il existe une *dépravation de l'ouïe* bien singulière et qui donne lieu au phénomène suivant :

Le malade entend à la fois deux ou plusieurs sons discordants : Sauvages en a rapporté des exemples remarquables : l'un est celui d'un joueur de cor ; en donnant de son instrument, il entendait le son qu'il voulait en tirer, plus un autre son du même rhythme, quoique tout différent. Ce n'était pas un écho, puisque les deux sons se faisaient entendre simultanément; ce n'étaient point non plus deux sons consonnants, car ils eussent été agréables; au contraire, ils l'étaient si peu, que fatigué de cette discordance, le pauvre musicien abandonna son instrument.

Le sujet de la deuxième observation était un étranger venu

(1) *De anima brutorum*. Lundini, 1672.

pour consulter les collègues de Sauvages. Il se plaignait de ne pouvoir entendre parler, sans avoir l'ouïe frappée de deux sons à la fois, dont l'un était plus haut que l'autre d'une octave; ce qui paraît douteux, car si les sons eussent été à cette distance l'un de l'autre, ils se seraient confondus dans l'oreille et auraient produit la douceur d'un véritable accord.

§ 2. — Du bourdonnement.

Nous arrivons à l'examen de ces singuliers symptômes, connus sous le nom de bourdonnements, bombements, tintements, sifflements, pouvant exister isolément ou combinés à d'autres bruits que le malade entend ou croit entendre continuellement. Tous ces bruits intérieurs sont parfois si incommodes que le malade, privé de sommeil, les regarde comme la cause de sa surdité, et s'imagine qu'il entendrait bien, si tout ce tapage intérieur venait à cesser.

Malheureusement il n'en est rien, et certaines médications qui diminuent ou font disparaître momentanément le bourdonnement, restent sans effet aucun sur l'amélioration de l'ouïe : et ce résultat n'a rien en définitive qui nous doive surprendre, puisque ce symptôme dépend lui-même d'altérations aiguës ou chroniques, de la caisse ou de l'appareil labyrinthique. Ce point important va m'occuper longuement dans les pages qui vont suivre.

Tous ces bruits, bombements, sifflements, tiennent à une dépravation de l'ouïe et ressortent tous du bourdonnement. Le bourdonnement en est la base et le principe fondamental. Mais ce bourdonnement ne possède pas toujours le ton grave qu'on lui attribue généralement : il peut prendre un ton plus ou moins aigu et il peut arriver alors, que les malades croient entendre et même entendent réellement des sifflements continus ou tout autre bruit analogue. Ils cherchent même à comparer ces bruits anormaux à d'autres bruits qui leur sont connus; aussi, dans leur description, les voyons-nous le plus ordinairement prendre pour comparaison les objets avec lesquels ils sont les plus familiers : par exemple, les domestiques croient entendre le bruit des sonnettes, des timbres ; les ouvriers des grandes manufactures, le bruit des machines à vapeur; les canonniers, le bruit du canon; les marins, le sifflement des vents et le bruit des vagues ; et d'après M. Wylde, les vieilles femmes en Irlande, le bruit de l'eau qui chauffe pour faire le thé.

Pour étudier avec méthode ce symptôme important, nous devons d'abord faire quelques divisions :

Itard a cherché à établir deux espèces de bourdonnements, d'après la nature des causes qui peuvent les produire ; la première comprend les bourdonnements dus à des bruits étrangers à l'action des corps sonores extérieurs, mais qui existent véritablement et sont produits dans l'intérieur de l'appareil auditif lui-même, d'après les lois connues de la physique et de la physiologie.

A la seconde, cet auteur rallie tous les bourdonnements qui ne dépendent d'aucune espèce de bruit existant, au moment où ils se font entendre et dont les uns, tout à fait fantastiques si l'on peut ainsi dire, ne reconnaissent aucune des causes du son, tandis que les autres ont pour origine une impression réelle, qui s'est prolongée plus ou moins longtemps, après que l'impression du son a cessé ou qui se répète par intervalles, sans que le son ait été reproduit.

Ainsi, quand nous croyons voir de petits filaments voltiger devant nos yeux, cette aberration de la vue, tantôt est due à de petits flocons véritablement suspendus dans l'humeur de Morgagni, selon les observations de Demours, et tantôt n'est qu'une hallucination de la rétine malade, dans certaines variétés d'amaurose, ainsi que l'ont remarqué Boerhaave, Zimmerman et Mackensie.

La distinction en bourdonnements vrais et bourdonnements faux, qu'Itard propose d'appliquer aux deux variétés que nous venons de définir avec lui, est beaucoup plus théorique que pratique et sa description n'est point de nature à nous la faire conserver.

Il nous semble donc préférable, pour traiter la question actuelle avec un peu de clarté, de grouper les faits dont elle s'occupe et de les réunir en deux sections spéciales :

La première comprendra les bourdonnements que l'on observe dans les maladies de l'oreille ;

La deuxième, ceux qui surviennent dans les affections, autres que celles de cet organe.

A. — Bourdonnements qui sont dus à une maladie de l'appareil auditif.

On peut les rencontrer :

1° Dans les maladies du conduit auditif externe ;
2° Dans l'inflammation de la membrane du tympan ;
3° Dans le catarrhe de la trompe d'Eustache et de la caisse ;
4° Dans les surdités nerveuses.

Bourdonnements dus à une lésion du conduit auditif externe.

Une première lésion du conduit auditif externe pouvant amener le bourdonnement, c'est l'agglutination des poils, qu'on trouve à l'entrée du méat. Ces poils peuvent être très-nombreux chez certains individus, et alors il suffit d'une petite quantité de cérumen pour les agglutiner et en faire une petite barrière qui clôt l'entrée du méat, tout en laissant entre les poils qui la composent de petites fentes ou fissures, à travers lesquelles, l'air peut entrer dans le conduit auditif ou en sortir. On comprend alors que la petite colonne d'air qui a pénétré dans le conduit auditif, se trouve bientôt portée à une température plus élevée que la température extérieure et tend à être remplacée par une colonne d'air froid. Il se fait ainsi par les ouvertures étroites dont est percée la couche cérumineuse placée à l'entrée du méat, une série de petits courants ; et de ces courants se dirigeant en sens opposé et surtout de la collision des molécules aériennes les unes contre les autres, résulte un bruit ou bourdonnement très-fatigant pour le malade. Ce bourdonnement regardé souvent comme incurable, lorsqu'on n'est pas suffisamment prévenu de la cause qui l'a fait naître, peut cependant, comme on le conçoit bien, être guéri avec une merveilleuse facilité.

Une autre cause de bourdonnement réside dans l'accumulation d'une quantité plus ou moins grande de cérumen, dans les parties profondes du conduit auditif, près du tympan. Cette accumulation de cérumen produit les bourdonnements par un mécanisme analogue au précédent. En effet, la capacité du conduit se trouve diminuée, et la libre circulation de l'air y devenant plus difficile, il se forme une série de petits courants entre l'air chaud, qui tend à sortir, et l'air froid qui pénètre à chaque instant avec les ondes sonores. Itard n'hésite point à regarder ce bourdonnement comme produit par le brisement de la colonne d'air qui a lieu, au moment où cette colonne parcourant le conduit arrive au point rétréci ou obstrué par la matière accumulée et vient passer dans un canal d'un diamètre plus petit que le sien.

La cause de ces bourdonnements est facilement reconnue par l'examen attentif du conduit auditif à l'aide du speculum *auris.*

Ainsi donc, tout obstacle mécanique qui s'oppose à la libre circulation de l'air dans l'oreille, produit le bourdonnement, de la même manière que s'opère cette espèce de murmure ou de sifflement que nous entendons dans une chambre fortement chauffée, lorsque l'air extérieur n'y pénètre qu'à travers une ouverture étroite. C'est ainsi qu'en introduisant l'extrémité du doigt dans le conduit auditif, ou en appliquant sur la conque le creux de la main, on produit de suite un bourdonnement incommode.

Des corps étrangers égarés dans le conduit auditif, comme des pois, des fèves, des billes de verre, ou développés spontanément dans ce canal, comme des polypes, peuvent encore produire le phénomène du bourdonnement et de la même manière.

2° Mais ce qui s'explique moins facilement, c'est le bourdonnement qui accompagne l'inflammation de la membrane du tympan. Ici, le bourdonnement ne présente point tout à fait les mêmes caractères que ceux dont je parlais à l'instant. Ces bourdonnements étaient caractérisés par une sorte de *ron-ron*, bruit semblable à ceux de certaines machines, un bourdonnement dans toute l'acception du mot.

Dans l'inflammation de la membrane du tympan, les malades accusent un tintement plus aigu et en même temps douloureux. C'est quelquefois le bruit d'une chute d'eau, celui que l'on entend sur le rivage de la mer. Souvent ce bruit se rapproche du tintement métallique. La théorie de ce bourdonnement m'a souvent préoccupé, et je dois avouer que je n'ai point encore d'explication satisfaisante à proposer. Je ferai seulement remarquer que la phlegmasie isolée de la membrane du tympan est fort rare, sans aucun doute, et qu'elle se présente à notre observation fréquemment, sinon toujours accompagnée d'une phlegmasie catarrhale de la caisse qui va nous occuper bientôt. La remarque suivante n'est pas moins intéressante, c'est que le bourdonnement qui accompagne l'inflammation de la membrane du tympan, cesse aussitôt que cette cloison est perforée : c'est un fait d'observation, quelle en est la cause? Je l'ignore.

3° Le bourdonnement se rencontre encore dans le catarrhe de la trompe, dans celui de la caisse ; et nous savons que dans les phlegmasies catarrhales, il y a toujours production plus ou moins abondante de mucosités. Or, ces mucosités, venant à séjourner dans la cavité tympanique, trouvent une issue difficile par la trompe ; on peut comprendre alors comment l'air, dans l'inspiration, la déglutition ou mastication, faisant effort pour s'introduire dans la caisse du tambour en suivant le conduit guttural de l'oreille, vient produire en les traversant des bruits analogues à ceux qui se passent dans les bronches engouées par les mêmes matières. Un pareil effet a constamment lieu dans les fluxions catarrhales du pharynx ou des fosses nasales, soit pendant toute la durée de cette inflammation, soit seulement dans certains moments, où l'engouement étant très-considérable, on pousse par des efforts d'exscréation quelques mucosités dans la trompe d'Eustache. Si ces matières, au lieu d'embarrasser simplement le conduit guttural de l'oreille, viennent à le remplir complétement, dès lors la surdité succède au bourdonnement, qui de son côté, ne tarde pas à diminuer ou à disparaître. Nous pouvons obtenir un effet analogue dans le conduit auditif ; car si, au lieu d'y introduire modérément le bout du doigt, on l'enfonce fortement, de manière à boucher hermétiquement ce conduit, dès lors le bourdonnement cesse ou diminue et l'audition devient plus obtuse.

4° Mais il reste maintenant à donner l'explication de ces singuliers bourdonnements qui sont un des signes les plus fréquents de la surdité nerveuse.

Bien des théories ont été proposées ; la meilleure assurément est celle de Duverney : pour lui, ces bourdonnements sont dus à l'afflux plus considérable du sang, dans les capillaires artériels du limaçon et des conduits demi-circulaires et cet afflux cause un ébranlement des dernières divisions du nerf auditif. Or, l'ébranlement des ramifications du nerf auditif, quelle qu'en soit la source, détermine la production du son et laisse percevoir à celui qui en est l'objet, des bruits de nature et d'intensité diverses. A l'état normal, la pulpe nerveuse ou la rétine auditive est doucement agitée par l'oscillation du liquide de Cotugno, mis en mouvement par la platine de l'étrier, obéissant elle-même aux vibrations du tympan.

Mais si sous l'influence d'une phlegmasie des cavités labyrinthiques, la circulation sanguine vient à augmenter d'activité dans les capillaires qui arrosent les frêles et molles ramifications du nerf auditif, on comprend qu'il en pourra résulter un ébranlement dans les filets nerveux et que cet ébranlement pathologique aura pour effet la production de sons anormaux, de même que les ondulations physiologiques de la lymphe de Cotugno engendrent à l'état normal le son proprement dit. D'après cette ingénieuse idée, la formation de ces sons anormaux ou anomalies acoustiques (Itard) et qui ne sont autre que le bourdonnement ou ses différents modes, nous est révélée dans ses plus intimes détails par la théorie dite du clavier, imaginée par Lecat. Elle repose tout entière sur la disposition anatomique des filets nerveux qui se distribuent à la lame spirale du limaçon.

Cette lame spirale ayant une forme triangulaire et allant en diminuant de largeur de la base au sommet; les filets dépliés à sa surface sont d'autant moins longs qu'ils occupent un rang plus élevé. Lecat comparait cette disposition à celle que présentent les cordes d'un clavecin et d'après cette hypothèse vraiment séduisante les sons devaient être plus ou moins graves ou aigus selon le point de la lame spirale ébranlée par les ondulations du liquide de Cotugno.

Ainsi, d'après cet auteur, les sons graves résultaient de l'ébranlement des cordes inférieures de la lame spirale et les sons aigus de l'ébranlement des filets nerveux plus élevés.

Cette théorie a été rejetée par tous les physiologistes et regardée par eux comme une vue de l'esprit; mais depuis qu'on compare l'appareil de l'audition à certains instruments à corde, l'explication de Lecat méritait bien un sérieux examen. Supposons maintenant, qu'une simple congestion sanguine ou bien une phlegmasie affecte la partie la plus large ou la base du clavier représentée par la lame spirale, les cordes nerveuses seront ébranlées par l'accélération du mouvement du sang dans les capillaires et le bourdonnement causé par cette phlegmasie aura le timbre grave: si la phlegmasie, au contraire, parvient aux cordes plus élevées, au lieu d'un bourdonnement à timbre grave, le malade entendra des bruits aigus, sifflements, etc., et ces bruits auront d'autant plus d'acuité que les cordes malades seront plus rapprochées du sommet du clavier.

Grâce aux progrès de l'anatomie, cette théorie n'est plus une hypothèse et les dissections nombreuses que j'ai faites, depuis tantôt dix ans, m'ont démontré bien des fois la réalité de ces phlegmasies labyrinthiques, cochléaires et occupant ainsi le nerf auditif lui-même, depuis son origine au quatrième ventricule jusqu'à sa terminaison. Il suffit, en effet, qu'il y ait congestion, phlegmasie, ou même excitation du nerf auditif, dans le crâne comme dans le labyrinthe, pour que des bourdonnements soient produits. J'ai cité d'irrécusables exemples de cette assertion dans plusieurs mémoires consacrés surtout à l'anatomie pathologique.

Nous pouvons donc accepter cette théorie du bourdonnement dans les surdités nerveuses, puisqu'elle est appuyée sur la preuve actuellement de rigueur, l'anatomie normale et pathologique (1).

Saissy a indiqué une variété curieuse du bourdonnement qu'il appelle : *bruit tournoyant*, et croit l'avoir observé une fois, ainsi qu'un auteur dont je n'ai pu trouver le nom.

Selon Saissy, ce bruit dépend de l'entrée de l'air dans le limaçon et de sa course dans les spirales de cette partie.

Évidemment, ce phénomène ne peut se produire que quand la membrane d'une des fenêtres étant détruite, le liquide de Cotugno s'écoule et est remplacé par l'air de la caisse.

Or, dans les observations de surdité nerveuse que j'ai rapportées à la section d'anatomie pathologique, les membranes des fenêtres ont été trouvées détruites ; ou bien l'étrier était luxé : les conditions de ce curieux phénomène existaient par conséquent.

Ainsi, nous pouvons, je crois, conclure que les phlegmasies des parties profondes de l'organe acoustique nous donnent une explication satisfaisante des bourdonnements et autres bruits anormaux qui se font entendre dans ces circonstances. En effet, nous avons vu qu'il suffisait, pour la manifestation de ce symptôme, de l'ébranlement de la rétine auditive, quelle que fût d'ailleurs la cause de cet ébranlement (congestion, phlegmasie aiguë *ou chronique* ; courants électriques, etc.).

(1) Volta, ayant compris ses oreilles dans la chaîne d'une pile, éprouva des sifflements et un bruit saccadé pendant tout le temps que la chaîne demeura fermée. Ritter, de son côté, en fermant la chaîne entendit un son bourdonnant comparable à celui d'un sol. L'action galvanique des nerfs auditifs peut donc donner lieu à des sensations auditives.

B. — Bourdonnements qui surviennent dans les affections autres que celles de l'oreille.

Il me reste maintenant à dire quelques mots en terminant sur la deuxième catégorie des bourdonnements, c'est-à-dire ceux qui existent dans les maladies autres que celles de l'oreille : par exemple, dans la chlorose, l'anémie, les pertes utérines à la suite des grandes hémorrhagies, dans l'hystérie, l'hypocondrie, les fièvres éruptives à leur début et quelquefois pendant leur durée. On les rencontre également dans les maladies du cerveau ou de ses annexes, la congestion cérébrale, l'apoplexie ; — les antécédents, les symptômes concommitants ne permettront pas de les confondre avec ceux qui dépendent d'une lésion de l'appareil de l'audition. L'absence de tout signe d'une maladie d'oreille et la présence des autres signes des affections du cerveau, de la chlorose, permettront d'éviter facilement l'erreur.

Il y a encore, indépendamment de ces deux grandes classes de bourdonnements, des bruits anormaux, sortes de bruissements dus aux pulsations d'artères dilatées on anévrismatiques et situées dans le voisinage de l'appareil auditif, dans les vaisseaux du col par exemple.

Duverney en a cité un curieux exemple : c'est celui d'une dame de Picardie ; elle était incommodée par un bourdonnement qu'on entendait à distance et qui la privait complétement de sommeil : ce bruit était intermittent et isochrone aux battements du cœur. Duverney en conclut qu'il était produit par la dilatation d'une artère voisine. (Mercurialis, Plater, ont rapporté des faits analogues.) On trouve encore dans la clinique de Dupuytren un cas de bourdonnement violent dû à un anévrisme des artères temporale, occipitale : le malade fut opéré sans succès par la ligature. — Dans ces cas, en comprimant, l'une après l'autre, les carotides, on fait cesser les bruits pendant le temps que dure la compression.

Enfin, pour ne rien oublier, je dois parler de ces bourdonnements bizarres qui ne reconnaissent d'autres causes qu'une impression morale vive, ou une violente frayeur ; l'observation suivante empruntée à Itard en est la preuve (1).

(1) Itard, *Traité des maladies de l'oreille*, 1842, t. I, p. 378 et suiv.

3e Observation. — Madame de Souvray, âgée de vingt-neuf ans, douée d'une vive imagination et d'une grande mobilité nerveuse, est, une nuit, éveillée en sursaut par un mugissement sourd, partant d'une chambre voisine, où était couché son fils unique, âgé de cinq ans.

Elle se lève avec effroi et précipitation, ouvre la porte de cette chambre et trouve les rideaux du lit de son fils en proie aux flammes, dont l'activité redoubla avec un bruit plus effrayant encore dès que la porte fut ouverte. Elle écarte ces draperies embrasées, se précipite sur le lit, saisit son enfant qui dormait encore, s'enfuit avec ce précieux fardeau dans la chambre à coucher de son mari, après duquel elle tomba évanouie, sans avoir pu crier d'autres mots que ceux-ci : Le feu ! le feu ! — Je passe sous silence toutes les suites de cet accident, qui n'ont aucun rapport avec l'objet principal de cette observation.

Après dix-huit mois d'une maladie nerveuse, caractérisée par des convulsions fréquentes, des crampes de poitrine et d'estomac, une menstruation très-irrégulière, des mouvements de terreur, sans cause réelle, une maigreur extrême, elle se rétablit en partie dans un voyage qu'elle fit dans l'été 1818, dans les pays méridionaux. C'est là que je la vis et qu'elle me consulta sur le reliquat très-pénible de sa maladie.

C'était un *bourdonnement d'oreille continuel* et qui, pour le tourment de cette dame simulait parfaitement *le bruit des flammes*, tel que ses oreilles en avaient été frappées à l'instant où elle avait ouvert la porte de la chambre de son fils. Ce faux mugissement augmentait à l'approche de la nuit et ne laissait à la malade qu'un sommeil agité et continuellement interrompu par la crainte du feu, dont elle se croyait environnée, à la suite de ces accès effrayants.

Cet état était si pénible que madame de Souvray redoutait l'approche de la nuit et du sommeil.

Je conseillai donc de tenter la guérison de ce fâcheux bourdonnement. Il était, à la vérité, plus aisé de pressentir l'urgence de l'indication que de trouver le moyen de la remplir, et je sentis qu'il fallait chercher ailleurs que dans la pharmacie et la chirurgie des moyens curatifs.

D'après l'idée que j'avais de la nature de cette affection et des causes qui devaient l'augmenter et la diminuer, j'obtins, en questionnant madame de Souvray, divers renseignements dont les plus précieux furent que lorsqu'elle pouvait s'endormir dans la journée, il n'y avait point de réveil en sursaut, ni de rêve effrayant ; qu'ayant passé, dans son voyage, deux nuits pleines en voiture, le peu de repos qu'elle avait pu goûter avait été également tranquille et sans rêve ; que lorsque *la voiture roulait sur le pavé, le tintement* était beaucoup moindre ; qu'elle avait pareillement éprouvé une diminution de son incommodité, un our qu'elle avait entendu battre le tambour.

D'après ces divers renseignements, je crus devoir conseiller à cette dame de s'habituer à dormir pendant la journée, de se faire éveiller à l'entrée de la nuit; d'occuper alors ses oreilles aussi longtemps que possible du son d'un instrument de musique un peu bruyant, tel que la clarinette ou le violon, dont son mari savait heureusement fort bien jouer ; de lire ou de se faire lire ensuite, à haute voix, quelque ouvrage qui captivât fortement son attention, de renouveler fréquemment ses courses en voiture, sur le pavé, et à son retour dans son pays de se loger dans les quartiers les plus bruyants de la ville. Comme elle saisissait parfaitement l'indication que je me proposais de remplir par ces divers moyens, elle me demanda si je ne croyais pas qu'il lui fût utile de se loger dans un moulin à eau ; et qu'en ayant un à sa disposition, il lui serait facile de s'y établir.

J'approuvai fort ce moyen et j'ajoutai que je le regardais comme plus efficace encore qu'aucun de ceux que j'avais conseillés.

De retour à Paris, je reçus, au bout de quelques mois, une lettre de cette dame, qui m'annonçait avec les expressions de la plus vive reconnaissance, qu'elle s'était si bien trouvée du régime bruyant que je lui avais conseillé, qu'elle avait été débarrassée de ses bourdonnements au bout de quinze jours, et que ce n'était que par la crainte d'une récidive qu'elle avait continué pendant deux mois.

J'ai exposé dans les pages précédentes les différentes causes des bourdonnements et ses variétés. — Quant au diagnostic de ces variétés entre elles, il est le même que celui des maladies dont le bourdonnement n'est qu'un symptôme. — C'est donc à ces chapitres que le lecteur trouvera, sur ce sujet important, les détails que je ne puis donner en ce moment. Quant au traitement, j'en dirai seulement quelques mots par anticipation : en général, le bourdonnement est une incommodité extrêmement pénible et qui jette dans une mélancolie profonde, les malades qui en sont atteints. Parmi les indispositions auxquelles l'appareil auditif est exposé, le bourdonnement est du nombre de celles que le temps et l'habitude adoucissent le moins. J'ai vu des personnes qui en étaient tourmentées, solliciter en quelque sorte l'emploi des remèdes les plus violents, tels que le moxa, le séton, la cautérisation et ne demander pour s'y soumettre qu'une faible espérance. Telle était également l'opinion d'Itard. On est donc quelquefois dans le cas d'appliquer au bourdonnement un traitement méthodique.

— Les divisions que nous avons établies précédemment peuvent servir à éclairer, jusqu'à un certain point la prescription des remèdes propres à cette affection.

— Selon Itard, quand le bourdonnement accompagne la surdité sans en être la cause, tous les moyens curatifs doivent être dirigés contre la maladie principale ; mais lorsque le bourdonnement est simple, ou si, étant compliqué de surdité, il paraît évidemment la produire. C'est contre lui qu'il faut diriger le traitement. — Tel était le cas de madame de Souvray, que je rapportais tout à l'heure. — On doit agir de même quand les bourdonnements sont produits par quelque embarras, ou obstruction cérumineuse ou catarrhale, soit du conduit auditif, soit de l'oreille moyenne. Dans ces cas, en effet, presque toujours il y a un certain degré de surdité, et lors même qu'elle n'existe pas, les moyens à employer sont les mêmes que ceux qu'on met en usage contre ces mêmes embarras, lorsqu'ils produisent la cophose. — Itard employait alors avec succès la préparation suivante :

P. Semences de carvi et de coriandre āā.............. 8 grammes.
Coloquinte.. 4 grammes.
Faites bouillir dans huile de rue, après une forte décoction, passez et ajoutez eau de mélisse spiritueuse.. 4 grammes.
Instillez quelques gouttes dans l'oreille.

— Je me suis servi bien des fois de cette huile préparée d'après la formule et je dois avouer que les malades n'en ont retiré que de faibles avantages.

Contre les engouements cérumineux du conduit auditif, ce sont les injections d'eau tiède, faites dans le méat, qui réussissent le mieux; — à la condition d'user des précautions sur lesquelles j'insisterai plus loin.

— Quand le bourdonnement tient à une obstruction de l'oreille moyenne, le cathétérisme des trompes suivi d'injections de fluides médicamenteux, est le seul moyen de traitement.

— Si le bourdonnement est causé par une phlegmasie de la cloison tympanique et de la caisse, c'est à la médication antiphlogistique qu'il faudra recourir.

Enfin, le bourdonnement et ses divers modes, qui se rencontrent si souvent dans la surdité nerveuse et ses variétés, devra être traité par les moyens qui leur conviennent, et qui seront rapportés avec tous les détails qu'exige cet important sujet. — Un mot seulement :

Si l'on a quelque raison de penser, après l'examen approfondi de la physionomie générale de l'affection et du malade qui en est atteint, si l'on a quelque raison de croire que le bourdonnement tient à un afflux trop considérable du sang vers la tête, Itard conseille les pédiluves irritants, des sangsues aux jambes, à l'anus, l'ouverture de la saphène. — Je me suis beaucoup mieux trouvé des applications réitérées des ventouses derrière l'auricule et des mouchetures pratiquées sur les petites veines du pavillon. — La saignée de la jugulaire, et quelquefois des deux jugulaires, est un moyen héroïque, qu'on ne saurait trop recommander.

— Ces évacuations sanguines doivent être accompagnées de lotions et même de douches d'eau froide sur la tête, s'il n'existe aucune contre-indication.

Il est inutile de dire que si le bourdonnement est produit par la dilatation de quelque vaisseau artériel, hors de portée des secours chirurgicaux, tout traitement devient superflu. Il me reste à parler de deux autres moyens de traitement : l'un a été vanté en Allemagne ; l'autre, je l'ai employé bien des fois. — Le premier de ces moyens consiste dans les douches d'éther en vapeur, que l'on dirige dans l'intérieur de la caisse au moyen d'appareils spéciaux.

M. Kramer assure avoir retiré de grands avantages de ces vaporisations employées contre les surdités nerveuses, et nécessairement contre les bourdonnements qui en sont l'accompagnement si fréquent et si incommode. — On verra plus loin, au chapitre de la surdité nerveuse ce qu'il en faut penser, d'après les observations qui s'y trouvent analysées. — J'ai employé moi-même, d'après ces indications, tantôt des douches de vapeur d'éther, tantôt des douches de vapeur de chloroforme portées dans l'oreille moyenne, à l'aide du cathéter et je n'y ai trouvé qu'un seul avantage : les malades sont délivrés pour un certain laps de temps, de leurs bruits. Ce temps varie entre quelques minutes et une journée. — Dans un cas même un de mes malades est resté débarrassé pendant quelques mois : mais les renseignements qui me sont parvenus, depuis cette époque, m'ont appris que l'indisposition était complétement revenue.

Du reste, l'expérience est venue cette fois encore confirmer les prévisions de la théorie. — En effet, j'ai démontré (1) quelles graves lésions l'appareil auditif peut présenter dans la maladie connue sous le nom de surdité nerveuse : et comme ces lésions sont le plus souvent le résultat d'une vieille phlegmasie chronique, on comprend qu'un antispasmodique comme l'éther, ou qu'un excitant comme le chloroforme ne puisse apporter au malade, ni soulagement durable, ni guérison temporaire.

Quant aux bourdonnements de la deuxième classe et liés à une congestion cérébrale dont ils sont les précurseurs, soit à une apoplexie, un ramollissement du cerveau, le traitement est le même que celui des maladies dont ils dépendent. — On conçoit aussi qu'il en est de même des bruits variés que l'on peut rencontrer dans la chlorose, l'anémie, les pertes utérines. — En ce qui concerne les bourdonnements dus à une frayeur, une émotion vive, je renvoie à l'observation de madame Souvray : elle contient sur ce sujet, tout ce qu'il faut savoir. — Le bourdonnement fantastique étant un symptôme d'aliénation mentale le plus souvent, doit être attaqué par les moyens appropriés à cette maladie. — Il arrive souvent, si l'on en croit Itard, que le bourdonnement, même quand il n'est pas ancien et qu'il n'est pas compliqué de surdité, résiste au traitement le mieux dirigé.

Dans ces circonstances, il n'y a autre chose à faire qu'à le rendre moins insupportable, en lui ôtant le plus grand de ses inconvénients, celui de priver du sommeil ou de le troubler presque continuellement. — Itard s'est avisé pour cela d'un expédient bien simple et qui manque rarement son effet : c'est de couvrir le bruit intérieur réel ou imaginaire, par un bruit extérieur analogue et également continuel. Ainsi, celui que produit un feu de cheminée bien vif, soulage considérablement l'incommodité de ces bourdonnements sourds qui simulent le murmure lointain des vents et d'une rivière débordée. Ce même moyen peut s'appliquer au sifflement de l'oreille, en alimentant encore le feu avec du bois vert ou légèrement mouillé. Lorsque le tintement imite le son des cloches, on le

(1) *Archives générales de médecine*. Janvier, juin 1855.

couvre aisément, pourvu qu'il ne soit pas très-fort, par le résonnement que produit un bassin de cuivre, dans lequel tombe de haut un filet d'eau fourni par un vase d'une égale capacité, percé au fond d'une petite ouverture : dans les cas enfin où l'oreille est fatiguée par un bruit semblable à celui d'un rouage en mouvement, on peut placer au chevet du lit, une mécanique bruyante, adaptée à un jeu d'orgue, ou à quelque pendule grossière. Enfin il est digne de remarque que les bruits extérieurs, qui doivent être nécessairement plus intenses que la perception morbide, au lieu d'éloigner le sommeil, comme le fait celle-ci, finissent par le provoquer et le rendre profond (Itard). On me permettra de citer quelques observations, qui prouvent plusieurs des propositions émises dans ce chapitre.

4e OBSERVATION. — *Concrétions cérumineuses dans l'oreille droite.* — Dans l'hiver de 1854, une dame de quarante ans environ vint me consulter pour une surdité dont l'origine remontait à une année seulement.

Cette surdité s'était développée peu à peu sans cause connue; en même temps des bruits anormaux (bourdonnements), ne cessaient de se faire entendre dans l'oreille droite, malade ; de ce côté la surdité était complète.

Le docteur Blanchet, consulté avant moi, avait cru reconnaître une *surdité nerveuse* et proposé de la traiter par l'électricité. Mais pour être suivi de guérison, le traitement, assure-t-on, exigeait trois mois de soins quotidiens.

Trois séances eurent lieu seulement; elles étaient douloureuses et sans bénéfice aucun.

Sur ces entrefaites, un interne distingué des hôpitaux et mon ancien collègue, engagea cette malade à prendre mon avis.

10 mars 1854. — C'est une personne d'une taille moyenne, d'une bonne constitution, sans maladies antécédentes, autres que l'indisposition de son oreille droite.

Les pavillons sont bien implantés, larges, flexibles, transparents : à *gauche*, le conduit auditifest normal et le tympan transparent dans toute son étendue :

A *droite*, vers le milieu du méat, on peut constater facilement, sans le secours du spéculum, à l'œil nu, qu'il existe une concrétion cérumineuse d'un brun noirâtre. Elle obstrue complétement tout le fond du conduit :

La présence de cette masse de cérumen durci, nous révéla de suite l'espèce de surdité à laquelle nous avions affaire, les symptômes éprouvés par la malade (bourdonnements, cophose); elle nous indiquait en même temps un traitement d'une moins longue durée, plus rationnel et non moins efficace.

En conséquence, et sans perdre de temps, je pratiquai immédiatement plusieurs injections d'eau tiède, dans le conduit obstrué : à la troisième, et sans que j'eusse besoin d'employer ni curette, ni spatule, le tampon cérumineux se détacha d'un seul coup et fut poussé à l'extérieur sous l'influence de l'injection lancée avec une certaine force contre les parois du méat. A l'instant l'ouïe reprit toute sa finesse : — J'examinai le tympan, qui avait conservé toute sa transparence et ses reflets irisés. Notre malade fut ainsi guérie en peu d'instants; et chose singulière, elle avait peine à comprendre qu'une simple injection d'eau, eût pu produire un résultat si prompt et si inattendu, quand l'électricité habilement dirigée devait employer trois mois pour obtenir un résultat fructueux.

5e Observation. — *Phlegmasie chronique des tympans.* — Le 23 janvier 1855, une jeune fille de vingt-deux ans, assez forte pour son âge, vient à notre dispensaire pour être traitée d'une surdité commençante.

C'est à la suite d'une pneumonie que la dureté d'oreille s'est manifestée. Déjà avant cette époque elle avait éprouvé un peu de dysécée et quelques bourdonnements intermittents. Nous devons signaler également des douleurs dans les oreilles par les temps humides surtout. Il n'y a jamais eu de véritable otite et surtout pas d'écoulement. Réglée à quatorze ans, sans effort, elle est encore menstruée assez régulièrement. Le sang des règles est rouge, peu abondant. L'aspect pâle de cette malade nous engage à examiner les gros vaisseaux et nous trouvons un souffle doux au premier temps du cœur et se prolongeant dans les artères.

État local. — Nous avons déjà signalé la perte de l'œil droit. Les paupières sont un peu rouges des deux côtés.

Le nez ne présente aucune trace de coryza. La gorge est un peu rouge. — L'amygdale droite est hypertrophiée sensiblement dans le sens perpendiculaire.

Du côté gauche, la même disposition, mais un peu moins prononcée. — Le volume de ces amygdales peut être comparé au volume d'une très-grosse amande. Dans les efforts d'expiration prolongée, on entend dans la caisse droite un bruit muqueux très-prononcé, faible à gauche.

Pavillon. — L'oreille est bien conformée. — Le pavillon incliné à angle est transparent, souple. — Méat très-étroit à droite, il est sec, sans cérumen. Le tympan est voilé dans le tiers supérieur par une espèce de production rougeâtre, mollasse (pannus du tympan).

A gauche, le méat est également sec, sans cérumen. Même disposition du tympan gauche.

Signes physiologiques. — Bourdonnements à timbre grave. — Céphalalgie. — Traitement. — Les deux amygdales seront réséquées jeudi. — Fumigations aux résines. — Myrrhe. — Benjoin. — Tolu. — Injections dans les deux méats avec E. roses. — 100 grammes. — Sel de saturne, 1 gramme.

25 janvier 1855. — Ablation des amygdales.

27. — Cautérisation de l'amygdale droite. — Huile de foie de morue. — Sous-carbonate de fer, 5 grammes. — Cannelle pulv., 1 gramme.

30 janvier 1855. — Plus de bourdonnements. — A droite, 0,13 ; à gauche, 0,07. Dans l'expiration forcée l'air ne pénètre ni d'un côté ni de l'autre. — Douches d'air à gauche.

3 février 1855, temps humide. — La malade nous dit qu'elle a un mieux à nous signaler. — Elle ne tousse presque plus, depuis la résection des amygdales. A droite, elle entend la montre à 0,06. — A gauche, 0,06.

8 février 1855. — A droite, 0,06. — A gauche, 0,06. — C'est à peine si l'on peut faire une insufflation d'air dans la trompe droite, tant la malade est indocile.

10 février 1855, temps froid. — Les bourdonnements sont revenus intermittents des deux côtés — et seulement pendant que la malade a mal à la tête, 0,06 des deux côtés. — Une douche d'air des deux côtés.

13 février 1855, temps neigeux. — La montre est entendue à droite à 0,06. — A gauche, 0,03. Une cautérisation latérale du pharynx.

17 février 1855. — Une cautérisation nouvelle.

22. — Sous l'influence de la température, etc. (neige) ; elle n'entend plus qu'à 0,02 centimètres de chaque côté.

1er mars 1855. — A droite, elle entend à 0,05 ; à gauche, 0,04.

8. — Après la douche du côté droit, elle a entendu la montre à 0,09.

13, temps humide. — A droite, 0,13 ; à gauche, 0,07. — Plus de bourdonnements ou du moins la malade n'en a eu que quelques-uns assez forts, hier soir seulement : elle n'en avait pas eu depuis cinq jours. — Depuis qu'elle entend mieux, l'esprit est plus libre. La gaieté est revenue, Elle suit très-bien la conversation.

15, temps humide, 0,08 cent. — Les bourdonnements ont diminué, ils ne sont revenus qu'hier, la mère les attribue à la chaleur du poêle. A droite, 0,17, 0,12. On fait des injections d'air dans les deux trompes. Beau temps, 12°. — A gauche, 0,12 ; à droite, 0,14.

5 avril 1855. — 0,21 des deux côtés. — Nouvelles douches. — Plus de bourdonnements. Les trompes laissent passer l'air.

10 avril. — A 0,31 à gauche ; à 0,35 à droite. — La vascularisation des deux tympans a disparu ; — et la mère de la malade nous annonce que sa fille entend mieux qu'elle-même.

6e Observation. — *Surdité nerveuse.* — Un jeune avocat, du barreau de Paris, et sujet à des douleurs rhumatismales, erratiques dans les muscles, est atteint depuis deux ans, d'un affaiblissement de l'ouïe du côté droit avec bourdonnements. Cette faiblesse de l'ouïe est survenue peu à peu et sans les bruits qui deviennent parfois très-gênants, surtout à l'approche des variations atmosphériques et par les brusques changements de température, il n'aurait peut-être point encore cherché un soulagement contre son infirmité.

Cependant depuis quelques mois, il avait remarqué, avec chagrin, que s'il se trouvait surpris dans une conversation, à prêter l'oreille droite, beaucoup de mots, quelques phrases même venaient à lui échapper complétement, si l'interlocuteur ne donnait qu'une force médiocre aux intonations de sa voix : les mots prononcés à demi-voix ou à voix basse, étaient encore plus difficilement perçus.

C'est dans ces circonstances que ce malade vint me consulter le 14 mai 1854.

C'est un jeune homme grand, robuste, au système pileux très-développé : ses cheveux et sa barbe très-noirs, forment un contraste singulier avec sa peau blanche et marquée de petites taches de rousseur. — Du reste, toutes les fonctions sont en bon état et l'indisposition dont l'oreille droite est affectée paraît tout à fait locale.

Les pavillons sont bien conformés, un peu aplatis, les méats peu cérumineux et garnis de poils abondants : le tympan gauche tout à fait transparent : le droit correspondant au côté affecté, n'est pas complétement privé de transparence ; mais sa surface est comme nébuleuse et manque de ces reflets brillants et irisés qu'on rencontre à l'état normal. On ne peut cependant pas dire qu'il y ait opacité ou épaississement. — De plus, on trouve la dépression ombilicale. — La sonde pénètre librement dans la trompe d'Eustache ; l'air insufflé arrive dans la caisse, sans donner lieu à aucun bruit. Après la douche d'air, le malade entend comme auparavant à 0,10 centim. La gorge est belle, les amygdales petites. — Point de douleur ; la dureté d'oreilles et les bourdonnements intermittents à timbre grave, sont les seuls symptômes qu'on rencontre ici.

La surdité chez ce malade offrait ceci de singulier, c'est qu'elle augmentait sensiblement par les changements brusques de température et en même temps que des douleurs rhumatismales se faisaient sentir dans différents muscles. Je me rappelais un fait semblable observé par Saissy et que j'ai cité plus haut. — Je résolus donc de traiter cette surdité rhumatismale par l'eau de Balaruc en douches portées dans la caisse et en boissons prises à l'intérieur, à la dose d'un verre matin et soir.

En conséquence, je commençai le traitement le 18 mai 1854 : la sonde d'argent étant préalablement introduite dans la trompe d'Eustache, 15 à 20 gouttes d'eau de Balaruc sont aspirées à l'aide d'une petite seringue, et déposées dans la cavité du pavillon de la sonde; puis à l'instant même, au moyen du soufflet, on chassa ce liquide jusque dans la caisse.

Voici la série des notes exactes, recueillies d'après ces dates :

Le 14 mai, la montre n'était perçue qu'à 0,10 centim.

Le 18, injection d'eau de Balarue.

Le 20, nouvelle injection, la montre est entendue à 0,19 centim.

Le 21, troisième injection, 1,25 centim.

J'ajoute au traitement des fumigations avec le benjoin, matin et soir, d'un quart d'heure chacune.

1er juin, 0,27. — 10 juin, temps pluvieux et froid, 0,16.

11 juin, temps sec, 0,27. — 13 juin, 0,27. — 15 juin, 0,28.

Du 1er juillet au 30 août. — Il y eut douze séances et douze nouvelles injections par conséquent : et la montre ne fut pas entendue à plus de 0,30 centim. C'est-à-dire que l'ouïe avait gagné 0,20 centim. pendant le traitement et les bourdonnements avaient disparu.

A cette époque notre malade quitta Paris et alla s'exercer à la chasse en Touraine.

L'amélioration fit des progrès sensibles, bien que le traitement fût nécessairement suspendu; et à la fin de septembre, son oreille droite était aussi apte que la gauche à suivre une conversation, même à voix basse. Je l'ai revu plusieurs fois depuis cette époque et la guérison ne s'est point démentie.

ARTICLE II.

DES SYMPTOMES ANATOMIQUES OU OBJECTIFS.

Dans un art non encore complétement dépouillé des limbes nuageux de l'empirisme, qui tout récemment encore enveloppaient la pathologie de l'oreille, il est d'une grande importance d'étudier avec soin tous les symptômes et principalement ceux qui, consistant en des altérations de tissus, sont appelés anatomiques ou objectifs.

Dans l'état actuel de la science, quiconque veut appeler sur ses travaux un sérieux examen, doit montrer tout d'abord qu'il est bien familier avec les altérations que peut subir l'appareil acoustique depuis l'état normal ou sain jusqu'à l'état pathologique.

Comme dans toutes les maladies, et plus particulièrement

dans les affections de l'oreille, le premier soin du chirurgien est d'apporter toute la précision possible dans le diagnostic.

Sans cette précision, le traitement est voué au hasard de l'empirisme, ce qui, dans aucun cas, ne peut remplacer un examen sérieux : et cet examen me paraît dans tous les cas indispensablement nécessaire. — Pour ces motifs, je vais insister longuement et minutieusement sur ce sujet. —Nous aurons ensuite à rechercher quelle est la meilleure méthode à suivre pour former un diagnostic exact de l'ensemble des signes offerts par l'organe souffrant.

Position du malade. — Le malade étant exposé à la lumière du soleil, la tête inclinée sur l'épaule opposée, de manière que les rayons puissent tomber directement à travers le spéculum (1) sur la membrane du tympan, on observe scrupuleusement l'état de la conque, le méat externe, le cérumen, les poils qui servent à l'agglutiner : on examine ensuite l'apophyse mastoïde et la région sous-parotidienne qui correspond aux incisures de Santorini, à travers lesquelles peut filtrer le pus renfermé dans le conduit auditif externe. Il faut aussi visiter l'auricule ou pavillon, ses différents plis, sa couleur, sa température, son épaisseur, sa mollesse ou sa dureté ; l'angle qu'il forme avec le crâne, etc., etc. — Puis la plus haute extrémité de l'hélix doit être prise, d'une main, entre le pouce et l'index, pendant que les mêmes doigts de l'autre main, placés au front du tragus, exposent le canal auditif à la vue; on doit également engager le patient, dans cette position, à faire quelques mouvements de déglutition, et la douleur, si elle existe, doit être notée avec soin.

Avons-nous quelque raison de croire à un état inflammatoire de l'appareil auditif? L'éminence mastoïde doit attirer notre attention ainsi que sa couleur, sa forme, sa grandeur, sa température.—Les doigts, méthodiquement appliqués, doivent également explorer sa surface, s'assurer même si les loges anfractueuses qui la composent ne renferment point de collection liquide; séreuse (hydropisie), sanguine (hématocèle), ou purulente (abcès de trois sortes, chauds, froids, ossifluents ou par congestion). L'attention du chirurgien doit également se porter sur l'insertion du muscle sterno-mastoïdien, à l'occipital, aussi bien qu'à la

(1) Je donne la préférence au spéculum métallique à deux valves ou à un gorgeret, spéculum à une valve.

clavicule, sans oublier sa partie moyenne, car on a souvent trouvé dans ces différents endroits des collections de pus, qui ayant leur point de départ primitif dans un abcès de la caisse, avaient pénétré, sous la face profonde du sterno-mastoïdien à travers une perforation, une sorte de fissure de l'apophyse du même nom (1).

Vient ensuite l'examen du conduit auditif. — Ici, l'emploi du spéculum est de rigueur, et c'est seulement dans une clinique qu'on peut bien apprendre à s'en servir. Cet instrument permet d'apprécier la forme, l'étendue du méat, la quantité de cérumen, son absence, les corps étrangers qui peuvent s'y introduire ou s'y former de toutes pièces, son obstruction, etc.

Immédiatement derrière l'auricule, se trouve un petit ganglion, dont l'hypertrophie est un précieux indice dans les inflammations aurales : ce ganglion peut aussi devenir le siége de douleurs névralgiques violentes, à la suite de certaines affections aiguës, qui entraînent avec elles l'œdème et la tuméfaction des parties molles.

Enfin, pour ne rien oublier, il faut en dernier lieu pratiquer la percussion de l'apophyse mastoïde, et on en peut retirer de bons enseignements.

Une injection d'eau tiède permet mieux, en débarrassant complétement le méat, de voir dans toute son étendue le tympan, sa couleur, sa transparence normale et ses lésions morbides, etc.

Son inflammation aiguë et chronique, simple et spécifique, ses perforations, ses adhérences, tout à fait analogues à celles de la cornée, sont aujourd'hui assez bien connues, et l'on peut consulter sur ce sujet le mémoire que j'ai publié en novembre 1853. (*Moniteur des hôpitaux*) (2).

Nous arrivons maintenant à l'étude des symptômes fournis par l'examen de la caisse : cette partie de mon sujet a déjà été traitée dans plusieurs mémoires (3) et suppose parfaitement

(1) J'ai recueilli, l'année dernière, une observation sur cette marche vraiment curieuse du pus, à la suite des abcès de la caisse et des cellules. Elle sera rapportée plus loin.

(2) *Recherches pratiques pour servir à l'histoire des maladies de l'oreille.*

(3) *Nouveau procédé pour sonder la trompe d'Eustache.*

connu l'art de sonder la trompe d'Eustache. — Je ne puis donc que renvoyer à ce que j'ai déjà écrit sur ce point important dans les mémoires cités et à l'article : *Cathétérisme de la trompe d'Eustache.*

Une fois le cathéter introduit, le chirurgien peut s'assurer de l'état d'intégrité de la trompe et de la caisse, ou bien des lésions qui peuvent s'y rencontrer.

Pour arriver à ce résultat, on peut faire passer de l'air ou de l'eau au moyen d'un soufflet, d'une seringue dont le bec a été préalablement ajusté au pavillon de la sonde.

Quand la trompe est libre, les fluides injectés arrivent bientôt dans la caisse en faisant entendre à l'oreille, appliquée sur celle du malade, différents bruits sur lesquels je ne veux point insister en ce moment.

Si la trompe est rétrécie, les bulles d'air n'arrivent dans la caisse qu'avec peine, une à une, et la crépitation qu'elles font entendre, faible ou forte, continue ou intermittente, sèche ou humide, éclatante ou voilée, sont des signes dont le chirurgien peut et doit tirer grand profit.

Quand la trompe est oblitérée, la douche d'air ne pouvant plus pénétrer dans la caisse, cette dernière cavité demeure silencieuse pendant que le chirurgien pratique l'insufflation.

Cependant on a prétendu que la douche d'air suffisait à dilater la trompe rétrécie, et que la sonde, portée habilement jusqu'à l'orifice interne de ce même conduit, pouvait aussi procurer le même résultat.

Comme cette doctrine a joui d'une grande vogue et qu'elle a eu beaucoup de retentissement autrefois, je vais consacrer quelques lignes à l'examen des questions qu'elle soulève.

Dans un mémoire (1) du docteur Deleau, on lit comme introduction: En attendant, apprenons comment on dilate la trompe d'Eustache aux personnes qui *ne connaissent pas ce tour de force* :

7e Observation (2). — *Obstruction de l'orifice interne de la trompe d'Eustache, suite d'une phlegmasie.* — Un jeune homme de dix-sept ans avait l'oreille dure depuis son enfance : Douleurs d'oreilles, se ter-

(1) *Sur le cathétérisme des trompes d'Eustache*, 1828.
(2) Cette observation ne se trouve plus dans l'édition de 1828.

minant par un écoulement abondant de sérosité, qui s'opérait par les narines.

Le 2 juillet 1825, nous mesurâmes l'ouïe, qui n'était sensible aux battements d'une montre qu'à quelques pouces de l'oreille.

L'auteur aurait pu nous apprendre le chiffre exact. — Est-ce 2 pouces, ou 10 ou 11 pouces? — Et cela n'aurait rien gâté.

Une sonde placée dans la trompe d'Eustache gauche, nous servit à introduire un courant d'air, qui sur-le-champ développa l'ouïe d'une manière extraordinaire!

Mais à quelle distance précise le malade a-t-il entendu? — Silence.

Notre sonde avait pénétré très-avant dans le conduit guttural.

Mais à quelle profondeur? — Silence.

Les parois de ce conduit s'appliquaient assez bien sur l'instrument pour nous permettre de faire le vide dans la caisse et pour rétablir la surdité.

Comment croire que M. Deleau ait pu faire le vide dans la caisse, sans que la pression de la colonne d'air extérieur ait brisé le tympan, membrane ténue et délicate? — Il y a donc eu là une illusion. — Mais en voici d'autres encore :

Les saignées, le régime, les dérivatifs enlevèrent la phlegmasie.

Je le crois certainement. — Mais j'ai plus de peine à croire ce qui suit :

La sonde, les douches d'air, élargirent l'orifice interne de la trompe et rendirent l'ouïe parfaitement bonne.

Mais encore une fois à quelle distance ce malade entendait-il à la fin de sa cure, lui qui entendait déjà à quelques pouces avant de commencer le traitement?—Même silence.—M. Deleau nous permettra de lui dire qu'une telle observation n'est pas complète et mérite une grande réserve. Cependant, dans un tableau synoptique, publié en 1827, par conséquent une année avant le mémoire, où se trouve l'observation précédente, on lit les détails suivants, à propos du même malade :

Avant le traitement, le malade entend la montre à 2 pouces.
Après le traitement, le malade entend la montre à 6 pieds.
Durée du traitement, 5 mois.

Soit ; mais alors comment concilier ce résultat consigné dans ce tableau, et obtenu après 5 mois, avec le passage suivant de l'observation citée plus haut : Qu'une simple douche d'air développa sur-le-champ l'ouïe d'une manière extraordinaire : il y a donc là une contradiction, — ou un abus non moins extraordinaire dans le langage de M. Deleau. — Et de plus, comment expliquer que la sonde et les douches d'air ont élargi l'orifice interne de la trompe ? — En effet, l'orifice interne de la trompe n'a qu'un quart de ligne au plus de diamètre (1) ; or, les sondes de M. Deleau, figurées et mesurées par lui-même (2), ont une ligne à une ligne et demie de diamètre (*sic*). Or, la portion interne de la trompe n'ayant qu'un quart de ligne, il est impossible qu'une sonde d'un diamètre de 4 à 6 fois supérieur, puisse la parcourir? — Le fait est assez matériel pour que personne ne puisse le contester.

Et cependant je ne puis croire, ajoute M. Deleau (3), qu'il existe des médecins qui ne comprennent pas la possibilité d'élargir l'orifice et la moitié interne du conduit guttural par des sondes de divers calibres (4).

Ces médecins sont en grand nombre; et parmi les plus compétents, je citerai W. Kramer (5) : « La prétention de Deleau de pousser des sondes élastiques jusque dans la cavité de l'oreille moyenne et de dilater par leur moyen la trompe d'Eustache rétrécie, prouve, selon moi, qu'il n'a pas des idées bien exactes sur la disposition anatomique de cet organe (6). — Il est certain qu'on ne peut introduire, même dans l'état sain, une bougie élastique du plus petit diamètre : que sera-ce donc quand il y aura un rétrécissement ?

On ne peut comprendre que MM. Percy et Magendie, qui ont fait un rapport à l'Institut sur le travail de M. Deleau, n'aient pas relevé les inexactitudes d'une telle assertion.

On peut dire aussi que les personnes qui ont été chargées de

(1) V. Duverney, *Traité de l'organe de l'ouïe*, avec plusieurs, tabl. et fig. et mon mémoire publié dans le *Moniteur des Hôpitaux*, 1853.

(2) Deleau, *Maladies de l'oreille moyenne*, pl. 1, fig. 1 et 3, etc. (1838).

(3) Op. cit., p. 149.

(4) Itard en a douté toute sa vie.

(5) Kramer (*Traité des maladies de l'oreille*, Paris, 1848, p. 220) ne l'admet pas davantage. M. Ménière (p. 220). Il ne reste que l'auteur.

(6) La portion osseuse ou interne n'a qu'un quart de ligne de diamètre.

prendre connaissance des découvertes et des perfectionnements de ce médecin, ont montré une extrême indulgence dans l'appréciation de ses travaux.

Ainsi, à l'occasion d'Honoré Trézel, à qui M. Deleau se vantait d'avoir rendu l'ouïe et la parole (1), deux rapporteurs, MM. Pelletan et Percy, ont déclaré qu'ils ne doutaient pas que M. Deleau ne pût introduire dans la trompe d'Eustache, des fragments d'éponge préparée, et cependant ils n'ont pas été témoins de ce fait impossible (2).

Un autre savant, qui ne s'est pas montré plus exigeant que les précédents, Savart, dans un autre rapport, assure qu'il comprend très-bien comment l'air poussé avec force dans la trompe, écarte les parois de ce conduit, le dilate et guérit un rétrécissement (3). Il suffit, cependant, du plus simple examen pour démontrer que cela ne peut pas être. — L'air insufflé dans la trompe pénètre dans la caisse, laquelle n'en contient que fort peu ; puis cet air revient par la trompe et s'échappe au sommet du pharynx ; par conséquent, il ne peut avoir la force de dilater un canal, d'où il sort si facilement. Si l'obstacle situé dans la trompe est un peu résistant, l'air rétrograde, passe entre la sonde et les parois de la trompe et il ne peut avoir aucune action sensible sur le rétrécissement du canal, lors même que celui-ci ne dépend que du gonflement de la membrane muqueuse qui le tapisse. »

Tel est le jugement de W. Kramer, sur la dilatation de la portion interne de la trompe avec des bougies, dont la plus fine est de 4 à 6 fois plus grosse que le diamètre normal de la portion intratympanique de la trompe d'Eustache. — Kramer se refuse également à admettre, malgré l'opinion contraire de Savart, la possibilité de faire pénétrer dans le même canal des morceaux d'éponge préparée ou de le dilater par la douche d'air.

L'opinion de Kramer est certainement d'un grand poids; mais à la rigueur contestable comme toutes les opinions scientifiques.

Toutefois, il est un argument sans réplique, et celui-là nous est fourni par l'anatomie. — Si après avoir fait une coupe de l'oreille

(1) Nous verrons tout à l'heure, ce qu'il faut penser de ce succès si pompeusement annoncé.

(2) Premier rapport à l'Institut ; signé Pelletan, Percy.

(3) Quatrième rapport à l'Institut ; signé Magendie, Savart.

moyenne, et fendu la trompe dans toute sa longueur (1), on prend bien exactement, avec un compas, la mesure du diamètre transversal de la portion interne du canal d'Eustache : on trouve un quart de ligne, soit un demi-millimètre avec une fraction, si minime, qu'on peut la négliger. — Or, comment supposer qu'une sonde d'une ligne à une ligne et demie, soit de 2 à 3 mill., dont M. Deleau nous a lui-même donné les dimensions, puisse passer dans un tube osseux qui n'offre qu'un quart de ligne, ou 2 à 3 millim.

Ainsi : la sonde a une ligne ou une ligne et demie (2 ou 3 millimètres), la portion intra-tympanique de la trompe un quart de ligne (un demi-millimètre). C'est absolument comme si un accoucheur prétendait faire passer un enfant à terme, dans un bassin dont le plus grand diamètre n'aurait que 2 à 3 centimètres.

De toute cette discussion mathématique, nous pouvons donc conclure : que M. Deleau est tombé là dans une erreur regrettable, ce qu'il fallait démontrer.

L'observation que j'ai citée plus haut n'est pas unique : la suivante est identique (2).

On en trouve encore de pareilles dans un autre mémoire (3). — On trouve à la page 77 de ce travail, le titre suivant :

8e Observation. — *Rétrécissement et obstruction du centre de la trompe d'Eustache.*

Suivent les observations que je ne choisirai pas, prenons comme exemples les premières :

Léonard (François), âgé de dix-huit ans, était sourd depuis deux mois, sans avoir éprouvé aucune douleur d'oreille, quoiqu'il attribuât son infirmité à l'impression du froid.

Pendant le premier mois de la cophose, il fut aussi affecté d'un bruit qui ressemblait à un grand vent qui souffle dans le feuillage; cette dernière incommodité disparut, mais l'ouïe ne revint pas.

Un médecin avait prescrit des lotions d'eau de Cologne, des huiles de lis, des vésicatoires ; le tout sans succès.

En soufflant la bouche et le nez clos, Léonard disait ressentir une

(1) V. *Recherches pratiques*, publiées dans le *Moniteur des Hôpitaux*, 1853.

(2) Deleau, loc. cit., p. 25.

(3) Extrait du recueil d'observations d'un ouvrage inédit, p. 77 et suiv.

pression sur la membrane du tympan. Il se trompait évidemment, puisque deux ou trois douches d'air rétablirent complétement l'ouïe.

Voici la première. — N'est-elle pas vraiment démonstrative ?

Passons à l'observation suivante :

9e Observation. — Féré (Paul), âgé de treize ans, avait eu dans sa plus tendre enfance, à un bras, plusieurs dépôts lymphatiques qui avaient nécessité l'application d'un cautère : cet exutoire n'avait pas empêché ce jeune homme d'être, à plusieurs reprises, atteint d'angines et d'une surdité qui datait de cinq à six ans ; — cette infirmité diminuait quand il s'opérait des bruits dans les oreilles, que Féré nommait *claquements*. C'était toujours par le beau temps que le mieux se manifestait.

Une douche dans chaque oreille rétablit complétement l'ouïe.

N'est-ce pas là encore un modèle d'observation sérieuse ? — Cependant on ne peut réellement s'empêcher de rechercher : 1° le diagnostic. — Car, enfin, un rétrécissement avec obstruction de la trompe me semble bien digne d'un diagnostic consciencieux. — On ne le trouve pas. — 2° On se demande aussi la distance à laquelle le malade entendait avant le traitement ; ou en d'autres termes, le degré de surdité ? — Pas de réponse. — 3° Si ce premier point eût été établi, on y trouverait une mesure pour juger par comparaison le bénéfice dû au traitement. — Même silence. — 4° On nous dit : Seulement qu'une douche rétablit complétement l'ouïe. — Or, pour obtenir ce rétablissement de l'ouïe, il fallait guérir un rétrécissement de la trompe : et cet heureux résultat a été obtenu dans une seule séance, par une douche d'air.

Il est vrai que le diagnostic laisse tout à désirer, ce qui, en résumé, doit rendre les succès plus faciles.

Les observations suivantes sont dans le même sens, et comme les mêmes remarques leur sont applicables : — je n'insisterai pas davantage sur ce point. — Mais je dirai un mot seulement des nombreux mémoires de M. Deleau, considérés d'un point de vue général.

On y trouve : 1° Quelques observations de la valeur de celles que j'ai rapportées textuellement. 2° Une quantité de lettres des malades à leur cher docteur, signées : Baronne Devaux, etc. ;

et de consultations, etc. 3° Une autre partie est consacrée à une polémique violente, contre Itard. 4° Le tout est terminé ou précédé par un procès-verbal extrait des registres de l'Académie des Sciences, et dans lesquels on lit : Que M. Deleau guérit les sourds-muets, en introduisant : 1° une sonde dans la cavité du tympan ; 2° des morceaux d'éponge préparée, dans les trompes rétrécies, 3° en leur donnant des douches d'air.

A coup sûr voilà des mémoires destinés à l'avancement de la science ; qu'en pensez-vous ?

Nous savons maintenant que les sondes, même les plus fines, ne peuvent parcourir la trompe d'Eustache dans toute son étendue. Mais il nous reste à résoudre la question suivante, qui divise encore les auteurs, à savoir quelles sondes il faut choisir pour exécuter cette opération.

Les sondes inflexibles ou métalliques ; — ou bien celles en gomme flexible, armées d'un mandrin ? celles d'un petit ou d'un gros calibre ?

Sans entrer dans une discussion qui nous entraînerait trop loin, je dirai que les sondes en argent paraissent aujourd'hui rendre le plus de services aux chirurgiens, et être l'objet de leur préférence.

En Angleterre, Wylde nous apprend qu'on emploie constamment la sonde d'argent, d'un gros calibre et d'une petite courbure.

Kramer, en Allemagne, se sert également d'une sonde d'argent, de dimension moyenne.

En France, les opinions sont encore divisées : Itard a figuré une sonde métallique, — qu'il employait. — Je l'ai également adoptée d'une manière générale. Cependant MM. Valleroux et Deleau pratiquent toujours le cathétérisme avec la sonde en gomme, armée d'un mandrin.

Kramer (1) a pris la peine de disserter longuement sur cette question, et de motiver longuement le choix qu'il avait fait de la sonde métallique.

L'expérience et une grande pratique seules peuvent apprendre dans quel cas l'une doit être substituée à l'autre : elles peuvent toutes deux rendre de grands services, dans des cas déterminés et qu'on ne peut résoudre à l'avance.

(1) Op. cit.

Comme on a pu le voir précédemment, la sonde n'est pas seulement un moyen de diagnostic, c'est encore un agent thérapeutique, puisqu'elle sert à faire passer des injections simples, ou médicamenteuses, des douches d'air chargé des mêmes principes, etc. Le cathétérisme des trompes, est donc une des opérations les plus utiles, incontestablement, de la chirurgie aurale : et aujourd'hui nous avons réellement peine à concevoir comment, dans les premières années de notre siècle, J. H. Curtis, a pu acquérir une si grande renommée, lui qui ne connaissait pas l'art de sonder les conduits gutturaux de l'oreille (1). Mais comment pouvoir constater positivement les lésions du labyrinthe ?

Sur le vivant, les signes anatomiques font complétement défaut ; puisque cette portion, profondément située dans un réceptacle osseux, se dérobe à la vue et aux divers moyens d'exploration. — Ici, nous ne pouvons arriver au diagnostic, qu'en employant la méthode dite par exclusion et surtout en interrogeant avec soin les signes physiologiques, dans leur ensemble, la marche de la maladie, sa durée, les causes présumées ou certaines, etc.

Du reste, comme je l'ai dit ailleurs (2), c'est là une imperfection inhérente à la structure même de l'organe, qui ne permet qu'une exploration fort incomplète.

Et malheureusement l'appareil de l'audition ne possède pas à lui seul ce triste privilége.

CHAPITRE V

THÉRAPEUTIQUE GÉNÉRALE DES MALADIES DE L'APPAREIL AUDITIF.

La thérapeutique des maladies de l'appareil auditif comprend deux sortes de moyens qui constituent : A, la médication générale ; B, la médication locale.

(1) *A treatise on the physiol. and diseases of the ear*, by John Harrisson Curtis, 1817.

(2) *Archives gén. de méd.* Janvier, juin 1855.

A. — Médication générale.

La médication générale comprend :

1° Les saignées locales et générales;

2° Les médicaments, dits altérants;

3° Les purgatifs;

4° Les vomitifs;

5° Les sudorifiques;

6° Les spécifiques;

7° Les eaux minérales.

1° *Saignées.* — Les saignées locales, par les ventouses ou les sangsues, sont d'un fréquent usage dans les maladies aiguës et franchement inflammatoires de l'appareil auditif. Ainsi, nous les conseillons au début des inflammations catarrhales et phlegmoneuses du méat, et nous avons alors plus spécialement recours aux sangsues appliquées en nombre variable, selon l'intensité de l'inflammation. Quand une seule oreille est affectée, trois ou quatre sangsues suffisent chez les enfants; six ou huit chez les adultes.

Une remarque importante doit être faite ici : les sangsues doivent être appliquées l'une après l'autre, de manière à obtenir un écoulement continu de sang pendant plusieurs heures.

Le lieu d'élection où elles doivent être appliquées est celui qu'affecte plus spécialement la douleur. Ainsi, dans les phlegmasies du conduit auditif et du tympan, c'est la petite région qui avoisine le tragus ou la partie supérieure de l'hélix. Dans les inflammations de la caisse, c'est à la base de l'apophyse mastoïde ou à l'orifice de la narine correspondante. Dans les phlegmasies labyrinthiques, au contraire, nous donnons la préférence aux ventouses scarifiées; et, dans ce cas, elles doivent être appliquées à la racine du col, à la nuque et sur les côtés de la région mastoïdienne. Mais pour obtenir une amélioration durable et même la guérison, les ventouses doivent être appliquées pendant un temps assez long : tous les deux jours, au commencement du traitement, puis une fois par semaine, tous les quinze jours, ensuite tous les mois.

Quelques-unes de nos observations montreront que, chez certains sujets, il a fallu en continuer l'emploi avec persévérance pendant trois et six mois. Chez les vieillards hémorrhoïdaires, les sangsues seront appliquées à l'anus, concurremment avec les ventouses, aux environs de l'oreille. Chez les jeunes filles, à l'époque de la puberté, et chez les femmes, à l'époque de la ménopause, c'est à la vulve et à la partie supérieure des cuisses qu'on devra les placer de préférence.

Je dois parler ici d'un moyen qui ne saurait trouver sa place ailleurs. Il s'agit de la compression de l'artère carotide et de l'artère mastoïdienne. Dans certains cas de bourdonnements continuels et fort incommodes, je suis parvenu à les suspendre momentanément par la compression de la carotide correspondante.

M. Rayer, dans des cas semblables, est arrivé au même résultat par la compression de l'artère mastoïdienne.

J'ai essayé également la compression de cette dernière, mais sans résultat notable. Si cependant l'avenir en décidait autrement, il y aurait à songer à remplacer la compression temporaire de la mastoïdienne par la ligature de ce même vaisseau.

Quant aux saignées générales, elles ne m'ont paru être utiles que dans deux cas : dans les inflammations aiguës avec symptômes réactionnels très-prononcés et dans les surdités appelées nerveuses, qui s'accompagnent de céphalalgie intense, de vertiges ou de bouillonnements dans l'intérieur de l'oreille ou de la partie de l'encéphale correspondante. Je donne, en général, la préférence à la saignée du bras ; cependant la saignée de la jugulaire paraît avoir bien réussi à Itard.

2° *Médication altérante.* — Par médicaments altérants, nous entendons ceux qui déterminent des changements dans les solides et les fluides vivants de l'économie, sans provoquer aucune évacuation remarquable des humeurs. En première ligne, nous trouvons l'iode et ses dérivés.

J'ai démontré, en traitant de l'étiologie en général, au chapitre IV, qu'après le tempérament sanguin chez les sourds, le tempérament lymphatique se rencontrait le plus fréquemment, et cette démonstration est fournie par nos observations. Depuis longtemps aussi, on a démontré que pour modifier heureusement les constitutions lymphatique et strumeuse, les préparations iodurées jouissaient d'une heureuse influence. Or, des phlegmasies chroniques, entées sur une constitution lymphatique, sont les causes qui viennent le plus souvent mettre en échec la médication locale la mieux dirigée.

Nous avons donc pensé que l'appareil de l'audition étant soumis aux mêmes lois ou influences pathologiques que celles qui régissent les autres appareils, on devait employer, dans le traitement de ses maladies, les principes généraux qui dominent la pathologie tout entière. En conséquence, et malgré l'opinion contraire de Kramer, nous avons constamment soumis nos malades à un traitement général en même temps qu'à un traitement local.

Parmi les préparations que l'iode fournit à la matière médicale, deux nous ont paru mériter la préférence : l'iodure de potassium et la teinture alcoolique d'iode. Nos observations et nos résumés statistiques renferment sur ce point, et relativement aux doses de la préparation, à son mode d'administration, au temps pendant lequel on la doit continuer, tout ce qu'il faut savoir et nous y renvoyons le lecteur.

Comme adjuvant des préparations iodurées, j'ai souvent employé les feuilles de saponaire en infusion, en décoction ou en macération ; les racines amères de patience, de gentiane, de quassia amara, prises seules ou avec le sirop de trèfle d'eau (*menianthes trif.*), de quinquina antiscorbutique.

L'huile de foie de morue nous a également rendu des services quand les préparations iodurées ne pouvaient être supportées par les malades, et, dans ce cas, le sirop d'iodure de fer a été prescrit avec succès.

3° *Purgatifs.* — Les purgatifs auxquels je donne la préférence, dans le traitement des maladies de l'oreille, sont :

Le calomel, la scammonée, l'aloës, la rhubarbe, le soufre doré. Ces différentes substances ont été administrées seules ou mélangées ensemble, selon les indications. Ainsi, dans les inflammations aiguës de l'appareil auditif, le calomel, administré à doses fractionnées, d'après la méthode de Law, a produit des résultats très-satisfaisants. Souvent nous l'avons uni à la scammonée, principalement chez les individus à constitution lymphatique et chez lesquels les phlegmasies, dès le début, prennent un certain caractère de chronicité.

Dans ce cas, le proto-chlorure de mercure agissait comme antiphlogistique, et quand il était administré avec la scammonée, nous avons remarqué, indépendamment de l'effet purgatif, une tendance très-prononcée à la diaphorèse. C'est ainsi que chez certains malades affectés de vieilles phlegmasies labyrinthiques et depuis longtemps en proie à une céphalée opiniâtre, nous avons vu, sous l'influence des prises précédentes, les maux de tête disparaître en même temps qu'on voyait les sueurs se rétablir.

L'aloës a toujours été réservé pour les sujets bilieux, hémorrhoïdaires des deux sexes, et chez les femmes, lorsqu'on voulait exciter le flux menstruel, quand les préparations d'iode n'avaient pas réussi. La rhubarbe et le soufre doré, au contraire, ont été donnés chez les enfants à chairs molles, et quand il était utile d'exciter les fonctions digestives et la nutrition, tout en obtenant un léger effet purgatif.

Les sels neutres : sulfate de soude, de magnésie, le citrate de la même base n'ont été donnés que pour remplir certaines indications du moment, par exemple, quand il y avait embarras ou état saburral des premières voies. Cette complication nous a paru très-commune dans les affections catarrhales de la trompe d'Eustache et de la caisse.

4° *Vomitifs.* — C'est également dans ces cas que le tartre stibié seul, ou mélangé aux sels neutres, a été employé avec avantage. En un mot, la médication vomitive n'a été mise en usage que dans les cas où une complication dyspeptique ou saburrale se montrait au début ou dans le cours d'une des maladies que je désignais à l'instant.

5° *Sudorifiques.* — Les sudorifiques n'ont jamais été employés seuls, mais concurremment avec les autres moyens généraux, et c'est sous forme de tisane, de bains, de douches, que nous les avons conseillés et leur utilité nous paraît digne d'être mentionnée dans les affections catarrhales ou rhumatoïdes de l'appareil auditif.

Les préparations auxquelles nous avons donné la préférence sont les plus simples et les moins gênantes pour les malades, par exemple : les infusions chaudes de saponaire, de lierre terrestre, de feuilles de tilleul ou d'oranger. J'ai déjà dit que la scammonée avait également produit la diaphorèse et dans des cas bien déterminés, au grand soulagement du malade.

6° *Spécifiques.* — Les affections syphilitiques de l'appareil auditif ne sont pas communes : cependant nous avons rencontré plusieurs exemples bien évidents de surdités causées par l'action du virus syphilitique sur les membranes et les os qui entrent dans la structure de cet organe compliqué. Dans ces cas, le mercure et ses composés ont toujours été employés avec un égal succès.

7° *Eaux minérales.* — Les eaux minérales nous ont rendu de véritables services dans la guérison ou l'amélioration d'un grand nombre de cophoses. Ainsi dans les otites strumeuses, nous avons souvent conseillé, avec succès, les eaux de Bonnes, de Bussang ; dans les otites typhoïdes, la surdité nerveuse, rumatoïde, les eaux minérales de Balaruc ont puissamment contribué au rétablissement des fonctions auditives. Je suis également convaincu que chez les goutteux, devenus sourds à la suite d'un ou plusieurs accès les eaux de Vichy, de Néris, de Contrexeville, jouiraient d'une influence non moins heureuse. Pour les surdités liées à un état dyspeptique les eaux de Plombières, de Pullna, de Sedlitz nous ont paru favorables. Enfin, dans les cas de flux d'oreille invétérés, de catarrhe chronique, le malade doit aller terminer sa cure, soit à Aix-la-Chapelle, soit aux eaux des Pyrénées.

Nous réservons les eaux d'Ems, de Spa pour les malades chez lesquels la diminution de l'ouïe, sans lésion organique d'ailleurs appréciable, aurait coïncidé avec des troubles plus ou moins notables dans la menstruation chez la femme ou un affaiblissement des organes génitaux dans le sexe opposé.

Du reste, ces différentes indications variant selon les individus, nous ne pouvons ici tracer que d'une manière générale les principes qui doivent diriger le praticien dans leur application. Nous renvoyons donc aux observations.

B. — Médication locale.

Les moyens locaux sont nombreux. Nous suivrons, dans leur exposition, l'ordre adopté par M. H. Valleroux, en y apportant seulement quelques modifications.

Les moyens locaux consistent en :

1° Injections et fumigations dans l'oreille moyenne ;

2° Le cathétérisme des trompes d'Eustache, avec douches d'air simple ou médicamenteux;

3° La térébration de l'apophyse mastoïde;

4° La perforation du tympan;

5° La résection et la cautérisation des amygdales;

6° Les gargarismes, les sternutatoires;

7° Les vésicatoires, sétons, cautères, potentiels actuels;

8° L'électricité.

1°. Les *injections* et les *fumigations* de diverses natures sont prescrites, chaque jour, soit pour débarrasser simplement le conduit auditif externe des corps étrangers, soit pour y porter des agents curatifs de diverses sortes. On ne doit pas omettre, chaque fois que l'on pratique les premières, d'essuyer avec soin le conduit pour prévenir le refroidissement qui résulte de l'évaporation du liquide injecté. Il convient aussi de bien prendre garde à la température de la vapeur que l'on introduit dans le même canal. Cette température doit être douce, halitueuse, sans déterminer aucun sentiment de brûlure.

Nous avons fréquemment employé les fumigations, tantôt avec l'eau de sureau, les vapeurs de benjoin, de Tolu, de myrrhe, ou l'eau tiède simple; les premières dans les inflammations catarrhales sub-aiguës ou chroniques de l'oreille externe ou moyenne; les secondes, dans les inflammations franchement aiguës des mêmes organes et fréquemment aussi dans ces vieilles surdités nerveuses, que l'anatomie pathologique nous a montrées exister le plus souvent avec une grande sécheresse des cavités labyrinthiques.

L'oreille moyenne ne communique avec l'extérieur, dans l'état normal, que par un conduit ouvert dans la gorge; mais à l'état morbide la communication peut avoir lieu par deux autres voies, savoir: à travers l'apophyse mastoïde et à travers une rupture de la membrane du tympan. Riolan décrit de la manière suivante la première de ces communications: « On voit, joignant le tam-« bour, du côté d'en haut, un petit trou fort étroit, mais qui, « s'élargissant peu à peu, forme une cavité fort ample, et toute « pleine de petites fosses semblables aux logettes des abeilles. « Cette cavité est renfermée dans l'étendue des procès mamil-« laires. Vésale en fait comparaison avec une mine d'une grande « étendue, parce qu'elle est pleine d'une grande quantité d'air. Il « arrive, lorsque cet air qui doit toujours être calme et en repos,

« est agité dans l'oreille par les secousses d'un vent nouveau, que « les oreilles sifflent continuellement. » Dans un autre travail, le même auteur (1) s'adresse la question suivante : « Mais, quel « moyen de donner issue à un vent si importun ? Certes il n'y en « a point, si ce n'est l'application du trépan sur l'apophyse « mastoïde. » Plus tard, Duverney parle (2) d'abcès de l'oreille se faisant jour par la région mastoïdienne, et il cite la pratique de Deymier, qui les dilatait avec de l'éponge préparée. Hermann, de son côté, rapporte l'exemple d'un abcès dont le pus s'écoulait par la gorge, chaque fois que l'ouverture mastoïdienne se trouvait oblitérée ; et J.-L. Petit, Morand, Martin, etc., rendent compte de faits analogues.

2° Ces observations répétées devaient naturellement conduire à proposer la *perforation* artificielle des cellules mastoïdiennes. Jasser, en effet, pratiqua bientôt cette opération pour guérir une simple surdité : Fiedlitz et Læfler imitèrent cet exemple, et ce dernier auteur ajouta à l'incision les injections détersives. Mais, au moment où la perforation mastoïdienne tendait à passer dans la pratique chirurgicale, on apprit tout à coup que le docteur Bergier, médecin du roi de Danemark, venait de succomber à cette opération pratiquée par Callisen et Kœlpin. Cependant cet échec n'arrêta ni Trost, ni Arnemann, et, de nos jours même, Dezeimeris (3) la considère comme une ressource précieuse qu'on a tort de ne pas mettre plus souvent à profit.

3° Les abcès de la caisse se vident plus souvent encore à travers la membrane du tympan que par toute autre voie, et l'on ne tarde pas à reconnaître que plusieurs des malades qui avaient éprouvé cet accident recouvraient un certain degré d'audition. Flemp, le premier, annonça positivement ce fait ; et Riolan publia, peu de temps après, l'observation d'un sourd-muet qui s'était guéri en s'enfonçant un cure-dents dans l'oreille, à travers la cloison. Ces observations étaient bien propres à encourager les chirurgiens, et bientôt, en effet, Callisen pratiqua la *perforation de la membrane du tympan* sur un condamné.

L'opération ne réussit pas ; mais l'impulsion était donnée, et bientôt d'autres praticiens imitèrent le chirurgien danois. Nous

(1) Voyez *Manuel anatomique*, l. IV, ch. IV.

(2) Voyez *Traité de l'organe de l'ouïe*. Paris, 1683, p. 184.

(3) Voyez *Journal l'Expérience*. Paris, 1838, p. 497 et 513.

ne chercherons pas à énumérer les divers instruments et les procédés opératoires qui ont été tour à tour préconisés pour perforer la membrane du tympan. Cette dissertation serait déplacée ici. Mais ce que nous devons étudier, c'est la valeur réelle de cette opération et de la précédente, pratiquée dans le but de guérir la surdité.

On ne doit pas perdre de vue que la perforation des cellules mastoïdiennes, non plus que celle de la membrane du tympan, ne peut servir que dans deux cas. Quand l'ouïe est abolie par la présence d'un liquide qui remplit l'oreille moyenne et les cellules mastoïdiennes, l'ouverture pratiquée à l'apophyse sert d'émonctoire au pus, et favorise le retour de l'audition. La perforation de la membrane du tympan remplit encore le même office. La dysécée due à l'absence d'air dans les cavités de l'oreille moyenne peut aussi être améliorée par la perforation des cellules mastoïdiennes ou par celle de la membrane. Mais ces deux opérations demeurent sans influence aucune sur toutes les autres espèces de cophoses; et, dans les deux cas même où elles peuvent réussir, on doit encore, à peu près constamment, leur préférer d'autres moyens que nous avons fait connaître : le cathétérisme de la trompe d'Eustache, par exemple. Du reste, je me suis suffisamment expliqué, chapitre X, en parlant des maladies de la membrane du tympan, sur la valeur réelle de la perforation de cette cloison, mise en usage dans les cas de cophose rebelle et invétérée. Les résultats qu'elle a donnés dans ces circonstances sont peu encourageants; il n'y a réellement lieu de songer à la mettre en pratique, ainsi que je l'ai démontré au chapitre des Otites, que dans les cas où une collection de liquide muqueux, purulent ou sanguin exige impérieusement l'intervention du chirurgien.

4° Le *cathétérisme de la trompe d'Eustache* fut, comme nous l'avons dit, pratiqué pour la première fois par un homme étranger à l'art de guérir. Abandonné quelque temps après, puis étudié de nouveau au commencement de ce siècle, il a été enfin définitivement introduit dans la pratique chirurgicale par les efforts de Saissy, d'Itard, du docteur Deleau, etc. Comme les opérations précédentes, celle-ci a pour résultat de donner issue aux liquides épanchés dans l'oreille moyenne, et de faciliter l'entrée de l'air dans cette cavité. Mais elle a sur les deux autres un avantage aussi incontestable que l'est celui du cathétérisme de l'urètre sur la ponction de la vessie. Le cathétérisme, dans ces deux cas, rouvre aux liquides la voie normale momentanément oblitérée; et, outre qu'il remédie aussi bien que la ponction à un accident actuel, il prévient encore les dangers ultérieurs. On sait, en effet, que la libre ouverture des trompes d'Eustache est nécessaire aux fonctions de l'ouïe, puisque c'est par cette voie que s'écoulent les liquides de la caisse, et que cette cavité est mise en rapport avec l'air extérieur. La perforation des cellules mastoïdiennes n'est pas sans gravité, comme nous l'avons dit; et, quand elle est pratiquée pour renouveler l'air de l'oreille moyenne, il faut nécessairement entretenir, avec les plus grandes peines, l'infirmité toujours désagréable d'une fistule. La perforation de la membrane du tympan présente de son côté de graves inconvénients, des dangers même, et quand elle persiste, elle est constamment suivie d'une diminution notable de l'ouïe, et d'une suppuration de la caisse difficile à guérir.

Quand on pratique le cathétérisme des trompes d'Eustache comme simple moyen de dilatation, il convient de commencer par des bougies très-fines, d'en augmenter graduellement le volume, et de les maintenir chaque jour plus longtemps en place. Il nous est arrivé plusieurs fois, dans des cas de coarctation considérable du conduit, d'y laisser des sondes engagées pendant une ou deux heures, sans qu'il en soit résulté d'inconvénients.

5° La *cautérisation de la trompe d'Eustache* est quelquefois utile dans certains cas d'engorgement chronique. Les divers instruments conseillés jusqu'ici pour cet objet nous ont paru grossiers et d'un emploi fort difficile. Après de nombreux essais pour en trouver de meilleurs, nous nous sommes arrêté à un porte-caustique en tout point semblable à celui de M. Lallemand, sauf la longueur et le volume qui sont proportionnés à l'étendue et au calibre du canal que l'instrument doit parcourir.

6° On ne s'est pas contenté de pratiquer les opérations que nous avons indiquées dans nos deux premiers paragraphes, pour donner jour aux abcès, ou pour permettre l'entrée de l'air dans les cavités de l'oreille; on a encore poussé, par ces voies, des *injections* de plusieurs sortes, et l'on a introduit des corps dilatants pour désobstruer la trompe oblitérée.

Ceux-ci sont des bourdonnets, des tentes de charpie, des mèches, des bougies de plomb, etc. Les injections ont été tour à tour composées d'eau simple ou chargée de principes médicamenteux. Itard pratiquait des douches sulfureuses par les trompes d'Eustache ou à travers la membrane du tympan spontanément ou artificiellement perforée. Mais pour certains auteurs l'introduction de corps solides et de substances liquides dans les cavités de l'oreille présente l'inconvénient de mettre les tissus délicats qui la revêtent en contact avec des corps irritants.

D'après eux, la présence de corps étrangers dans les cellules mastoïdiennes y détermine une douleur qui, souvent, se propage dans toute l'étendue de l'organe, et donne lieu à des phlegmasies très-dangereuses. Les injections liquides, poussées par la même voie ou par celle de la membrane du tympan, provoquent souvent des vertiges, des syncopes, ou même des accidents plus graves encore.

Ces opinions sont erronées, et les observations d'Itard en sont la preuve.

Il en est de même des injections iodées et de potasse caustique par la trompe, qui nous ont procuré des succès inespérés dans certains cas de cophose rebelle et invétérée.

Pour éviter les inconvénients et les dangers que nous venons d'indiquer, et conserver en même temps les avantages de la médication directe de l'oreille moyenne, Herpold, chirurgien de Copenhague, proposa, en 1792, de substituer l'air aux liquides dans les injections mastoïdiennes. « C'est, dit-il, le « fluide le plus naturel pour la caisse du tambour, et il faut « agir avec autant d'énergie que tout autre fluide que ce soit. »

Les motifs apportés par Herpold à l'appui de la préférence qu'il accorde aux injections gazeuses sont très-logiques et justifiés par la pratique de chaque jour; mais la voie des cellules mastoïdiennes qu'il préfère est inacceptable. C'est par les trompes d'Eustache que les injections doivent être portées dans la caisse, comme nous croyons l'avoir démontré.

L'air simple que l'on prescrit en injections dans l'oreille moyenne n'est point par lui-même un médicament, et il ne peut pas plus guérir une maladie de cette cavité, que l'eau pure ne peut guérir une ophthalmie. Mais, de même que l'eau sert de véhicule aux substances médicamenteuses qui forment l'agent actif des collyres, de même l'air atmosphérique tient en suspension les médicaments destinés à guérir les maladies de l'oreille moyenne (benjoin, tolu, etc.).

On trouve, dans les thèses de Haller (page 7), l'idée première d'employer l'air médicamenteux contre la surdité. Un chirurgien conseille de faire inspirer aux sourds des vapeurs d'hydromel, ou d'autres substances, et de les engager à faire une forte expiration, la bouche et le nez étant fermés, pour forcer les gaz médicamenteux à entrer dans les caisses à travers les trompes d'Eustache. Tout ingénieux qu'il est, ce conseil est rarement applicable. Dans la plupart des maladies de la caisse, le calibre des trompes d'Eustache est rétréci, et l'effort expiratoire demeure insuffisant pour surmonter la résistance qu'elles opposent à l'entrée des gaz. Dans les cas de cette espèce, il faut recourir au cathétérisme pour préparer les voies aux douches.

Des considérations qui précèdent sur la médication directe de l'oreille moyenne, nous concluons avec M. H. Valleroux que des trois voies qui ont été conseillées pour pénétrer dans les cavités de cette partie, une seule est rationnelle et doit être suivie, celle des trompes d'Eustache. Il n'est pas moins évident que les substances gazeuses sont bien appropriées, par leur nature, à la sensibilité des tissus de l'oreille moyenne, et qu'elles doivent, par conséquent, être souvent préférées aux médicaments solides et liquides qui ont été conseillés dans les mêmes cas.

Les *injections gazeuses* qu'Itard et Kramer pratiquent dans l'oreille moyenne pour guérir la surdité nerveuse doivent nous occuper ici, puisque ce n'est que par l'intermédiaire des membranes des fenêtres ronde et ovale que les médicaments peuvent agir dans ce cas. Les vapeurs d'éther, conseillées par Itard et surtout par Kramer, ne nous ont pas aussi bien réussi qu'à ce dernier praticien, et nous avions prévu d'avance ce résultat, en étudiant avec soin l'action de ce diffusible dans les névroses de l'œil et dans celles des autres sens. Itard projetait l'éther sur une pelle rougie au feu, et dirigeait les vapeurs dans la caisse au moyen de tubes terminés par un cathéter. Le docteur Kramer blâme avec raison ce procédé qui décompose complétement l'éther, au lieu de le volatiliser. Quant à l'auteur, il obtient sa vaporisation en plongeant un flacon de ce liquide dans un bain-marie chauffé par une lampe.

7° Les *vésicatoires* derrière les oreilles et à la nuque sont d'un usage tellement général que nous ne voyons presque aucun sourd qui n'en porte les empreintes. Cependant, de tous les moyens employés contre les lésions de l'organe auditif, il n'en est peut-être aucun qui soit plus infidèle que cette *application banale des vésicatoires*. La vésication de la nuque est complétement inutile dans les engorgements et les autres affections de l'oreille moyenne, et elle est constamment nuisible dans les maladies de l'oreille interne, ainsi que le fait observer le docteur Kramer (1). Il n'y a qu'un seul cas où elle ait des avantages: c'est dans l'otorrhée purulente idiopathique, pour remplacer l'excrétion morbide du conduit auditif externe. Alors même on doit préférer l'emploi de la pommade stibiée, dont l'action est plus profonde et en même temps plus efficace.

8° Le *séton*, que l'on prescrit ordinairement lorsque l'inutilité des vésicatoires a été bien constatée, est appliqué à la nuque. L'activité de ce révulsif est plus puissante que celle des épispastiques, et l'on espère obtenir de son emploi un effet que le premier a été impuissant à produire; mais dans ce cas, ainsi que pour la vésication, on raisonne mal. Si l'on prescrit le séton à la nuque comme agent de dérivation directe des maladies de l'oreille moyenne ou de l'oreille interne, il est trop loin du mal; et si l'on espère obtenir la révulsion par voie sympathique, on a tort encore. Rien ne prouve jusqu'ici l'existence de sympathies actives entre la nuque et l'oreille, tandis que celle qui existe entre ce dernier organe et le larynx sont manifestes. C'est donc en agissant directement sur la gorge ou sur les côtés du cou que l'on peut opérer une révulsion favorable aux lésions profondes de l'organe auditif.

9° Le *cautère*, qui, comme le vésicatoire et le séton, rentre dans les prescriptions banales de la thérapeutique auriculaire, est souvent préféré à ce dernier, lorsqu'on espère qu'une révulsion peu énergique, mais continue, suffira pour surmonter la maladie. Mais, dans ce cas comme dans l'autre, le résultat

(1) Voyez Kramer, *Traité des maladies de l'oreille*, 1848, 1 vol. in-8 g., p. 52.

pratique vient affirmer les données de la théorie, et le sourd ne guérit pas.

10° Le *moxa* et le *cautère actuel* ont été souvent employés dans les mêmes cas où l'on conseille les vésicatoires, le cautère ou le séton. Les reproches que nous avons adressés à ces derniers moyens tombent de tout leur poids sur les premiers. Quant aux cautérisations mastoïdiennes et antiauriculaires, que l'on prescrit quelquefois dans la surdité nerveuse pour stimuler le nerf acoustique, nous avouons ne rien comprendre à cette médication ; nous l'accepterions cependant comme on accepte d'autres moyens empiriques, si nous apprenions que quelques guérisons ont été obtenues par son emploi. Mais l'expérience a démontré l'inutilité de ce révulsif, comme elle s'est chargée de prouver celle du séton à la nuque.

11° Si la révulsion cutanée des régions mastoïdienne et temporale est rarement utile, la *cautérisation directe* de la partie supérieure du pharynx est, au contraire, souvent indiquée, surtout dans les surdités catarrhales accompagnées d'angine chronique.

M. Bonnet, de Lyon, vante les vertus de l'azotate d'argent appliqué dans ces circonstances, soit à l'état solide, soit à l'état liquide très-concentré (1). Le docteur Pétrequin a publié presque en même temps, de son côté, un autre travail pour prouver les avantages de la poudre d'alun dans des cas analogues. Dans un mémoire présenté à l'Académie des sciences (2), le docteur Ducros conseille de cautériser la partie supérieure du pharynx et les pavillons des trompes d'Eustache avec la teinture d'ammoniaque et la gomme-laque, ou avec le nitrate acide de mercure. Ces cautérisations, qui, dans quelques cas, doivent être répétées jusqu'à quatre-vingt-dix et cent fois, ont pour objet, selon l'auteur, de détruire « la phlegmasie de ces membranes « qui déterminent l'atonie et la paralysie plus ou moins complète « des nerfs auditifs. » Si nous jugeons la valeur pratique de la cautérisation de M. Ducros, par les deux seuls exemples que nous en ayons vus, dit M. H. Valleroux, nous ne pouvons lui être favorable. Dans l'un de ces cas, le malade, ainsi traité par l'am-

(1) *Bulletin général de thérapeutique*, t. XIII, p. 177 et 206.

(2) Voyez *Comptes rendus des séances de l'Académie des sciences*, 8 novembre 1841, t. XIII, p. 930.

moniaque, éprouva une vive céphalalgie qui fut suivie d'un abcès de la caisse et d'une otorrhée qui dure encore. Dans l'autre cas, l'impression produite par le caustique fut si vive, que le malade perdit connaissance; et la cophose, momentanément dissipée, était plus intense que jamais dès le lendemain. » J'ai employé cette cautérisation plusieurs fois, sans amélioration aucune pour les malades, mais aussi sans accident. Quant à « l'atonie du nerf acoustique déterminée par la phlegmasie des « membranes muqueuses, » nous ne pouvons y voir qu'une erreur théorique de M. Ducros, qui ne devait pas ignorer que la membrane muqueuse qui tapisse l'oreille moyenne est aussi étrangère à l'oreille interne qui contient le nerf acoustique que la conjonctive l'est à la rétine.

La cautérisation du pharynx, dans les maladies de l'oreille moyenne, est, du reste, parfaitement rationnelle, et concorde, en tout point, avec ce que l'on sait de l'action des caustiques sur les membranes muqueuses. Sous l'influence de ces agents, un dégorgement favorable s'opère dans les tissus tuméfiés, et se continue, de proche en proche, jusqu'aux cavités de l'oreille moyenne.

12° Les *gargarismes* et les *sternutatoires* sont fréquemment employés dans le traitement des cophoses, pour modifier l'état des membranes pharyngo-laryngée et pituitaire. Les premiers sont, en général, de nature astringente, et l'alun en forme le principe actif le plus ordinaire. Les seconds sont des excitants *spéciaux* de la membrane pituitaire. Les poudres d'asarum, d'arnica, de bétoine, le calomélas, la poudre de Saint-Ange, etc., servent principalement pour cet objet.

13° L'*électricité* a été appliquée à la guérison des diverses névroses, presque aussitôt après sa découverte. Les mémoires de l'Académie des sciences, l'ancien journal de médecine, et tous les recueils scientifiques du dernier siècle, sont remplis d'observations concernant des paralysies du nerf auditif guéries par ce moyen.

Cavallo (1), par exemple, affirme que l'on peut guérir toutes les cophoses avec l'électricité; mais il se garde de le prouver. Lebouvyer-Desmortiers (2) croit avoir rendu l'ouïe à une sourde-

(1) *A compl. treat. on electricity*, t. II, p. 146.

(2) *Considérations sur les sourds-muets de naissance*. Paris, 1800, in-8.

muette en l'électrisant, et il constate, six mois après, qu'elle n'entend pas. Deux cas de guérison sont rapportés dans le journal d'Hufeland (1) ; mais ils ne sont pas suffisamment concluants : dans l'un, la surdité était récente, et, par conséquent, susceptible de guérison spontanée; dans l'autre, l'infirmité avait déjà plusieurs fois disparu d'elle-même.

A ces affirmations sur les vertus de l'électricité, nous devons d'abord opposer les dénégations de Haller (2), de Haën (3), et celles de l'abbé Nollet (4), qui tous assistèrent à un grand nombre d'expériences et furent à même d'en bien apprécier les résultats. On trouve encore de nombreux exemples d'insuccès dans la *Bibliothèque chirurgicale* de Richter, et même dans le journal de Hufeland.

Itard s'exprime ainsi à cet égard : « De nos jours, cette mé« thode de traitement a été abandonnée comme impuissante. Je « pourrais confirmer cette inefficacité du traitement électrique, « non-seulement par mes propres essais, mais encore en rap« portant divers traitements qu'avaient déjà subis plusieurs « personnes qui ont réclamé mes conseils. » J'ajouterai avec M. H. Valleroux que nous avons, comme cet auteur, donné nos soins à plusieurs personnes qui ont été inutilement traitées par l'électricité, et nous avons pu reconnaître que l'on s'était fort peu mis en peine de la nature et de l'espèce de dysécée dont elles étaient atteintes. L'agent inconnu, l'électricité, avait été dirigé chez elles contre le symptôme cophose résultant d'un état morbide indéterminé. On peut d'ailleurs, en consultant les mémoires de l'Académie des sciences, l'ancien journal de médecine, celui de physique, nos propres observations, etc., s'assurer que ce fut surtout entre les mains de physiciens et de personnes étrangères à la médecine que l'électricité produisit des merveilles.

(1) Hufeland, *Journal*, t. VII.
(2) Haller, *Opuscula pathologica*. Lausanne, 1755.
(3) De Haën, *Ratio medendi*.
(4) *Encyclopédie méthodique*, art. ÉLECTRICITÉ.

TROISIÈME PARTIE

MALADIES DE L'OREILLE EXTERNE

CHAPITRE PREMIER

MALADIES DU PAVILLON DE L'OREILLE.

Itard, qui n'attachait au pavillon de l'oreille qu'une médiocre importance, devait par conséquent négliger l'étude des maladies de cet organe.

Aussi la pathologie de cette première partie de l'oreille externe fut-elle entièrement omise par cet habile praticien, comme il l'avait fait, d'ailleurs, pour la partie physiologique de son histoire.

Néanmoins, l'importance bien reconnue actuellement du pavillon de l'oreille nous autorise à consacrer un chapitre à l'étude de ses affections.

Les maladies du pavillon n'altèrent l'audition qu'en changeant la forme de cet organe ; nous pouvons dès lors les classer toutes sous quatre chefs principaux :

1° Malformations du pavillon ;

2° Déformations du pavillon, à la suite de plaies, contusions, fractures, brûlures, congélations, ayant déterminé une perte de substance, et par suite une cicatrice vicieuse ;

3° Tumeurs ;

4° Inflammations.

§ 1. — Malformations du pavillon.

Ces malformations peuvent être congénitales ou acquises.

A. — Malformations congénitales.

Elles portent généralement sur le déplissement plus ou moins marqué du pavillon ; l'auricule se trouve comme étalée, aux dépens des divers replis et sinuosités dont le rôle est si important pour la marche des ondes sonores.

Rien n'est si commun que ces oreilles sur lesquelles l'hélix manque complétement, ou dans une étendue plus ou moins considérable, sur lesquelles l'antihélix faisant aussi défaut, les divers sillons qui séparent ces deux replis sont complétement effacés.

Mais une autre malformation que l'on a eu occasion d'observer, est celle qui consiste en l'absence totale du pavillon. Et, chose non moins étonnante, on a même rencontré plusieurs sujets qui présentaient des pavillons multiples pour le même con-

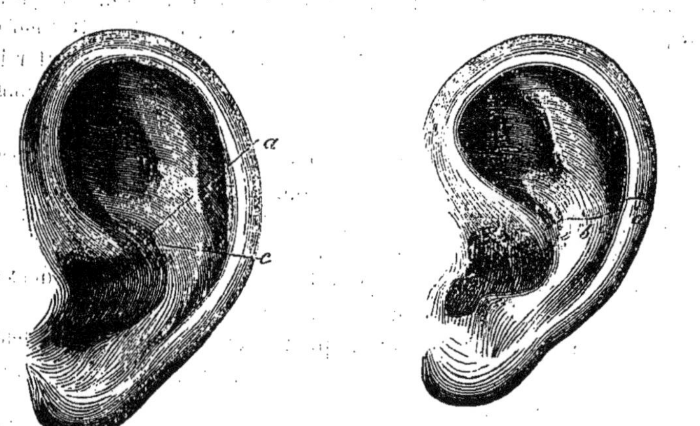

Fig. 14 et 15. — Malformation congénitale du pavillon de l'oreille, par excès de développement, corrigée par une opération, par di Martino, de Naples (1).

duit auditif externe. Dans un cas non moins curieux que je vais rapporter brièvement, les pavillons avaient des proportions si grandes qu'il en résultait une véritable difformité : voici le fait.

Les anomalies de l'oreille par excès du développement de son pavillon, quoique rares, ont été cependant signalées par les au-

(1) Observation communiquée par le docteur Anast. Guido.

teurs, mais, que je sache, il n'est pas dit qu'on ait pratiqué d'opération dans le but de corriger ces difformités.

L'observation suivante du docteur di Martino offre pour cela un certain intérêt.

10e Observation. — Il s'agit d'un jeune homme appartenant à une famille distinguée de Naples, qui portait un développement congénital très-considérable du pavillon des deux oreilles. Cette difformité jetait tant de désaccord dans les traits du visage que ce jeune homme en était vivement affecté, et c'est dans le but de la corriger qu'il s'adressa au docteur di Martino.

Celui-ci, après avoir tâché de dissuader le client d'une opération de pure complaisance et où la difformité, du reste, pouvait être masquée par l'allongement des cheveux, dut cependant céder à ses instances réitérées, et voici quel est le procédé qu'il a suivi :

La figure 14 représente l'anomalie. M. di Martino, après avoir tiré de sa main gauche sur le pavillon pour en effacer autant que possible les anfractuosités, a fait avec un coup de ciseau une incision AB oblique, de haut en bas, et qui va du bord libre du pavillon jusqu'au centre de la conque. Par une section semblable CB et éloignée extérieurement de la première d'un demi-pouce (1 centim.), il rejoint l'extrémité interne de celle-ci de manière à détacher un lambeau triangulaire ABC (fig. 14).

La résection faite, il a réuni les bords de la plaie par quatre points de suture entrecoupée. Cela fait, il a appliqué de petites compresses en dedans et en dehors du pavillon pour le matelasser et a fixé le tout avec un mouchoir ployé en cravate.

Le malade ne s'est pas ressenti de l'opération, et dès le deuxième jour il a repris ses occupations ordinaires.

Le cinquième jour on a ôté l'appareil et l'on a trouvé que toute la plaie s'était réunie par première intention. La cicatrice était presque linéaire. (Voy. fig. 15.)

Pareille opération a été pratiquée quelques jours après sur l'autre oreille, et a été couronnée du même succès.

Cette opération, quoique de pure complaisance, est justifiée par la difformité elle-même. A plus forte raison elle serait indiquée dans le cas où un développement excessif du pavillon altérerait la fonction auditive. — Dans le cas actue, l'audition ne paraît pas avoir été modifiée.

Dans le cas de malformation par défaut ou arrêt du développement, il faudrait chercher à pallier l'inconvénient qui en résulte, à l'aide d'instruments appropriés.

C'est ainsi que l'on se trouvera bien de l'emploi des divers cornets acoustiques disposés en forme de conque, ou même, si le cas le permet, on pourra avantageusement remplacer le pavillon naturel absent, par un de ces pavillons artificiels en caoutchouc dont l'industrie vient d'enrichir la thérapeutique. Dans le cas, au contraire, où un malade présenterait plusieurs pavillons, le chirurgien devrait intervenir pour restituer à l'organe sa forme primitive.

B. — Malformations acquises.

Ces malformations sont dues aux obstacles que l'on apporte souvent au libre développement du pavillon de l'oreille, chez les enfants.

La mauvaise habitude de couvrir à l'excès la tête de ces petits êtres, d'emprisonner leurs oreilles entre de véritables liens, s'oppose au libre accroissement de ces parties, et leur imprime bientôt une direction vicieuse. Le pavillon reste aplati et accolé sur la tempe, au lieu de former avec elle un angle légèrement ouvert en avant et dont la physiologie nous révèle la haute importance. Lorsque le pavillon reste accolé à la tempe, la perception des sons est notablement entravée, et il en résulte une infirmité d'autant plus fâcheuse que nous n'avons qu'un moyen mécanique à lui opposer. Suppléer par un petit cornet artificiel, le pavillon mal formé, si l'audition est assez gênée pour que le malade ait besoin de recourir à un tel moyen; voilà tout ce que peut l'art contre cette affection.

§ 2. — Déformations du pavillon.

Ces déformations sont le résultat des diverses maladies qui, en changeant la forme ou la structure de cet organe, nuisent à ses fonctions. Ces affections varient, du reste, beaucoup; elles sont physiques ou vitales; nous n'examinerons ici que les plus fréquentes, celles qui peuvent amener de la gêne dans l'audition, par suite des lésions organiques qu'elles laissent après elles.

1° *Plaies.* — Nous insisterons fort peu sur ces blessures; car elles présentent par elles-mêmes un intérêt fort médiocre. Aussi, nous occuperons-nous seulement de celles qui, déformant le pavillon, peuvent gêner ses fonctions. C'est ainsi que les plaies par instruments piquants sont presque insignifiantes; car elles entraînent bien rarement, je dirai même presque jamais, des accidents sérieux. Tous les jours, on voit les joailliers perforer impunément le lobule pour satisfaire les caprices que fait naître la mode. Et de plus ces plaies par instruments piquants n'entraînent, le plus souvent, aucune déformation. Le pronostic est donc peu grave, et l'art, généralement, n'a pas à s'en occuper.

Les plaies par instruments tranchants sont déjà plus importantes, non par l'hémorrhagie primitive qui, ordinairement, est insignifiante et peut facilement être arrêtée, mais par la déformation qui peut résulter d'une cicatrisation vicieuse de la plaie. Éviter cette déformation, voilà le but que doit se proposer le chirurgien. Aussi n'hésitera-t-on pas à réunir immédiatement les lambeaux; peu importe que l'on comprenne dans la suture le cartilage lui-même; nous savons qu'elle est erronée, cette opinion des anciens, qui ne voyaient que nerfs et substance nerveuse dans les tendons, ligaments, cartilages, etc., et tout ce qui, en général, a une apparence blanche.

Le chirurgien réunira donc les bords de la plaie, comme le conseille Leschevin, et malgré le sentiment contraire d'Ambroise Paré.

D'ailleurs, cette conduite est pleinement justifiée par les succès bien authentiques des chirurgiens qui ont vu des oreilles, détachées entièrement, reprendre leur vitalité et se greffer complétement, lorsqu'on avait soin de pratiquer la réunion des lambeaux.

Les deux faits suivants nous ont semblé dignes d'être rapportés.

Dans le courant du mois de décembre 1819, M. Percy communiqua le fait suivant à la Société de médecine :

11e Observation. — Un jeune soldat au 3e escadron de chasseurs, ayant eu la partie supérieure du pavillon emportée par un coup de sabre, apporta immédiatement son morceau d'oreille, enveloppé dans son mouchoir, au chirurgien de garde qui, après avoir arrêté l'hémorrhagie venant d'une artère divisée, remit le fragment en place et le maintint à l'aide de deux morceaux d'emplâtre agglutinatif et d'un bandage médiocrement serré.

Le blessé et les assistants n'approuvaient point ce parti et voulaient qu'on jetât la pièce séparée, comme une partie désormais inutile.

Le quatrième jour, l'oreille fut trouvée pâle, insensible, froide. L'appareil ayant été cependant laissé en place jusqu'au dixième jour le chirurgien trouva le pavillon recollé pafaitement et sans suppuration. (*Bulletin de la Faculté*, t. VI, p. 507.)

12e Observation. — Dans un autre fait, dû au docteur Manni, il s'agit d'une oreille tout entière, séparée par un coup de sabre et conservée dans la poche du blessé, qui ne la présenta au chirurgien qu'après plusieurs heures. Celui-ci l'ayant trouvée froide, un peu écrasée, la nettoya avec de l'eau alcoolisée, raviva les parties, les réunit et les maintint à l'aide de quatre points de suture, et d'un bandage convenable.

Huit jours après, le pavillon commençait à reprendre sa chaleur vitale. L'extrémité lobulaire se consolida la première. — Les autres points suppurèrent et des bourgeons charnus se développèrent sur le cartilage ; en un mois la guérison était complète. (*Archives générales de médecine*, 2e série, t. V, p. 300.)

Les plaies, coutures et les contusions sont plus graves que les plaies par instruments tranchants. La réunion immédiate, ici, n'est plus praticable : les bords de la plaie, mâchés ou plus ou moins mortifiés, doivent être éliminés en partie, avant que la cicatrisation puisse avoir lieu. Aussi la cicatrice est-elle, généralement, étendue, et par conséquent la forme et la structure du pavillon restent toujours assez modifiées pour entraver l'audition d'une manière fâcheuse.

2° *Contusions*. — Le pavillon de l'oreille peut être soumis à des contusions plus ou moins fortes ou répétées, dont les effets diffèrent suivant ces circonstances. Nous devons à M. le docteur Jarjavay des réflexions intéressantes sur ce sujet : dans les efforts auxquels se livrent les lutteurs, le pavillon de l'oreille se trouve souvent engagé, sous les bras de l'adversaire, ou pris entre les deux têtes fortement pressées l'une contre l'autre. Or, le résultat de ces froissements, c'est souvent le décollement de la peau, séparée du cartilage, dans une plus ou moins grande étendue et la formation d'une poche qui se remplit de sang. La répétition des pressions et des froissements qui s'opèrent ainsi, finit par déterminer une hypertrophie du tissu cellulaire sous-cutané : aussi les individus qui se livrent à ces exercices, se font-ils remarquer par le développement exagéré de leurs oreilles ; les téguments plus rouges, plus épais, ont perdu leur souplesse et forment une sorte de bourrelet, de dimensions si monstrueuses, dans certains cas, qu'ils entraînent le pavillon et le font retomber comme celui de certains animaux.

Lorsque ces contusions ont été répétées, il n'est pas rare de voir se former à la face externe du pavillon un *kyste sanguin*, auquel M. Jarjavay donne le nom d'hématocèle.

Ces kystes peuvent se produire dans deux conditions différentes : 1° chez les lutteurs ; 2° chez les aliénés.

Les kystes hématiques que l'on voit sur le pavillon des lutteurs, ont manifestement pour causes, les pressions fortes et répétées auxquelles l'oreille est exposée ; ces pressions décollent la peau, déchirent les vaisseaux et préparent la cavité accidentelle qui recevra plus tard la matière de l'épanchement. Celui-ci est formé par un mélange de sérosité claire ou sanguinolente, de sang et de caillots qui occupent le fond de la cavité. Dans un des cas observés par M. Jarjavay, la guérison fut obtenue en trois semaines par l'incision de la poche, qu'on tamponna ensuite avec de la charpie, de manière à provoquer la suppuration, la granulation et le recollement de ses parois. — Dans un autre cas, huit jours de traitement suffirent : six ponctions avaient été faites avec la lancette ; la première avait donné issue à du sang pur ; les suivantes fournirent de la sérosité, d'abord sanguinolente, puis trouble, limpide et de plus en plus rare.

§ 3. — Tumeurs du pavillon.

1° *Kystes.* — Nous traiterons successivement des kystes, tumeurs érectiles et fibreuses.

Les kystes séro-sanguins du pavillon sont assez communs chez les aliénés. M. le docteur Bird en a fait connaître six cas, M. Cossy trois autres, M. Belhomme un seul, et M. Merland quatorze, observés dans une seule année à l'asile de Charenton. Ces kystes ont pour siége habituel, chez les aliénés, la cavité de l'hélix, c'est-à-dire la surface externe du pavillon. Les deux oreilles peuvent être affectées simultanément, mais le plus souvent une seule est malade. On voit d'abord une tuméfaction diffuse de l'oreille qui devient en même temps rouge ou bleuâtre, chaude, luisante et parfois douloureuse. La tumeur remplit la conque dès le premier jour, selon M. Cossy ; après plusieurs jours seulement, si l'on en croit M. le docteur Bird : on dirait alors une moitié d'œuf appliquée sur la conque. Le conduit auditif se trouve ainsi fermé. Si l'on vient à palper la tumeur, une fluctuation obscure et quelquefois une légère crépitation se font sentir; et dans toute son étendue, la peau est comme ecchymosée. L'ouïe est intacte; l'état général est bon. Une ponction pratiquée au début chez les malades de M. Cossy, donna issue à un liquide sanguinolent, mêlé de caillots. M. Merland, de son côté, a trouvé trois fois le kyste rempli de sérosité sanguinolente et une fois de sérosité pure. La maladie abandonnée à elle-même, dans les six cas du docteur Bird, on remarqua les phénomènes suivants : Vers la quatrième semaine, la tumeur s'affaissa, perdit sa chaleur en même temps que la douleur disparut. La peau rougit, se fendilla et donna issue à une sérosité jaunâtre, mêlée de grumeaux de sang noir. Un peu plus tard, le pavillon fut complétement dégagé, mais la peau resta épaissie et même indurée : dans deux cas, la cicatrice se contracta de telle sorte que la confusion des éminences et des anfractuosités avait produit une véritable déformation de l'oreille. Cette déformation serait due, suivant M. Belhomme, à une hypertrophie du tissu cellulaire et du cartilage. MM. Cossy et Merland pensent, au contraire, qu'il y a formation d'un cartilage nouveau sur les parois du kyste.

L'étiologie de cette singulière affection n'est pas encore bien élucidée. Dans l'observation de M. Belhomme, le malade, assis dans un fauteuil à coussins latéraux, se frappait constamment les côtés de la tête. MM. Bird et Cossy n'ont rien vu de semblable. Cinq fois sur six M. Bird a noté une congestion vers la tête. M. Merland regarde cette affection comme le cachet des formes incurables qu'affecte l'aliénation mentale et comme liée intimement à la paralysie générale; aussi l'observe-t-on rarement chez les femmes, qui sont aussi moins exposées à la paralysie générale.

D'un autre côté, on observe souvent chez les aliénés un état cachectique, une tendance scorbutique même, liés à une émaciation générale très-prononcée, et l'on est conduit à se demander si cet état mauvais de la constitution ne suffirait pas à produire la lésion auriculaire que nous décrivions à l'instant.

Quant au traitement de ces kystes, les faits de M. Bird nous ont montré que la nature seule peut en opérer la guérison dans l'espace de un à deux mois; seulement il en résulte une déformation et une induration du pavillon. Les malades de M. Cossy ont été guéris en moins d'un mois par des ponctions successives et rapprochées : une compression méthodique aurait ici son utilité.

Les injections irritantes employées comme pour les autres kystes nous semblent aussi pouvoir être employées avec succès; le séton a déterminé des accidents graves (inflammation diffuse, abcès).

2° *Tumeurs érectiles.* — Les tumeurs érectiles de l'oreille ont été rencontrées sous les deux formes qu'elles affectent le plus souvent : la forme veineuse et la forme artérielle.

Les tumeurs érectiles veineuses se présentent à l'état de *macules bleuâtres,* d'un aspect livide, repoussant. Elles sont en général circonscrites.

Les tumeurs érectiles artérielles occupent une grande partie et même la totalité du pavillon : cet organe offre une teinte rougeâtre; il est augmenté de volume et la dilatation des rameaux artériels de l'oreille s'étend aux vaisseaux du voisinage. Dans une observation communiquée en 1853 aux Archives générales de médecine, par le docteur Mussey, nous lisons les détails suivants :

13e OBSERVATION. — Un jeune homme de dix-neuf ans portait plusieurs tumeurs pulsatives au pavillon de l'oreille gauche : ces tumeurs s'étant ulcérées, des hémorrhagies abondantes menaçaient les jours du malade. — L'artère carotide du côté malade avait été liée, mais l'hémorrhagie continuait. Dans ces circonstances, le chirurgien, ayant remarqué que la compression de l'autre carotide arrêtait l'effusion du sang, résolut d'en pratiquer la ligature. Cette opération hardie eut un plein succès et le malade fut guéri et de sa tumeur et des accidents graves qu'elle avait causés.

14e OBSERVATION. — Dans un autre cas rapporté par le docteur Peixoto (1), la tumeur offrait, avec l'hypertrophie considérable du pavillon, une dilatation des troncs et des rameaux auriculaires, avec des battements violents. Malgré la ligature des artères auriculaires, les hémorrhagies se renouvelaient, et la ligature de la carotide fut pratiquée.

A la chute du fil, il y eut une hémorrhagie abondante, à laquelle le chirurgien remédia par une ligature d'attente placée sous le tronc brachio-céphalique : cette ligature ne fut pas serrée et servit seulement à

(1) *Mémoires de l'Académie de médecine.* Paris, 1855, t. XIX, p. 23.

faire la compression pendant quelques jours. L'hémorrhagie ne se reproduisit pas et la guérison paraît avoir été complète.

Ces observations nous montrent que la ligature des artères auriculaires d'abord, et, quand elle est insuffisante, celle des carotides, sont les seuls moyens à opposer, dans les cas graves, avec dilatation des vaisseaux, ulcération, hémorrhagie; mais si les tumeurs érectiles du pavillon étaient isolées et sans complication, on pourrait les traiter par les moyens ordinaires, la cautérisation, les sétons filiformes ou la vaccination.

3° Tumeurs fibreuses.

15e Observation. — *Tumeurs fibreuses du pavillon.* — J'ai enlevé dernièrement une tumeur fibreuse du volume d'une moité d'œuf, et qui était implantée sur la face postérieure du pavillon d'un homme de trente-cinq ans ; elle s'était développée lentement, depuis une dizaine d'années, sans cause connue. Elle ne faisait point souffrir le malade ; mais comme elle était un objet de difformité et de gêne, on me pria de l'opérer : en quinze jours la plaie était complétement cicatrisée, et le pavillon, luxé en avant par la tumeur, avait repris sa place ordinaire, à la grande satisfaction du malade.

FIG. 16.

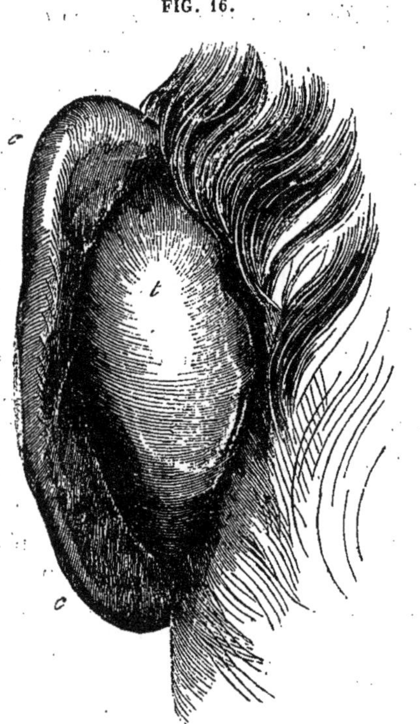

Fig. 16. — *t* la tumeur vue en place. — *c*, *c* bord postérieur de l'hélix poussé en avant par la tumeur.

M. le docteur Charles Robin ayant eu la bonté de l'examiner, voici la note qu'il nous transmit :

Le tissu de la tumeur était peu vasculaire, blanc, tenace, difficile à déchirer ; sa coupe offrait un aspect fibreux très-prononcé. Les faisceaux de ce tissu observés isolément, ont tous présenté une structure identique. Ils étaient formés de fibres de tissu cellulaire ; disposées en faisceaux microscopiques très-serrés, elles étaient difficiles à isoler les unes des autres, réunies par une petite quantité de matière amorphe résistante. Les faisceaux de fibres étaient onduleux, entre-croisés les uns avec les autres, sans ordre très-constant. On ne trouvait de vaisseaux capillaires entre eux que vers la périphérie de la tumeur et point vers le centre.

Ainsi, on voit par ce résumé de la structure intime de cette production, qu'elle offrait tous les caractères des tumeurs fibreuses proprement dites.

4° *Fractures simples du pavillon.* — D'abord le cartilage du pavillon peut-il se fracturer à la manière d'une pièce osseuse?

Boyer et M. Velpeau répondent par la négative.

Pour nous, sans vouloir résoudre la question d'une manière absolue, nous pensons néanmoins que la fracture peut parfaitement exister sur ce cartilage; malgré sa flexibilité ordinaire, il peut se rompre sans aucun doute. M. Jarjavay en cite un exemple remarquable, et il est certain que le cartilage du pavillon peut, après avoir été ployé d'une manière exagérée, persister dans cette déformation, même indéfiniment, et offrir les mêmes inconvénients qu'une véritable fracture.

Les fonctions de cornet acoustique que doit remplir le pavillon sont atteintes en proportion de l'étendue de cette déformation.

5° *Congélation.* — Quant aux congélations, les détails qui s'y rapportent sont ceux des plaies contuses avec perte de substance.

6 Les *engelures* du pavillon n'offrent rien de particulier.

7° *Brûlures du pavillon.* — Ces brûlures se remarquent surtout chez les enfants, à la suite d'une chute dans un foyer ardent, et s'accompagnent ainsi presque toujours d'une brûlure analogue plus ou moins étendue de la face.

Cette lésion, quoique n'intéressant nullement la vie du malade, en tant que brûlure du pavillon, est cependant d'une fâcheuse gravité pour l'audition. Le tissu inodulaire de cicatrice, qui ne tarde pas à se montrer, déforme d'une manière singulière l'organe affecté et entrave ainsi mécaniquement le jeu des ondes sonores.

Prévenir les suites fâcheuses d'une cicatrice vicieuse, tel est donc surtout le rôle du chirurgien spécialiste : éviter que le conduit auditif externe ne soit oblitéré, maintenir le pavillon sous son même angle d'insertion ou protéger les diverses inégalités de sa surface; telles sont les indications que le praticien cherchera à remplir.

8° *Dartres du pavillon.* — Sous ce nom générique, qui maintenant est à peu près rayé de la science, on comprenait autrefois toutes ces maladies de la peau que Alibert désigna sous le nom de dermatoses.

Ces affections diverses sont excessivement nombreuses et différentes; mais toutes elles offrent ceci de commun, qu'infiltrant les tissus du pavillon de produits inflammatoires, elles en changent la structure et, jusqu'à un certain point, la forme.

C'est sous ce point de vue que nous allons rapidement passer en revue les diverses sortes d'inflammations du pavillon.

A. — D'abord l'érysipèle.

Cette affection, quoique n'affectant, le plus souvent du moins, le pavillon que secondairement et par extension de la face à l'oreille, n'en mérite pas moins toute l'attention du spécialiste.

Le tissu cellulaire, en effet, du pavillon, comme on le sait, excessivement lâche, se laisse facilement infiltrer des produits de l'inflammation et acquiert ainsi une dureté et une déformation que l'on doit se hâter de prévenir par tous les moyens préconisés contre l'érysipèle en général.

Les émollients, mais surtout les divers agents substitutifs (sulfate de fer, sel de zinc ou de cuivre, nitrate d'argent, etc.), trouveront ici leur indication.

B. — Les divers exanthèmes, pustules, vésicules, tels surtout que les impétigo ou les eczémas, envahissent aussi très-souvent le pavillon de l'oreille et occasionnent généralement des lésions plus graves que l'érysipèle, par cela seul que leur marche est plus chronique.

Aussi s'attache-t-on à les combattre d'une manière toute particulière.

Les émollients, les anti-phlogistiques, au début, feront bientôt place dans l'état chronique à l'huile de cade et aux diverses pommades minérales employées chaque jour contre les diverses maladies de la peau.

En même temps, l'on se trouvera souvent très-bien d'un traitement général et de l'emploi des amers, des dépuratifs et même des purgatifs sagement administrés. L'éléphantiasis du pavillon, quoique très-rare, a cependant été observée par Kramer.

Cette affection n'est, le plus souvent, qu'une simple hypertrophie de nature scrofuleuse ou syphylitique, mais rarement cancéreuse, comme le prétend cet auteur. Toutefois, son influence sur la libre fonction de l'oreille justifie parfaitement les efforts que l'on doit tenter pour la guérison.

A un traitement local, qui consiste surtout en l'excision d'une plus ou moins grande portion du pavillon, doit se joindre un traitement général anti-scrofuleux ou anti-syphilitique, suivant la cause diathésique qui a présidé au développement de la maladie.

16e Observation. — *Herpès par plaques du pavillon de l'oreille.* — En novembre 1854, un enfant âgé de neuf ans, sans cause connue, est pris d'une douleur légère au pavillon de l'oreille, avec démangeaison. — La rainure de l'hélix commença à être rouge; puis le lendemain, dans la nuit, des petits points acuminés se montraient. Bientôt ils devinrent blancs; se remplirent d'humeur purulente : groupés en trois places principales au nombre de 6, de la grosseur d'une tête d'épingle; le nombre total est de 18.

Toute la conque de l'oreille est rouge-violacée; peu de démangeaison. — Pas de fièvre. — Langue naturelle. — Peu d'appétit. — Il tousse un peu et cependant pas de malaise. — C'est une affection toute locale.

Lotions émollientes. — Saupoudrer de farine d'amidon.

On le purgera tous les deux jours, avec 20 grammes de sel d'Epsom. — Guérison en douze jours.

17e Observation. — *Eczéma limité à l'entrée du conduit auditif externe.* — Marie L., âgée de cinquante-sept ans. En juillet 1854, cette malade a commencé à éprouver des démangeaisons, et c'est quelques jours plus tard qu'un écoulement a paru pour la première fois (sans cause connue). — Cet écoulement abondant était jaune, fétide. — Il a duré depuis cette époque, et dure encore aujourd'hui.

Examen de la malade. — La gorge est saine. — Les yeux et le nez également. — La malade est sujette aux coryzas.

Examen de l'oreille. — Les deux pavillons se présentent avec une configuration normale, seulement ils sont rouges écailleux, avec des squames jaunâtres ; en examinant de très-près, on voit des vésicules très-fines, signe non équivoque de l'eczéma.

Epaississement de la peau du pavillon et de l'intérieur du conduit auditif. — La phlegmasie ne s'étend pas très-loin.

Le pavillon est devenu dur. — Il n'a pas perdu sa transparence. — L'entrée du conduit auditif externe est un peu rétrécie par suite de la tuméfaction de la peau, qui s'enfonce dans le conduit.—Cette peau est saine dans toute l'étendue du conduit. — Le tympan est sain aussi. — La montre n'est entendue qu'à 0,10 centimètres des deux côtés.

Prescription. — Lotions. — Eau 200 gr., sulfure de pot. 10 gr., un bain de vapeurs tous les deux jours. Infusion de pensée sauvage avec 60 gr. sulf. soude. — Régime modéré. Légumes. Point de café ni eau-de-vie.

9 janvier 1855. — La malade a pris des bains de vapeurs.

Le gonflement du pavillon et du méat a sensiblement diminué.

16 janvier 1855. — Les croûtes sont tombées; il n'y a plus que quelques rares vésicules nouvelles. — Même traitement.

23 janvier 1855. — Diminution du gonflement. — Onctions matin et soir avec la pommade suivante : axonge 20 gr., turbith minér. 1 gr. Deux pilules d'Anderson tous les deux jours.

10 février 1855. — La malade a pris six pilules d'Anderson. — Elle a éprouvé l'effet vomitif et purgatif.

Le pavillon du côté droit a repris sa souplesse : il est débarrassé des croûtes eczémateuses dont il était recouvert. On voit cependant encore quelques vésicules dans le fond de la conque. — L'intérieur des deux méats est tuméfié. — On y trouve aussi quelques vésicules qui donnent un peu de pus.

13 février 1855. — L'amélioration se continue.

27. — L'eczéma est presque entièrement guéri. — Elle entend à gauche à 0,08, à droite, à 0,18. — En sondant la trompe gauche, on constate qu'il y a un catarrhe considérable qui ne permet à l'air de passer que difficilement.

10 mars 1855. — L'eczéma est entièrement guéri. — A gauche, elle entend à 0,10, à droite, à 0,18.

17 mars 1855. — A gauche, entre 0,11 et 0,12, à droite, à 0,33. — Douches d'air.

29 mars. — Douches d'air dans les deux oreilles; on constate des mucosités dans la trompe gauche.

2 avril. — A gauche, 0,20 ; à droite, 0,35.

18e Observation. — *Eczéma impétigineux de l'oreille droite avec épaississement des membranes du conduit auditif externe droit.* — En juillet 1855, Désirée M., âgée de cinquante-neuf ans, nous donne les renseignements suivants sur les commencements de sa maladie : A l'âge de vingt ans, elle remarqua une diminution de l'ouïe, qui dura deux ans, et disparut après pour reparaître depuis dix ans. Cette surdité est venue à la suite de démangeaisons.

Etat actuel. — Cette femme, d'une bonne constitution, rouge de figure, mariée, a eu quatre enfants ; réglée à quatorze ans, la surdité n'est point venue à la suite de ses couches, mais bien après un refroidissement, au dire de la malade.

Signes anatomiques. — A droite, nous trouvons le pavillon rouge, aplati, vasculaire ; les veines sont très-gonflées, la peau est luisante et bleuâtre. Toutes les saillies sont hypertrophiées, le tragus, l'antitragus, l'hélix. La peau qui revêt l'entrée du méat présente les croûtes qui dénotent l'eczéma impétigineux. Le conduit auditif est complétement oblitéré; à la partie antérieure et inférieure, on trouve une petite tumeur en relief de la grosseur d'un gros grain de blé, qui n'est autre chose qu'un abcès chronique induré. On ne peut voir le tympan. Pas de ganglions sublobulaires.

Signes physiologiques. — Pas de douleur, surdité complète, bourdonnement comparable à un torrent d'eau qui tombe. Il y a un peu d'éréthisme.

A gauche. — Quant au côté gauche, les signes anatomiques sont peu évidents à cause de l'étroitesse du conduit. On y constate un peu de cérumen. Les signes physiologiques sont les mêmes que ceux du côté opposé. En faisant moucher la malade, on n'entend de bruit ni d'un côté ni de l'autre, en auscultant la caisse.

Traitement. — Sulf. de soude. . . . . . 200 grammes.
Jalap pulv. . . . . 1 gramme.
M. f. dix paquets.

Un tous les matins, dans un verre d'eau.

Cataplasmes de fécule. — Lotions d'eau de sureau. — Viandes grillées. — Pain grillé. — Un peu de vin.

Huit jours de ce traitement suffirent à faire tomber les croûtes.

La pommade suivante fut alors mise en usage :

Axonge fraîche . . . . . 20 grammes.
Turbith minéral. . . . . 1 gramme.

Mêlez.

Gros comme un petit pois en onctions sur le pavillon, matin et soir.

Guérison en quinze jours.

§ 4. — Inflammation du tissu cellulaire du pavillon.

Cette inflammation peut se présenter sous forme circonscrite ou sous forme diffuse.

La forme circonscrite constitue ce que l'on nomme le furoncle. Cette légère petite affection réclame, surtout ici, un débridement hardi. Prévenir la formation du pus et du bourbillon, par conséquent empêcher une plaie qui entraînerait une cicatrice fâcheuse, tel est le but que l'on doit se proposer.

L'inflammation diffuse du pavillon de l'oreille constitue ce que l'on a nommé le phlegmon.

Cette affection est, heureusement pour l'audition, assez rare; aussi ne la mentionnons-nous que pour mémoire.

Souvent de pareilles phlegmasies se terminent par suppuration. Cette terminaison se remarque surtout dans certaines épidémies et se trouve, par conséquent, liée à une cause générale qui nous échappe. Lorsque la suppuration est étendue, la cicatrice sera considérable, et l'on comprend alors combien doit en souffrir la forme du pavillon.

Le traitement sera, ici comme dans le phlegmon des autres régions, entièrement anti-phlogistique.

§ 5. — Otoplastique.

La perte du lobule, ou même d'une partie du pavillon, peut se réparer par les procédés autoplastiques. M. Dieffenbach l'a tenté avec succès.

Procédé de M. Dieffenbach. — Le bord altéré de l'oreille étant régularisé et partout rafraîchi, on taille, selon le besoin, un lambeau de la peau, soit en avant sur la tempe, ou à la partie supérieure de la conque, ou en arrière sur l'apophyse mastoïde, ou enfin au-dessous de cette apophyse. On le dissèque à la méthode de Celse, de telle sorte qu'il suffise de le tirailler un peu, sans tordre aucunement le pédicule, pour rapprocher son bord libre du bord mutilé de l'oreille ; et on les réunit par des points de suture entrecoupée qui comprennent toute l'épaisseur de l'oreille aussi bien que du lambeau. On passe ensuite, derrière l'espècé de pont qui résulte de cette réunion, une bandelette enduite de cérat, pour prévenir le recollement de la peau disséquée, et l'on recouvre le tout de compresses imbibées d'eau de guimauve tiède.

Lorsque l'agglutination est bien faite, c'est-à-dire après trois ou cinq jours, ou même plus tard, on peut ôter les aiguilles. Mais ce n'est que du quinzième au trentième jour que la cicatrice est assez solide pour permettre, sans crainte de gangrène, de séparer totalement le lambeau du crâne. On a soin, en opérant cette division, de lui donner la forme convenable, d'en régulariser les angles, et de lui donner une largeur au moins de moitié plus considérable que ne l'est la perte de substance; puis on le panse, à part de la plaie qu'il laisse à la tête, avec des émollients.

On voit que sa face cutanée répond à la face externe du pavillon, et la surface saignante ou suppurante reste postérieure. Il finit par se rétracter, s'épaissir, se durcir, prendre la forme d'un bourrelet; après avoir pâli d'abord, il acquiert une teinte rouge, et demeure longtemps plus coloré que le reste du pavillon.

CHAPITRE II

MALADIES DU CONDUIT AUDITIF EXTERNE.

Les maladies du conduit auditif externe nous arrêteront plus longtemps que les maladies du pavillon.

Nous aurons à étudier ici, tout d'abord, les vices de conformation, imperforation, étroitesse, oblitération, direction anormale.

Viendront ensuite les corps étrangers, animés ou inanimés, introduits accidentellement dans l'oreille ou développés dans le conduit auditif, par exemple, les billes de verre, insectes, les concrétions cérumineuses, etc.

Enfin, nous arriverons aux lésions physiques et vitales (plaies, abcès).

ARTICLE PREMIER.

DES VICES DE CONFORMATION DU CONDUIT AUDITIF EXTERNE.

Les vices de conformation peuvent être congéniaux ou acquis.

L'absence et l'imperforation du conduit auditif sont assez rares. Cependant, on en trouve des exemples : Saïssy et Leschevin en ont cité quelques observations. Cette imperforation peut avoir lieu de deux manières. La peau peut passer dans le conduit auditif et l'oblitérer complétement.

Une simple incision suffit alors pour rétablir le conduit à l'état normal; mais, avant de la pratiquer, on devra bien s'assurer que le conduit auditif existe derrière l'obstacle qui en oblitère l'entrée.

D'autres fois, on peut rencontrer une membrane développée, soit à l'entrée du conduit auditif, soit dans un point plus ou moins rapproché du méat. Ici encore, le traitement consistera dans l'excision de cette membrane.

Si elle est peu profonde, l'opération sera bien facile; dans le cas contraire, il faudra prendre garde de ne pas léser le tympan. C'est pour des membranes placées profondément que Leschevin veut qu'on ait recours à la cautérisation. Cet auteur vante, pour cet usage, un crayon de nitrate d'argent, entouré d'un petit tube en bois ou en plomb, destiné à garantir de l'action du caustique les parois du conduit auditif. Il pense qu'en laissant quelque temps à demeure ce petit appareil et en y revenant de temps en temps, on parviendra à faire tomber cette membrane. C'est là une idée ingénieuse, mais qui passerait difficilement de la théorie à la pratique.

Le rétrécissement du conduit auditif est plus fréquent que son oblitération par une fausse membrane.

Ce rétrécissement peut être dû au gonflement des parties molles; on le voit survenir assez souvent par ce mécanisme chez les enfants, à la suite de l'otite.

Il peut aussi dépendre d'un rétrécissement, soit congénial, soit acquis; par exemple, il peut être causé par des exostoses développées sur les parois du conduit, exostoses nées sous l'influence de la syphilis et cédant au traitement par l'iodure de potassium.

Lorsque le rétrécissement ne tient qu'à une maladie des parties molles, le traitement consiste dans la dilatation lente, à l'aide d'éponges préparées, de racines de gentiane. Il faudra continuer longtemps l'emploi des moyens dilatants; sans cela, on aurait une récidive. Mais, si le rétrécissement tient à une lésion congéniale du tube osseux, on comprend qu'ici il n'y a pas de traitement possible. On ne pourra faire quelque chose d'utile pour le malade que lorsqu'il s'agira d'une exostose syphilitique, et il faudra, alors, avoir recours à l'iodure de potassium, ainsi que nous l'avons dit précédemment.

Dans quelques cas, on observe une oblitération complète du conduit auditif, soit qu'il y ait absence congéniale de ce conduit, soit qu'à la suite d'inflammations et d'ulcérations les deux parois opposées de la partie cartilagineuse se soient accolées l'une à l'autre.

On a conseillé de rétablir le calibre du conduit, à l'aide du bistouri, du trocart.

Si l'oblitération est due à un accolement des parois opposées et qu'elle soit située à l'entrée du conduit, on pourra détruire les adhérences à l'aide du bistouri, et dilater ensuite le canal ainsi créé; introduire, par exemple, dans la plaie, un peu d'éponge préparée, des racines de gentiane; mais, si l'absence du conduit auditif est congéniale, on ne pourra rien faire.

Un dernier vice de conformation du conduit auditif consiste en une anomalie dans la direction. C'est là une cause assez fréquente de dureté d'oreille; comme la lésion, ici, a pour siége la partie osseuse, le traitement est sans aucune efficacité.

On me permettra de rapporter ici une observation d'étroitesse congéniale des méats, avec surdité très-prononcée.

19e Observation. — *Malformation congéniale des méats avec atrésie presque complète.* — Le 4 janvier 1855, une enfant de neuf ans, Marie V., nous est présentée par sa mère dans l'état suivant : C'est une petite fille un peu lymphatique, sans trace de strumes et de ganglions au col. — A peu près complétement sourde. — Elle entend difficilement lorsqu'on lui parle.

Pavillon bien conformé. — Les méats sont extrêmement petits; c'est à peine si la tête d'une épingle peut y être introduite. — Peu ou point de cérumen. — Point de bourdonnements. —On ne peut pas examiner l'intérieur à cause de l'étroitesse des méats.

Les trompes d'Eustache sont perméables à la douche d'air. La mère de l'enfant n'a voulu consentir à aucune tentative de traitement.

Nous arrivons maintenant à une partie plus importante, aux corps étrangers.

ARTICLE II.

CORPS ÉTRANGERS.

Les corps étrangers peuvent venir du dehors ou s'être développés dans le conduit auditif.

Les corps étrangers développés dans le conduit auditif sont les polypes (1) et les concrétions cérumineuses.

§ 1. — Concrétions cérumineuses.

Le conduit auditif peut être oblitéré par des amas de cérumen, et c'est là une cause de surdité qu'il faut toujours avoir présente à l'esprit, afin de ne pas aller déclarer incurable une surdité que l'on peut guérir à l'aide d'une ou deux injections d'eau tiède.

Le cérumen est une humeur onctueuse, jaune ambré, comparable pour son aspect à du miel, et qui est sécrétée dans le conduit auditif externe par de petites glandes appelées glandes cérumineuses.

A l'état normal, les parois du conduit auditif doivent être recouvertes d'une couche de cérumen assez peu épaisse semi-transparente. Les usages de cette couche de cérumen, je les ai longuement exposés à propos de la physiologie de l'oreille, et l'on connaît déjà les accidents qui sont la conséquence de l'absence ou de la diminution de cette couche cérumineuse. Je ne veux décrire ici que les accidents déterminés par son accumulation dans le conduit auditif.

Le cérumen peut former dans le conduit auditif des concrétions, dont le volume varie depuis la grosseur d'un grain de chènevis jusqu'à celle d'une noisette et peut arriver à remplir complétement ce canal.

La couleur de ces concrétions varie depuis la teinte jaune ambré jusqu'au brun foncé, et même jusqu'au noir obscur. Au début, et alors qu'il n'a pas encore été exposé longtemps à l'air, le cérumen est jaune ; mais, plus tard, les particules mêlées à l'air atmosphérique viennent se déposer sur la concrétion cérumineuse, de sorte qu'à mesure que cette concrétion augmente, elle prend une couleur de plus en plus brune et finit par devenir complétement noire. Cette teinte noire ne vient pas d'une altération du cérumen ; elle vient seulement de ce qu'il peut s'y ajouter une quantité plus ou moins considérable de petits corpuscules mêlés à l'air atmosphérique.

La consistance de ces amas de cérumen varie également beaucoup ; d'abord mou, semi-liquide, le cérumen augmente peu à

(1) Voyez plus loin.

peu de consistance et il arrive à former des concrétions tellement dures qu'on a pu les prendre pour des calculs; c'est ainsi que nous voyons Bartholin raconter qu'un jour sa femme, atteinte de surdité depuis longtemps, guérit subitement en rendant par l'oreille de petits calculs. Ces petits calculs n'étaient autre chose que des concrétions de cérumen, faciles à reconnaître d'après la description qu'il en donne.

Les concrétions cérumineuses doivent être étudiées avec soin dans leurs rapports avec les parois du conduit et avec le tympan.

Elles ne tardent pas à toucher de toutes parts les parois du conduit; la pression qu'elles exercent sur ces parois détermine un peu d'inflammation; cette inflammation fait détacher l'épiderme, et cet épiderme vient revêtir la concrétion cérumineuse; de nouvelles couches épidermiques sont alors sécrétées : bientôt elles se détachent des parois du conduit et viennent tapisser la concrétion en augmentant son volume.

Joignez à cela que l'inflammation arrive le plus souvent à être assez intense pour amener la suppuration; et alors le pus, ramollissant et détachant l'épiderme, forme avec lui des grumeaux qui viennent s'ajouter à la concrétion cérumineuse.

Indépendamment de cette deuxième cause d'accroissement, nous en trouvons une autre dans l'irritation des glandes cérumineuses, dont la sécrétion est ainsi augmentée.

Les concrétions cérumineuses agissent encore sur le tympan; elles peuvent enflammer la couche épidermique et déterminer là, comme sur les parois du conduit auditif, l'exfoliation et la suppuration. Si cette suppuration dure longtemps, si le corps étranger augmente encore de volume, il peut arriver une perforation du tympan; cette perforation a été expliquée de deux manières : Ribes l'a rapportée à l'usure mécanique exercée par la pression de ce corps dur contre la membrane; Kramer l'a attribuée à l'inflammation que fait naître la présence du bouchon cérumineux agissant comme corps étranger.

Mon expérience ne me permet pas d'adopter une de ces opinions plutôt que l'autre; je manque de faits personnels pour résoudre la question, et je crois, du reste, que ces opinions ont toutes les deux quelque chose de vrai, et qu'au lieu de s'attacher exclusivement à l'une ou à l'autre, il faut les admettre et reconnaître que ces perforations du tympan sont dues tantôt à une usure mécanique, tantôt à un travail d'inflammation.

Les accumulations de cérumen dans l'oreille se forment de deux manières :

Le plus souvent, elles sont uniquement dues à l'incurie des malades, à l'oubli des soins de propreté.

Mais d'autres fois elles reconnaissent pour cause une inflammation du conduit auditif externe. Nous avons déjà vu que cette inflammation peut être consécutive à l'accumulation de cérumen ; elle peut aussi la précéder et en être la cause. En effet, l'irritation inflammatoire se transmettra aux glandes cérumineuses et en rendra la sécrétion plus active. En même temps, l'épiderme s'exfoliera, du pus, du muco-pus seront sécrétés à la surface du conduit auditif, et cet épiderme, ce pus, ces mucosités formeront, avec le cérumen, un magma qui augmentera peu à peu de consistance, en même temps que de volume.

Il n'est pas rare de voir des concrétions cérumineuses se développer de cette manière chez les enfants ; cet âge, en effet, est une prédisposition aux otites catarrhales, soit de la caisse, soit du conduit auditif, et par suite aux obstructions cérumineuses.

On les voit encore assez souvent se développer sous l'influence du froid, et surtout du froid humide, et de toutes les causes qui amènent des phlegmasies superficielles du conduit auditif.

Les *symptômes* de la maladie qui nous occupe se divisent en symptômes anatomiques et en symptômes physiologiques.

Les symptômes anatomiques ressortent de ce que l'anatomie pathologique vient de nous apprendre. Si l'on examine, avec le spéculum, l'oreille malade, on aperçoit, à une distance, en général assez grande du méat, une masse noirâtre, quelquefois brillante, d'autres fois complétement opaque, striée de lignes jaunâtres.

D'autres fois, la masse cérumineuse est plus rapprochée du méat; elle a conservé encore sa couleur jaunâtre, on la voit pénétrée par les poils de l'entrée du conduit auditif et l'on peut douter, avant de se prononcer, entre une concrétion cérumineuse ou un simple enchevêtrement des poils de l'entrée du conduit auditif.

Les symptômes physiologiques sont les accidents qui résultent de la présence d'un corps étranger dans le conduit auditif.

1° La douleur, rare; quand elle existe, elle est due à la distention du conduit auditif par la concrétion cérumineuse;

2° La surdité, qui est constante, quelquefois complète et toujours en rapport avec le volume de la concrétion cérumineuse;

3° Les bourdonnements et toutes leurs variétés.

Cependant, les malades se plaindront plutôt de tintements d'oreille, ils croiront entendre des sifflements et une espèce de bruissement particulier qu'ils rapportent à la tête, et qui, dans quelques cas, a fait croire à une menace d'apoplexie. Le bourdonnement, dans cette maladie, s'explique facilement par le passage de l'air à travers les ouvertures étroites qui existent encore entre les concrétions et les parois du conduit. Itard les compare avec assez de raison au bruit que fait l'air en passant à travers les fentes d'une porte mal close.

Le diagnostic des surdités, déterminées par la présence de ces bouchons cérumineux dans le conduit auditif, est toujours facile.

On est mis sur la voie par les commémoratifs. Le malade n'avait pas l'habitude de se nettoyer les oreilles, ou bien il a eu une otorrhée qui a duré plus ou moins longtemps.

Puis, quand on vient à examiner l'oreille avec le spéculum, comme on doit toujours le faire, on voit la concrétion cérumineuse, et une erreur du diagnostic est à peu près impossible, du moins dans le plus grand nombre des cas. Ce ne serait guère qu'avec un polype ou une large perforation du tympan qu'on pourrait craindre de confondre ces obstructions cérumineuses. Pour les polypes, on les distinguera à l'impossibilité de les dissoudre dans de l'huile ou dans de l'eau tiède, et aux autres caractères que nous leur reconnaîtrons lorsque nous les étudierons.

Pour la perforation du tympan, l'erreur ne sera possible que si l'on n'examine pas avec soin. Au premier abord, cette perforation apparaîtra au fond du conduit comme une tache noirâtre, parce qu'elle permettra d'apercevoir la caisse qui absorbera tous les rayons lumineux, sans en réfléchir aucun; cette tache pourra avoir une largeur égale à celle du conduit et présenter un aspect comparable à celui de vieilles concrétions cérumineuses, mais une exploration faite, en sondant le conduit auditif avec un stylet mousse, permettra d'éviter facilement cette cause d'erreur.

Le pronostic ne saurait être grave. Voici cependant ce que l'expérience a démontré à ce sujet :

Le plus grand nombre des malades recouvrent l'audition, immédiatement après qu'on a enlevé le bouchon de cérumen.

Quelques-uns ne recouvrent l'ouïe que pour quelques heures seulement, et l'obstruction cérumineuse se reproduit.

D'autres n'entendent que plusieurs jours, plusieurs semaines après que la concrétion a été enlevée.

Enfin, d'autres n'éprouvent aucun bon résultat de cette opération.

Voici les explications données par Itard sur ces quatre catégories de malades.

Dans la première espèce, dit-il, il n'y a pas d'autre lésion que l'obstruction du conduit auditif par un corps étranger ; on enlève ce corps étranger, et, dès lors, le malade est complétement guéri.

Dans la seconde, les malades n'entendent que pour un moment, c'est qu'il y a autre chose qu'une obstruction du conduit auditif. Il y a phlegmasie, et du conduit auditif externe et de la caisse du tympan.

En même temps que le conduit auditif est rempli de cérumen, la caisse se trouve pleine de mucosités. Ce sont là deux causes de surdités : en enlevant une de ces causes, vous améliorez l'état du malade. Cette amélioration peut faire croire un moment à une guérison, mais l'illusion ne dure pas longtemps. Du reste, cette maladie de la caisse, qu'Itard regardait comme incurable, nous savons maintenant qu'on peut, au moyen d'injections dans la trompe d'Eustache, la guérir tout aussi bien que l'obstruction du conduit auditif, par le cérumen.

Quant à la troisième espèce, celle où les malades n'entendent qu'après un temps plus ou moins long, Itard en donne une explication assez plausible.

L'oreille, dit-il, a été soustraite longtemps à l'impression des ondes sonores, et il doit se passer ici ce qui arrive quand on enlève le cristallin opaque d'un homme atteint de cataracte. Tout d'abord il est ébloui, il ne distingue pas les objets ; cependant rien n'empêche les rayons lumineux d'arriver jusqu'à sa rétine, et il lui faudra faire une nouvelle éducation du sens de la vue avant de pouvoir s'en servir. Le même phénomène a lieu pour l'appareil de l'audition. Il faut un certain temps pour qu'il reprenne ses fonctions, qu'il sorte de son sommeil, de sa léthargie, et c'est lorsque le sens de l'ouïe a fait une nouvelle étude de la manière de percevoir les sons, que sa sensibilité se réveillant de nouveau, le malade recouvre la faculté d'entendre.

Dans la quatrième espèce, les malades ne recouvrent jamais l'ouïe; c'est qu'alors, outre l'amas de cérumen dans le conduit auditif, il y a une autre lésion plus profonde, une surdité nerveuse, par exemple, et l'obstruction du conduit auditif n'est plus qu'une complication peu importante d'une maladie incurable, suffisante à elle seule pour amener la surdité.

Le traitement consiste à dissoudre ces concrétions cérumineuses afin d'en faciliter la sortie. C'est dans l'huile ou dans l'eau tiède qu'elles se dissolvent le mieux.

On fera donc dans l'oreille des injections avec de l'eau tiède ou avec de l'huile. Quelquefois une seule injection suffira; d'autres fois, il faudra en faire quatre ou cinq. On pourra alors aider l'action des injections en mettant dans l'oreille un peu d'huile tiède et un tampon de coton.

Sous l'influence de ce traitement, les concrétions cérumineuses se dissoudront; elles disparaîtront même quelquefois en entier : d'autres fois, elles se ramolliront seulement, se détacheront et deviendront plus petites, par suite de la dissolution des couches superficielles, et l'on pourra en faire l'extraction avec une curette.

Nous finirons avec les concrétions de cérumen en relatant ici deux observations (1).

20e Observation. — *Concrétions cérumineuses dans l'oreille gauche. Bourdonnement faisant craindre une apoplexie.* — En décembre 1853, madame M., âgée de soixante-treize ans, d'une constitution pléthorique, fut atteinte de bourdonnements violents dans l'oreille gauche.

Ces bourdonnements avaient acquis peu à peu le caractère qu'ils avaient en ce moment. Des tintements éloignés, certains bruits de cloche, s'étaient fait entendre tout d'abord dans l'oreille, et à des intervalles plus ou moins éloignés; puis, ils étaient devenus continus. — Depuis longtemps la malade était sujette à un embarras de la tête, plutôt qu'à une véritable céphalalgie; ces différents symptômes réunis, bourdonnements, pléthore, pesanteur de tête, faisaient craindre qu'elle ne fût menacée de congestion cérébrale ou d'apoplexie.

(1) Voyez aussi observ. 4, p. 108.

Je partageai cette inquiétude un moment ; mais ayant examiné les deux oreilles, j'aperçus bientôt, vers le fond et près du tympan un corps noir remplissant tout le méat ; en le touchant avec un stylet, je constatai qu'il était très-dur. Dès lors, l'hésitation n'était plus permise : une concrétion cérumineuse occupant le conduit auditif externe gauche, causait les bourdonnements dont la malade était tourmentée.

En conséquence, des injections d'eau tiède furent faites pendant un jour : le soir, on instilla quelques gouttes d'huile tiède dans le méat, et le lendemain matin, à l'aide d'une curette, j'enlevai facilement cette concrétion : elle se détacha d'un bloc et sans fragmentation : du cérumen durci, d'un brun noirâtre, mêlé à des lamelles épidermiques et à quelques poils, tels sont les éléments que je trouvai dans son intérieur, après que je l'eus morcelée.

Elle était si soluble dans l'eau tiède que une demi-heure de macération dans ce liquide suffit pour la dissoudre presque complétement. — La malade se trouva guérie de son indisposition ; les bourdonnements ,la pesanteur de tête disparurent à l'instant.

Cette observation , vraiment intéressante, mérite toute notre attention : voilà une malade avec des bruits dans les oreilles ; — de l'embarras dans la tête ; d'un tempérament sanguin et âgée de soixante-treize ans. — La première idée qui vienne à l'esprit, est évidemment celle d'une maladie commune à cet âge; et l'apoplexie, comme on le sait, est des plus fréquentes. — On eût toutefois, dans le cas présent, institué un traitement vraiment bien inutile et peut-être dangereux, si, laissant de côté l'examen de l'appareil auditif, le médecin eût attaché son attention seulement aux symptômes qui simulaient, à s'y méprendre, une affection des centres nerveux.

21e OBSERVATION. — *Surdité par concrétions cérumineuses.* — Le 23 décembre 1854, P. se présente à notre clinique : C'est un grand jeune homme, âgé de vingt-huit ans, fort, au teint bronzé. — Bonne santé habituelle : seulement, il y a quatre ans, à Naples, il eut une blennorrhagie et des chancres multiples ; — la blennorrhagie a duré huit mois ; les chancres quinze à seize mois ; — il a été traité par le rob Laffecteur, et l'iodure de potassium. — Pendant dix-huit mois. — Les cheveux sont tombés par places, — et il a eu des syphilides pustuleuses.

Un an après cette syphilis, il commença à s'apercevoir que l'ouïe faiblissait : la surdité était intermittente : le matin en se levant, le malade sentait comme une obstruction dans son oreille, et en se frottant, il faisait disparaître cette sensibilité dans l'oreille. En même temps des bruits se faisaient entendre dans l'oreille, comme un *susurrus* qui n'a pas cessé de se faire entendre, nuit et jour.

Après dîner, le bourdonnement est plus fort. — Le bruit des voitures ne diminue en rien la surdité.

Examen du malade. — La gorge offre les amygdales *chroniquement hypertrophiées*, et cependant il n'a pas souvenance d'avoir eu des angines. — De temps à autre la muqueuse nasale est le siége d'une éruption pustulaire (analogue à l'acné de la figure).

Pavillon bien conformé : — l'insertion à angle, les saillies bien prononcées; — il est régulier de forme et de calibre. (Le malade a moins de cérumen dans son oreille droite ; elle est toujours sèche.)

A gauche, l'examen au spéculum, montre un gros tampon de cérumen, qu'on délaye avec deux injections tièdes — et qu'on enlève facilement — avec la sonde cannelée.

L'ouïe redevient normale à l'instant.

Nous arrivons maintenant aux corps étrangers introduits accidentellement dans l'oreille.

§ 2. — Corps étrangers accidentels.

Ces corps étrangers peuvent être vivants ou inanimés.

Dans la première classe, nous trouvons divers insectes, les fourmis, les chenilles, les vers, les mouches, les grillons, les perce-oreille.

Ravaton (1) rapporte que s'étant endormi un jour à la campagne il fut réveillé par une douleur très-vive dans l'oreille droite, douleur qui alla en augmentant et arriva au point de déterminer le délire et de mettre sa vie en danger ; on le guérit en extrayant du conduit auditif un perce-oreille.

Fabrice de Hilden rapporte également, dans sa troisième centurie, une observation très-curieuse de ces corps étrangers. Il s'agit d'un paysan qui, s'étant endormi dans un fossé, fut pris de douleurs tellement violentes, qu'elles ne lui laissaient pas un instant de repos. Fabrice de Hilden reconnut que ces douleurs étaient causées par un grillon qui s'était introduit dans l'oreille pendant le sommeil de ce paysan, et il parvint à l'en débarrasser à l'aide d'un petit instrument dont il nous a laissé la description et la figure. C'est une espèce d'hameçon placé au bout d'une tige de bois.

Indépendamment de ces deux observations intéressantes, nous en trouvons un grand nombre dans Itard, qui a recueilli toutes

(1) Ravaton, *Chirurgie*, t. I, p. 383, observ. 26.

les observations relatées dans les auteurs (1). Dans ces observations, il est question surtout de chenilles et de vers; on y voit souvent mentionnés les vers qu'on trouve dans les viandes putréfiées.

Ces observations présentent toutes ceci de particulier, que les malades étaient ordinairement atteints de suppurations de l'oreille durant déjà depuis longtemps. En effet, le pus qui s'écoule de l'oreille, les croûtes formées à l'entrée du méat attirent ces grosses mouches carnassières qui déposent leurs œufs sur les viandes en état de putréfaction. L'odeur de la suppuration les excite à se poser sur le pourtour de l'orifice externe du conduit auditif, et elles y déposent leurs œufs. Ces œufs peuvent être repoussés dans le conduit auditif, soit par une injection, soit même par les doigts du malade; ils peuvent y séjourner, s'y développer, éclore et donner naissance à de petits vers.

Telle est l'explication bien simple de toutes ces histoires fabuleuses qu'on trouve dans certains auteurs et de tout le merveilleux dont ils ont enveloppé leur narration.

Les symptômes que peuvent déterminer ces corps étrangers sont excessivement graves. Ils causent quelquefois des douleurs intolérables, des douleurs qui arrachent des cris aux malades et les privent complétement de sommeil. Souvent le cerveau est affecté sympathiquement; il y a du délire ou du coma, et même quelquefois de véritables léthargies, comme on le voit dans une observation de Bertrand de Méry-sur-Seine (2).

Il s'agit, dans cette observation, d'une jeune fille dont le conduit auditif contenait plusieurs petits vers blancs. Ce médecin fut appelé fort tard pour cette malade, et alors qu'elle était près de mourir. La malade, dit-il, n'était pas encore complétement morte, mais elle était étendue comme une morte, immobile, dans une léthargie complète, et sans un peu de respiration qui sortait encore de sa bouche, elle eût passé pour être entièrement morte. Comme on avait dit à Bertrand que la malade avait accusé des douleurs très-violentes dans l'oreille, il eut la curiosité d'y regarder, et il aperçut au fond du conduit auditif un petit corps blanc; il le toucha avec un stylet et vit que ce

(1) Voyez aussi les Observations consignées dans le *Bulletin de l'Académie de médecine*, t. IX, p. 311.

(2) Itard, t. II.

petit corps se mouvait. Une injection fut alors pratiquée dans le conduit auditif, et le petit corps, entraîné par l'injection, fut lancé très-loin. En tombant sur le plancher, il exécuta des mouvements tellement bizarres que toute l'assistance fut saisie de terreur. Le chirurgien s'arma de courage, et à l'aide de quelques injections, il parvint à extraire six vers pareils au premier. La malade revint à elle et guérit complétement.

Le diagnostic des corps étrangers animés de l'oreille ne sera pas plus difficile que celui des obstructions cérumineuses. On aura ici, pour commémoratifs, une suppuration de l'oreille existant déjà depuis quelque temps; l'habitation à la campagne, surtout pendant l'été. C'est alors, en effet, que les malades dorment dans les champs et que les insectes peuvent le plus facilement pénétrer dans le conduit auditif.

Après les commémoratifs, on aura encore la ressource de l'examen direct, à l'aide du spéculum, qui permettra de reconnaître la présence d'un corps étranger.

Le traitement de cette affection est bien simple. Il faut extraire ou tuer ces insectes à l'aide d'un liquide approprié, l'huile, par exemple.

Toutes les fois qu'on le pourra, on les extraira, soit avec des pinces, soit avec un instrument analogue à l'instrument de Fabrice de Hilden.

Mais lorsque cette extraction sera trop difficile, il ne faudra pas insister trop longtemps, et il vaudra mieux recourir aux moyens capables de les tuer sur place. On injectera dans le conduit auditif un peu d'huile, un mucilage, une dissolution de calomélas, une décoction d'armoise, d'absinthe, de mousse de corse, un anthelmintique quelconque.

A l'aide de cette injection, qu'on aura soin de laisser séjourner quelque temps dans le conduit auditif, en engageant le malade à garder quelque temps la tête inclinée du côté opposé à l'oreille malade, on parvient sûrement à tuer l'insecte introduit dans l'oreille. Dès lors tous les accidents cesseront, car ils n'étaient occasionnés que par les mouvements de l'animal; et, en même temps, l'extraction deviendra très-facile une fois que l'insecte ne s'attachera plus au tympan et aux parois du conduit auditif.

Ces détails suffisent à l'étude des corps étrangers animés. Nous arrivons maintenant aux corps étrangers inanimés.

§ 3. — Corps étrangers accidentels inanimés.

La liste des corps étrangers de cette nature, qu'on a trouvés dans l'oreille, est plus longue que celle des corps étrangers animés. Ceux qui se rencontrent le plus souvent sont des boules de verre, des pois, de petits cailloux, des noyaux de cerise, etc.

Nous trouvons, dans Fabrice de Hilden, l'observation d'une jeune fille qui s'était introduit dans l'oreille une fausse perle : des chirurgiens furent appelés, et, en cherchant à retirer le corps étranger, ils le brisèrent. Les fragments implantés dans les parois du conduit, et même quelques-uns s'étant enfoncés dans la membrane du tympan, Fabrice de Hilden parvint, non sans peine, à les extraire, au moyen d'une petite curette (1).

M. Deleau a cité l'observation d'un enfant qui s'était introduit dans l'oreille un pois ; sous l'influence de l'humidité, le pois s'était gonflé et distendait le conduit en donnant lieu à des douleurs atroces. L'extraction fut pratiquée avec un instrument analogue au tire-balles.

Une autre fois, il eut à pratiquer l'extraction d'un petit caillou que les efforts d'autres chirurgiens avaient fait pénétrer jusque dans la caisse, et il parvint à chasser le corps étranger à l'aide d'une injection d'eau poussée avec force dans la trompe d'Eustache.

Nous trouvons encore dans Pelletan une observation intéressante. Il s'agit d'un enfant qui s'était introduit dans l'oreille une flèche de papier à pointe très-aigue. Lorsqu'on voulut la retirer, on ne put y parvenir à cause des douleurs qu'occasionnaient ces tentatives. Les personnes qui lui donnèrent les premiers soins brisèrent la flèche et ne purent en retirer qu'une partie. Des chirurgiens furent appelés et augmentèrent le dégât. Enfin, la malade mourut et l'on trouva, à l'autopsie, que la pointe de la flèche avait traversé la membrane du tympan et avait pénétré dans la caisse, dans le labyrinthe ; et même, par une fissure du rocher, elle était arrivée jusqu'au cerveau, devenu le siége d'une méningite.

Indépendamment de ces observations, on en trouve un grand nombre dans les auteurs. Du reste, c'est là un accident qu'on a assez souvent l'occasion de rencontrer dans la pratique. Le diagnostic en est facile, les commémoratifs ne manquent ici presque

(1) Loc. cit.

jamais. Puis on doit, sans retard, faire avec soin l'examen de l'oreille.

Le pronostic est toujours grave, plus grave que pour les concrétions cérumineuses, mais moins grave que pour les corps étrangers animés. Ici, en effet, nous avons une cause d'inflammation de moins, c'est l'absence de mouvements du corps étranger. Mais, par cela seul qu'il est corps étranger, il n'en doit pas moins déterminer dans l'oreille un certain degré de phlegmasie, qui va en augmentant toujours si on n'enlève pas le corps dont la présence excite cette inflammation.

Certains corps sont plus nuisibles que d'autres : ce sont les corps qui augmentent de volume sous l'influence de la chaleur et de l'humidité, tels que les pois, les haricots, etc. Ils distendront le conduit auditif et causeront des douleurs telles qu'ils pourront nécessiter l'intervention de l'air dans un bref délai.

Le traitement consiste dans l'extraction. Les procédés varieront à l'infini, suivant la nature du corps étranger, son volume, sa forme. Quelquefois, il faudra le broyer; d'autres fois, un tire-fond pourra l'amener au dehors; d'autres fois, il faudra avoir recours à une curette, soit une curette simple, soit une curette articulée comme celle de Fabrice de Hilden.

Après l'extraction du corps étranger, il restera un peu d'inflammation. On la traitera par les moyens antiphlogistiques ordinaires : des injections émollientes toujours tièdes, et l'on empêchera l'entrée de l'air froid dans le conduit auditif, à l'aide d'un tampon de coton.

ARTICLE III.

ABCÈS DU CONDUIT AUDITIF.

Les abcès du conduit auditif ne diffèrent de ceux qu'on rencontre ailleurs que par la petitesse de leurs dimensions.

Je vais en rapporter quelques observations : elles auront l'avantage de présenter au lecteur les symptômes et le traitement.

22ᵉ Observation. — *Abcès glandulaires du méat auditif.* — Un frère de l'Ecole chrétienne, âgé de trente ans, fut pris, le 10 novembre 1854, d'une douleur violente dans l'oreille gauche (sans cause connue), et même on observait les symptômes généraux suivants : Céphalalgie, — bourdonnements, — tintements d'oreille, — perte d'appétit, — un peu de fièvre, douleur violente dans l'oreille gauche. — On se contenta d'appliquer un peu de coton et d'huile. — Le surlendemain seulement, le malade me fut présenté : — les symptômes généraux persistaient.

Quant à l'état local, voici ce que j'ai trouvé : la pavillon présente une sorte de rougeur érysipélateuse, il est écarté de la tempe; le moindre contact est très-douloureux ; le méat est faible, et le diamètre du conduit semble rétréci ; à un demi-centimètre de profondeur dans ce canal, et sous le tragus, on commence à voir poindre une petite tumeur : à sa couleur rouge, violette, à sa rénitence, à la douleur ou pulsation dont elle est le siége, il est facile de reconnaître un petit abcès glandulaire en voie de formation.

Un minoratif, — diète modérée, — injections de sureau tiède, fréquentes ; — un tampon de coton pour boucher le méat et éviter le refroidissement. — Ces moyens sont continués pendant deux jours : — le troisième, l'abcès, gros comme un petit pois, était fluctuant : la peau amincie, — une petite incision donne issue à une gouttelette de pus tenant en suspension une sorte de bourbillon, — injection, — coton dans les oreilles. — Guérison. — 10 décembre.

23e Observation. — *Abcès glandulaire du conduit auditif.* — Le 8 mai 1855, madame J., âgée de trente ans, femme d'une bonne constitution et d'une bonne santé, vient nous consulter pour une douleur d'oreille ; il y a huit jours, à la suite de ses règles, elle fut exposée à un refroidissement, en allant laver au bateau : le soir même, une douleur violente se fit sentir dans l'oreille droite, le sommeil fut empêché : le lendemain une petite grosseur commençait déjà à se faire sentir dans l'oreille malade ; elle devint bientôt le siége de battements, et son volume augmenta en même temps, surdité de ce côté.

Etat actuel. — C'est une femme grande, forte, au teint coloré. — Sa tête est enveloppée d'un mouchoir. En examinant l'oreille droite, d'ailleurs bien conformée, on trouve l'entrée du méat obstruée complétement par une tumeur rouge, lisse, tendue, luisante : son volume peut égaler une noisette. — Elle est très-douloureuse au toucher ; fluctuante ; il n'y a pas de ganglions dans le voisinage. — La dureté d'oreille n'est pas très-considérable. — Pas de bruits ni de bourdonnements.

L'abcès est ouvert immédiatement : et des injections sont conseillées pour évacuer plus facilement le pus.

Cette femme a été guérie en quatre jours.

24e Observation. — *Abcès glandulaire aigu du méat auditif externe.* — Le 21 décembre, Alphonse C., âgé de vingt-deux ans, se présente chez moi en accusant une douleur violente d'oreille (à gauche) qui l'a empêché de dormir pendant deux nuits.

Mal de tête, fièvre ;

Une tumeur du volume d'un pois rond, occupe l'entrée du méat : elle est rouge, lisse, luisante ; on dirait un polype, et ce fut ma première pensée.

En appliquant un stylet à la surface de cette tumeur, je reconnais qu'elle s'affaisse : le doigt y fait reconnaître de la fluctuation. Je l'incise de bas en haut, il en sort plein une coquille de noisette de pus bien lié, phlegmoneux ; — à l'instant, le malade est soulagé, et entend la montre à quelques centimètres, 0,04.

Le malade n'eut point d'écoulement par l'oreille avant cette époque ; il a été saisi par le froid, en travaillant à une boutique, place de la Bastille, et c'est dans la nuit qu'il a commencé à souffrir et que l'abcès a commencé à se former.

23. — L'abcès ne donne plus qu'un suintement séreux. — Guérison, deux jours après.

25e Observation. — *Abcès strumeux de l'oreille droite.* — En décembre 1855, Augustine M., petite fille de cinq ans, nous est amenée par sa mère, qui nous donne les renseignements suivants : quinze jours après avoir fait vacciner sa fille, elle aperçut un petit abcès au cou ; il s'est ouvert spontanément cette nuit. Il s'en est écoulé un peu de pus avec du sang.

Etat actuel. — C'est une enfant petite, grêle, élevée au biberon ; la tête est remplie de croûtes impétigineuses : au-dessous de l'oreille gauche, on remarque d'autres vésicules impétigineuses, puis deux ou trois petits abcès strumeux de la largeur d'une lentille.

Signes anatomiques, à gauche. — Pavillon bien conformé, transparent, çà et là : il présente néanmoins quelques pustules d'impétigo.

A la partie supérieure et postérieure du conduit auditif se voit une tumeur de la grosseur d'un gros pois rond ; cette tumeur est couverte d'une exsudation sanguinolente, et la mère nous dit qu'elle s'est ouverte cette nuit. Nous enlevons, à l'aide d'une injection d'eau tiède, le pus qui recouvre la petite tumeur : elle est aussi fluctuante : on peut introduire un stylet dans l'ouverture de l'abcès, il en sort un peu de sang. Nous avons donc sous les yeux un petit abcès strumeux qui ne semble pas affecter l'ouïe.

Injection d'eau tiède dans l'oreille gauche, — huile de foie de morue, — sirop antiscorbutique, — régime ordinaire.

Guérison en trois jours.

CHAPITRE III

OTITE EXTERNE.

L'otite ou inflammation de l'oreille est une maladie tellement fréquente, qu'elle a dû être connue de tout temps. En effet, depuis Celse, qui, le premier, l'a bien décrite, nous la trouvons mentionnée dans tous les auteurs. Seulement, comme la plupart des maladies de l'oreille, elle n'a été bien étudiée qu'à une époque très-rapprochée de la nôtre.

Longtemps on n'a fait attention qu'à un symptôme de cette maladie, la douleur ; et les anciens auteurs ne la désignent que sous le nom d'otalgie, confondant ainsi, avec elle, toutes les autres affections douloureuses de l'appareil auditif. C'est sous ce nom que la désigne encore Sauvage.

Mais Vogel, le premier, a nettement reconnu la nature inflammatoire de cette maladie et l'a appelée otite.

Cependant pour avoir changé de nom, l'otite n'a guère été mieux connue. Pinel la passe sous silence dans son cadre nosologique; et il nous faut arriver à Alard (1), qui publia au commencement du siècle la première monographie, sur ce sujet important.

L'otite se divise en *otite externe* ou inflammation du conduit auditif externe, et en *otite interne*, ou inflammation de la caisse. Nous étudierons d'abord l'otite externe.

Elle présente trois variétés :

1° L'otite catarrhale, ou inflammation de la membrane et de la couche glanduleuse du conduit ;

2° L'otite phlegmoneuse, ou inflammation du tissu cellulaire placé sous la peau du conduit

3° L'inflammation du périoste et du tissu osseux, appelée par Kramer otite métastatique.

(1) *Essai sur le catarrhe de l'oreille.* Paris, 1807, in-8.

§ 1. — De l'otite externe catarrhale. — *Catarrhe externe d'Alard.*

On appelle otite externe catarrhale, l'inflammation catarrhale de la couche glanduleuse du conduit auditif. Elle est aiguë ou chronique. — Simple ou spécifique. — Elle affecte un seul côté; ou les deux en même temps.

Cette maladie peut se présenter sous deux formes : elle est *idiopathique* ou *symptomatique*. Dans la forme idiopathique, la phlegmasie est bornée à la peau et à la couche glanduleuse ; dans la forme symptomatique, l'inflammation peut occuper et occupe souvent, les couches plus profondes, et quelquefois même le périoste. Ces divisions théoriques se trouvent souvent réunies dans la pratique, et alors l'otite catarrhale se confond avec l'otite phlegmoneuse et périostique.

Symptômes. — Les symptômes de la maladie que nous étudions ici, sont les mêmes que ceux de toutes les inflammations : Ainsi à l'état aigu nous trouvons la douleur, la rougeur, la chaleur et la tuméfaction.

La douleur est le premier symptôme qui apparaisse. Elle est continue, gravative ou lancinante. Son intensité varie aussi : quelquefois, très-faible elle passe inaperçue; d'autres fois, elle arrache des cris aux malades les plus courageux. Son lieu d'élection est le *tragus* et la petite région qui l'avoisine : elle se fait sentir avec violence dans les mouvements de mastication, en ouvrant la bouche. Vient ensuite la rougeur qui est quelquefois très-intense et peut aller jusqu'au rouge violacé.

En même temps survient la chaleur, qui peut ici être pulsative tout aussi bien que dans l'otite phlegmoneuse ;

La tuméfaction qui peut oblitérer complétement le conduit auditif. Cette tuméfaction n'est pas limitée à la peau et à la couche glanduleuse ; elle est bien souvent aussi étendue aux tissus subjacents.

La sécrétion des glandes cérumineuses est constamment altérée. Au début, elle est supprimée; la peau du conduit auditif est sèche, rugueuse, et se fendille.

Après deux ou trois jours et quelquefois un peu plus tard, à la fin du premier septénaire, cette sécheresse du conduit auditif est remplacée par l'écoulement d'une lymphe blanchâtre, comme séreuse, très-fluide. Cette lymphe a des propriétés irritantes.

Aussi voyons-nous les téguments devenir le siége d'une véritable phlegmasie et se développer des excoriations sur les parties environnantes touchées par la matière de l'écoulement. Assez souvent aussi, elle a une odeur fétide; c'est là, comme on le sait, un caractère commun à toutes les suppurations qui communiquent, directement ou indirectement, avec les cavités naturelles.

Ce flux séreux ne tarde pas à devenir plus épais. On le voit devenir peu à peu jaunâtre et visqueux, d'abord muqueux, puis muco-purulent et enfin purulent. En se répandant sur le pavillon de l'oreille et sur le cou, la matière qui le compose se concrète sous forme d'écailles brunâtres ou jaunâtres, et fétides, surtout chez les sujets lymphatiques.

A ces symptômes nous avons encore à joindre comme complication un signe anatomique presque constant, c'est l'injection du tympan et des parois du conduit auditif. En effet, après avoir, au moyen de quelques injections d'eau tiède, nettoyé le conduit auditif, on voit que la membrane qui tapisse ce canal est dépouillée de son épiderme; elle est rouge, tuméfiée; et si l'on vient à regarder cette membrane avec une loupe, on aperçoit une série de vaisseaux linéaires et tortueux qui présentent la disposition accoutumée des vaisseaux de la peau, avec exagération dans leur nombre et leur volume.

En même temps, le pavillon de l'oreille est rouge, et sillonné, surtout en arrière, par des lignes bleuâtres, qui ne sont autre chose que les veines, elles-mêmes gonflées et devenues apparentes.

L'ouïe est toujours plus ou moins altérée. Le plus souvent, elle est diminuée, et quelquefois même abolie complétement. Cette surdité doit être rapportée en grande partie à l'oblitération du conduit auditif par la tuméfaction des parties molles qui entrent dans la composition des parois du conduit; et il suffit que cette tuméfaction oblitère les trois quarts du calibre du conduit, pour que la surdité soit complète, de sorte qu'il faut admettre comme cause d'oblitération de l'ouïe, en même temps que la tuméfaction des parties molles, l'extension de la phlegmasie à des points plus reculés de l'oreille, à la membrane du tympan, par exemple, quelquefois à la caisse, ou même à l'oreille interne.

Au début, l'ouïe n'est pas toujours diminuée; elle est quelquefois exaltée. Le moindre bruit est perçu par les malades, et devient pour eux la cause d'une sensation très-douloureuse.

Dans un certain nombre de cas, à la surdité ou à l'exaltation de l'ouïe se joignent des bourdonnements et des tintements d'oreille.

Les symptômes locaux, ne s'accompagnent quelquefois d'aucun trouble général, mais le plus souvent, au début de *la période aiguë*, on observe un mouvement fébrile plus ou moins prononcé, une accélération de la circulation, un pouls fort développé, dur en même temps que fréquent, de la chaleur à la peau, des sueurs abondantes, de la céphalalgie, et quelquefois du délire. Dans *la période chronique* de l'otite catarrhale ces symptômes généraux ont disparu; mais les symptômes locaux énumérés plus haut, sont les mêmes, à l'intensité près; ainsi la douleur au tragus est plus sourde, comme diffuse : il y a peu ou point de rougeur; mais le gonflement persiste dans les tissus affectés et leur température est toujours augmentée. — Les bourdonnements et la cophose sont encore plus considérables que dans la période aiguë : le flux est abondant. Les causes de l'otite catarrhale externe diffèrent suivant qu'elle est idiopathique ou symptomatique.

Les causes de l'otite idiopathique sont surtout des causes locales, c'est presque toujours à l'action directe du froid et de l'humidité sur l'oreille, qu'il faut rapporter cette maladie.

Les causes de l'otite symptomatique sont des causes générales.

En première ligne, nous devons signaler l'influence de la scrofule et du tempérament lymphatique. C'est surtout chez les enfants qui présentent les attributs du tempérament lymphatique et scrofuleux, qu'on observe le plus grand nombre de ces otites, à flux abondant.

Après la scrofule, nous trouvons les fièvres graves : la variole, la rougeole, la scarlatine, la fièvre typhoïde; vers leur troisième septénaire, ces maladies ont une tendance toute particulière à favoriser le développement de suppurations dans l'appareil auditif. Ces suppurations sont quelquefois bornées au conduit auditif; mais elles peuvent aussi et tout à la fois siéger dans la caisse du tympan. Lorsque ces maladies n'agissent que sur l'oreille externe, le malade présente une otite catarrhale externe, qui se termine par un flux abondant, flux comme critique et regardé comme salutaire par les anciens auteurs; mais nous verrons plus loin que c'est là toujours une complication grave, à cause des surdités fréquentes qui sont la conséquence de ces écoulements, et le plus souvent leur terminaison.

Diagnostic. — Le diagnostic de l'otite catarrhale externe est toujours facile. Il suffit de constater les symptômes qui viennent d'être énoncés, et d'examiner avec soin le conduit auditif pour voir s'il n'y aurait point de corps étrangers : car un corps étranger donnerait lieu à tous les accidents de l'otite catarrhale; cet examen permettra de reconnaître également, s'il n'y a pas de perforation du tympan et si l'écoulement ne vient pas de la caisse.

Maintenant, pour reconnaître si l'otite est idiopathique ou symptomatique, il suffira d'interroger les commémoratifs. Si vous ne trouvez d'autre cause que l'exposition au froid et à l'humidité, vous reconnaîtrez par là que l'otite est idiopathique, tandis que dans l'otite symptomatique, il sera toujours facile de constater l'influence d'une des diathèses que nous avons déjà signalées, ou bien l'existence d'une fièvre grave, à une époque plus ou moins rapprochée.

Pronostic. — Le pronostic de l'otite catarrhale est peu grave lorsque la maladie n'est encore qu'au début et qu'il n'y a pas d'écoulement. On peut alors, par un traitement méthodique et par l'éloignement des causes qui ont favorisé son développement, enrayer la marche de l'otite et empêcher l'écoulement de se manifester.

Mais lorsqu'une fois le flux s'est montré, l'affection exige toujours un pronostic réservé. Il peut bien arriver qu'à la suite d'un traitement convenablement dirigé, et quelquefois même sans traitement, l'écoulement vienne à disparaître dans un temps peu éloigné; mais c'est là un cas exceptionnel, et l'on doit toujours craindre, surtout si l'on a sous les yeux un malade d'un tempérament lymphatique, de voir ces écoulements d'oreille durer des mois, des années. Quelquefois même, malgré le traitement le plus méthodique, on éprouve les plus grandes difficultés pour en tarir complétement la source.

Du reste, les malades qui guérissent de ces écoulements devenus chroniques, ne recouvrent presque jamais une bonne ouïe et conservent une certaine dureté d'oreille, laquelle peut conséquemment arriver jusqu'à la cophose.

On a de plus à craindre, dans ces écoulements d'oreille, un accident qui peut entraîner la mort du malade. C'est la suppression brusque de l'écoulement; cette suppression peut être amenée par deux causes : l'exposition au froid et à l'humidité et des injections trop irritantes. On voit alors survenir, dans un bref délai, de graves accidents du côté des centres nerveux : le délire, suivi du coma, et tous les signes d'une méningo-encéphalite, en même temps que des douleurs très-violentes dans l'oreille malade. Alard a cité, à ce sujet, plusieurs observations.

26e Observation. — *Otite catarrhale.* — Un jeune homme ayant un catarrhe de l'oreille, fut obligé, au commencement de la période de suppuration, d'aller poser des tentures dans une maison. Il fut exposé plusieurs heures au froid, et l'écoulement cessa brusquement. Il y eut dans l'oreille des douleurs très-vives pendant toute une nuit; le délire survint et le malade mourut au bout de quatre jours de cruelles souffrances.

Alard rapporte encore l'observation suivante :

27e Observation. — *Otite catarrhale.* — Un maçon, après avoir travaillé toute une journée, exposé au vent et à la pluie, vit disparaître brusquement une suppuration de l'oreille, qu'il portait déjà depuis longtemps. La nuit suivante, ce malheureux éprouva des douleurs excessives, puis du délire et mourut quelques jours après.

Nous voyons, par la lecture de ces observations, que les malades ainsi atteints d'une rétrocession brusque de l'écoulement ont tous succombé à une encéphalite. Pour les anciens, cette encéphalite était la suite d'une métastase; pour les modernes, elle serait due à l'extension de l'inflammation du rocher aux organes encéphaliques. Je ne me prononcerai pas entre ces deux opinions.

J'arrive au *traitement.*

Traitement. — Il devra être différent, suivant qu'on aura à traiter une otite idiopathique ou une otite symptomatique.

Pour l'otite idiopathique, on devra mettre en usage, et dans un bref délai, l'appareil antiphlogistique; et, d'abord, il faudra faire une application de sangsues immédiatement en avant du tragus. Les sangsues devront être appliquées une à une, de manière à ce qu'on ait un écoulement de sang continu pendant douze et vingt-quatre heures, selon la force du sujet.

En appliquant l'une après l'autre de cinq à dix sangsues, on obtient ainsi un effet plus satisfaisant que lorsqu'on applique les sangsues toutes à la fois.

Dans ce dernier cas, on n'a qu'un soulagement momentané. La congestion ne tarde pas à revenir, souvent même elle est plus forte que la première fois, et si l'on ne renouvelle pas l'application de sangsues, on n'a fait qu'aggraver l'état du malade.

On pourra aussi appliquer les sangsues derrière l'oreille, sur l'apophyse mastoïde.

A défaut de sangsues, on aura recours aux ventouses scarifiées.

Et enfin, la saignée générale sera employée, mais seulement lorsqu'avec la phlegmasie locale existera une réaction fébrile intense.

En même temps, il faudra soustraire le malade aux causes qui ont produit l'otite. Il devra garder la chambre, éviter avec soin l'impression du froid et de l'humidité.

Si l'otite reconnaissait pour cause l'introduction d'un corps étranger dans l'oreille, on comprend qu'il faudrait tout d'abord enlever le corps étranger. Ce ne serait qu'après cette extraction que l'on en viendrait au traitement antiphlogistique déjà indiqué ; et encore, dans le plus grand nombre des cas, les évacuations sanguines seraient inutiles et il suffirait de quelques injections tièdes et émollientes pour amener la guérison.

Si le malade était un enfant lymphatique, strumeux, il faudrait être sobre d'évacuations sanguines et avoir plutôt recours aux révulsifs, aux vésicatoires derrière l'oreille et à la nuque ; aux frictions avec la pommade stibiée sur les mêmes points. En même temps on pratiquera dans l'oreille des injections émollientes tièdes ; une décoction de plantes amylacées, de l'eau d'orge, une infusion de racines de guimauve, ou bien encore une décoction de graines de lin seront mises en usage.

Dans la période aiguë, le chirurgien proscrira rigoureusement toutes les injections irritantes, entre autres l'injection de sureau, celle composée avec l'huile et le laudanum, qui jouissent d'une si grande faveur parmi les gens du peuple. L'expérience a montré que des accidents graves et même la mort avait suivi leur emploi.

Les injections émollientes agissent de deux manières sur le conduit auditif; elles le nettoient, empêchent le pus de s'y accumuler et d'irriter par sa présence des surfaces déjà enflammées; de plus, elles modifient l'état de ces surfaces par l'action topique des liquides tièdes et onctueux qu'elles tiennent en suspension.

Telles sont les données rationnelles qui doivent présider au traitement de l'otite idiopathique.

Pour l'otite symptomatique d'une fièvre grave, par exemple, le traitement sera à peu près nul au début, tant que durera la maladie qui a amené le développement de cette otite. L'attention devra porter principalement sur l'état général; il faudra favoriser la marche régulière de la variole, de la rougeole, de la scarlatine, de la fièvre typhoïde; et l'on n'aura que peu ou point à agir sur l'état local. On pourra seulement faire quelques injections tièdes, émollientes; si l'inflammation devenait très-violente, on pourrait conseiller une application de sangsues au tragus ou à l'apophyse mastoïde; mais il faut toujours être très-réservé dans l'emploi des évacuations sanguines et ne les prescrire qu'autant qu'elles ne sont pas contre-indiquées par l'état général. Ce point important doit dominer tous les autres.

Plus tard, lorsque la période inflammatoire sera passée, il faudra avoir recours aux révulsifs sur les tempes, sur les apophyses mastoïdes, à la nuque; et à mesure que la maladie décroîtra, on remplacera les injections émollientes par des injections légèrement astringentes, et de plus en plus astringentes à mesure que l'écoulement diminue. Pour ces injections, on pourra se servir d'une infusion légère de thé noir, de sous-acétate de plomb à la dose de dix, puis quinze, vingt, et enfin trente centigrammes dans trente grammes d'eau de roses.

Ces injections seront faites tièdes, et après l'injection on aura soin de bien sécher le conduit auditif avec un bourdonnet de coton, de manière à ne pas y laisser quelques gouttes d'eau qui, d'abord tièdes, ne tarderaient pas à se refroidir et irriteraient alors les parois du conduit.

Le sous-acétate de plomb peut être remplacé par d'autres substances également astringentes. Saunders, en Angleterre, a vanté les injections avec le sulfate de zinc; Itard les préconise également, mais je leur préfère le sous-acétate de plomb ou le sulfate de cuivre.

Lorsque l'écoulement vient à disparaître brusquement, à la suite de l'exposition intempestive au froid, ou après une injection trop astringente, et que le malade est menacé d'une métastase sur le cerveau ou même est déjà atteint d'accidents cérébraux graves, il faut chercher à rappeler immédiatement l'écoulement. Itard a conseillé, à cet effet, l'application de la moitié d'un pain chaud, sur l'oreille malade. On pourrait arriver au même résultat en employant un cataplasme de farine de lin bien chaud. On pourrait également faire dans l'oreille des injections irritantes et de nature à rappeler l'écoulement, des injections tièdes d'huile de rue, par exemple.

En même temps, on emploiera des révulsifs énergiques. On pourra faire des frictions avec l'huile de croton tiglium sur les tempes, sur l'apophyse mastoïde, ou bien l'on appliquera des vésicatoires ammoniacaux sur les mêmes points et à la nuque ; si, malgré ces moyens, les accidents cérébraux se développent rapidement, on pourra remplacer les vésicatoires par une application de trois, quatre, cinq, six cautères, à la pâte de Vienne, ou de quelques boutons de feu à l'apophyse mastoïde et à la nuque (1).

Telle est la thérapeutique des otites externes catarrhales, à la période aiguë.

Lorsque ces écoulements passent à l'état chronique, on a conseillé des révulsifs plus énergiques que ceux dont nous avons parlé jusqu'à présent, des sétons à la nuque, des cautères, des moxas sur les apophyses mastoïdes ; mais on trouve peu de malades qui veuillent se soumettre à de tels traitements.

Dans ces écoulements chroniques, il faut joindre au traitement local, un traitement général. Comme le tempérament lymphatique est une des principales causes qui s'opposent à la guérison de ces écoulements, il faut employer ici un traitement qui puisse modifier ce tempérament lymphatique: ainsi j'ai employé avec succès l'iodure de potassium, l'huile de foie de morue, le sirop antiscorbutique, le sirop de ménianthe préconisé par Itard, les amers, la tisane de houblon, de gentiane, etc., et enfin tous les médicaments qu'on a l'habitude de prescrire aux scrofuleux. Vous aiderez l'action de ces médicaments par un régime tonique, les

(1) Voyez plus loin une observation d'otite purulente.

viandes rôties, le pain grillé, le vin pur à doses modérées, en même temps vous exciterez la transpiration en faisant porter au malade des vêtements de flanelle, en prescrivant de l'exercice au soleil, l'équitation, la fréquentation du gymnase. C'est par ces moyens sagement combinés que l'on parviendra à guérir ces flux d'oreille, qui reconnaissent pour cause l'inflammation catarrhale du conduit auditif externe, et qui durant depuis longtemps, paraissent interminables. Que la phlegmasie au début ait été symptomatique ou idiopathique, c'est toujours à ces moyens qu'il faut avoir recours, si l'on veut obtenir une guérison certaine et durable. — Je dois aussi ajouter que le traitement devra encore être continué plusieurs mois, après la guérison définitive, dans le but d'éviter les récidives.

§ 2. — De l'otite externe phlegmoneuse.

Nous arrivons maintenant à l'otite externe phlegmoneuse.

On appelle ainsi l'inflammation phlegmoneuse du tissu cellulaire, qui double la peau du conduit auditif.

Symptômes. — Dans cette variété, nous avons, au début, les mêmes symptômes que nous a présentés l'otite catarrhale aiguë. Douleur, rougeur, chaleur, tuméfaction, surdité, bourdonnements d'oreilles, et très-souvent réaction fébrile. Mais, au lieu de voir se former un écoulement muco-purulent, un catarrhe, nous voyons ici se développer un ou plusieurs petits abcès ; — cet abcès est quelquefois circonscrit, lorsque l'inflammation est limitée, mais d'autres fois l'inflammation est diffuse, et occupe tout le conduit auditif. Dans ce cas nous trouvons un vaste abcès avec décollement de la peau, dans une étendue variable, et pouvant se compliquer de dénudation des os et plus tard, de carie et de nécrose affectant les surfaces, ainsi dénudées.

Cet abcès, qu'il soit circonscrit ou diffus, ne tarde pas à s'ouvrir ; et si l'art n'intervient promptement, il reste une ouverture fistuleuse avec un écoulement d'oreille. Mais cet écoulement est franchement purulent, au lieu d'être muqueux ou muco-purulent, comme dans l'otite catarrhale ; de plus, il est rarement fétide. C'est du pus qui a été sécrété dans la cavité de l'abcès et non plus un liquide sécrété par les parois du conduit auditif.

Du reste, l'otite phlegmoneuse ne se termine pas toujours par suppuration ; elle peut tendre à la résolution, avant que l'abcès ne se soit développé.

Diagnostic. — Le diagnostic de cette affection est facile. Vous la distinguerez aisément de l'otite catarrhale, surtout lorsqu'il y aura déjà un écoulement par l'oreille. Le pus jaune, bien lié et sans odeur de l'otite phlegmoneuse ne ressemble nullement à l'écoulement d'abord séreux, puis muco-purulent, mal lié, mélangé de grumeaux et fétide, qui caractérise l'otite catarrhale.

Le pronostic sera encore grave dès que l'abcès sera formé; nous dèvons alors craindre la dénudation des os et ses suites fâcheuses : l'ostéite, la carie et la nécrose, la formation de séquestres. Il faudra donc, aussitôt après l'ouverture de l'abcès, explorer avec soin sa cavité, à l'aide d'un stylet mousse et délié; et avant de porter un pronostic favorable, rechercher s'il n'y a point d'os à découvert.

Les causes de l'otite phlegmoneuse sont, comme pour l'otite catarrhale, les unes locales, les autres générales. Les causes locales sont le froid et l'humidité. Les causes générales sont toutes les diathèses, et surtout la scrofule et les fièvres graves. Nous reconnaîtrons donc pour l'otite phlegmoneuse, comme pour l'otite catarrhale, la forme *idiopathique* et la forme *symptomatique*.

Traitement. — Il est indispensable d'appliquer à cette affection, comme à l'otite catarrhale, un traitement local, évacuations sanguines, injections émollientes, et un traitement général antiscrofuleux, antisyphilitique, lorsque vous aurez reconnu que votre malade est sous l'influence d'une de ces diathèses syphilitique ou scrofuleuse.

Si quelque portion d'os est à découvert, avec dénudation du périoste, la nécrose est inévitable. Cette complication fâcheuse nous a longuement occupé ailleurs et nous y renvoyons le lecteur (1).

§ 3. — De l'otite externe périostique.

Cette affection atteint le périoste et les lamelles superficielles de l'étui osseux, qui forme le conduit de l'ouïe.

Elle se développe souvent à la suite d'une otite catarrhale ou

(1) Voyez *Abrégé de pathologie médico-chirurgicale*. Paris, 1852, t. Ier, p. 20.

phlegmoneuse, qui s'est propagée aux couches plus profondes, jusqu'au périoste.

Ou bien, elle survient d'emblée, et alors elle est la suite des fièvres graves, d'une diathèse écrouelleuse, surtout chez les enfants.

Ces deux modes de développement font de l'otite, deux maladies différentes, suivant qu'elle suit l'une ou l'autre marche.

Les lésions anatomiques de cette maladie sont multiples. Sur le périoste, nous trouvons tous les signes d'une périostite; il est épaissi, friable, fortement injecté, quelquefois rouge, d'autres fois violacé, présentant des taches ecchymotiques, ou sugillations, d'une couleur rouge lie de vin. En plusieurs points, cette membrane est décollée et séparée de la trame osseuse, par des épanchements sanguins ou purulents.

A la surface de l'étui osseux lui-même, on voit comme sur l'extrémité du moignon d'un amputé, les bouches béantes des canalicules osseux ; ces canalicules sont remplis d'une matière rougeâtre, molle et sanieuse, analogue aux bourgeons charnus. D'autres fois, on trouve dans ces canalicules un liquide couleur lie de vin, plus tard ce liquide est remplacé par du pus. Nous avons sous les yeux tous les symptômes de l'ostéite.

A un degré plus avancé, nous avons tous les signes de la carie ou de la nécrose.

Telle est dans ses détails les plus importants l'anatomie pathologique qui caractérise l'affection du conduit auditif, à laquelle Kramer a donné le nom d'otite périostique.

Symptômes. — Ils sont de deux ordres : ils sont anatomiques ou physiologiques.

Les symptômes anatomiques ressortent de l'anatomie pathologique : le conduit auditif étant exposé à la vue, on peut l'examiner sur le vivant, comme sur le cadavre. Il faut cependant remarquer que la tuméfaction des parties molles est quelquefois assez considérable pour masquer complétement les parties malades. Dans ce cas, avant de se prononcer, il faut attendre qu'un abcès se soit formé, et alors on introduit, à travers la fistule, un stylet, à l'aide duquel on reconnaît facilement l'état des os et les différents degrés de leur altération.

Les symptômes physiologiques sont les mêmes que j'ai déjà longuement exposés, en traitant des deux autres espèces d'otites;

c'est la douleur, la surdité et les bourdonnements d'oreille.

La douleur présente, dans cette affection, un caractère qu'elle n'avait pas dans les autres otites. C'est que tout en restant continue, elle est plus forte la nuit que le jour; c'est la douleur particulière aux affections osseuses. Il est assez difficile de la définir exactement; les malades la comparent à la douleur que ferait éprouver un clou qu'on enfoncerait dans la partie malade, c'est une *douleur pertérébrante.*

Avec la douleur, nous avons la surdité qui peut être plus ou moins complète et peut aller jusqu'à l'abolition de la fonction.

Presque toujours il y a en même temps excitation de l'ouïe. C'est, du reste, un phénomène que l'on observe dans toutes les phlegmasies de l'oreille.

Enfin nous observons ici, comme dans les deux autres otites, des bourdonnements dus aux mêmes causes : l'oblitération plus ou moins grande du conduit auditif par la tuméfaction et la propagation de la phlegmasie aux parties plus profondes de l'oreille.

Les causes de cette otite périostique, nous les connaissons déjà. C'est quelquefois une otite catarrhale ou phlegmoneuse, se propageant jusqu'au périoste; mais d'autres fois, l'otite se développe spontanément, et alors elle peut être la suite d'une fièvre grave, ce qui est le cas le plus fréquent; ou bien un accident lié à l'une des diathèses scrofuleuse, tuberculeuse ou syphilitique.

Diagnostic. — Le diagnostic de cette affection est assez facile. Presque toujours, c'est alors qu'il s'est formé un abcès, que le chirurgien est consulté. L'abcès doit être ouvert le plus tôt possible : et l'on en voit sortir un pus mal lié, sanieux, brun noirâtre, fétide et mélangé de quelques grumeaux de sang. La suppuration qui succède à l'ouverture de l'abcès est très-abondante et dure fort longtemps. Il reste une ouverture fistuleuse et l'exploration des os malades, avec un stylet introduit par cet orifice, complète le diagnostic. Dans cette exploration de l'oreille, on est presque toujours obligé de se servir du spéculum.

Le pronostic de cette affection est grave, et cette gravité est subordonnée, 1° à la durée de la maladie qui est toujours longue, 2° à la crainte des complications; ainsi, le tympan peut s'enflammer; l'oreille moyenne peut devenir le siége d'une otite interne ; mais les complications les plus dangereuses sont celles qui peuvent affecter le cerveau. Une méningite ou une encéphalite, peuvent apparaître dans un bref délai à la suite de la suppression brusque de l'écoulement.

Le traitement sera à la fois local et général.

Traitement. — Le traitement local est le même que j'ai déjà indiqué pour l'otite catarrhale et pour l'otite phlegmoneuse : sangsues, révulsifs, frictions avec la pommade stibiée, vésicatoires, en même temps qu'on donne à l'intérieur quelques purgatifs, le calomel, par exemple. On aura encore recours aux injections émollientes, aux cataplasmes, et surtout on recommandera aux malades d'éviter le froid, l'humidité. — Les abcès devront être ouverts le plus tôt possible : si les os sont altérés,— si des séquestres se forment, il faut en hâter l'élimination par des injections appropriées ; les teintures de myrrhe, d'iode, plus ou moins étendues : un pinceau trempé dans l'un ou l'autre de ces liquides, sera porté plusieurs fois par jour sur les surfaces malades. — De temps en temps, le stylet ébranlera les portions d'os qui doivent se détacher, et les pinces méthodiquement appliquées chercheront à les extraire.

Le traitement général devra s'adresser à la cause sous l'influence de laquelle s'est développée l'otite.

Lorsqu'elle est survenue dans le cours d'une fièvre grave, il faudrait chercher à détruire l'action de cette fièvre sur l'économie ; mais nous ne connaissons encore ni la nature intime, ni le spécifique de la rougeole, de la scarlatine, de la fièvre typhoïde, et tout ce que nous pouvons faire se réduit à favoriser la convalescence à l'aide des toniques et d'un régime convenable. Nous sommes plus avancés pour la scrofule, la syphilis ; et si nous reconnaissons dans notre malade une de ces deux diathèses, nous aurons à les combattre par les spécifiques, dont l'expérience nous a appris l'efficacité : l'iodure de potassium pour la scrofule, le mercure ponr la syphilis ; le malade sera vacciné dans le plus bref délai, pour prévenir l'otite varioleuse.

Nous donnons maintenant quelques observations à l'appui de ces propositions.

28e Observation. — *Double otite catarrhale externe et interne.* — Le 9 décembre 1854, M. R. père m'a présenté son enfant, avec une lettre d'introduction de M. l'abbé Ottin ; il y a trois mois, qu'à la suite d'un mal de gorge, une violente douleur s'est fait sentir dans l'oreille. Cette douleur arrachait des cris au malade.— Le deuxième jour, une matière abondante et fétide s'est écoulée par l'oreille gauche : cet écoulement, après trois jours de durée, a complétement disparu; mais l'oreille resta tout à fait sourde.

On conduisit le malade à l'hôpital des Enfants, et d'après le conseil qui fut donné, l'enfant alla passer quelque temps à la campagne. C'était vers la fin d'octobre 1854.

Pendant ce temps-là, et sans cause connue, une hémorrhagie, d'ailleurs peu abondante, eut lieu par cette même oreille gauche, et disparut après quatre jours, pour ne plus revenir.

En même temps, l'oreille droite, jusqu'alors restée bonne, s'affaiblit de plus en plus et progressivement, sans douleurs, sans bruits anormaux, sans flux d'aucune espèce.

Toutefois, des bourdonnements intermittents sont venus tourmenter le malade.

Pour tout traitement, un vésicatoire fut appliqué au bras gauche.— Mais sans résultat aucun.

État actuel. — C'est un garçon bien constitué : d'un tempérament lymphatique sanguin : — très-intelligent, bien développé pour son âge.

Le nez est un peu comprimé : — L'enfant nous dit qu'il s'enrhume facilement. — Les amygdales sont un peu plus développées qu'à l'état normal : — cependant, le malade n'a eu qu'une seule fois mal à la gorge. — La muqueuse nasale et la pharyngée présentent des traces de rougeur.

Tympan opalin et petit, à droite.

Méat cérumineux, à droite : sec, à gauche, signe de phlegmasie chronique.

Pas de traces d'écoulement, ni d'un côté ni de l'autre.

Les trompes reçoivent chacune plusieurs douches d'air, librement, mais avec un bruit catarrhal.

Traitement. — Iod. de potassium..... 8 grammes.
Eau distillée .... 200 grammes.

Une cuill. matin et soir dans une tasse de tisane de gentiane.

Injection dans l'oreille gauche avec :

Eau d'orge........... 200 grammes.
Collyre de Lanfranc... 8 grammes.

Trois fois par jour.

14. — Le petit malade arrive d'un air satisfait, et nous dit qu'il entend très-bien, et qu'il est tout à fait guéri.—Dans la soirée du jour où

il était venu à ma clinique, et où il avait reçu des douches d'air, dans les trompes, il a entendu plusieurs claquements dans les oreilles, — et il a entendu à l'instant même.

Aujourd'hui la montre est entendue des deux côtés à un mètre et au delà.

29e Observation. — *Otite catarrhale externe au côté gauche. — Catarrhe de la trompe et de la caisse du côté droit.* — Le 3 avril 1855, une jeune femme âgée de vingt-huit ans, vient me consulter pour une douleur violente qu'elle ressent dans l'oreille gauche depuis dimanche, 1er avril. — Elle a eu très-froid ce jour-là, en allant à Belleville, et le soir en rentrant chez elle, la douleur s'est fait sentir dans l'oreille gauche et ne l'a pas quittée depuis lors.

État actuel. — C'est une personne au teint blême, d'une constitution lymphatique : elle est réglée régulièrement depuis dix-huit ans : elle n'a eu ni enfants, ni fausses couches, — d'une bonne santé habituelle ; — point de glandes engorgées au col, ni sous la mâchoire ; cependant notre malade est sujette à une affection dyspeptique, pour laquelle je lui ai donné des soins.

État local. — Les pavillons sont bien conformés : un peu aplatis; minces, transparents.

Les méats sont légèrement cérumineux, sans poils. — La région antitragienne n'est ni gonflée, ni douloureuse ; l'apophyse mastoïdienne n'est point sensible à la pression ; la peau qui la recouvre offre sa coloration normale. — Les mouvements d'abaissement de la mâchoire s'exécutent sans difficulté, ni souffrance. — La gorge est saine, bien que la malade accuse en cet endroit, une gêne et quelques élancements.

Au fond du conduit auditif gauche, on voit, à l'aide du spéculum, la membrane qui tapisse le méat, rougeâtre, mollasse, gonflée, de façon à former au tympan une sorte d'encadrement, dessiné par un bourrelet inflammatoire, épais d'une ligne au moins et assez large pour masquer toute la surface du tympan, à l'exception d'une petite portion de la partie moyenne, large comme une tête d'épingle, et qui apparaît avec sa transparence normale. — Point de traces d'écoulement.

A droite, le méat, le tympan sont tout à fait sains.

L'air insufflé dans les trompes pénètre avec difficulté, mais sans bruits.

La douleur accusée par la malade est continue, avec des paroxysmes irréguliers ; la nuit dernière s'est passée sans dormir.

Bourdonnements intermittents et semblables au tintement des cloches. — Dureté d'oreilles. La montre est entendue à gauche à 0,09; à droite, à 0,15.

Je conseillai : 1° une application de 6 sangsues au-devant du tragus;

2° des fumigations émollientes; 3° des cataplasmes sur l'oreille gauche; 4° instiller toutes les trois heures quelques gouttes d'huile tiède, dans le méat; 5° le tenir bouché avec du coton; 6° éviter le froid ; 7° prendre le soir, un bain de pieds sinapisé. — Fin avril (guérison). — Elle entend la montre à plus d'un mètre.

30° Observation. — *Otite catarrhale externe aiguë des deux côtés.* — Le 27 décembre 1854, F., jeune homme âgé de vingt et un ans, vient à notre clinique.—Il est sujet aux maux d'oreilles, alternativement l'une et l'autre a été affectée d'écoulement : il y a trois ans que l'oreille droite a commencé à couler. — Avec intermittence. — Légère douleur. — La cause restait inconnue. — Cependant il accuse des bains froids, pris dans le temps où sa première otite se montra. — Son père est rhumatisant.

Notre jeune malade a ressenti, il y a quelques jours, en même temps que la douleur d'oreille, une douleur au poignet droit; — douleur fugitive, sans traces aucunes.

Examen du malade. — Grand jeune homme, fort, brun de cheveux, —jamais malade, — s'enrhume facilement; — gorge rouge. — Amygdales chroniquement enflammées, — grosses comme des noisettes. — Pavillons très-développés, à saillies bien dessinées; bien implantés.

A gauche. — Conduit auditif externe gauche rétréci par l'*engorgement inflammatoire*, et sur les bords de l'hélix on trouve des traces d'une suppuration jaune rougeâtre. — Le fond du conduit est obstrué par la phlegmasie et le pus.

A droite. — Il y a eu un peu de suppuration ces jours derniers : quelques injections l'ont fait disparaître. — Quelques gouttes de glycérine, dans ce méat, ont singulièrement favorisé le rétablissement de *la sécrétion cérumineuse.*

Injections d'eau tiède, pour débarrasser le méat gauche du pus qui l'obstrue, — quelques gouttes de glycérine, — dans le conduit auditif gauche, dont les parois se touchent, tant elles sont gonflées.

30 décembre, guéri.

31° Observation. — *Otite externe phlegmoneuse.*— Un jeune homme grand et robuste, éprouva tout à coup, le 1er avril, et sans cause appréciable, une douleur légère dans l'oreille droite. Il n'y donna que peu d'attention. Le mal continua les jours suivants, il survint des bruits, et enfin un léger écoulement d'une matière séreuse mêlée de stries de sang. Les douleurs devinrent de plus en plus vives, et le 6 avril elles avaient une telle intensité que le patient passa trois nuits sans dormir. Il y avait de la fièvre. On appliqua un grand nombre de sangsues autour de l'oreille, on mit des vésicatoires, on fit des injections calmantes, et le tout en vain. Le pavillon était tuméfié, douloureux au toucher, et le méat fermé par le gonflement de ses parois. Je fis appliquer de nouveaux cataplasmes émollients, on instilla de l'huile dans le conduit auditif, et j'engageai le malade à prendre de fréquents purgatifs. Ces moyens eurent un succès complet, et vingt-quatre heures après leur emploi, le malade put dormir tranquillement. Après une nuit de repos, je trouvai le conduit rempli d'un pus épais, crémeux, les parois s'étaient affaissées, mais je n'osai pas faire d'injections dans la crainte de ranimer les douleurs. Le malade n'entendait pas ma montre au contact, et très-probablement le tympan était enflammé, mais je ne pus m'en assurer en raison de la vive sensibilité des parties phlogosées. Il faut dire qu'avant la maladie, cette oreille était affectée d'une surdité notable. Le 12 avril, le malade étant sorti en ville, éprouva de nouveau des douleurs aiguës accompagnées d'insomnie; cela dura jusqu'au 14, et les cataplasmes procurèrent du soulagement. Un peu plus tard, le malade ayant recouvert l'oreille avec un sachet rempli de fleurs de camomille, les accidents reparurent encore; mais on remplaça ce sachet par un simple linge, et le calme se rétablit. La suppuration cessa peu à peu, les parois du méat reprirent leurs dimensions régulières, mais je trouvai le tympan opaque, blanc, et la surdité persista. Le malade trouvant qu'il entendait comme avant le développement de ce phlegmon aigu, ne voulut pas qu'on s'occupât davantage de son oreille.

32e Observation. — *Otite externe phlegmoneuse.* — Un jeune homme de vingt ans, sortant d'un appartement où il avait très-chaud, au milieu de la nuit du 12 août, marcha tête nue dans la rue, et se coucha bientôt après, sans ressentir aucune douleur d'oreille. Il dormit tranquillement; mais à son réveil, le 13, les deux oreilles étaient le siége d'un bourdonnement aigu et d'élancements douloureux qui envahissaient la tête. La nuit suivante fut très-mauvaise, fièvre vive, agitation extrême, et les douleurs d'oreilles deviennent si aiguës que le malade se fait appliquer douze sangsues de chaque côté. Ce moyen eut un plein succès pour l'oreille droite, et elle se trouva guérie; mais la gauche conserva une douleur piquante au fond du méat, elle persistait encore le 16 août. Elle devenait plus vive dès que le malade remuait les mâchoires. Il lui semblait avoir un bouchon dans le méat. De plus, l'ouïe était très-faible, il éprouvait des bourdonnements considérables, la langue était saburrale, l'appétit nul, et un malaise général se faisait sentir. Au moyen d'un émétique, je fis disparaître la complication d'embarras gastrique, mais cette secousse n'eut aucune influence sur le phlegmon des conduits auditifs. Quelques purgatifs furent administrés avec tout aussi peu de succès, et le gonflement des parois du méat resta le même. Je prescrivis des cataplasmes émollients sur l'oreille gauche. Ces applications chaudes augmentèrent les douleurs, mais on les continua cependant; et le 20 août, l'abcès s'étant ouvert tout à coup, le méat se trouva baigné de pus sanguinolent. Le gonflement des parois diminua, le sentiment de pression disparut, ainsi que les bourdonnements. L'abcès se vida peu à peu, et le huitième jour il ne restait plus rien de cette cruelle affection.

33e Observation. — *Otite externe périostique, avec nécrose.* — Une femme âgée de vingt-cinq ans avait depuis son enfance un écoulement par l'oreille ; le pus séjournait continuellement dans le méat auditif. Un jour, en faisant le pansement, le chirurgien entraîna au dehors un fragment osseux à moitié putréfié. Aussitôt la malade put, en fermant la bouche, faire sortir l'air par l'oreille. Ce qui est digne d'admiration, s'écrie Fabrice de Hilden, c'est qu'un tel accident n'affaiblit presque pas l'ouïe (1).

CHAPITRE IV.

MALADIES DE LA MEMBRANE DU TYMPAN.

Nous devons, en commençant, étudier les lésions congénitales.

1° Absence du tympan.

Tous les auteurs en parlent dans leurs traités théoriques ; mais on n'en a jamais donné une seule observation.

2° Perforation centrale du tympan.

On a encore parlé, d'après Rivinus, d'une perforation centrale du tympan, mais l'existence congénitale de cette perforation n'a jamais été observée, et elle est maintenant révoquée en doute par tous les auteurs.

3° Usure de la membrane du tympan.

Seulement, on a rencontré dans certains cas une usure de la membrane du tympan, alors qu'il existe dans le conduit auditif des concrétions cérumineuses. Ribes a plusieurs fois vu des concrétions cérumineuses appliquées contre le tympan, déterminer une usure toute mécanique, et quelquefois même une perforation circulaire. Cet auteur a cherché à démontrer que cette

(1) Fabric. Hild., cent. 3, obs. 2.

perforation est due à la pression exercée sur le tympan, par un tampon de cérumen accumulé au fond du conduit auditif.

Kramer nie les perforations du tympan que Ribes a démontrées ; mais il ne dit pas pourquoi il les rejette.

Pour nous, nous admettrons volontiers ces perforations du tympan survenues accidentellement, et en même temps nous rejetterons l'existence de perforations congéniales.

4° Blessures du tympan.

Viennent ensuite les blessures du tympan. Ces blessures ne sont pas très-rares ; elles sont en général produites par des instruments piquants, des épingles par exemple, d'autres fois par des corps étrangers introduits dans l'oreille : ainsi une boule de verre qui est brisée dans le conduit auditif et dont les fragments vont déchirer le tympan. Il en est de même, lorsque, dans les tentatives d'extraction, une manœuvre imprudente refoule le corps étranger jusque dans la caisse. Nous avons donné des exemples de ces perforations à l'article des Corps étrangers dans le conduit auditif externe.

D'autres fois on a vu, chez des baigneurs, le tympan se rompre au moment où ils plongeaient d'une grande hauteur. L'eau tend alors à entrer dans l'oreille et pressant brusquement et avec force la colonne d'air contenue dans le conduit auditif, il en résulte une propulsion du tympan de dehors en dedans ; et l'on conçoit que dans le plus grand nombre de cas la pression soit assez forte pour amener la rupture de cette membrane.

Enfin, on a vu quelquefois le tympan déchiré par une injection d'air ou d'eau poussée avec trop de force dans la trompe d'Eustache.

Les plaies du tympan présentent ceci de particulier, que toutes les fois qu'il n'y a pas eu de perte de substance, la guérison se fait très-rapidement. Des expériences de Valsalva ont mis ce fait en lumière. Cet auteur ayant déchiré avec des aiguilles le tympan de plusieurs chiens, vit ces plaies se cicatriser en quelques jours, et lorsque ces animaux venaient à être sacrifiés, un peu plus tard, toute trace de la lésion avait disparu.

Mais si l'on pratiquait une perte de substance, la plaie du tympan ne se cicatrisait pas, et l'on voyait une fistule persister indéfiniment.

Ces considérations sur les plaies du tympan ne sont pas sans importance; nous verrons que dans les otites internes avec épanchement dans la caisse, la perforation spontanée du tympan est toujours accompagnée de perte de substance.

Or, ces blessures ne peuvent se cicatriser qu'à la condition d'être extrêmement petites. Mais si l'on prévient la rupture de la membrane, en pratiquant une ponction à la cloison tympanique, la plaie ainsi obtenue est sans perte de substance, et guérit facilement, comme nous l'avons vu tout à l'heure.

Le *traitement* des plaies du tympan est assez simple.

S'il ne survient pas de complication inflammatoire, on devra simplement immobiliser l'organe malade, et pour cela il faudra empêcher les ondes sonores de parvenir jusqu'à lui. On obtiendra ce résultat en plaçant un tampon de coton dans l'oreille et éloignant du malade toute espèce de bruit.

Si la douleur est vive, s'il y a de la fièvre avec élévation du pouls, céphalalgie; en un mot, si des accidents inflammatoires viennent à se développer avec une certaine intensité, il faut recourir de suite aux antiphlogistiques: sangsues, purgatifs, sinapismes aux membres inférieurs.

5° Relâchement et tension de la membrane du tympan.

Willis dit avoir observé cette affection singulière sur deux malades. L'un d'eux n'entendait la conversation que lorsqu'on sonnait les cloches du village; l'autre n'entendait également la parole que lorsqu'on battait du tambour à côté de lui dans la chambre où il se trouvait. Willis suppose que chez ces deux malades la membrane du tympan avait des dimensions exagérées; de sorte que, relâchée habituellement, elle n'était tendue que sous l'influence des bruits violents. Alors, en effet, les ondes sonores venaient pousser avec force le tympan et lui donner le degré de tension convenable pour l'accomplissement de la fonction.

Mais Willis n'a jamais constaté directement cette trop grande largeur du tympan; il n'a pas non plus examiné, à l'aide du spéculum, le tympan de ces deux malades pour voir si réellement la membane devenait concave en dehors pendant que l'on faisait un grand bruit, de sorte qu'on peut regarder comme hypothétique tout ce qui a été avancé à ce sujet par Willis.

Je ne rejetterai point cependant complétement, comme le fait Kramer, la possibilité d'un relâchement du tympan. Il est des conditions pathologiques à la suite desquelles le tympan peut subir un relâchement ou une tension exagérée.

Ainsi le tympan sera relâché lorsque le muscle interne du marteau aura perdu la faculté de se contracter. Nous savons que ce muscle est le muscle tenseur du tympan, soit qu'il se contracte sous l'influence de la volonté, comme cela a été observé chez quelques personnes, entre autres Fabrice d'Aquapendente, Muller, le professeur Bérard, soit qu'il se contracte indépendamment de la volonté, comme cela arrive le plus souvent.

Le tympan peut encore être relâché ou tendu dans les efforts d'expiration et d'inspiration.

D'autres fois, la membrane du tympan aura été distendue pendant un temps assez long, soit par un épanchement de pus, de sang ou de mucosités qui, étant renfermés dans la caisse, ne peuvent trouver issue par la trompe d'Eustache, ou encore à la suite d'une oblitération de cette trompe, il y aura dans la caisse une colonne d'air qui, venant à se dilater sous l'influence de la chaleur, repoussera le tympan de dedans en dehors. Que ces causes de tension viennent à disparaître après avoir duré longtemps, le tympan aura, sous leur influence, subi une distension dans tous les sens et il en résultera un relâchement lorsque leur action viendra à cesser.

Cette question de la tension ou du relâchement du tympan est une question qui a beaucoup préoccupé les esprits il y a quelques années. On en a fait deux maladies à part; mais, à vrai dire, il n'y a là que des symptômes. Nous n'en dirons pas davantage en ce moment, nous réservant d'y revenir lorsque nous serons aux maladies de l'oreille moyenne.

Je passe aux inflammations du tympan, à ce qu'on a voulu appeler myringitis.

6° Inflammations du tympan.

La phlegmasie du tympan peut être aiguë ou chronique.

Elle reconnaît des causes locales, et alors elle est dite *idiopathique*, ou bien elle se développe sous l'influence de causes générales, et dans ce cas elle est *symptomatique*.

Parmi les causes locales, nous voyons figurer le froid, l'humidité, comme pour la plupart des maladies de l'oreille.

Les causes générales, ce sont les fièvres graves, les fièvres éruptives, la fièvre typhoïde, puis la scrofule, qui paraît avoir une grande influence sur la production de cette phlegmasie, et enfin la goutte, la syphilis dont l'action est peu marquée et a même été révoquée en doute.

Les *altérations anatomiques* de la membrane du tympan, dans cette phlegmasie, sont assez importantes à étudier.

D'abord la membrane perd son poli et sa transparence. Sa surface est d'un aspect chagriné, couverte de petites rugosités de couleur terne, blanchâtre, comme nébuleuse. Cette membrane a une couleur semblable à celle de la pierre à fusil.

Du reste, on observe les mêmes altérations sur la cornée lorsqu'elle est atteinte de kératite; elle devient également opaque, terne, blanchâtre, nébuleuse, et elle est couverte, comme le tympan, de petites rugosités qui lui donnent la plus grande ressemblance avec les yeux à facettes de certains insectes.

Dans cette période, le tympan se dépouille de sa couche épidermique, comme la cornée se dépouille également de sa couche épithéliale, lorsqu'elle est atteinte d'inflammation.

A une seconde période, on voit se développer tout autour du tympan un cercle rougeâtre dû à l'injection et au boursouflement de la peau qui avoisine la circonférence du tympan. De ce cercle rougeâtre, partent des vaisseaux radiés qui vont de la circonférence au centre du tympan; de même, dans les kérato-conjonctives, on voit se former tout autour de la cornée des vaisseaux également radiés et allant de la circonférence au centre.

Le long de ces vaisseaux, on voit sur le tympan, comme sur la cornée, se former de petites plaques blanches, opaques, qui sont le résultat de petits épanchements de lymphe plastique. Ces exsudations plastiques sont le point de départ de vaisseaux de nouvelle formation qui vont, en suivant diverses directions, s'anastomoser avec les vaisseaux radiés dont nous avons déjà parlé.

De plus, c'est à cette époque, c'est-à-dire au commencement de la deuxième période, que le tympan, comme la cornée dans la kératite vésiculaire ou phlycténoïde, se couvre de petites vésicules pleines de sérosité, de petites phlyctènes. Puis la sérosité de ces vésicules est remplacée par du pus; elles passent à l'état de pustules, elles s'ouvrent, leur fond s'ulcère et cette ulcération donne lieu à une perforation du tympan. Comme ces phlyctènes sont réunies par groupes et subissent toutes en même temps le même travail d'ulcération, il en résulte que toutes ces perforations se réunissent en une seule, plus ou moins large, suivant que le groupe des phlyctènes occupait une partie plus ou moins grande du tympan. Nous savons déjà que les perforations de la cornée, dans la kératite phlycténoïde, s'effectuent de la même manière.

Ces perforations guérissent quelquefois. Elles peuvent, si elles sont étroites, être comblées par un épanchement de lymphe plastique, et alors la cicatrisation se fait comme dans les plaies simples du tympan.

D'autres fois, lorsque la perforation est un peu plus grande, elle est comblée par des bourgeons charnus qui croissent sur les bords de la solution de continuité. Ces bourgeons charnus acquièrent quelquefois un volume excessif et donnent lieu alors à une tumeur qu'on a, bien à tort, appelée polype du tympan.

Mais dans le plus grand nombre des cas, la perforation du tympan, pour peu qu'elle soit étendue, ne se cicatrise jamais et persiste indéfiniment.

Du reste, cette perforation n'est pas toujours la conséquence nécessaire de la rupture des phlyctènes. Le fond de ces phlyctènes peut quelquefois se cicatriser, mais alors la cicatrisation est précédée d'une exsudation de lymphe plastique; et de cette exsudation résulte un épaississement du tympan, épaississement tout à fait analogue à certaines taies ou leucomas de la cornée que nous savons être la conséquence de la cicatrisation des ulcères de la cornée.

Pendant le travail de cicatrisation, des vaisseaux se sont développés autour de ces ulcérations. Ces vaisseaux peuvent persister et former, sur le tympan, des taches et des épaississements rougeâtres, comme charnus, que nous appellerons *pannus du tympan*; en raison de sa ressemblance parfaite avec le pannus de la cornée.

Telle est la série des altérations pathologiques que l'on doit étudier dans les phlegmasies aiguës ou chroniques du tympan. Nous venons de voir l'anatomie pathologique aussi complète que possible et d'après la description précédente, nous croyons avoir démontré qu'il y a analogie complète entre les phlegmasies du tympan et celles de la cornée. On trouve dans ces deux organes les mêmes altérations anatomiques : elles se développent sous l'influence de causes qui peuvent être comparées, les unes aux autres, tout aussi bien que les symptômes ; et le traitement comporte les mêmes indications.

Symptômes. — Les symptômes de l'inflammation du tympan sont anatomiques et physiologiques.

Les *symptômes anatomiques* ressortent de ce que nous avons dit, en traitant de l'anatomie pathologique. En explorant l'oreille avec le spéculum, on peut voir le tympan et reconnaître toutes les altérations que nous venons d'étudier.

Pour *symptômes physiologiques*, nous avons la douleur qui est toujours très-aiguë ; son lieu d'élection est la partie supérieure ou inférieure de l'hélix. La phlegmasie du tympan est la maladie de l'oreille qui occasionne les douleurs les plus intenses : la douleur peut être continue ou intermittente, dans ce dernier cas elle offre des accès qui simulent à s'y méprendre une névralgie. Aussi la phlegmasie du tympan est prise souvent pour une otalgie simple. Après la douleur, vient la dysécée qui est plus ou moins grande.

Et enfin, la dépravation de l'ouïe, les bourdonnements d'oreille ; mais ce sont les tintements ou sifflements qui se rencontrent le plus souvent.

Lorsque le tympan se perfore, le plus souvent la douleur et les bourdonnements cessent dès le moment où la perforation est accomplie ; mais la dysécée persiste, et l'ouïe ne revient jamais à l'état normal, à moins que la perforation ne soit assez petite pour qu'une cicatrice transparente puisse se former.

Lorsqu'à la suite de l'inflammation du tympan, il reste un épaississement de cette membrane et qu'elle est comme parcheminée, l'ouïe ne se rétablit pas ; c'est pour des cas pareils qu'on a proposé d'ouvrir une nouvelle voie aux ondes sonores, en perforant la cloison. Nous aurons tout à l'heure à examiner l'opportunité de cette opération.

Le *diagnostic* de l'inflammation du tympan est facile. On est mis sur la voie par les symptômes physiologiques : douleurs, bourdonnements d'oreille, surdité. On n'a pas à penser à une inflammation du conduit auditif externe, à cause de l'absence d'écoulement, et aussi parce qu'on ne trouve pas, comme dans l'otite externe, des ganglions engorgés au-devant du tragus; et enfin le diagnostic est complété par l'exploration du tympan, à l'aide du spéculum. S'il restait quelque doute et que l'on eût à craindre une complication fréquente et presque obligée des phlegmasies de la membrane du tympan, c'est-à-dire une otite interne : on doit porter une sonde dans la trompe d'Eustache et y faire une insufflation d'air. En même temps, on ausculte la caisse à l'aide du stéthoscope placé sur l'apophyse mastoïde, et cette exploration permet de constater si la caisse est libre ou si elle renferme des liquides (pus ou mucus).

Le *pronostic* de cette affection est toujours grave, à moins que l'on n'ait affaire à une inflammation superficielle; le malade est toujours voué à la surdité, ou du moins à une dysécée plus ou moins grande.

On doit craindre trois terminaisons à peu près également funestes, et bien plus fréquentes que la résolution de la phlegmasie et le retour à l'état normal.

Ces trois terminaisons fâcheuses sont :

1° Le passage à l'état chronique qui s'observe assez souvent, surtout lorsque le traitement a été mal dirigé;

2° L'épaississement du tympan, et par suite la dysécée;

3° Enfin, la perforation du tympan, qui amène la surdité et une otite externe, qui se perpétue à cause du contact incessant de la muqueuse de la caisse avec l'air froid extérieur.

Traitement. — Nous avons deux classes de moyens thérapeutiques : les antiphlogistiques d'une part, et de l'autre les moyens généraux, dirigés contre les diathèses qui ont favorisé le développement de la maladie.

1° Les antiphlogistiques doivent être employés surtout au début. S'il y a de la fièvre et des symptômes de congestion cérébrale, il ne faut pas hésiter à pratiquer une saignée générale. Itard et Wylde conseillent la saignée de la jugulaire; Kramer n'admet pas la saignée de la jugulaire et lui préfère celle du bras. Nous ne pouvons pas partager à cet égard, l'opinion de Kramer; ici, la saignée de la jugulaire a, en effet, plus d'efficacité que celle du bras : mais elle a un inconvénient, celui de rendre nécessaire, après qu'on l'a faite, une compression du col, qui gêne la circulation en retour du sang veineux. C'est là, comme on le sait, une cause capable d'augmenter la congestion cérébrale qui peut coexister avec l'inflammation du tympan.

On fera, en même temps que la saignée générale, une application de sangsues tout autour de l'oreille. Il faudra les appliquer, une à une, en les remplaçant au fur et à mesure qu'elles tombent, et de manière à avoir un écoulement de sang continu pendant un laps de temps plus ou moins considérable, jusqu'à ce que la douleur soit calmée.

A défaut de sangsues, les ventouses peuvent être appliquées à l'apophyse mastoïde; mais les ventouses ne m'ont jamais semblé procurer au malade un soulagement aussi prompt et aussi complet que les sangsues.

En même temps que les émissions sanguines, nous conseillons les fumigations et les injections tièdes et émollientes dans l'oreille. Il faut seulement observer une précaution qui est indispensable : elle consiste à bien sécher l'oreille après l'injection afin de ne pas y laisser séjourner quelques gouttes d'eau, lesquelles en se refroidissant augmenteraient encore la réaction inflammatoire.

Si les fumigations et les injections ne donnent pas un soulagement marqué, on pourra les remplacer, en instillant dans l'oreille quelques gouttes d'huile ou de lait tiède. On engagera le malade à tenir la tête penchée du côté sain, de manière que le liquide médicamenteux reste, un certain temps, au contact de la membrane enflammée.

Notons encore, comme application locale, des cataplasmes que l'on renouvellera souvent.

Les applications locales et les émissions sanguines trouveront un adjuvant utile dans l'emploi des purgatifs. Le calomel est celui qui convient le mieux. Il agit à la fois comme antiphlogistique et comme altérant. On le donnera à doses fractionnées, par la méthode de Law, un centigramme toutes les heures. Les prises seront continuées jusqu'à ce que les gencives soient touchées. On peut associer le calomel à d'autres purgatifs, par exemple, à la scammonée. La formule qui m'a réussi le mieux est celle-ci :

Scammonée d'Alep pulvérisée..........	1 gramme.
Calomélas............................	0,50 cent.

Divisez en 20 paquets. Un paquet toutes les deux heures.

La scammonée procure des selles abondantes, le calomel agit comme altérant et antiphlogistique; et en même temps il y a un effet sudorifique très-marqué, dû probablement à la scammonée :

Ces sueurs abondantes m'ont toujours paru d'un salutaire effet sur les maladies de l'appareil auditif.

Lorsque l'inflammation du tympan passe à l'état chronique, il faudra encore avoir recours aux antiphlogistiques; mais on sera modéré dans l'emploi des évacuations sanguines, et on donnera la préférence aux révulsifs. Les sétons à la nuque, les moxas, les cautères aux apophyses mastoïdes, les frictions avec la pommade stibiée ou avec l'huile de croton tiglium tout autour de l'oreille.

2° Quant au traitement général, destiné à combattre la cause diathésique qui a pu causer ou entretenir l'inflammation du tympan, il faut interroger avec soin les commémoratifs, reconnaître s'il n'y aurait pas une diathèse syphilitique ou scrofuleuse, et dans ce cas instituer un traitement antisyphilitique ou anti-scrofuleux.

Lorsqu'à la suite de l'inflammation du tympan, il se développe des granulations sur cette membrane, il faut faire des injections astringentes ; par exemple : 30 centigr. 50 de sucre de saturne pour 30 grammes d'eau de roses, etc.

Enfin, si, malgré un traitement bien dirigé, il se forme un épaississement du tympan, quelques auteurs ont conseillé de perforer cette membrane. Cette perforation a été pratiquée très-souvent et n'a presque donné que des insuccès. Deleau, sur vingt-cinq opérations, n'a pas eu une seule guérison. Itard l'a pratiquée un très-grand nombre de fois, et je ne lui connais qu'un seul cas de succès. Je l'ai pratiquée quelquefois aussi et je n'ai pas mieux réussi; en sorte que je regarde cette opération comme très-hasardeuse et ne pouvant réussir qu'à la condition d'agir, dans les cas bien déterminés, où l'épaississement de la cloison est la seule cause de surdité. Or, nous savons que la caisse participe le plus souvent, sinon toujours, aux altérations de la cloison. Ces conditions rendent le succès si incertain, que je voudrais tenter seulement cette opération, dans un cas de surdité complète et quand tous les autres moyens auraient échoué.

D'ailleurs, Boyer, si judicieux comme chacun le sait, avait

déjà marqué le peu d'avenir de cette opération chirurgicale, en disant : « J'ai de la prévention contre toute opération qui, ayant « pour objet le rétablissement des fonctions d'un organe, porte « atteinte à sa structure et détruit une des conditions nécessaires « à l'exercice de ses fonctions (1). »

Nous donnons quelques observations à l'appui des propositions précédentes.

34e Observation. — *Inflammation avec destruction des membranes du tympan; écoulements anciens de l'oreille. — Guérison de la surdité par l'application de deux tympans artificiels.* — Une demoiselle de dix-sept ans se présente à notre dispensaire le 28 juillet 1855. Sa mère nous donne les renseignements suivants :

La malade a été vaccinée, non variolée ; elle n'a été atteinte ni de rougeole, ni de scarlatine, ni de fièvre typhoïde. Elle est réglée depuis deux ans convenablement.

A l'âge de cinq ans, cette enfant reçut un coup de volet sur l'occiput. Dans la chute, le front alla rencontrer l'appui de la fenêtre, et de là elle fut renvoyée parterre. Perte de connaissance ; commotion violente ; point d'écoulement de sang par le nez et les oreilles ; point de plaie à l'endroit frappé. Une petite bosse sanguine se montre et disparaît en quelques jours. La mère ne pense pas que l'ouïe ait été plus dure le lendemain de l'accident.

Quoi qu'il en soit, six semaines après un abcès se fit jour par chaque oreille et par la bouche. Le pus sortit en abondance ; il était jaune et d'une grande fétidité. Cet écoulement dure encore par le méat, et de temps en temps du sang pur remplace le pus en assez grande abondance.

État actuel. — La malade est une personne blonde, au teint coloré, à la peau blanche. Point de traces de glandes au cou ni de ganglions auriculaires. Elle n'est point sujette aux maux de gorge, ni au coryza ; elle ne tousse point, et présente d'ailleurs les apparences de la plus belle santé.

Signes anatomiques. — Des deux côtés les conduits sont en plein état d'otorrhée. A droite, le tympan est détruit ; on ne voit que des granulations rougeâtres de la caisse qui font hernie au fond du conduit. A gauche, le tympan est conservé dans sa circonférence ; mais au centre, il est perforé, et il y a en outre des granulations rougeâtres de la caisse qui font hernie dans le conduit. On aperçoit sur la paroi interne de

(1) Boyer, *Traité des maladies chirurgicales*, 1831, t. VI, p. 45.

la caisse une sorte de verrue rougeâtre qui n'est autre chose que l'étrier, retenu en place par la muqueuse hypertrophiée.

Signes physiologiques. — Bourdonnements; un peu de douleur; difficulté considérable pour entendre la voix. Les battements de la montre sont perçus à droite à 0,12; à gauche à 0,13 cent.

Traitement. — Iodure de potassium; vin blanc; pain grillé; viandes rôties; injections : eau de roses, 100 gr.; miel rosat, 40; sel de Saturne, 0,50 matin et soir.

Le 31 juillet, insufflation de sulfate de cuivre porphyrisé dans les deux oreilles.

Le 2 août, la suppuration a diminué, ainsi que les bourdonnements.

Le 14, même état. — Même traitement.

En septembre et octobre, la malade habite la campagne et suit le traitement général assez bien; mais les injections ne sont faites que très-irrégulièrement.

Le 5 novembre elle revient à notre dispensaire, et nous constatons peu ou point de suintement. Quelques mucosités se voient au fond du méat. Les granulations ont presque entièrement disparu. La montre est entendue à droite, à 0,84; à gauche, à 0,43. — Nouvelle insufflation de sulfate de cuivre, etc.

FIG. 17.

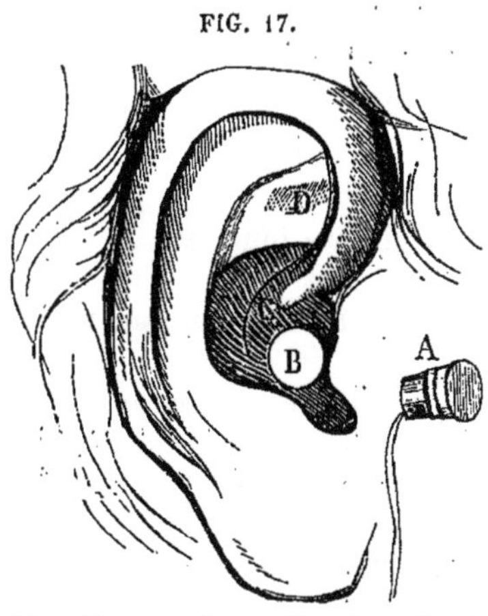

Fig. 17. — A, l'appareil seul, petit tube d'argent garni d'une baudruche à son extrémité externe ou évasée. — B, l'appareil en place. — D, le petit fil destiné à le retirer, caché dans la rainure de l'hélix.

Le 24 novembre, malgré un temps humide et froid, la malade entend la montre à gauche, à 0,50; à droite, à 0,50.

En décembre 1855, cette jeune fille est complétement guérie de son otorrhée et de ses bourdonnements; elle entend toujours la montre à 0,50 cent. et même à 0,60, quand le temps est beau.

Pour éviter l'impression de l'air froid sur la muqueuse de la caisse, et les accidents qui en sont la conséquence (douleur, écoulement, etc.), je lui fis porter deux petits tympans artificiels, fabriqués par M. Lüer. (Fig. 17.)

Lorsque les deux petits appareils sont bien appliqués et que leurs membranes sont convenablement tendues et légèrement humides, la portée de l'ouïe est augmentée de quelques centimètres.

Mais ce qu'il y a de plus remarquable, c'est que la perception des sons articulés est beaucoup plus nette : la malade entend bien plus facilement la parole.

35e Observation. — *Otite externe avec phlegmasie chronique du tympan à gauche, et perforation du tympan.* — Le 7 janvier 1856, P., jeune homme de trente ans, se présente à notre dispensaire et nous dit qu'au commencement d'août 1855, pendant les grandes chaleurs, il prit un bain froid dans la Seine, à la suite duquel il ressentit de la démangeaison dans l'oreille : cette démangeaison fut suivie de douleurs et d'écoulement de pus, qui depuis lors n'a pas cessé malgré la médication qui consista en vésicatoire derrière l'oreille, et une application de sangsues.

État général. — Taille grande, un peu lymphatique et peau fine.

Signes anatomiques. — Pavillon bien conformé, à gauche ; — méat glabre sans poils ; un peu d'écoulement se trouve dans le méat ; matière jaunâtre non fétide ; — médiocrement abondante.

La suppuration enlevée au moyen d'une injection ; on constate que le tympan a perdu sa transparence ordinaire, il est opalin, lactescent, avec une plaque rouge à sa partie antérieure et supérieure; le manche du marteau n'est plus visible, la moitié du tympan conserve encore sa forme convexe, mais sa surface est dépolie : il n'est point perforé. En faisant moucher le malade on n'entend aucun bruit dans la caisse.

Signes physiologiques. — Point de douleur, quelques bourdonnements, pas d'éréthisme, la gorge saine, un peu rougeâtre ; amygdales petites.

A droite. — Phlegmasie chronique du tympan.

Traitement. — Faire des injections trois par jour avec le thé noir en infusion.

Faire des frictions derrière l'oreille avec l'huile de croton tiglium, 2 gouttes.

8 janvier 1856. — Insufflation d'air, douche de potasse caustique.

11 janvier 1856. — L'huile a causé une éruption très-marquée ; le tympan est encore opaque ; insufflation d'air à gauche.

14 janvier. — Injection au sucre de Saturne.

16 janvier. — Même état. — Frictions d'huile de croton derrière chaque oreille. — Solution iodurée à l'intérieur, — injection de thé noir.

17. — La suppuration était tarie il y a quelques jours, quand à la suite d'une libation trop copieuse l'écoulement s'est reproduit.

21 janvier. — Il y a toujours des mucosités purulentes au fond du conduit. — Insufflation d'air dans la trompe.

3, 5, 7, 8, 10, 11 février. — On touche la membrane du conduit avec un petit pinceau trempé dans de la teinture d'iode. — La suppuration est tarie complétement. — Les bourdonnements ont disparu. — Le malade a recouvré l'ouïe normale.

13 février. — Le malade, après s'être exposé au froid, a ressenti une violente douleur dans l'oreille gauche. On voit un point grisâtre à gauche sur le milieu du tympan qui semble une perforation imminente. — Le tympan droit présente encore des traces d'inflammation. — On ordonne derrière l'oreille de ce côté une friction d'huile de croton tiglium, 2 gouttes.

15 février. — La perforation est manifeste, de la largeur d'une tête d'épingle.

18 février. — Friction d'huile de croton derrière l'oreille gauche.

25. — L'application d'huile a produit une éruption abondante.

26. — La perforation est touchée, avec un stylet chargé de nitrate d'argent.

1er mars. — On voit diminuer l'étendue de la perforation.

15 mars. — Guérison. — Un point blanc cicatriciel, existe à la place de la solution de continuité. — La montre est entendue à 1 mètre.

36e Observation. — *Double otite catarrhale avec vascularisation du tympan gauche et perforation du droit.* — Le 25 avril 1856, Marie J., âgée de vingt-cinq ans, lymphatique, bien réglée, sujette aux coryzas: — mais non aux maux de gorge, se présente à notre clinique et nous donne les renseignements suivants :

Il y a deux ans, sans cause connue, diminution de l'ouïe du côté gauche sans écoulement ; l'oreille droite depuis cinq mois a éprouvé les mêmes symptômes ; et depuis quelque temps elle est affectée d'un flux puriforme abondant.

Cette maladie a été traitée à Necker pendant un mois, sans succès aucun, par les vésicatoires placés derrière chaque oreille.

Etat actuel. — Pavillon bien conformé, — à gauche méat sec, tympan vascularisé, — opaque. — A droite, grande perforation cordiforme occupant la moitié du tympan dans le point où s'insère le marteau ; le tympan à sa circonférence est blanchâtre, épaissi ; l'air sort en sifflant, dans les efforts d'expiration. La montre n'est pas entendue au contact.

Signes physiologiques. — Bourdonnements dans les deux oreilles. — Pas de douleur actuellement. — Surdité complète.

Traitement ioduré. — Injection de thé noir. — Cautérisation de la perforation avec le nitrate d'argent.

3 mai. — Elle entend à 0,06 cent. de chaque côté.

Le tympan gauche commence à devenir plus transparent. — La perforation est la même à droite.

Cette malade est partie pour la campagne.

On ne peut en vérité s'empêcher de déplorer le triste résultat du traitement obtenu à l'hôpital. Cette grande perforation eût sans doute pu être évitée, avec la surdité qui en est la conséquence, si le médecin eût exploré l'oreille avec attention, au lieu de se contenter du traitement banal par les vésicatoires.

37e Observation. — *Otite catarrhale double, de cause strumeuse avec phlegmasie chronique du tympan droit et ancienne perforation.* — Le 11 janvier 1856, Edouard M., âgé de dix-sept ans, se présente à notre clinique. — Sujet aux gourmes dès son enfance, il en a été débarrassé dans les premières années de sa vie par un traitement inconnu et c'est à la suite de cette maladie qu'il devient sourd. Ses oreilles n'ont jamais coulé. C'est un garçon assez grand pour son âge, blême avec des taches de rousseur à la figure. Il contracte assez facilement des rhumes de cerveau; la gorge est rouge et les amygdales petites; la tête est sans gourme; les cheveux sont en très-bon état.

Signes anatomiques. — Pavillon de l'oreille bien conformé.

A gauche. — Méat glabre sans cérumen; le tympan est opaque.

A droite. — Méat glabre sans cérumen; le tympan est épaissi, bosselé, opalin, cicatriciel, et il y a à sa partie supérieure en dedans du manche du marteau une perforation de la largeur d'un petit pois; cette perforation est en partie comblée par une excroissance rougeâtre charnue; dans les efforts d'expiration l'air ne passe pas et ne tend pas le tympan, — d'où il est probablement permis d'établir qu'il existe une adhérence entre le promontoire et les osselets de la caisse. On constate dans les efforts d'expiration un râle catarrhal.

Signes physiologiques. — Douleurs; pas de bourdonnements; peu d'éréthisme.

Traitement. — Gentiane, sirop de ménianthe composé : iod. pot., 5 grammes; injections au sucre de Saturne, 30 cent.; fumigation de sureau, — vin, — viandes grillées, — cresson.

5 février 1856. — Pommade stibiée derrière l'oreille droite. — La perforation que l'on remarque au tympan droit est triangulaire, et assez considérable. — Injection de sulfate de cuivre.

6 février. — Même état.

13 février. — La perforation est en voie de cicatrisation.

16 février. — On cautérise la perforation avec un stylet chargé de nitrate d'argent. — Boire demain une bouteille d'eau de Sedlitz.

18 février. — Amélioration.

10 mars. — La perforation du tympan s'étend : le fond de la caisse est fongueux.

9 avril. — Le méat est plein de suppuration venant de la caisse. — Injection au sulf. de cuivre.

16 avril. — A droite, à 0,60 ; cautérisation de la perforation du tympan droit. — A gauche, à 0,80 cent.

18 avril. — Deux gouttes d'huile de croton en friction derrière l'oreille droite.

15 mai. — La perforation a diminué sensiblement : peu ou point de suppuration.

1er juin. — La perforation est cicatrisée. — A droite la montre est entendue à 0,50 cent. — A gauche, le tympan conserve sa teinte opaline ; mais l'ouïe s'est améliorée, et la montre est entendue à 0,60 cent.

38e Observation. — *Otite catarrhale interne avec perforation du tympan droit.* — Q., tailleur, âgé de cinquante-deux ans, se présente à notre clinique le 9 février 1856. — D'une taille forte, de bonne constitution, il nous dit qu'il y a six semaines, après avoir respiré de l'alcool camphré, il fut pris à l'instant d'une surdité du côté gauche, qui n'a pas cessé depuis lors ; deux jours après, des bourdonnements se faisaient entendre; et ils ont continué jusqu'à ce jour.

Etat anatomique, à gauche. — Pavillon bien conformé, méat sain, cérumineux ; en faisant moucher le malade on entend un gargouillement caractéristique. Ce tympan est petit, transparent.

Signes physiologiques. — Point de douleur : des sifflements. Cophose.

Traitement. — Insufflation d'air dans la trompe gauche ; poudre de Saint-Ange à priser.

15 février. — On constate que le tympan droit est détruit ; friction d'huile de croton. — A droite, injection au sucre de Saturne, fumigation de sureau.

25 février. — Un tampon cérumineux remplit le fond du méat gauche ; le tympan est un peu enflammé. — A droite, il y a toujours du pus qui s'écoule. Injection de thé noir.

10 mars. — A gauche, à 0,30 ; à droite, au contact. Insufflation d'air dans les deux trompes.

21 mars. — Amélioration. — Iodure de potassium. — Gentiane.

16 avril. — Injection au sucre de Saturne.

18 avril. — Friction à la pommade stibiée derrière chaque oreille.

13 mai. — Il entend à 0,50, des deux côtés. — Je lui applique un tympan artificiel, à droite.

39e Observation. — *Otite externe catarrhale aiguë avec gonflement de la membrane des deux conduits et avec perforation des deux tympans.* — Paul B., âgé de dix-neuf ans, se présente à notre clinique, le 20 juillet 1855. — Il y a huit jours, il prenait un bain froid, et c'est en plongeant et faisant un effort de renversement qu'il est entré dans l'eau. Le soir seulement, il s'aperçut de l'affaiblissement de l'ouïe.

Le lendemain surdité complète.

En examinant les deux oreilles, je puis constater que les deux méats étaient secs, sans poils ni cérumen. — Les deux tympans offrent une perforation, un peu au-dessous de la longue branche du marteau : c'est une fissure longitudinale placée verticalement : un petit caillot de sang est interposé entre les lèvres de chacune des plaies.

La membrane du conduit auditif est gonflée, rouge; — la moindre pression, à sa surface, éveille la douleur.

Il y a en outre des sifflements dans les deux oreilles, — et les bruits sont très-douloureux. — Le malade est complétement sourd. — Dans l'expiration forcée, l'air ne pénètre pas dans les caisses.

La sonde ne le fait pas pénétrer davantage. Il y a donc un gonflement inflammatoire de la muqueuse de la trompe, en même temps que du conduit, survenue à la suite de la rupture des tympans : cette rupture ayant été causée par la pression de l'eau, dans les efforts de la natation, il est raisonnable de croire que quelques gouttes de ce liquide se sont introduites dans la caisse et ont produit la phlegmasie que nous observons en ce moment.

Traitement. — Cinq sangsues derrière chaque oreille. — Fumigations émollientes. — Tamponnement de chaque conduit avec du coton. — Repos. — Régime léger. — Deux pilules aloétiques, tous les deux jours. — Le septième jour, les tympans étaient cicatrisés et le malade guéri.

40e Observation. — *Double otite catarrhale externe et interne avec écoulement des deux côtés et perforation du tympan droit.* — G., âgé de quarante-cinq ans, se présente à notre clinique le 12 avril 1855. Cet homme, d'une forte constitution sanguine avec des traces d'acné au visage, nous raconte ainsi les antécédents de son indisposition.

Il y a deux mois, c'est-à-dire vers la fin de janvier, en se réveillant le matin, il s'est aperçu qu'il était sourd de l'oreille droite. Une douleur se fit sentir dans cette même oreille et dura à peu près vingt-quatre heures. — Elle était assez violente, mais pas assez pour empêcher le sommeil; huit jours après la disparition de cette douleur, il se manifesta un écoulement blanc-jaunâtre, fétide, par le conduit auditif externe. — Il était peu abondant, mais sans soulagement aucun relativement à la surdité dont le malade était atteint. — L'écoulement a duré huit jours.

Etat actuel. — Pavillons bien conformés, un peu aplatis cependant, on trouve encore dans le conduit auditif externe droit quelques traces de suppuration. — Après une injection d'eau tiède, on constate que les parois membraneuses du conduit auditif sont tellement gonflées qu'elles masquent la disposition des parties. — Cependant, en appliquant le spéculum, on peut suffisamment dilater les parois du méat et voir le tympan avec les caractères suivants :

A droite. — La membrane du conduit auditif, rouge, villeuse, gonflée, encadre la cloison. Le tympan est petit, à peine de la largeur d'une lentille, — vertical, — par conséquent il a perdu sa disposition ombilicale, qui lui est naturelle.

A gauche. — Le méat est également sans cérumen, il est étroit, la membrane paraît également un peu gonflée, sa disposition est la même au fond du conduit que du côté droit, épaissie, villeuse, rouge; elle masque presque complétement le tympan. — La petite portion de cette membrane qui apparaît n'est guère plus large qu'une grosse tête d'épingle, d'un blanc nacré, sans transparence.

Dans l'expiration forcée, l'air sort en sifflant du côté droit; du côté gauche, il pénètre dans la caisse, en produisant un bruit muqueux très-abondant.

Le cathétérisme des trompes donne les mêmes résultats.

Signes physiologiques. — La douleur du début a disparu complétement. Il en est de même des bourdonnements, qui n'ont tourmenté le malade que pendant les trois premiers jours.

La surdité, sans être très-considérable, est gênante pour cet homme à cause de sa profession. — Pas d'éréthisme.

Traitement. — Injection matin et soir avec (infusion de mélilot — miel rosat — sel de Saturne).

A l'intérieur : eau de Balaruc; 2 verres par jour, — coton dans les méats.

Après l'injection d'eau tiède et les douches d'air dans les deux trompes, la montre n'est entendue qu'à 0,14 à droite (0,34 à gauche).

14 avril 1855. — Il entend la montre à 0,16 du côté droit; à 0,30 du côté gauche. — Il y a un peu de suppuration dans le conduit auditif droit. — Injection d'eau tiède. — A gauche, une douche d'air éthéré, et à droite une injection potassique.

16 avril—18° sec. — A droite, à 24 centimètres; à gauche, 32 centimètres. — Douches de chloroforme dans les deux trompes.

19 avril 1855. — A droite, 0,25; à gauche, 0,37. — Douches de chloroforme.

21. — A droite, 0,23; à gauche, 0,37. — On fait une injection d'eau tiède dans l'oreille droite, qui fournit encore un petit suintement séreux. Les bourdonnements sont revenus.

26 avril 1855.—A droite, il entend la montre à 0,24; à gauche, à 0,31.

28. — Injection potassique à droite.

1er mai. — Il n'y a pas eu de douleur, un peu de mucosité s'est montrée par l'oreille droite. — Il n'y a plus de bourdonnements.

5 mai 1855. — Même état.

13. — Douches éthérées; à droite, 0,09; à gauche, 0,40.

22 mai. — Douches d'air.

28. — Temps humide. — Plus d'écoulement. — 0,23, à droite ; à gauche, 0,42.

2 juin. — 20°. — A droite, 0,27. — En examinant au spéculum l'oreille malade, on ne remarque plus la perforation qui existait au tympan droit ; on fait une injection d'air dans la trompe de ce côté ; l'air siffle en passant à travers le tympan. Douches d'air à gauche.

5 juin. — A droite, 0,23.

20 juin. — Cautérisation des bords de la perforation, avec un stylet chargé de nitrate d'argent.

30. — On aperçoit une petite ouverture grosse comme une pointe d'aiguille.

4 juillet. — Elle est entièrement fermée et l'ouïe a repris toute sa finesse.

CHAPITRE V.

DE L'OTITE, OU DE L'INFLAMMATION AIGUE ET CHRONIQUE DE LA TROMPE D'EUSTACHE ET DE LA CAISSE.

Remarques préliminaires.

Les phlegmasies de l'oreille moyenne ont des caractères qui les rapprochent tellement des inflammations de la membrane du tympan ; leur existence simultanée, sur le même malade ; les symptômes précédemment décrits ont une telle analogie ; le traitement même offre tant de ressemblance, qu'il semble inutile d'en donner ici une longue description. Cependant l'otite aiguë ou l'inflammation de la membrane muqueuse de la cavité du tympan, est une des affections les plus douloureuses et les plus graves. On la rencontre à toutes les périodes de la vie, mais surtout dans la jeunesse et dans l'âge adulte. Cette maladie, le plus souvent, est causée par le froid ou les différentes causes qui produisent l'inflammation du tympan.

D'après Wylde, c'est presque toujours dans le milieu de la nuit que le patient commence à sentir les premières douleurs ; elles sont violentes, arrachent des cris et peuvent déterminer des convulsions, chez les enfants. Cette douleur a des intermittences ; son siége principal est l'oreille, mais elle peut s'étendre dans la tête et tout le long du col. Le malade, dans les moments de calme, éprouve un sentiment de brûlure dans l'oreille. Au début, le malade est sensible aux plus petits bruits. Mais lorsque le mucus ou le pus vient à s'accumuler dans la caisse, la surdité est complète. Les mouvements de toux, de mastication, de déglutition augmentent la douleur. Le tintement est sourd, et ressemble au bruit d'un marteau.

Signes physiques. — Couleur rouge-brun de la membrane du tympan, qui se présente souvent en saillie, du côté du méat: mais la vascularisation est rarement aussi prononcée que dans l'inflammation propre du tympan. — L'air ne peut pénétrer dans la cavité de la caisse, et dans les efforts que le malade accomplit pour obtenir ce résultat, la douleur devient plus violente. La membrane du conduit auditif externe participe souvent aussi à l'inflammation et son gonflement ne permet pas de voir le tympan: le pavillon lui-même présente dans certains cas des traces de phlegmasie; il peut même devenir œdémateux et livide.

Quand la maladie a duré quelques jours, l'apophyse mastoïde est gonflée et douloureuse au toucher.

La paralysie faciale peut quelquefois accompagner l'otite.

A ces symptômes locaux, se joint une fièvre plus ou moins vive; la langue est blanche; le pouls est rapide; la peau sèche: il y a constipation. L'urine est chargée; la soif médiocre; le malade ne peut goûter de repos; il est très-agité : à cette période, le délire, dans certains cas graves, ne tarde pas à se montrer. Alors l'inflammation s'est étendue jusqu'à l'oreille interne et au cerveau et le coma peut survenir, comme symptôme des plus fâcheux.

Le *diagnostic* précis, dans ces cas, a une grande importance; et l'attention doit principalement se porter sur les complications.

La maladie peut se terminer de trois manières :

1° Par résolution. Les mucosités, accumulées dans la caisse, sont résorbées, peu à peu, ou bien évacuées par la trompe d'Eustache.

2° Dans la deuxième terminaison, les matières trouvent une issue à travers le tympan déchiré, et le malade est soulagé à l'instant.

3° La troisième terminaison est toujours dangereuse et souvent fatale, et le chirurgien doit redoubler d'attention; dans ce cas, il se forme un abcès à l'apophyse mastoïde; on doit l'ouvrir de bonne heure, pour éviter les complications du côté du cerveau, les fusées purulentes dans le labyrinthe, le col. Le diagnostic différentiel de l'otite et de l'inflammation aiguë du tympan, réside principalement dans l'examen de l'apophyse mastoïde. Dans le premier cas, cette éminence est douloureuse et ce signe a une grande valeur.

Le *traitement* est le même que celui de l'inflammation du tympan, avec les modifications que réclament les accidents ou complications survenus du côté de la cavité tympanique ou des cellules mastoïdiennes.

ARTICLE PREMIER.

OTITE INTERNE, CATARRHE INTERNE (ALARD).

On donne le nom d'*otite interne,* à l'inflammation de la caisse du tympan. Cette inflammation est aiguë ou chronique, simple ou spécifique, idiopathique ou symptomatique : elle peut siéger d'un seul côté, ou occuper les deux à la fois. Elle est épidémique (1).

Comme pour l'otite externe, nous distinguerons trois variétés :

1° L'otite catarrhale;

2° L'otite phlegmoneuse;

3° L'otite des fièvres graves.

Ces trois otites diffèrent entre elles, par leurs causes, leurs symptômes et leur traitement.

Nous réunirons pour plus de clarté et pour éviter des répétitions, la description des deux otites catarrhales et phlegmoneuses.

§ 1. — Otite interne catarrhale et phlegmoneuse.

1° L'*otite interne catarrhale*, reconnaît principalement pour causes idiopathiques : le froid, l'humidité, les changements brusques de température. Toutes ces causes agissent, en premier lieu, sur les muqueuses des voies respiratoires, et provoquent des coryzas, des bronchites, et surtout des phlegmasies de la muqueuse du pharynx; et, comme la muqueuse du pharynx

(1) Pendant les épidémies catarrhales de 1732, 1780, la membrane muqueuse de l'oreille fut aussi affectée (Saillant, *Tabl. des épid. catarrhales*).

se continue avec celle de la trompe d'Eustache et de la caisse, l'inflammation se propage à ces deux muqueuses, qui offrent, du reste, les mêmes caractères que celle du pharynx. C'est ainsi que la phlegmasie parvient dans la caisse et y détermine l'otite interne catarrhale.

2° *L'otite phlegmoneuse* reconnaît plutôt des causes générales. Elle survient le plus ordinairement à la suite des fièvres graves, fièvre typhoïde, rougeole, scarlatine, petite vérole. D'autres fois, elle est sous l'influence de causes diathésiques : syphilis, scrofule, scorbut.

Dans l'otite catarrhale, la sécrétion de la muqueuse est exagérée et la caisse est bientôt pleine de mucosités.

Dans l'otite phlegmoneuse on trouve, au lieu de mucosités, un épanchement purulent ; c'est du pus mal lié, sanieux, grumeleux, souvent mélangé de sang ; et enfin, lorsque l'économie est sous l'influence du scorbut, ou qu'elle a été épuisée par une fièvre grave, on peut trouver, au début, un épanchement sanguin suite d'une hémorrhagie passive.

I. Anatomie pathologique des otites.

Les altérations anatomiques de l'otite interne doivent être étudiées, dans l'otite catarrhale et dans l'otite phlegmoneuse.

Dans l'otite catarrhale, on trouve sur la muqueuse de la caisse une rougeur diffuse avec de petites granulations dont le volume peut aller jusqu'à celui d'une petite tête d'épingle. Ces granulations ne sont autre chose que les glandes mucipares, enflammées et hypertrophiées. On voit, de plus, que la muqueuse a été dépouillée de sa couche épithéliale.

Les mucosités que sécrète la muqueuse, à l'état normal, sont changées, et dans leur qualité et dans leur quantité.

Elles sont sécrétées en plus grande abondance. Au lieu d'être transparentes, peu épaisses, filantes, nous les trouvons brunes, visqueuses ; elles sont devenues trop épaisses pour traverser la trompe d'Eustache, rétrécie par le boursouflement inflammatoire de la muqueuse qui la tapisse ; alors elles s'accumulent dans l'oreille moyenne et remplissent complétement cette cavité.

Dans l'otite phlegmoneuse, les altérations anatomiques sont différentes. On voit encore une rougeur diffuse de la muqueuse ;

mais l'altération la plus remarquable, c'est l'épaississement de la muqueuse, épaississement qui peut aller jusqu'à oblitérer la caisse dans toute son étendue.

Dès le début, il se fait, à la surface de la muqueuse, une exhalation de sang, qui est bientôt remplacée par une sécrétion de pus. Ce pus se mêle au sang, et on trouve dans la caisse un liquide, couleur chocolat, mélangé souvent de petits caillots.

C'est principalement chez les scorbutiques et les malades convalescents de fièvres graves, qu'on observe ces épanchements de sang dans la caisse du tympan.

Après les lésions de la caisse du tympan, nous trouvons encore d'autres altérations du côté de l'apophyse mastoïde, de la membrane du tympan et des osselets de l'oreille.

Du côté de l'apophyse mastoïde, l'inflammation envahit les cellules dont la réunion forme cette apophyse. La muqueuse qui tapisse ces cellules se boursoufle. Elle sécrète du pus en même temps qu'on rencontre, à sa surface, une exhalation sanguine. De sorte qu'on trouve dans les cellules mastoïdiennes le même liquide que dans la caisse du tympan. La nécrose ou la carie ne tarde pas à envahir les lamelles osseuses, si minces, qui séparent les cellules les unes des autres ; ces lamelles tombent et bientôt l'apophyse mastoïde ne forme plus qu'une seule cavité, remplie de pus. La couche osseuse qui revêt la partie extérieure de l'apophyse mastoïde s'amincit par la chute des lamelles osseuses nécrosées : le pus soulève les lamelles externes et l'on peut sentir une petite tumeur fluctuante, qui crépite sous le doigt. Si l'on n'ouvre pas cette tumeur, elle s'ouvre d'elle-même et le pus s'épanche dans le tissu cellulaire sous-cutané, et même dans la gaîne du sterno-mastoïdien. Lorsque la communication des cellules mastoïdiennes avec la caisse du tympan est restée libre, la suppuration peut se faire jour du côté du tympan et perforer cette membrane.

Des désordres, non moins graves, se voient encore du côté des osselets. L'épaississement de la muqueuse qui les recouvre peut aller jusqu'à les déplacer ; et, lorsqu'il se fait une perforation du tympan, ils sont ordinairement entraînés par la suppuration. Souvent leur chute a lieu au moment où se fait la perforation de la cloison ; d'autres fois, ils ne tombent que beaucoup plus tard, et on peut les retrouver sur les linges qui ont servi aux pansements de l'oreille malade.

Au milieu de ces lésions, la trompe d'Eustache est toujours oblitérée. Cette oblitération n'est d'abord due qu'à la tuméfaction inflammatoire de la muqueuse; mais, plus tard, des dépôts de lymphe plastique s'organisent, de sorte, qu'hypertrophiée et indurée, elle ne peut jamais revenir à l'état normal, et cette oblitération de la trompe d'Eustache peut persister indéfiniment.

La membrane du tympan est très-souvent perforée par le pus, qui tend à se faire jour à l'intérieur. D'autres fois, au contraire, elle résiste et s'épaissit, en même temps qu'elle s'indure.

Les symptômes anatomiques correspondent aux lésions que nous venons de décrire; *les signes physiologiques* diffèrent, suivant que l'otite est catarrhale ou phlegmoneuse.

Dans l'otite catarrhale, il n'y a pas de douleur, ou du moins la douleur est très-faible. Dans l'otite phlegmoneuse, la douleur est, au contraire, très-forte ; elle existe dès le début et dure autant que la maladie.

La surdité et les bourdonnements existent dans l'une et dans l'autre forme; seulement, la surdité de l'otite catarrhale arrive peu à peu, et elle diminue ou même disparaît complétement, ainsi que les bourdonnements, lorsque la température devient sèche et chaude, pour reparaître avec la saison froide et humide.

Dans l'otite phlegmoneuse, on n'observe pas ces variations, la surdité est complète dès le début, et jamais elle ne décroît; alors même que l'inflammation n'existe plus, on voit disparaître les bourdonnements; mais le malade ne recouvre pas l'ouïe, du moins dans le plus grand nombre des cas.

Dans l'otite catarrhale, nous ne trouvons jamais de trouble des fonctions cérébrales, jamais non plus de fièvre, à moins que l'otite, comme il arrive quelquefois, ne vienne à coïncider avec une violente angine. Dans ce cas, on observe un mouvement fébrile, mais cette fièvre est symptomatique de l'angine, et n'a aucun rapport avec la maladie de l'oreille. L'otite phlegmoneuse s'accompagne toujours d'une réaction fébrile intense, avec frissons, et il n'est pas rare de voir survenir, dans le cours de cette affection, quelques désordres du côté du cerveau : délire, coma, et même la mort, à la suite d'une méningo-encéphalite.

Si vous venez à faire le cathétérisme de la trompe d'Eustache et à y insuffler de l'air, vous avez dans l'otite catarrhale une amélioration instantanée, passagère, il est vrai, mais bien marquée. Le malade entend mieux. L'auscultation de l'apophyse mastoïde, pendant la douche d'air, fait entendre un bruit de crépitation, à bulles fines, bruit semblable à celui de la pluie, qui tombe sur des feuilles sèches.

Si vous répétez la même opération sur un malade atteint d'otite phlegmoneuse, la surdité ne sera nullement diminuée, la douleur deviendra plus vive, et l'auscultation de l'apophyse mastoïde laissera percevoir un bruit de gargouillement, dû au mélange des bulles d'air avec le pus qui remplit la caisse.

II. Diagnostic des otites.

Entre ces deux affections, le diagnostic se trouve complété, et par l'examen des symptômes que nous venons d'énumérer, et par la recherche des causes que nous avons énoncées plus haut.

DANS L'OTITE CATARRHALE.	DANS L'OTITE PHLEGMONEUSE.
Causes :	Causes :
1° Froid et humidité.	1° Fièvre grave. — Scorbut, scrofule, syphilis.
2° Pas de douleur ni de fièvre.	2° Douleur intense. — Réaction fébrile.—Troubles du côté du cerveau.
3° La douche d'air, dans la trompe d'Eustache, diminue la surdité et elle fait entendre une crépitation fine.	3° La douche d'air aggrave tous les symptômes ; et elle fait entendre un bruit de gargouillement.
4° Enfin, la perforation du tympan ne donne issue qu'à des mucosités.	4° La perforation du tympan donne issue à du pus, mêlé à du sang.

Dans l'otalgie, la douleur est violente par accès, atteint rapidement son plus haut période et disparaît de même : — elle est le plus souvent causée par une dent malade. (V. les Obs., page 89.)

L'otite, soit catarrhale, soit phlegmoneuse, peut présenter des complications.

Dans l'otite catarrhale, les complications viennent surtout du pharynx : c'est l'angine, l'amygdalite, ou la laryngite qu'on voit coexister avec l'otite.

Les complications de l'otite phlegmoneuse sont plus graves. On doit craindre surtout la méningite, l'inflammation de l'oreille interne, le passage du pus dans le labyrinthe, après la luxation de l'étrier; et ces accidents sont d'une gravité extrême. Une autre complication, c'est la perforation du tympan, spontanée ou chirurgicale. Enfin, nous avons à signaler la formation d'abcès dans l'apophyse mastoïde, la perforation de cette apophyse mastoïde, et le passage du pus dans le tissu cellulaire, où il forme de véritables abcès par congestion, les fistules, qui peuvent persister indéfiniment.

III. Pronostic des otites.

D'après ce parallèle esquissé à grands traits, on comprend que le pronostic de l'otite catarrhale n'est jamais grave, mais que celui de l'otite phlegmoneuse est toujours très-fâcheux : on doit craindre la mort du malade, et dans les cas heureux il est à redouter que l'ouïe ne soit perdue sans retour.

IV. Traitement des otites.

Il doit varier nécessairement, suivant l'espèce d'otite que l'on doit combattre.

Dans l'otite catarrhale, la phlegmasie étant peu intense, l'appareil antiphlogistique devient inutile. Dans la période aiguë, les fumigations émollientes, les sudorifiques, le repos, la chaleur, une diète modérée : dans le cas d'embarras gastrique, d'angine, un éméto-cathartique sera donné avec avantage. Plus tard, on fera le cathétérisme de la trompe d'Eustache et on y injectera de l'air seul, ou des vapeurs médicamenteuses, celles de benjoin, de Tolu.

Pour faire l'injection d'air, la bulle en caoutchouc suffit parfaitement. Imaginez un petit ballon, muni d'un ajutage, terminé par un petit tube que l'on introduit dans la sonde; une fois qu'elle a pénétré dans la trompe d'Eustache, on n'a plus qu'à presser doucement la bulle de gomme, de manière à chasser l'air dans la trompe d'Eustache. (V. p. 72, fig. 7.)

Si l'on veut faire une insufflation de vapeurs médicamenteuses, le même appareil suffit encore. On peut assez facilement le remplir des vapeurs qu'on veut faire pénétrer dans l'oreille; si ces moyens sont insuffisants, faites, dans la trompe d'Eustache, quelques injections légèrement astringentes ou sulfureuses, qui agissent alors comme médication substitutive, en remplaçant l'inflammation catarrhale par une inflammation franche et tendant à la résolution.

Il est rare que ces différents moyens bien combinés, et surtout les douches d'air, ou de vapeurs médicamenteuses, ne parviennent pas à amener la guérison, dans un bref délai.

Mais, si le malade présente les attributs du tempérament strumeux, de la scrofule, de la syphilis, il faut sans retard combattre ces diverses diathèses par les moyens que nous avons déjà indiqués plus haut.

Enfin, lorsque le sujet offre une prédisposition bien manifeste aux inflammations catarrhales, il faut chercher à rétablir les fonctions de la peau dans leur activité normale. Vous ordonnerez des bains sulfureux, des bains de vapeurs. Vous enverrez le malade aux eaux minérales, aux eaux sulfureuses des Pyrénées, d'Aix-la-Chapelle, etc. Un régime sec sera l'adjuvant indispensable du traitement.

Dans l'otite phlegmoneuse, il faudra avoir recours à un traitement antiphlogistique énergique, aux évacuations sanguines : sangsues, ventouses, saignée du bras ; aux révulsifs : sétons, vésicatoires , cautères , moxas ; et aux purgatifs : calomel, scammonée, etc.

Si le malade est menacé d'une méningite, on insistera sur les évacuations sanguines, sur les purgatifs et, en même temps, on tiendra constamment sur la tête une vessie pleine de glace.

Lorsque le pus s'est accumulé dans la caisse et l'apophyse mastoïde, nous conseillons, sans hésiter, la trépanation de cette apophyse ; de cette manière, on évite : 1° la perforation du tympan ; 2° le passage du pus dans le vestibule, à travers les fenêtres ovale et ronde.

Quant à la fistule qui persiste très-longtemps après l'ouverture spontanée ou chirurgicale de l'apophyse mastoïde, ce n'est qu'en tarissant la sécrétion du pus, dans la caisse, par des injections, d'abord faiblement irritantes et de plus en plus concentrées, qu'on pourra favoriser la cicatrisation. Mais, il ne faut pas se hâter de supprimer la sécrétion du pus, car on doit toujours craindre des métastases du côté du cerveau. La prudence nous enjoint d'attendre que la période aiguë soit complétement passée ; et alors même, il ne faut fermer la fistule qu'après avoir établi un cautère au bras, etc.

Lorsque le tympan a été perforé, soit spontanément, soit artificiellement (et nous aurons à examiner les indications qui commandent de pratiquer cette opération), quand, dis-je, cette perforation est accomplie, il faut faire, dans l'oreille, des injections tièdes; et elles seront d'abord émollientes, tant que durera la période aiguë de l'inflammation, et plus tard, lorsqu'il sera temps de supprimer l'otorrhée, elles seront astringentes ou légèrement caustiques. On pourra les faire avec un liquide tenant en dissolution huit grammes de potasse caustique par litre d'eau.

Le traitement local sera en outre aidé par un traitement général antisyphilitique, antiscrofuleux, antiscorbutique, si l'otite phlegmoneuse est sous la dépendance d'une de ces diathèses; analeptique, si elle est survenue dans le cours d'une fièvre grave.

Nous avons maintenant à étudier les complications de l'otite phlegmoneuse, l'accumulation du pus dans la caisse du tympan et dans les cellules mastoïdiennes.

Et d'abord, l'accumulation du pus dans la caisse du tympan. Voici à quels signes on reconnaît cette complication :

Le tympan a perdu sa transparence, il est blanchâtre et présente une teinte opaline, tantôt uniforme, tantôt parsemée de taches rougeâtres, violacées. On ne distingue plus le point d'insertion du marteau sur le tympan ; la forme du tympan est également changée, au lieu d'être concave en dehors, cette cloison est légèrement convexe.

Le pus sécrété dans la caisse ne peut trouver issue par la trompe d'Eustache; l'inflammation a amené une tuméfaction, plus ou moins prononcée, de la muqueuse de la trompe et par suite un rétrécissement; et, d'un autre côté, le pus a plus de densité que les mucosités qui doivent, à l'état normal, s'écouler par la trompe. Par conséquent, ce liquide remplit alors la caisse, la distend, repousse en dehors la membrane du tympan.

Après avoir rempli la caisse, le pus va pénétrer dans les cellules mastoïdiennes; mais les cellules mastoïdiennes ne communiquent avec la caisse du tympan que par un orifice étroit, et cet orifice peut être oblitéré par l'inflammation et le boursouflement de la muqueuse. Aussi n'est-il point rare de trouver des malades chez lesquels la caisse se remplit de pus et chez lesquels les cellules mastoïdiennes restent complétement saines.

Cependant, l'apophyse mastoïde ne reste pas toujours sans participer à la maladie de la cavité tympanienne, et il arrive aussi fréquemment que les cellules mastoïdiennes se remplissent de pus ; que ce pus ait été sécrété par la muqueuse qui les tapisse, ou que la communication entre la caisse et les cellules mastoïdiennes ait favorisé sa migration. Les cellules sont bientôt distendues, la membrane qui les tapisse s'enflamme, et les cloisons osseuses qui les séparent, étant détruites par la nécrose ou la carie, l'apophyse mastoïde ne forme plus qu'une cavité unique et remplie par l'épanchement purulent. Les parois de cette cavité sont elles-mêmes amincies par l'exfoliation des lamelles les plus internes : soulevées par le pus, elles forment une tumeur fluctuante et donnent, sous la pression du doigt, la sensation d'un parchemin froissé.

Cette tumeur se montre en même temps que l'on voit apparaître, du côté du tympan, des signes de réplétion de la caisse, par l'épanchement purulent ; mais, toujours, les accidents ont apparu du côté du tympan, avant d'envahir les cellules et l'apophyse mastoïdiennes.

Dans ce pressant danger, le chirurgien doit intervenir, et trois moyens lui sont offerts :

1° Le cathétérisme de la trompe d'Eustache ;

2° La perforation de la membrane du tympan ;

3° La térébration de l'apophyse mastoïde.

1° Cathétérisme de la trompe d'Eustache.

Le cathétérisme de la trompe d'Eustache est le premier moyen à mettre en usage ; il faut chercher, par ce cathétérisme, à amener l'évacuation du pus par la trompe d'Eustache. Cette trompe, étant rétrécie, quelques auteurs ont voulu la dilater comme on dilate l'urètre, en y faisant passer des bougies d'un diamètre d'abord faible et ensuite de plus en plus fort. Mais, nous savons déjà que la portion osseuse de la trompe, même à l'état normal, est trop étroite pour qu'on puisse jamais y faire passer ni sonde, ni bougie, quelque petit diamètre qu'on donne à ces instruments. La corde *mi* du violon peut seule passer.

Nous ne chercherons donc pas à dilater, par ce moyen, la trompe d'Eustache ; nous nous contenterons de faire pénétrer la sonde dans la portion cartilagineuse. On emploie, pour cet usage, une sonde métallique, ou bien une sonde flexible en gomme élastique. Puis, la sonde introduite, le chirurgien cherche à faire pénétrer dans la caisse du tympan quelques bulles d'air. Si l'opération réussit, quelques gouttes de pus sortiront et le malade sera soulagé. Si elle échoue, on fera, par la sonde, une injection d'eau tiède, qui délaiera le pus contenu dans la caisse et en rendra l'écoulement plus facile. Enfin, on pourra, avec une seringue, faire quelques aspirations, au moyen desquelles il sera possible de soutirer une petite quantité du liquide contenu dans la caisse du tympan.

Ces tentatives seront renouvelées plusieurs fois. Nous conseillons aussi, entre deux tentatives, d'essayer un traitement antiphlogistique : des sangsues, des révulsifs. Quelquefois, il arrive qu'une tentative ayant échoué le matin, une autre réussit le soir, après une application de sangsues, dans la journée. Une condition est nécessaire à la réussite de cette opération : il faut beaucoup de patience du côté du chirurgien et du côté du malade; cette patience manque souvent; d'autres fois elle est inutile et l'on n'a, alors, d'autres ressources que la perforation du tympan et la trépanation de l'apophyse mastoïde.

2° Perforation de la membrane du tympan.

La perforation de la membrane du tympan remonte au siècle dernier.

Le premier exemple que l'on en trouve dans la science est rapporté par Riolan. Il s'agit d'un sourd-muet, qui recouvra l'ouïe, en s'introduisant un cure-oreilles dans le conduit auditif, assez avant pour perforer la membrane du tympan.

Cette observation tomba dans l'oubli le plus complet, jusqu'à l'époque où Astley Cooper vint remettre en honneur la perforation du tympan. Ce chirurgien avait remarqué, qu'à la suite de plaies de tête, certains iudividus avaient complétement perdu l'ouïe, et il en avait conclu que, dans ces cas, la surdité pouvait bien être due à un épanchement de sang dans la caisse du tambour.

L'occasion de mettre ces idées en pratique ne se fit pas attendre. Un malade, à la suite d'une plaie de la tête, avait perdu l'ouïe, Cooper saisit cette occasion de faire l'application de sa théorie; et, à l'aide d'un petit trocart, il pratiqua la perforation du tympan, dans le but d'évacuer le sang qu'il supposait y être accumulé.

FIG. 18.

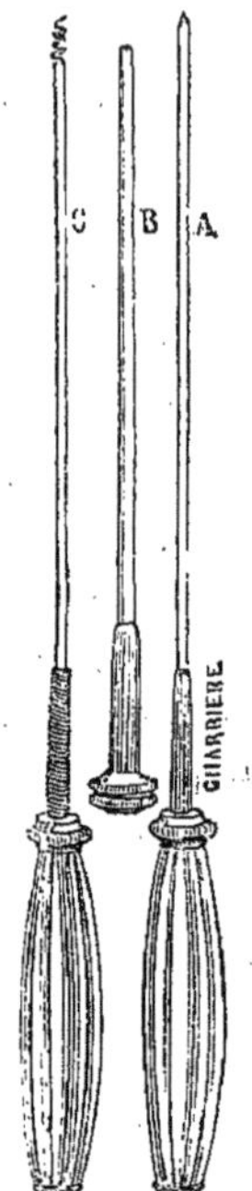

A. *Procédé d'A. Cooper.* — L'oreille du malade étant bien exposée à la lumière du jour, il poussa le *trocart* (fig. 18, lettres A, B) dans le conduit auditif, jusqu'à ce qu'il le sentît arrêté par une légère résistance, et la canule restant immobile, la pointe de l'instrument fut poussée en avant, comme l'indique la figure A. Mais il eut soin de ne l'enfoncer qu'à peu de profondeur. Le jour de l'opération, il ne sortit point de liquide, mais on fit des injections dans l'oreille, et le lendemain elles entraînèrent quelques grumeaux de sang. Le malade recouvra l'ouïe. Cette guérison fit grand bruit; elle fut rapportée par tous les journaux politiques et médicaux.

Enhardi par ce premier succès, Cooper pratiqua encore cinq ou six fois cette opération; mais il ne put obtenir, dans ces nouvelles opérations, qu'un seul cas de succès bien authentique.

L'opération de la perforation du tympan ne fut mise en pratique, en France, que beaucoup plus tard. A l'époque où avait paru l'observation d'Astley Cooper, la guerre avait rompu toute relation entre la France et l'Angleterre, et les découvertes faites dans un pays restaient à peu près complétement ignorées de l'autre.

Le premier qui mit en usage cette opération, en France, fut un homme étranger à la médecine, un certain Fabre d'Ollivet; après s'être occupé spécialement de littérature et de politique, il trouva dans les journaux anglais l'observation d'Astley Cooper. Les journaux anglais étant rares en France, à cette époque, cet industriel eut l'idée de s'approprier l'opération d'Astley Cooper, et, avec son léger bagage scientifique, il se mit à parcourir la France, sans autre prétention que de guérir tous les sourds par cette opération. Le nombre de ses succès nous est complétement inconnu, et nous ne pouvons ajouter foi aux résultats annoncés par ce spéculateur.

Quelques années après le rétablissement de la paix sur le continent, l'opération de la perforation du tympan fut connue en France comme elle l'était déjà en Angleterre depuis quelque temps, et tous les chirurgiens se mirent à la pratiquer. On en trouve des observations données par Itard, Deleau, Boyer, Fabrizzi, etc.

L'instrument dont se servait Fabrizzi est représenté fig. 18, lettre C. — C'est une espèce de tire-fond servant d'emporte-pièce. Aujourd'hui, cet instrument est abandonné comme tous ceux inventés dans le même but.

Itard a pratiqué cette opération huit à neuf fois, et il n'a eu que deux succès : l'un de ces succès a été obtenu, dans un cas d'otite phlegmoneuse, avec rétention du pus dans la caisse.

41e Observation. — Il s'agissait d'une malade, atteinte de fièvre grave, probablement une fièvre typhoïde. Itard (1) appelle cette maladie une fièvre catarrhale, d'après le langage du temps ; mais il est probable que c'était une fièvre typhoïde. La malade fut prise d'une douleur très-violente dans l'oreille, et bientôt après d'un écoulement abondant de pus par la trompe d'Eustache.

Cette pauvre femme sentait le pus tomber dans le pharynx ; elle était obligée de cracher à chaque instant. La nuit, l'écoulement, pénétrant dans le larynx et la trachée, elle était réveillée par des accès de suffocation. L'écoulement du pus, par la trompe, dans le pharynx, ayant cessé tout à coup, la malade fut prise d'accidents cérébraux : céphalalgie, délire, coma et enfin imminence de mort.

Itard fut appelé, et, reconnaissant une otite interne, purulente, avec oblitération de la trompe d'Eustache et rétention du pus dans la caisse, pratiqua la perforation du tympan. Le pus renfermé dans la caisse était si épais, que tout d'abord il ne sortit rien. Mais au moyen d'eau tiède, lancée avec force, on parvint à vider la caisse du tympan. Les accidents se calmèrent aussitôt et la malade guérit. Seulement les osselets ayant été entraînés par la suppuration, elle ne recouvra jamais l'ouïe du côté malade.

Après Itard vient Deleau qui, de 1814 à 1822, a pratiqué cette opération une trentaine de fois, et n'a pas eu un seul cas de succès.

Kramer l'a pratiquée aussi un certain nombre de fois, et ne paraît pas avoir été plus heureux.

Ces insuccès s'expliquent par l'abus qu'on a fait de cette opération. On l'a appliquée, sans distinction, au traitement de tous

(1) *Traité des maladies de l'oreille et de l'audition.* Paris, 1842.

les sourds, quelle que fût la cause de leur affection. Si la perforation du tympan peut convenir dans des cas pareils à celui d'Astley Cooper et à celui d'Itard, il est évident qu'il est bon nombre de lésions de l'oreille dans lesquelles cette opération sera inutile : elle viendra seulement ajouter une lésion et une cause de plus pour la surdité. Il ne faut la pratiquer que lorsqu'il y aura, dans la caisse, soit un épanchement de sang, soit un épanchement de pus, et nous avons déjà vu à quels signes on reconnaît ces épanchements.

Bien des instruments ont été employés pour pratiquer cette opération :

1° L'instrument de Fabrizzi et celui d'A. Cooper (fig. 18, page 219) ;

2° Un stylet de trousse suffit encore : la seule condition nécessaire, c'est que l'instrument dont on se sert soit un instrument mousse, car ce n'est pas une simple fente qu'il faut faire sur la membrane du tympan, la cicatrisation aurait bien vite comblé l'ouverture. Il faut une plaie avec perte de substance.

Ce résultat sera obtenu, à l'aide d'un stylet à pointe mousse.

3° On pourra aussi se servir, avec avantage, d'un crayon de nitrate d'argent, taillé en pointe nouvelle : cette idée n'est point neuve, comme on l'a dit quelque part. On la trouve déjà mentionnée dans Ravaton, et c'est avec étonnement que j'ai vu M. Ménière s'en proclamer l'inventeur.

4° Selon Itard, un cure-oreilles peut à la rigueur remplir l'indication.

D'ailleurs, ces instruments sont inutiles. J'en dirai autant du perforateur quadrangulaire de Deleau.

Ce dernier instrument est dangereux : comme c'est en lâchant un ressort qu'on perfore la membrane, l'opérateur doit craindre que la secousse communiquée au tympan ne vienne à décoller la cloison, ou à briser l'apophyse longue du marteau.

Pour ces motifs, je conseille d'employer tout simplement, pour cette opération, l'instrument que l'on a sous la main; mais on donnera la préférence au stylet mousse, ou au crayon de nitrate d'argent.

B. *Procédé opératoire ordinaire.* — Le malade étant placé comme pour l'examen de l'oreille, le chirurgien introduira le speculum auris, et le tympan étant bien éclairé par les rayons du soleil, ou par une lumière artificielle suffisante, on pratiquera une dernière exploration du tympan, avant d'en arriver à la perforation.

Il y a un lieu d'élection pour cette opération ; ce lieu est la partie inférieure de la membrane du tympan. En perforant le tympan dans ce point, on se trouve éloigné de l'insertion du marteau, et si, par malheur, le diagnostic était faux et qu'il n'y eût point d'épanchement dans la caisse, la chaîne des osselets resterait intacte, la plaie pourrait se refermer, et l'on n'aurait point compromis l'audition.

L'instrument sera tenu de la main droite, comme une plume à écrire, et on l'enfoncera dans l'oreille jusqu'à ce que l'on sente la résistance du tympan. Alors mettant bien en lumière le segment inférieur de la cloison, l'opérateur appuie doucement la pointe du stylet contre ce segment inférieur, et il suffit de presser légèrement, pour traverser cette membrane.

3° Térébration de l'apophyse mastoïde.

La térébration de l'apophyse mastoïde fut mise en honneur, dans des circonstances analogues à la précédente : on avait vu des abcès de l'apophyse mastoïde ouverts spontanément, et la guérison de la surdité en être la conséquence. C'est encore dans Riolan que nous voyons consignées les premières observations de guérisons opérées de cette manière.

Ces observations devaient bientôt conduire les chirurgiens à pratiquer, eux-mêmes, la térébration de l'apophyse mastoïde, pour aider les efforts de la nature et suppléer à son action, lorsqu'elle était impuissante.

Mais il est arrivé pour la térébration de l'apophyse mastoïde, ce qui était arrivé à la perforation du tympan. Elle fut appliquée à toutes les surdités, sans que l'on prît la peine de peser les indications et les contre-indications, et, comme il était facile de le prévoir, il y eut des insuccès et même un cas de mort. Une des victimes les plus célèbres de cette opération a été Just Berger, médecin du roi de Danemarck. L'opération fut pratiquée par Callisen et Kœlpin, et Berger succombait quelques jours après. Cette mort n'arrêta pas l'enthousiasme, mais ne donna pas de succès.

Sur treize observations recueillies par Dezeimeris, on compte quatre succès, deux morts, et six cas dans lesquels les malades ont gardé leur surdité, sans amélioration aucune.

Selon nous, cette opération doit être réservée pour les cas où une collection de pus a rempli l'apophyse mastoïde, distendu les cellules, lorsque déjà les parois de l'apophyse mastoïde sont soulevées par la suppuration et que l'on voit sur la peau de cette région des points bleuâtres ou d'un rouge violacé, soulevés par le pus et présentant une fluctuation manifeste. Lorsqu'on voit ainsi que l'abcès est sur le point de s'ouvrir, que, d'une autre part, on voit la membrane du tympan repoussée en dehors, et que l'on a tous les signes de la réplétion et de la distension de la caisse, il faut se hâter de trépaner l'apophyse mastoïde. Nous avons déjà énoncé les dangers qui pourraient résulter d'une trop longue attente.

Procédé opératoire. — Il faut, pour cette opération, placer le malade dans un lieu bien exposé à la lumière. Il sera couché, la tête légèrement élevée et reposant sur le côté sain. La région malade sera rasée convenablement; avant de commencer l'opération, le chirurgien devra encore faire un dernier examen de la partie malade. Des cataplasmes de farine de lin, appliqués préalablement sur la région malade, rendront l'examen plus facile. Après avoir bien constaté l'existence des deux symptômes dont nous avons déjà parlé, la fluctuation et la crépitation, le chirurgien choisira le point où l'opération doit être pratiquée. Ce point est variable; cependant on préfère, en général, celui où la tumeur est le plus saillante, la fluctuation le plus manifeste, la peau rouge violacé, adhérente à l'os sous-jacent, celui enfin où l'abcès viendrait s'ouvrir, s'il était abandonné à lui-même.

Premier temps.— Après avoir incisé la peau, avec un bistouri, on arrive à l'os.

Deuxième temps. — On perfore l'apophyse mastoïde, soit avec un trocart, soit avec un bistouri un peu fort, et le pus s'écoule au dehors.

Le traitement consécutif à l'opération consiste à faire des injections émollientes, avec de l'eau de mauve, des décoctions d'orge, de guimauve, de graine de lin. Il faut avoir le soin de ne pas pousser ces injections avec force : au début, la trompe d'Eustache est encore oblitérée, et l'on pourrait, par une injection trop forte, rompre la membrane du tympan. Quelques jours plus tard, la trompe aura repris son calibre normal; on le reconnaîtra à ce que l'injection tombera dans le pharynx, et alors on pourra faire des injections plus fréquentes.

Enfin, lorsque tous les symptômes inflammatoires seront amendés, on pourra songer à tarir la suppuration et fermer la fistule, en y faisant des injections irritantes, des injections iodées, par exemple. Mais il ne faudra pas trop se hâter de faire ces injections irritantes, et bien attendre qu'il n'existe plus ni douleur, ni fièvre, ni aucun trouble du côté du cerveau. Une telle injection, faite prématurément, exposerait aux plus grands accidents. Moi-même, j'ai voulu, une fois, dans l'espoir de hâter la guérison, injecter une solution d'iode, immédiatement après l'opération : des accidents graves ne tardèrent pas à se manifester, et ce n'est que par un traitement antiphlogistique énergique que j'ai pu conserver la vie de mon malade.

Il faudra donc bien se garder de chercher à supprimer brusquement l'écoulement d'oreille; et, pour recourir aux injections irritantes, il sera prudent d'attendre que la phlegmasie ne présente plus aucun signe d'acuïté. J'ajouterai que les injections irritantes seront aidées par des révulsifs, cautères, sétons, moxas, etc., et par un traitement général antisyphilitique, antiscrofuleux, ou bien encore tonique, analeptique, suivant que l'otite est survenue sous l'influence de la syphilis, de la scrofule, ou à la suite d'une fièvre grave.

Dans le cas où le pus viendrait à s'épancher, à travers une fissure de l'apophyse mastoïde, dans la gaîne du sterno-mastoïdien, dans le tissu cellulaire du cou, il faudrait ouvrir tous ces abcès par la potasse caustique, ou par des moxas.

§ 2. — Des otites qui se développent dans le cours des fièvres graves (variole, scarlatine, fièvre typhoïde) (1).

De tout temps on a remarqué que, pendant la durée des fièvres graves, certains liquides puriformes ou sanguinolents peuvent s'écouler par les oreilles. De nos jours encore, rien n'est plus commun que de voir des otorrhées apparaître durant le cours

(1) Ce travail sur les otites fut présenté à l'Institut en 1853, et cette compagnie savante l'a jugé digne d'une récompense.

de ces mêmes affections (rougeole, variole, fièvre typhoïde); ces écoulements, qui se prolongent presque toujours longtemps après la disparition de la maladie principale, entraînent avec eux, et d'une manière à peu près constante, la perte de l'ouïe du côté affecté, ou bien, ce qui est plus grave encore, une surdité plus ou moins complète et rebelle, si la maladie siégeait des deux côtés à la fois.

Ce phénomène morbide, caractérisé par l'écoulement des oreilles, l'otorrhée, et pouvant amener la surdité, est donc une des plus importantes questions de la chirurgie auriculaire.

Toutefois, malgré son importance, dans les temps les plus reculés comme dans ceux qui sont plus rapprochés de nous, cette étude si intéressante ne me paraît pas avoir fixé suffisamment l'attention des médecins.

La raison de cette négligence (si je puis ainsi dire) pour une maladie grave trouve, en quelque sorte, sa raison d'être ou son explication dans l'opinion que les auteurs anciens et modernes ont adoptée, trop facilement sans doute, sur le sujet qui nous occupe en ce moment.

Si nous jetons un coup d'œil en arrière, et si nous cherchons à nous pénétrer des notions qui nous ont été transmises à cet égard, nous voyons qu'elles se réduisent tout simplement aux quelques lignes laissées par Hippocrate dans ses pronostics (1).

Selon Hippocrate, les affections aiguës, fébriles et graves se compliquent quelquefois d'accidents du côté des oreilles. C'es dans ce sens qu'il décrit les bourdonnements, les otorrhée (écoulements par l'oreille), les parotides ou oreillons, etc.

Comme on le voit, c'étaient là, pour Hippocrate, des phénomènes ou accidents critiques, comme il les appelait; leur apparition était d'un favorable augure, mais il nous a laissé ignorer ce qu'on devait penser de la surdité, le plus souvent incurable, qui en est la triste terminaison dans un grand nombre de cas. Ces idées sur les écoulements de l'oreille, pendant les fièvres graves, nous ont été fidèlement transmises jusqu'à nos jours.

Elles ont donc reçu la sanction du temps; peut-on dire également qu'elles ont été consacrées par l'expérience? Non assurément; car si ces phénomènes, appelés critiques, servent à juger

(2) *OEuvres d'Hippocrate*, trad. par E. Lettré. Paris, 1846, t. V, pag. 617 et suiv.

la maladie (que leur présence est venue compliquer), à coup sûr ils sont loin de la juger comme le veut Hippocrate, c'est-à-dire dans le sens de la guérison. En effet, je m'efforcerai de prouver tout à l'heure, par des dissections, quelles graves lésions l'anatomie pathologique est venue nous révéler dans ces circonstances. Je puis encore ajouter : 1° que l'écoulement qui se continue, même après la guérison de la maladie principale (quand elle a lieu); 2° que les lésions profondes de l'appareil tout entier, qui siégent à la fois dans la caisse et le labyrinthe, et qui causent la surdité, sont encore de nature à mériter du moins une attention sérieuse.

Et cependant, dans les traités les plus récents de pathologie, même dans les monographies de MM. Louis, Chomel, Rilliet et Barthez, cette question des otites dans les fièvres graves ne nous paraît pas avoir été l'objet privilégié de leurs recherches (1). Nous devons même avouer, non sans crainte, que ce point de pathologie est encore ce qu'il était dans les pronostics de l'école de Cos.

J'ai déjà fait pressentir que la science et la pratique pouvaient aller un peu plus loin, et je vais prouver, tout à l'heure, la vérité de cette proposition.

Ce travail, commencé en 1848, a déjà été publié en partie et par fragments (2) : il est loin d'être achevé.

Je veux aujourd'hui reproduire, seulement ici, ce qui a trait à l'anatomie pathologique, aux symptômes, aussi brièvement que possible, et j'exposerai ensuite les déductions thérapeutiques qui me paraissent en ressortir.

1° Anatomie pathologique et symptômes des otites dans les fièvres graves.

42e Observation. — Une femme de trente ans, atteinte, depuis huit jours, d'une scarlatine à forme maligne, vint mourir à l'Hôtel-Dieu. Les graves symptômes ataxiques par lesquels toute l'économie était influencée, n'ont point permis de s'inquiéter des épiphénomènes fournis par les organes des sens en général et de l'ouïe en particulier.

Ce qui frappa seulement l'attention, ce fut un écoulement par l'oreille droite; la pièce me fut remise deux jours après la mort, et la dissection me permit de constater, en procédant, selon notre habitude, de l'extérieur à l'intérieur :

(1) Voir *Gazette des hôpitaux*, janvier 1851.
(2) *Ibid.* et *Moniteur des hôpitaux*, 1853.

1° Un épaississement avec vascularisation de la membrane qui tapisse le conduit auditif externe. Cette membrane nous paraît avoir au moins deux fois son épaisseur normale. En la saisissant avec une pince, on peut la décoller avec facilité ; son tissu, qui est imbibé de sang, est ramolli, et les mors de la pince peuvent assez facilement le déchirer.

2° L'étui osseux qui supporte cette membrane présente des stries rougeâtres et des points violacés çà et là.

Ce sont là évidemment des traces d'ostéite, ayant la plus grande analogie avec les altérations que nous avons longuement décrites dans l'otite typhoïde.

3° Le tympan est déchiré à son centre ; cette perforation inégale, à bords frangés, a au moins deux millimètres d'étendue dans tous les sens ; la portion de membrane restante est rouge, tuméfiée, ramollie et privée de transparence.

4° L'intérieur de la caisse est baigné d'un pus sanieux, rougeâtre et fétide.

5° La membrane qui tapisse cette cavité est également plus rouge, comme tomenteuse, avec des sortes de végétations de la grosseur d'une tête d'épingle, au nombre de trois, placées sur les côtés du promontoire.

6° La muqueuse des trompes est rouge, boursouflée, le type osseux qu'elle revêt, manifestement rétréci. La chaîne des osselets est rompue ; on trouve, dans le liquide purulent de la caisse, une des branches du marteau. L'étrier est encore appliqué sur la fenêtre ovale ; la fenêtre ronde est intacte.

7° Le labyrinthe nous a paru exempt d'altération ; les canaux demi-circulaires contenaient une sorte d'humidité rougeâtre, dernière trace du liquide limpide contenu à l'état normal dans leur intérieur. Limaçon, nerf auditif en bon état (1).

Le temporal gauche n'a pas été examiné.

43e Observation. — *Otite varioleuse.* — Un ouvrier maçon, âgé de vingt-trois ans, fut pris, au mois de mars 1852, d'une variole confluente, avec phénomènes cérébraux graves.

Admis à l'Hôtel-Dieu, ce malade succombait le sixième jour de son entrée et le dixième de sa maladie. Dans les trois derniers jours qui précédèrent sa mort, un écoulement purulent s'était manifesté par l'oreille gauche. La dissection nous montra :

Oreille gauche. — 1° Du pus brun noirâtre desséché en écailles, sur les bords du pavillon et dans le conduit auditif externe.

(1) Je chercherai l'occasion de confirmer ces recherches par d'autres dissections.

2° La membrane qui revêt ce conduit est plus rouge, plus épaisse, se détache avec plus de facilité.

3° La conque osseuse qui la supporte est plus injectée (canalicules vasculaires enflammés).

4° Tympan rouge bleuâtre à sa circonférence, avec une fissure centrale de quatre millimètres et s'étendant jusqu'à la partie inférieure.

5° La chaîne des osselets est encore en place; mais la longue branche du marteau, n'ayant plus de soutien, est tombée dans la caisse.

6° Mêmes altérations de la muqueuse que dans l'observation précédente; elle est épaissie, comme mamelonnée, baignée de pus. On trouve, au voisinage du promontoire, quelques débris de pustules tout à fait analogues à celles que l'on voit, dans la même maladie, naître, se développer et suppurer au pharynx, sur la conjonctive. Muqueuse de la trompe rouge, tuméfiée, présentant également çà et là de petites pustules comme avortées.

L'orifice intra-tympanique semble, au premier abord, complétement oblitéré. Cependant on peut y introduire le tube fin d'une seringue d'Anel.

7° La membrane de la fenêtre ronde existait encore.

8° L'oreille interne ne m'a pas offert d'altération appréciable; seulement le liquide de Cotugno avait disparu.

44e Observation. — *Otite varioleuse.* — Un jeune homme de vingt-cinq ans, non vacciné, entré à l'Hôtel-Dieu pour une affection légère, fut pris dans les salles d'une variole confluente et succomba le neuvième jour.

Pendant les deux derniers jours qui précédèrent sa mort, on avait remarqué que l'oreille du côté gauche était le siége d'un écoulement purulent.

Je pus me procurer les deux temporaux, et voici ce que j'ai trouvé:

Oreille gauche. — 1° Oreille externe : croûtes brunâtres, desséchées, rappelant le pus qui s'écoulait pendant la vie;

2° Conduit auditif : la peau membraneuse qui le tapisse est rougeâtre, plus vasculaire, avec des taches livides; elle est ramollie, plus friable, se laisse facilement déchirer.

3° Le tympan offre une large perforation centrale, large de 5 millimètres. Les bords de cette ouverture sont coupés nettement. On les dirait taillés par une sorte d'emporte-pièce. Le marteau adhère encore à une petite portion de la membrane déchirée qui le supporte.

4° La chaîne des osselets est complète. La muqueuse qui les revêt est rouge et enflammée; l'étrier est appliqué sur la fenêtre ovale.

5° La muqueuse qui tapisse la caisse est rouge, épaissie, mamelonnée, baignée de pus. Çà et là, principalement sur les côtés du promontoire, on trouve des espèces de petites pustules avortées, qui rappellent celles de la peau. On en rencontre aussi dans la trompe, qui offre, du reste, les mêmes altérations : rougeur, vascularisation, épaississement.

Comme dans les observations précédentes, le stylet le plus fin ne peut pénétrer dans la caisse ; mais si, après avoir introduit une sonde dans la trompe, on vient à pousser, au moyen d'un petit soufflet, de l'air ou de l'eau, ces deux fluides arrivent jusque dans la caisse. Est-ce à dire pour cela que du pus, du mucus, puissent s'écouler par la même voie? Non, certainement, car même chez ce sujet, dont le tympan était largement ouvert, la caisse était encore baignée de pus.

6° La caisse est baignée d'un pus brun, sanieux, mêlé de sang.

7° J'ai déjà dit que la fenêtre ovale était intacte, il en est de même de la fenêtre ronde, qui offre même son petit tympan.

8° Après avoir enlevé l'étrier, j'agrandis d'un coup de ciseau l'ouverture de communication avec le vestibule, qui me paraît sain. Les canaux demi-circulaires, à leur face interne, sont secs, striés de lignes rouges et parallèles.

9° Le limaçon est normal, ainsi que le nerf auditif.

Oreille droite. — 1° Méat auditif externe un peu rougeâtre ; on n'y trouve cependant pas de traces de suppuration.

2° Tympan opaque : son épaisseur est augmentée, mais son tissu est plus friable, comme ramolli.

3° Chaîne des osselets en place ; l'étrier est appliqué sur la fenêtre ovale ; la fenêtre ronde est normale.

4° La muqueuse qui tapisse la caisse est plus rouge, plus vasculaire, tuméfiée ; sa surface est imbibée d'un liquide brun, jaunâtre, épais, légèrement visqueux, évidemment purulent.

5° L'oreille interne était saine.

45e Observation. — *Otite typhoïde.* — Au mois de février 1852, un jeune homme de vingt-trois ans vint mourir à l'Hôtel-Dieu d'une fièvre typhoïde. Vers le douzième jour de la maladie, bien qu'il n'y eût pas de complication cérébrale, la surdité était devenue complète. Ce phénomène morbide ne s'était point montré tout d'un coup ; mais les bourdonnements d'oreille, très-intenses au début de la maladie, avaient augmenté de jour en jour et d'une manière notable, et le sens de l'ouïe avait fini par disparaître entièrement. Pendant quelques jours, on n'observa pas de traces d'écoulement par les méats ; mais vers le quinzième jour, depuis le commencement de la maladie, les deux oreilles laissèrent suinter un liquide purulent brun, épais, assez abondant.

Du côté droit, le pus semblait mélangé avec du sang et la quantité en était plus considérable. Le malade succomba à une splénisation du poumon, et je pus me procurer les deux temporaux (1).

Oreille gauche. — 1° La conque cartilagineuse offre encore des traces de l'écoulement sous forme de croûtes brunes et d'écailles desséchées.

2° La membrane qui tapisse le conduit auditif externe, est tuméfiée; elle présente au moins deux fois son épaisseur normale; son tissu est infiltré de sang. Si l'on vient à saisir cette membrane avec une pince et que l'on exerce même une faible traction, elle se laisse déchirer avec facilité, sous forme de petits lambeaux déchiquetés. Nous devons donc noter ici, comme dans l'observation n° 42, une infiltration sanguine bien manifeste, avec ramollissement de nature inflammatoire.

3° La conque osseuse du conduit auditif offre des stries rougeâtres, avec des taches violacées, qui ne sont autre chose qu'un premier degré d'ostéite : canalicules osseux enflammés, taches vasculaires, naissance des bourgeons sanguins. En raclant avec la pointe d'un scalpel ordinaire (2) la surface de ces taches, on est tout étonné de ne rencontrer qu'une pellicule osseuse extrêmement mince, au-dessous de laquelle se rencontre çà et là un petit foyer sanguin. La couleur de ce liquide n'est pas la même dans tous les points : elle varie de la coloration noire ordinaire du sang veineux à la teinte lie de vin ou lilas, mais un peu foncée, comme sanieuse en plusieurs endroits et d'un aspect visqueux.

4° Le tympan a perdu sa transparence; il est plus épais (1 millimètre à peu près), sa couleur nacrée, d'un blanc bleuâtre, avec des reflets irisés que nous lui connaissons à l'état normal, est remplacée par une rougeur diffuse, violacée, noirâtre.

Après l'avoir décollé de son cercle osseux, si l'on vient à le fixer sur une plaque de liége appropriée à la dissection et qu'on cherche la toile membraneuse primitive et les trois couches régulières en lesquelles on peut la diviser, on trouve que tout est confondu ; feuillets externe, interne et moyen, ne forment plus qu'une seule et même couche vasculaire. Il n'y a cependant point là création de nouveaux vaisseaux; mais ce sont de véritables sugillations ecchymotiques ou, mieux encore, de petits épanchements de sang sorti de ses canaux. Quand on laisse ce tympan macérer dans de l'eau distillée (3), on voit, après quelques heures, le sang extravasé sortir des mailles de ce tissu délicat et teindre l'eau en rose, avec des tons foncés.

(1) Ces deux pièces ont servi à mes démonstrations, dans le cours public que j'ai fait en 1852.

(2) Pour bien étudier cette altération, il faut, à l'aide d'une scie très-fine, étroite et courte, pratiquer une coupe verticale de la conque osseuse.

(3) Une de ces petites capsules qu'on emploie pour les dessins à l'aquarelle, convient bien pour cette expérience.

Une petite quantité de fibrine reste suspendue au milieu du liquide, sous la forme d'une peluche blanche.

5° La cavité de l'oreille moyenne, ou la caisse du tympan, présente quelques gouttelettes de pus sanieux, d'un brun foncé. La muqueuse épaissie, rougeâtre, imbibée de sang, est mollasse, comme spongieuse.

Or, à l'état normal, cette membrane est ténue, transparente, et tous les anatomistes ont pu suivre, à travers son tissu et à l'œil nu, les filets divergents du plexus tympanique. Ici, toute cette curieuse disposition est masquée par le gonflement de la membrane muqueuse.

6° *Osselets.* — La chaîne des osselets est en place ; la muqueuse, qui les revêt, comme une sorte de périoste, présente également la même altération.

La base de l'étrier obture la fenêtre ovale ; la membrane de la fenêtre ronde offre une perforation centrale, une sorte de fissure, dans laquelle est engagé un petit caillot sanguin.

7° La trompe, rouge, boursouflée, présente une tuméfaction inflammatoire manifeste. Mêmes lésions dans les rampes du limaçon et dans le vestibule. On ne trouve plus de liquides dans les canaux demi-circulaires ; leurs parois internes sont finement striées de lignes rouges, que le lavage et la macération ne font disparaître que très-incomplétement.

Dans chacun de leurs renflements ampullaires, on ne voit qu'une sorte d'humidité rougeâtre, dernier vestige des précédentes lésions.

Le limaçon, dont la couleur normale est rougeâtre, offre une exagération de cette teinte. On peut la suivre encore sur les divisions labyrinthiques et cochléaires du nerf auditif.

Oreille droite. — 1° Même altération de la membrane du conduit auditif externe.

2° Tympan épaissi à sa circonférence et infiltré de sang.

3° A la partie moyenne, dans le point où s'insère la longue branche du marteau, par conséquent du côté de la face tympanique, un petit caillot sanguin, ramolli et brunâtre, de la grosseur d'une forte tête d'épingle, est appliqué sur une perforation de la cloison.

Cette perforation, irrégulièrement ronde et comme déchirée, a près d'un millimètre et demi en hauteur et en largeur ; le petit caillot n'adhère que faiblement ; on dirait une sorte de soupape mobile, qui se déplace facilement quand on introduit, par l'ouverture sur laquelle le caillot est appliqué, le bec d'un des tubes de la seringue d'Anel.

4° L'intérieur de la caisse offre la même altération que du côté gauche.

Le liquide brun, sanieux, et plus abondant, est plus frachement purulent.

5° La membrane ronde est encadrée dans sa fenêtre, mais elle a perdu sa transparence. L'étrier obture la fenêtre ovale.

6° L'oreille interne nous a paru saine ; les cavités labyrinthiques sans liquide aucun.

46e Observation. — Vers le huitième jour d'une fièvre typhoïde à forme inflammatoire, une jeune fille, de seize ans, fut prise de bourdonnements violents dans les oreilles et plus particulièrement dans celle du côté droit ; en peu de jours, la surdité devint complète de ce côté; dans les moments de calme et d'amélioration, la malade pouvait encore entendre au moyen de l'oreille opposée. Du douzième au quinzième jour, la maladie, jusque-là de moyenne gravité, prit un caractère alarmant : il y eut du délire, puis du coma jusqu'au dix-neuvième jour, qui fut celui de la mort de la malade. Pendant les six derniers jours, l'oreille droite avait été le siége d'un écoulement purulent assez abondant.

Le linge sur lequel reposait, pendant la nuit, le côté droit de la face, était, chaque matin, souillé, dans les endroits qui avaient touché l'oreille, d'un liquide brunâtre, quelquefois fétide, semblant tenir en suspension quelques grumeaux de sang. Aucune trace d'écoulement du côté gauche.

Voici ce que la dissection nous a montré (1):

Oreille droite. — 1° Dans le conduit externe, du pus brun, sanieux et fétide.

2° La membrane qui tapisse l'intérieur de ce conduit est épaisse, de couleur rougeâtre violacée, ramollie en plusieurs endroits et décollée.

3° En la pressant médiocrement entre les doigts, on voit sourdre un liquide dont la couleur et la consistance rappellent celui qui baignait sa surface.

4° Le conduit osseux qui la supporte est injecté de stries fines, que le lavage et la macération ne font pas disparaître.

5° On cherche vainement la membrane du tympan à sa place ordinaire. On ne trouve plus qu'une large perforation qui fait communiquer l'intérieur de la caisse avec l'oreille externe. Quelques petits lambeaux déchirés flottent suspendus au cercle osseux tympanique qui les retient encore ; ce sont évidemment les derniers débris de la membrane que nous ne trouvons plus.

6° La chaîne des osselets est rompue et détruite ; l'étrier seul existe encore au milieu de ces lésions profondes ; il est resté appliqué sur la fenêtre ovale. Quant à la fenêtre ronde, sa membrane (*tympanum*

(1) J'ai disséqué cette pièce en présence de M. le docteur Trumet, ancien interne distingué des hôpitaux.

secundarium) est aussi détruite et livre passage au pus qui a envahi la rampe tympanique du limaçon et le vestibule.

Une question intéressante se présente ici : quelle marche le pus a-t-il suivie pour passer de la fenêtre ronde perforée dans les cavités labyrinthiques ? Un mot d'anatomie va nous donner la solution de ce petit problème.

Supposons une coupe de l'oreille moyenne : au-dessous de la fosse ovale, en arrière du promontoire, se trouve la fenêtre ronde qui occupe le fond d'une fossette infundibuliforme, fossette dite de la fenêtre ronde. Ce fond présente une lamelle, partie osseuse, partie membraneuse, qui est le commencement de la cloison spirale du limaçon. Si l'on vient à la détruire, avec une aiguille ou la pointe d'un petit scalpel, la fossette de la fenêtre ronde communique alors librement avec le vestibule. C'est au-dessous de cette lame, c'est-à-dire à la partie inférieure de la fossette de la fenêtre ronde, que l'on voit la fenêtre ronde proprement dite, qui conduit dans la rampe tympanique du limaçon.

Maintenant, il est facile de comprendre par ce curieux mécanisme comment, la membrane de la fenêtre ronde étant perforée, les liquides contenus dans la caisse (pus, sang, mucus) peuvent s'introduire directement : 1° dans le vestibule, par la fossette de la fenêtre ronde, et de là dans les canaux demi-circulaires, ouverts dans le vestibule ; 2° dans la rampe ou cavité tympanique du limaçon. C'est la rampe inférieure ; mais comme elle communique avec la rampe vestibulaire ou cochléenne supérieure, le liquide contenu dans l'une ne peut manquer de refluer dans l'autre (1).

Oreille gauche. — 1° Aucune trace de suppuration dans le conduit auditif. La matière cérumineuse que l'on trouve à l'état normal manque complétement ici ; la membrane est sèche, un peu plus épaisse ; sa couleur habituelle, d'un blanc rosé, est rougeâtre, mais sans apparence bien dessinée de vascularité morbide. La conque osseuse, tout à fait saine.

2° Le tympan, encadré dans son cercle osseux, a perdu sa transparence ; il est épaissi d'un millimètre à peu près ; sa circonférence étant décollée avec soin, on aperçoit la chaîne des osselets complète et à sa place.

3° La membrane muqueuse de la caisse, plus rouge violacé, a éprouvé un commencement de tuméfaction et de ramollissement ; une pince ordinaire, dont les mors sont médiocrement serrés, peut en détacher facilement les lambeaux. En raclant sa surface, on en exprime un liquide brunâtre de nature purulente, en quantité assez notable.

(1) Cruveilhier, *Anatomie*, t. III.

4° L'étrier ferme la fenêtre ovale ; la membrane de la fenêtre ronde existe aussi ; aucune communication n'existait donc avec le labyrinthe.

5° Cependant les canaux demi-circulaires étaient vides et leurs parois finement striées de lignes rougeâtres, comme dans l'observation n° 45.

6° Limaçon, nerf auditif sans alération.

47e Observation (1). — Une petite fille de 9 ans et demi est entrée à l'hôpital des Enfants, à la fin de février 1852 ; elle sort d'un asile où la nourriture était insuffisante. A son entrée, on constate un peu de bronchite avec un dévoiement fétide.

Le 12 mars, un liquide purulent se fait jour par l'oreille droite ; il est très-abondant et fétide (injection d'eau de guimauve avec chlorure de soude). Le même jour, paralysie très-prononcée du facial du côté droit ; surdité complète du même côté ; fièvre (120 pulsations).

Quelques jours plus tard, ventre ballonné, refroidissement général, mort. Voici les particularités que j'observai.

Oreille droite. — 1° Suppuration dans le conduit auditif externe.

2° La muqueuse qui revêt ce conduit est pulpeuse, ramollie, détruite par places.

3° La conque osseuse sous-jacente est injectée de stries, fines, parallèles (canalicules vasculaires enflammés).

4° Tympan complétement détruit, on n'en trouve pas de traces.

5° Le marteau ne se retrouve plus, ainsi que l'os lenticulaire. L'étrier est intact et obture la fenêtre ovale, sur laquelle je le conserve appliqué.

6° La membrane de la fenêtre ronde est détruite.

7° L'enclume est frappée d'ostéite et présente des points nécrosés ; son périoste est détruit. La surface de cet osselet est rugueuse ; de petites fossettes ou anfractuosités témoignent de la perte de substance qu'il a éprouvée.

8° La muqueuse de l'oreille moyenne, de la caisse, des cellules mastoïdiennes qui la supportent, est enflammée (vascularisation, friabilité); toute la caisse est baignée d'un pus abondant, ayant le caractère du pus phlegmoneux. On trouve, dans ce liquide, de petites esquilles de la grosseur d'une pointe d'épingle, derniers vestiges des osselets qui avaient disparu.

9° L'orifice intra-tympanique de la trompe est complétement oblitéré par le boursouflement de la muqueuse.

(1) Observation communiquée par M. le docteur Axenfeld, interne des hôpitaux.

Si l'on fend ce tube dans toute sa longueur, on est frappé de la rougeur et de la tuméfaction de la membrane muqueuse qui la tapisse à l'intérieur; le scalpel, promené à sa surface, en exprime quelques gouttelettes de pus.

10° L'oreille interne nous a présenté des altérations analogues à celles que nous avons longuement détaillées dans la 5e observation. Les canaux demi-circulaires offraient simplement des stries rougeâtres, comme les 3e et 4e observations, et j'ai cru y trouver encore des traces du liquide de Cotugno. Le limaçon était complet, le nerf acoustique rougeâtre au fond du conduit auditif interne; on suit la phlegmasie jusqu'au ganglion géniculé du facial (ce qui explique la paralysie faciale qui s'était montrée pendant la vie).

Le temporal gauche ne m'a pas été envoyé.

48e Observation. — *Otite typhoïde.* — Je retrouve, dans mes notes de 1848, une observation incomplète, il est vrai, mais qui n'en renferme pas moins certains enseignements utiles. Il s'agit d'une femme de vingt-sept ans, entrée à l'hôpital de la Charité, à la fin de septembre 1848, pour une affection étrangère à celle qui attire notre attention.

D'après ce qu'elle m'a raconté, elle aurait eu une fièvre typhoïde au mois de juillet 1847; la maladie et la convalescence n'auraient pas duré moins de quatre mois.

A cette époque, c'est-à-dire au mois d'octobre de la même année, la céphalalgie, les bourdonnements et la surdité qui avaient toujours existé depuis la fièvre typhoïde, étaient devenus plus intenses.

L'oreille droite devint douloureuse et, quelques jours plus tard, on en vit sortir du pus en quantité assez abondante et mêlé de sang noir en grumeaux. En même temps la malade crachait, mélangé à la salive, un liquide fétide et ressemblant à celui qui s'écoulait par l'oreille. Cette otorrhée a duré sept mois. Vésicatoires, cautère, séton, tels sont les moyens qu'on mit en usage.

L'écoulement disparut; mais il s'est montré de nouveau à différents intervalles.

Une douleur profonde est restée dans l'oreille et dans le côté correspondant de la tête.

Quand cette malade se mouche, la bouche fermée, on n'entend pas de sifflement par l'oreille.

Mais en examinant le tympan à l'aide du spéculum d'Itard et d'un rayon de soleil, on peut constater que cette cloison présente une perforation à peu près centrale, de la largeur d'une grosse tête d'épingle.

Au moment où nous examinons cette malade, il n'y a pas de traces d'otorrhée. Cependant, elle est presque entièrement sourde de ce côté; car elle entend à peine le tictac d'une montre appliquée sur le pavillon.

Nous trouvons ici tous les caractères d'une otite typhoïde avec suppuration de la caisse ; et, ce qu'il y a de remarquable, c'est que le pus soit resté, plus de quatre mois, enfermé dans cette cavité, avant de se frayer une issue à travers le tympan.

Un détail encore digne d'attention, c'est l'écoulement simultané par la trompe et par la caisse.

S'il m'était permis d'émettre une hypothèse, j'inclinerais volontiers à penser que la collection remplissant totalement la cavité du tambour, tout passage pour l'air était intercepté, et que, alors, les deux pressions atmosphériques, l'une à l'embouchure de la trompe, l'autre sur le tympan, se faisant équilibre, le liquide restait emprisonné, sans tendance aucune à se faire jour de l'un ou de l'autre côté.

Il est même probable, comme je le prouverai plus loin, page 240, par une observation empruntée à Itard (1), que ce pus serait encore resté là plus longtemps, à moins que des accidents graves n'eussent nécessité l'intervention du chirurgien, ou que le tympan ne se fût déchiré sous l'influence de la pression exercée par le pus à sa face interne ; c'est là, en effet, ce qui doit arriver le plus souvent, comme ce fait le montre bien. Nous reviendrons sur ce point important.

2° Déductions thérapeutiques.

Je vais mettre sous forme de propositions les conséquences thérapeutiques qui me paraissent ressortir de ces observations.

I. Depuis les travaux d'Itard, l'inflammation de l'oreille moyenne était bien connue.

II. Mais Itard, comme nous l'avons dit ailleurs (2), s'est arrêté devant l'étude des lésions de l'oreille interne.

III. Aujourd'hui il n'est plus permis de dire avec ce célèbre médecin des sourds-muets : « Je ne sais pas précisément si le « labyrinthe participe à l'inflammation. »

IV. Les détails minutieux d'anatomie pathologique dans lesquels je suis entré, ne permettent plus le moindre doute à cet égard (*obs.* 42).

V. Le labyrinthe peut donc s'enflammer, suppurer (*obs.* 42, 43) même, comme l'oreille externe et moyenne ; ses cavités propres, comme la caisse, comme le conduit auditif externe, peuvent offrir également toutes les lésions des phlegmasies aiguës et

(1) *Traité des maladies de l'oreille et de l'audition*. Paris, 1842.

(2) Premier Mémoire. *Gazette des Hôpitaux*. 1851.

chroniques, et ces phlegmasies peuvent envahir à la fin les divisions si importantes du nerf auditif. Ces propositions trouvent leur démonstration dans l'observation 5. Je citerai encore à l'appui l'observation 45.

VI. Dans toutes nos observations, que le tympan fût déchiré ou intact, la cavité de la caisse était baignée de pus ; ce pus brun, noirâtre et fétide, presque toujours mélangé de sang, rappelait le pus de mauvaise nature que l'on trouve dans les abcès froids des articulations (1) et dont la présence est toujours d'un fâcheux augure.

VII. Les mêmes faits nous révèlent par quel curieux mécanisme s'effectuent les perforations de la cloison tympanique.

Ce travail morbide nous a présenté trois phases ou périodes caractérisées par des phénomènes pathologiques bien distincts (*obs.* 43).

1° *Inflammation du tympan avec ses caractères propres :* rougeur, vascularisation ;

2° *Tuméfaction et ramollissement de ce tissu délicat.* Ce ramollissement commence par le centre et dans le point le plus mince, là où s'insère le manche du marteau ;

3° *Perforation.* Cette perforation peut reconnaître pour causes :

A. Une ulcération spontanée (absorption ulcérative), conséquence du premier travail morbide ;

B. Une sorte de sphacèle due à une phlegmasie très-intense ;

C. Une rupture toute mécanique déterminée par la pression du pus de dedans en dehors.

Comme la perforation du tympan est une des questions les plus importantes de la chirurgie auriculaire, j'entrerai dans quelques détails.

Sur 398 malades, dit Kramer, il y en avait 216 chez lesquels l'inflammation du tympan était une suite probable des exanthèmes aigus, fébriles.

D'après cet auteur, la scarlatine, la rougeole et la variole arrivent en première ligne. Quand ces maladies présentent des troubles dans la marche de leurs symptômes, elles donnent lieu à des accidents métastatiques qui se remarquent plus particulièrement aux oreilles, et c'est dans ces cas que le tympan s'en-

(1) MONTEGGIA.

flamme et peut se perforer. J'ai remarqué, ajoute Kramer, que la perforation du tympan arrive plus souvent à la suite de la variole ou d'un refroidissement (3 fois sur 4) que quand il y a eu rougeole ou scarlatine (1 fois sur 2). Cependant j'ai vu des tympans s'ouvrir 14 fois sur 15 dans le cas de rougeole ; 2 fois seulement sur 3 après la scarlatine, et plus rarement encore à la suite de la variole.

Si l'on a égard à l'étendue de la perforation du tympan, on trouve que les plus larges surviennent à la suite de la variole. Aussi, de toutes les causes de la perforation du tympan, la variole semble-t-elle être la plus active, la plus dangereuse, surtout, parce qu'elle occasionne une perte de substance considérable. Les autres affections fébriles sont aussi fort à craindre, et dans tous les cas, on devra donner une grande attention à tous les symptômes qui surviendront de ce côté. C'est une grave erreur de considérer les otorrhées qui se montrent dans ces maladies, comme un symptôme critique et salutaire. Il faut songer que cette déchirure du tympan dispose le malade aux inflammations aiguës de l'oreille moyenne, et que cette phlogose peut se propager rapidement à la portion labyrinthique de l'organe et même au cerveau.

Nous avons rapporté ce long passage de Kramer pour montrer qu'il n'y a aucune dissection à l'appui de toutes ces propositions, aucune démonstration, en un mot. On s'étonne à bon droit en voyant Kramer reconnaître tous les dangers de la perforation spontanée ou pathologique du tympan, et ne rien faire pour chercher à l'éviter.

Or, nous avons démontré précédemment que la suppuration de la caisse a la plus grande tendance à se faire jour en perforant le tympan, tandis que l'inflammation a rétréci et quelquefois oblitéré le conduit de la trompe d'Eustache (1).

Cette opinion avait déjà été émise par Itard, dans sa description de l'otite simple catarrhale.

Pour Kramer, cette opinion est complétement erronée.

D'après cet auteur, lorsque la membrane du tympan est perforée, ce qui n'arrive jamais qu'après une inflammation de cette cloison, la trompe d'Eustache restant en général ouverte, rien

(1) D'après nous, la fièvre typhoïde en est la cause la plus fréquente.

n'empêcherait que le pus ne s'écoulât par cette voie, s'il était réellement accumulé dans la caisse.

Nous avons prouvé par des faits que la trompe d'Eustache, du moins dans sa portion intra-tympanique, est à peu près complétement oblitérée pendant les otites dont nous avons donné la description.

Nous avons cité des passages de Kramer, disant que la trompe ne s'oblitère pas, mais ses observations montrent le contraire ; nous en trouvons un exemple remarquable dans le passage suivant (1) :

49e Observation. — M. L. éprouva un refroidissement subit, à la suite duquel il survint des bruits violents dans l'oreille gauche, des douleurs aiguës, puis un écoulement de matières verdâtres et une surdité complète.

L'oreille droite resta saine. On appliqua des sangsues au-dessous du pavillon, on fit des fomentations émollientes, on mit un large vésicatoire sur la région mastoïdienne. La maladie durait depuis un mois, quand je fus appelé à donner des soins au patient. Je remarquai que la trompe d'Eustache était obstruée ; le fond du méat, près du tympan, offrait une tuméfaction considérable et une rougeur vive. Le tympan lui-même était rouge, épaissi, et la montre, de ce côté, n'était pas entendue quand on l'appliquait sur le pavillon. Je fis des injections aqueuses dans la trompe d'Eustache, et chaque opération de ce genre entraîna au dehors des flocons de mucus épais, grisâtre.

Mais le tympan conserva un épaississement notable qu'avait causé une inflammation violente, et l'on obtint seulement une amélioration.

Le passage qu'on vient de lire est donc la contradiction la plus flagrante des assertions précédemment émises par cet auteur. Du reste, cette observation n'est pas la seule de ce genre ; en la transcrivant, j'ai voulu montrer combien les conclusions de Kramer sont peu d'accord avec les propres faits qu'il rapporte.

Le même auteur dit plus loin, page 292 :

« L'expérience prouve que la membrane du tympan s'ouvre d'elle-même quand le pus s'est accumulé dans la cavité de l'oreille moyenne. »

Cela est possible, mais non constant. A ce sujet, il ne sera pas sans intérêt de lire l'observation suivante empruntée à Itard (2) :

(1) *Inflammation de la muqueuse de la caisse*, p. 250.

(2) Itard, *Traité des maladies de l'oreille*. Paris, 1842, t. I, p. 156.

50e Observation. — *Otite purulente interne; stagnation du pus dans la caisse, avec symptômes graves; perforation artificielle du tympan, libre écoulement du pus; guérison.*

Voici le résumé de cette observation :

Une couturière, âgée de vingt-sept ans, convalescente d'une affection catarrhale fébrile, fut prise, à la suite d'un refroidissement, de douleurs avec bourdonnements dans l'oreille gauche. La fièvre ne dura que vingt-quatre heures, mais le bourdonnement augmenta rapidement et la douleur devint très-violente. Enflure de la joue du même côté, pesanteur de la tête, perte du sommeil et de l'appétit, surdité complète. Au bout d'une semaine, la douleur était moins aiguë, c'était un sentiment de plénitude dans la région temporale. La malade assurait qu'elle avait un dépôt dans la tête et qu'elle sentait même la pesanteur du liquide. L'examen du conduit auditif ne montrait aucune lésion sensible. Quand la malade se mouchait, elle sentait comme une matière qui remontait au cerveau. Du reste, point de fièvre. (Fumigations émollientes.)

Le deuxième jour, pendant que la malade renouvelait ses fumigations, il survint une quinte de toux dont les efforts déterminèrent l'issue, par la trompe d'Eustache, d'une matière puriforme. Dès ce moment, la douleur disparut, mais non la surdité.

Pendant un mois, l'écoulement par la trompe continua avec abondance; la matière puriforme, pendant la nuit, fluait dans la trachée-artère; alors la malade s'éveillait et avait une quinte de toux. Peu à peu l'écoulement par la trompe diminua, mais au détriment de la malade, qui commença à ressentir de nouveau, dans l'oreille, une pesanteur douloureuse. Les gargarismes, les fumigations restèrent sans effet. Cependant la douleur allait croissant et se compliquait d'insomnie, de fièvre, de céphalalgie violente; la malade, réduite à un état squelettique, trouvait son existence pire que la mort et me demandait du soulagement à tout prix. Je proposai la perforation du tympan; elle fut acceptée.

Je pratiquai cette opération, le quarante-huitième jour de la maladie, avec un stylet d'écaille; mais avant de l'introduire, j'examinai de nouveau le conduit auditif et je vis que la membrane était d'un blanc mat et nullement transparente; puis je sentis la pointe de mon instrument s'enfoncer dans une matière épaisse, caséeuse. Il ne s'écoula rien d'abord, et ce ne fut qu'après avoir injecté avec beaucoup de force plusieurs onces d'eau tiède, que la matière contenue dans la caisse commença à se faire jour au dehors.

C'était un liquide puriforme, sanguinolent, très-fétide, inégalement consistant. Le soulagement étant resté imparfait, je conseillai des injections et des fumigations, et ces moyens suffirent.

Pendant douze jours l'écoulement fut considérable et entraîna au dehors les osselets de l'ouïe. Les liquides injectés, qui d'abord ressortaient en totalité par le conduit auditif, passèrent en partie par la trompe au bout de quelques jours; alors disparurent complétement les bourdonnements, la douleur, la céphalalgie. L'écoulement finit par se tarir, mais la surdité resta incurable.

Cette observation, que je n'ai pu abréger davantage, tant elle renferme d'enseignements utiles, démontre, comme je l'ai déjà fait pressentir, que Kramer a encore émis dans ce passage (cité plus haut, page 292) une opinion trop absolue en avançant, comme toujours, sans preuves :

1° Que le tympan, dans les inflammations de la caisse, se déchirant spontanément, ouvrait une voie facile et prompte à l'écoulement du pus.

Cette opinion n'est donc pas soutenable.

2° Que la trompe peut laisser, pendant quelque temps, une issue incomplète aux liquides enfermés dans la caisse, et les douleurs, l'insomnie sont médiocres.

L'oblitération de la caisse ne tarde pas à devenir complète, ou par l'épaississement de ses parois, comme je l'ai démontré (observations 46e, 47e et 48e), ou la trop grande consistance du liquide (pus, sang), et les accidents menacent les jours de la malade.

3° Qu'une perforation du tympan, devenue nécessaire, mais trop tardive, livre enfin passage au pus, qui entraîne avec lui la chaîne des osselets.

Remarquons que cette perforation n'a été faite que le quarante-huitième jour.

4° Il y a tout lieu de croire que les accidents, les altérations profondes de la caisse auraient été évités, si l'on eût pratiqué de bonne heure le cathétérisme de la trompe avec injections.

5° En tout cas, la perforation aurait toujours été une ressource ultime.

6° Cette observation nous montre une otite survenue à la suite d'une fièvre grave qu'Itard n'a pas eu soin de préciser.

Mais les liquides contenus dans la caisse (pus brun, fétide, sanguinolent) rappellent tout à fait celui de nos observations pendant la fièvre typhoïde, etc.

Je devrais donc appeler l'attention sur cette observation, et à plus d'un titre, car elle confirme de tous points mes propres recherches.

VIII. Les dissections rapportées plus haut ne me permettent pas de me ranger à l'opinion de Kramer, quand il dit (page 292) : « L'expérience prouve que la membrane du tympan s'ouvre d'elle-même. » L'observation d'Itard a montré que cette proposition était erronée ; mais supposons qu'elle fût vraie, qui oserait affirmer que cette ouverture, nécessaire à l'élimination du pus, se fasse avant que la caisse soit devenue le siége de lésions irréparables (la chute des osselets), par exemple (Itard), ou la migration du pus dans les cavités labyrinthiques ?

De plus, la perforation spontanée de la membrane indique son altération, son ramollissement : la cicatrice serait donc difficile, moins probable. Une ouverture permanente pourra donc rester, et Kramer nous a appris quels en étaient les suites, les dangers.

IX. Les liquides sécrétés par la membrane muqueuse de la caisse qui, à l'état normal, sous forme de mucosités, trouvent déjà un écoulement difficile par l'ouverture intra-tympanique de la trompe d'Eustache, engouent bien plus aisément ce conduit quand leur nature et leur consistance sont modifiées par l'inflammation (muco-pus, sang). A cette cause de stagnation des liquides dans la caisse pendant les inflammations, s'en ajoute constamment une autre non moins influente : c'est le gonflement inflammatoire de la muqueuse de la trompe, surtout au niveau des portions osseuses de ce conduit. Or, cette muqueuse, qui revêt intérieurement la trompe, étant le prolongement de celle du pharynx et de la caisse, est soumise aux mêmes lois ou influences pathologiques. De là vient qu'elle s'enflamme dans les phlegmasies de ces organes, que la maladie ait débuté par la caisse pour s'étendre au pharynx, ou que, limitée tout d'abord aux amygdales, par exemple (dans la scarlatine, la variole ou les angines simples), elle ait cheminé en suivant la trompe jusque dans la caisse du tambour.

X. La membrane muqueuse de la trompe étant enflammée par une des causes énumérées précédemment, il en résulte une tuméfaction de son propre tissu, et cette tuméfaction, si faible qu'elle puisse être, a pour effet immédiat d'oblitérer la cavité de ce tube, surtout au niveau de sa portion osseuse dont l'étroitesse normale est déjà considérable (1). Il en résulte alors une cavité sans ouverture qui s'emplit d'une matière sécrétée plus ou moins irritante (mucus, pus, sang), et cherche à se frayer une issue d'un côté ou de l'autre.

1° Le pus se fera jour à travers le tympan déchiré ;

2° Ce liquide pourra refluer vers les cavités labyrinthiques, détruire la fenêtre ronde, luxer l'étrier et pénétrer directement dans le vestibule par la fenêtre ovale ;

3° Il pourra fuser vers les cellules mastoïdiennes et y provoquer des douleurs violentes, la carie, la nécrose de cet os spongieux, et consécutivement les abcès, une surdité incurable.

XI. Il est donc nécessaire de chercher à combattre l'inflammation dès le début, et par tous les moyens appropriés (dans l'otite simple, catarrhale ou phlegmoneuse), saignées, ventouses, révulsifs. Dans l'otite ou fièvre grave, typhoïde, variole, scarlatine, surtout chez les jeunes gens, les enfants, le choix des moyens est difficile. Cependant il n'y a pas à hésiter, quand on songe que l'enfant pourra demeurer sourd-muet, s'il vient à guérir de la lésion intestinale ; ou bien, si le sujet est adulte, qu'il est presque nécessairement voué à une surdité incurable.

Ces moyens nous semblent devoir être pris ici dans la classe des révulsifs (ventouses sur l'apophyse mastoïde, vésicatoires après les ventouses).

Malgré l'emploi heureusement combiné de ces moyens, du pus peut se produire et tomber dans la caisse; il faudra donc chercher à éviter la perforation du tympan : le plus sûr moyen, selon nous, est le cathétérisme de la trompe, avec injection de liquides médicamenteux (émollients, anodins d'abord, puis légèrement irritants ensuite).

Nous avons déjà mis ce traitement en usage un certain nombre de fois, et les résultats que nous avons obtenus sont bien propres à encourager nos efforts dans cette voie.

Nous le répétons donc, le cathétérisme de la trompe d'Eustache, suivi d'injections, est le plus sûr moyen d'éviter la perforation du tympan et toute la série d'accidents qui ont été longuement décrits plus haut.

(1) Nous avons montré que la portion osseuse de la trompe d'Eustache a un quart de ligne à peine, dans son plus grand diamètre.

Cette proposition pourra sembler étrange tout d'abord, et, comme toute idée nouvelle, il lui faudra du temps pour s'accréditer. Cependant il suffira de réfléchir un instant que les inflammations de l'appareil auditif ressemblent de tous points aux phlegmasies des autres appareils, que les accidents qui peuvent en être la conséquence, ont la plus grande analogie avec ceux qu'on rencontre ailleurs. Et pour prendre un exemple, ne voit-on pas chaque jour la rétention d'urine nécessiter le cathétérisme, et n'est-ce pas le plus sûr moyen d'éviter les déchirures de l'urèthre et les infiltrations urineuses ?

Nous avons démontré plus haut que c'était la même chose pour l'oreille. Par conséquent, pourquoi n'opposerait-on pas les mêmes moyens à des accidents analogues, mais dans un autre appareil ? De plus, le cathétérisme de la trompe d'Eustache n'est ni plus douloureux, ni plus difficile que celui de l'urèthre, seulement il faut s'y exercer, et le procédé que nous avons décrit nous semble le plus sûr pour bien pratiquer cette opération.

Nous ajouterons, pour compléter notre parallèle, que la ponction de la vessie est indiquée toutes les fois que la sonde ne peut pénétrer et que les accidents pressent ; de même, la perforation artificielle du tympan serait encore la meilleure ressource, si le cathétérisme de la trompe d'Eustache ne réussissait pas à désobstruer la caisse.

Cette opération est aussi simple que facile : un stylet d'écaille, comme le veut Itard, ou bien encore un stylet quelconque, suffirait pour la pratiquer.

Les avantages immédiats seraient les suivants :

1° De pouvoir modifier de suite l'intérieur de la caisse par des injections ;

2° De donner un libre écoulement aux liquides (pus, mucus, etc.) ;

3° De prévenir le ramollissement et la perforation du tympan ;

4° En portant des liquides modificateurs sur la muqueuse de la caisse, on agit en même temps sur celle de la trompe, et réciproquement, en agissant sur la muqueuse de la trompe, la médication étend son influence jusqu'à la caisse elle-même ;

5° Et du moment où la diminution du gonflement de la muqueuse de la trompe donnera aux liquides et à la sonde qui les porte un libre passage, on pourra laisser se cicatriser l'ouverture artificielle pratiquée momentanément au tympan. Pour obtenir ce résultat, il ne sera besoin que de suspendre les injections faites à l'aide de la seringue d'Anel, dont le tube, long et effilé, était introduit, chaque jour, dans l'ouverture artificielle de la cloison (1).

Par ces moyens sagement combinés, il sera possible d'éviter les altérations profondes décrites dans la première partie de ce travail, et qui entraînent à leur suite une surdité souvent incurable chez l'adulte, et, ce qui est plus grave encore, la surdi-mutité chez les jeunes enfants.

CHAPITRE VI.

MALADIES DE LA TROMPE D'EUSTACHE.

La trompe d'Eustache est un conduit allongé, étroit, légèrement infléchi obliquement, dirigé de haut en bas et d'arrière en avant, étendu entre la caisse du tympan et le pharynx, qu'elle met en communication. Ses fonctions principales sont : 1° de servir à l'écoulement des matières sécrétées dans la caisse et dans sa propre cavité, 2° de permettre le renouvellement de l'air dans la caisse, l'entrée et la sortie de ce fluide au moment des vibrations, deux conditions nécessaires pour que les ondes sonores produisent leur impression sur les parties sensibles de l'appareil auditif. Dans ce but, elle est presque continuellement béante, disposition qui résulte de la structure osseuse, cartilagineuse et fibreuse de ses parois. En raison de sa continuité avec l'oreille moyenne, d'une part, avec la partie supérieure des voies digestives et respiratoires, d'une autre part, elle est tapissée dans toute son étendue par une membrane muqueuse, continue à celle du pharynx et de la caisse du tympan.

La situation profonde de ce conduit le met à l'abri des lésions traumatiques accidentelles. Mais la nature de ses fonctions, sa longueur, son étroitesse, ses rapports avec le pharynx et l'oreille

(1) Nous croyons utile d'indiquer que l'application du spéculum d'Itard doit précéder l'injection, le spéculum seul pouvant mettre en évidence le tympan et le point perforé qui doit livrer passage au liquide médicamenteux.

moyenne, l'exposent à partager les maladies de ces parties, à s'enflammer, à s'engorger, à s'ulcérer, à se rétrécir, et même à s'oblitérer. Nous aurons donc à nous occuper successivement : 1° de son inflammation ; 2° de ses divers modes d'obstruction ; 3° des opérations nécessaires pour lui rendre sa perméabilité, c'est-à-dire du cathétérisme et des injections.

§ 1. — Inflammation.

Nous avons vu dans le chapitre précédent que dans les otites catarrhales et surtout dans celles des fièvres graves, l'inflammation de la muqueuse est très-commune dans la trompe d'Eustache, et même le tissu cellulaire sous-muqueux participe à la maladie. Cette affection complique fréquemment l'angine et le coryza, mais c'est à l'otite interne qu'elle se rattache de la manière la plus intime : il n'y a guère d'inflammation aiguë ou chronique de la caisse qui ne s'étende à la trompe ; du moins avons-nous trouvé dans toutes nos autopsies la muqueuse de cette dernière partie injectée, boursouflée, épaissie. On comprend que dans un conduit assez long, très-étroit, et naturellement coudé, le gonflement inflammatoire amène bientôt le rétrécissement ou même l'oblitération, et entrave par conséquent l'exercice de la fonction auditive, en empêchant l'entrée et la sortie de l'air en même temps qu'il met obstacle au libre écoulement des matières muqueuses ou purulentes.

Les symptômes se confondent avec ceux des affections concomitantes, mais il nous paraît probable que c'est l'engouement ou l'obstruction de la trompe qui est la cause principale des bruissements et des bourdonnements dont les malades affectés d'otite interne ont la sensation et que la même lésion entre aussi pour une part considérable dans la production de la surdité plus ou moins prononcée qui accompagne toujours cette maladie.

Quoiqu'en général l'existence de l'inflammation de la trompe ne modifie en rien le traitement des maladies auxquelles elle se joint, cependant il est des circonstances où elle acquiert par elle-même assez d'importance pour devenir l'occasion d'indications spéciales. Si, par exemple, après la guérison d'une otite, la surdité persistait et paraissait entretenue par une inflammation chronique de la région pharyngienne supérieure et de la trompe, cet état morbide pourrait être avantageusement modifié par des insufflations quotidiennes de poudre d'alun et de sucre mélangés à parties égales. M. Pétrequin, à qui nous devons l'idée de cette pratique (1), pousse les insufflations par la bouche, mais il nous semble préférable de les faire par les fosses nasales, au moyen d'une sonde que l'on conduit chargée de poudre au-dessus du voile du palais. Déjà, M. Bonnet de Lyon (2), avait conseillé de cautériser le pavillon de la trompe, soit à l'aide d'un instrument analogue au porte-caustique uréthral chargé d'azotate d'argent, soit avec un tampon de charpie imbibé d'une solution saturée d'azotate acide de mercure, lié solidement à une tige métallique, porté rapidement par la narine jusqu'à la colonne vertébrale, et retourné ensuite dans tous les sens sur la paroi pharyngienne supérieure. L'instrument figuré page 83, n° 7, remplit parfaitement le but qu'on se propose : il est composé d'une sonde creuse, renfermant un porte-caustique semblable à celui de Lallemand.

§ 2. — Obstruction.

L'obstruction plus ou moins complète de la trompe d'Eustache résulte de tout obstacle assez considérable pour empêcher ou pour gêner notablement le passage de l'air et du mucus dans le conduit tympano-pharyngien, et le degré de l'obstruction varie depuis le simple engouement jusqu'à l'oblitération complète. Les obstacles capables de produire cette affection résident hors du canal, dans son intérieur, ou dans l'épaisseur même de ses parois ; de là, des obstructions par compression, par engouement, par engorgement inflammatoire, par coarctation, brides, ou oblitération. Cette oblitération est fort rare et je n'en ai pas trouvé plus de 2 à 3 cas bien positifs sur plus de 200 observations recueillies à ma clinique.

L'obstruction par compression survient toutes les fois que quelqu'un des organes voisins de la trompe prend un grand développement, ou lorsque ce conduit est pressé ou dévié par quelque tumeur développée près de lui. Il n'est pas rare de l'observer dans les inflammations aiguës ou chroniques et dans les hypertrophies des amygdales, surtout quand celles-ci ont une

(1) *Gazette méd. de Paris*, 1839, p. 771.

(2) *Bulletin de thérapeutique*, 1837, p. 177. — Philippeaux, *Traité de la cautérisation*, Paris, 1856, p. 341.

base large. On la voit encore compliquer le gonflement phlegmoneux du voile du palais ou de la partie latérale du pharynx, moins souvent, à la vérité, ce qui tient à ce que ces maladies sont plus rares. Enfin c'est un des accidents qui se rattachent au développement des polypes pharyngiens et naso-pharyngiens, comme à celui des tumeurs cancéreuses des amygdales, des piliers du voile du palais, ou du pharynx.

L'obstruction par engouement est due à la présence de mucosités ou de matières muco-purulentes ou sanguines, plus ou moins épaisses, dans l'intérieur même du conduit. Itard en admet deux variétés : l'une, qui coïncide et se confond avec l'engouement de la caisse ; l'autre, qui existe sans maladie de la caisse, avec un catarrhe nasal ou avec une angine tonsillaire. On peut en rapprocher l'obstruction qui résulterait de la formation d'un polype dans la cavité de la trompe, lésion mentionnée dans un article d'A. Bérard sur les maladies de l'oreille, mais dont nous ne connaissons pas d'observation authentique (1).

L'obstruction par engorgement inflammatoire des parois résulte du gonflement hypérémique ou de l'engorgement plastique de la membrane muqueuse et du tissu cellulaire sous-muqueux; elle complique les angines, les coryzas, les otites internes, ou persiste après s'être développée à l'occasion de ces maladies et quand déjà celles-ci ont disparu. On l'a vue aussi provoquée par des ulcérations ou par des éruptions syphilitiques secondaires (2), situées dans le pharynx, tout près de l'orifice de la trompe, ou dans cet orifice lui-même : c'est ainsi que s'expliquent quelques-unes de ces surdités, accompagnées de bourdonnements d'oreille et de sensation désagréable au fond de la gorge, qui surviennent chez des individus atteints de phénomènes secondaires et qui disparaissent après quelques jours de traitement mercuriel.

L'obstruction par coarctations, brides, ou oblitérations, est ordinairement consécutive à des ulcérations, dont la cicatrisation a amené, soit une diminution d'étendue dans les parois du canal, et par suite son rétrécissement, soit l'adhérence de ces parois l'une à l'autre et par suite la formation de brides qui le traversent ou d'une pseudo-membrane organisée qui le bouche com-

(1) Voy. Dict. en 30 vol., art. *Oreille*.

(2) Voyez plus loin, de la surdité nerveuse.

plétement, soit enfin l'adhérence de l'orifice de la trompe au pharynx ou au voile du palais, d'où résulte l'occlusion plus ou moins prononcée de cet orifice. Les ulcérations, causes premières du mal, sont elles-mêmes les suites d'une angine gangréneuse, ou, ce qui est plus commun, d'une syphilis constitutionnelle. L'obstruction née dans ces circonstances pourrait avec raison prendre le nom de cicatricielle. On rencontre encore une coarctation sénile, due à l'atrophie ou au resserrement de la portion osseuse de la trompe, à des cloisons congénitales dans l'intérieur du conduit ; mais je n'en ai point rencontré dans mes dissections.

Symptômes et diagnostic. — Toutes les obstructions de la trompe ont pour symptômes communs une surdité plus ou moins complète et des bourdonnements, qui s'expliquent par le défaut de renouvellement de l'air dans la caisse et par l'obstacle apporté à l'évacuation des liquides.

Dans l'obstruction par compression, ces symptômes, se rattachant directement au développement d'engorgements ou de tumeurs qui exercent une action mécanique sur la trompe, se montrent avec ces maladies et disparaissent en même temps qu'elles. Le diagnostic est donc facile en général, car il suffit de constater la présence de quelqu'une des maladies indiquées pour rapporter à leur véritable cause les troubles concomitants de l'audition. Toutefois il est des cas embarrassants : ce sont ceux où la surdité et les bourdonnements existaient avant qu'on eût constaté l'existence d'une lésion hypertrophique au voisinage de la trompe. Les troubles de l'audition peuvent en effet dépendre alors, soit de quelque autre lésion de l'appareil auditif, soit de la tumeur, qui existait déjà et se manifestait par ces troubles eux-mêmes longtemps avant que son existence ait pu être reconnue. Le parti le plus sage est alors de ne pas se prononcer formellement, car le diagnostic ne peut être définitivement et certainement établi qu'après la guérison de la maladie concomitante.

Dans l'obstruction par engouement, lorsqu'elle dépend d'un coryza ou d'une angine tonsillaire, les symptômes présentent un caractère particulier, c'est qu'ils se montrent tout à coup à la suite d'un éternument, d'un accès de toux, d'un effort fait en se mouchant, et qu'ils disparaissent de même sans cause connue ou après une forte inspiration. Ces phénomènes tiennent sans doute à ce que des mucosités qui se trouvaient déposées à l'entrée de la trompe ont été refoulées par l'air comprimé du pharynx dans une partie plus étroite, où elles ont produit une obstruction, jusqu'au moment où, sous des influences opposées ou par le seul fait de la cessation de l'impulsion, elles sont redescendues pour tomber dans le pharynx ou pour occuper la partie la plus large du conduit tympano-pharyngien. Quoi qu'il en soit de cette explication, on conçoit que la marche des phénomènes jette ici du jour sur l'origine de l'obstruction. Lorsque l'engouement se rattache à l'existence d'une otite interne, son diagnostic se confond avec celui de cette maladie : nous l'avons exposé ailleurs, et nous rappellerons seulement ici la nécessité du cathétérisme et des injections aériennes pour apprécier convenablement la nature des lésions.

L'obstruction par engorgement inflammatoire des parois est d'un diagnostic assez obscur, les troubles fonctionnels qui en résultent se confondant avec ceux des maladies qu'elle accompagne. Sans lever tous les doutes, le cathétérisme de la trompe est ici d'une grande utilité.

A l'exception de quelques cas, assez rares d'ailleurs, dans lesquels le doigt porté au fond de la gorge peut faire sentir des adhérences établies entre l'orifice de la trompe et le voile du palais, les mêmes réflexions s'appliquent à tous les rétrécissements que nous avons appelés cicatriciels : les commémoratifs, l'existence d'une affection gangréneuse ou d'ulcérations syphilitiques, la présence de cicatrices dans la gorge, peuvent mettre sur la voie du diagnostic; le cathétérisme seul permet d'arriver à quelque chose de précis. Si la sonde ne peut pas s'engager dans la trompe, malgré des tentatives bien faites et plusieurs fois renouvelées, il y a lieu de craindre que l'orifice même de ce conduit ne soit rétréci ou dévié. Si, après que la sonde a été engagée dans la trompe, on y pousse de l'air qui ne pénètre pas dans la caisse, on est autorisé à penser que le conduit guttural est le siége d'un rétrécissement très-serré ou même d'une oblitération complète. Si enfin l'injection d'air pénètre, mais avec peine, c'est qu'il existe un rétrécissement moins prononcé. C'est dans ce cas que Kramer conseille, la sonde d'argent étant introduite dans le pavillon de la trompe, de faire glisser, dans l'intérieur de l'algalie une corde de harpe lettre E, pour s'assurer de la nature et du degré du rétrécissement. J'emploie habituellement une corde de violon (Mi); bien fine, souple et rigide, égale, sans nœuds et huilée; voici comment on procède : on prend une corde à boyau de 3 centim. plus longue que la sonde; une fois la sonde introduite, la corde est glissée dans le calibre qu'elle présente, et l'on peut ainsi connaître à quelle profondeur la trompe est rétrécie ou oblitérée.

Pronostic. — Il est en général fâcheux, l'obstruction de la trompe entraînant la surdité et dépendant d'altérations souvent difficiles à guérir. Toutefois il est des degrés dans la gravité de cette affection. Le danger des obstructions par compression est subordonné à la nature de la maladie dont elles dépendent. Il n'est pas besoin d'insister pour faire sentir toute la différence qui existe, sous ce rapport, entre la surdité causée par l'hypertrophie des amygdales et celle qui se rattache à la présence d'un polype naso-pharyngien ou d'une tumeur cancéreuse. L'obstruction par engorgement, lorsqu'elle est essentielle, est susceptible de guérison, tandis qu'elle tend à se perpétuer si elle complique une otite interne. L'engorgement inflammatoire des parois passe aussi très-facilement à l'état chronique et prend alors une durée indéfinie. Mais, de tous les genres d'obstruction, le plus grave est sans contredit celui qui est causé par des cicatrices trop étroites ou vicieuses, soit qu'il y ait simple rétrécissement, soit surtout qu'il y ait oblitération. On peut ajouter que, toutes choses égales d'ailleurs, la maladie est d'autant plus difficile à guérir que le rétrécissement est plus serré et situé plus près de la caisse du tympan, que la maladie est plus ancienne, et que la constitution du sujet est plus entachée de scrofules ou de syphilis.

Le traitement varie suivant l'espèce d'obstruction à laquelle le chirurgien a affaire.

L'obstruction par compression cède quelquefois au cathétérisme, ou du moins les troubles fonctionnels diminuent ou cessent sous l'influence de cette manœuvre opératoire; mais ce n'est que pour quelque temps, et les accidents tardent peu à reparaître. Le seul moyen de les faire disparaître tout à fait, c'est de traiter par les moyens convenables la maladie principale : d'ouvrir, par exemple, un abcès du voile du palais ou du pharynx, d'enlever les amygdales hypertrophiées, de pratiquer l'extirpation des tumeurs cancéreuses. Pour que le traitement ait toute son efficacité, il est nécessaire qu'il soit appliqué le plus tôt possible : sinon, le soulagement n'est encore que temporaire, et, après s'être rétablie pour un temps, l'ouïe se perd de nouveau et les bourdonnements d'oreille se reproduisent, soit que la longue durée de la compression ait déterminé une déformation permanente de la trompe, soit que le défaut d'exercice trop prolongé de la fonction ait fait perdre aux éléments de l'appareil auditif, spécialement au système nerveux, leur ressort et leur énergie vitale.

L'obstruction par engouement a été combattue avec succès par les injections de liquides, et surtout par les injections d'air ou de liquides variés (1) : cependant quelques auteurs ont prétendu que les injections, devant être poussées avec une certaine force pour produire l'effet qu'on en attend, c'est-à-dire l'expulsion des matières qui remplissent la trompe et la caisse du tympan, ont l'inconvénient d'exposer à l'irritation de la membrane muqueuse, à l'aggravation ou au renouvellement de l'inflammation. C'est pourquoi MM. Robinson et Turnbull ont proposé l'emploi d'un moyen qui paraît très-rationnel, qui leur a, disent-ils, réussi plusieurs fois merveilleusement, et que nous avons employé avec succès (*Gaz. méd. de Paris*, 1851, p. 828). Ce moyen consiste à faire le vide dans la trompe d'Eustache, à l'aide d'un tube courbé, dont une des extrémités pénètre dans la trompe ou s'applique exactement à son orifice pharyngien, tandis que l'autre extrémité est adaptée à une machine pneumatique ou à toute autre machine du même genre, comme un corps de pompe par exemple. On conçoit le parti qu'on pourrait tirer d'une semblable pratique dans les cas surtout où l'engouement serait compliqué d'otite interne avec perforation de la membrane du tympan.

L'engorgement inflammatoire aigu des parois de la trompe ne réclame pas d'autre traitement que celui de l'otite interne, qui a été précédemment exposé (p. 212). L'engorgement chronique doit être également attaqué par les médications ordinaires, c'est-à-dire par les gargarismes, les vésicatoires, les purgatifs. Il exige, de plus, comme moyens spéciaux, le cathétérisme de la

(1) Le temps n'est plus où les injections de liquides étaient proscrites, sans aucune réserve, du traitement des maladies de l'oreille. De nombreux élèves me voient chaque jour injecter une solution de potasse caustique dans les trompes et avec succès.

trompe répété tous les deux ou trois jours et les injections d'air. Le cathétérisme peut seul suffire pour les cas où le rétrécissement occupe la partie pharyngienne de la trompe ; mais, lorsque la lésion occupe un point plus profond, inaccessible à la sonde, le courant d'air poussé par celle-ci peut seul avoir quelque efficacité, et les injections aériennes deviennent par conséquent nécessaires, mais leur efficacité est très-douteuse. (Voyez p. 115 et suiv.) Je préfère les injections liquides.

Contre les rétrécissements cicatriciels, on emploie également la dilatation à l'aide de la sonde et les injections aériennes; mais l'effet de ces opérations est encore bien plus nul, parce que les tissus sur lesquels on agit, étant plus fermes et plus solidement organisés, sont moins susceptibles de dilatation et de résolution : aussi a-t-on conseillé de recourir aux mêmes moyens qui sont usités dans le traitement des rétrécissements de l'urèthre, c'est-à-dire à des bougies très-fines en corde à boyau (la corde *mi* du violon), portées aussi loin que possible dans le conduit, à l'aide de la sonde d'argent dans laquelle on les glisse; au cathétérisme forcé pratiqué avec une espèce de sonde à dard, d'après le conseil de Saissy (1) ; à la cautérisation faite avec un petit instrument porte-caustique chargé d'azotate d'argent. Le détail de ces procédés opératoires se trouve à l'article cathétérisme (p. 76 et 252).

Si l'on se trouvait en présence d'une de ces cicatrices vicieuses de l'isthme du gosier, par suite desquelles des adhérences solides s'établissent entre les faces postérieure et latérale du pharynx, le voile du palais, et l'orifice guttural de la trompe, on pourrait imiter le docteur Da Camin. Dans un cas de ce genre, où il ne restait entre les fosses nasales et la cavité pharyngienne qu'un intervalle à peine capable de loger un grain de chènevis, le docteur Da Camin, après avoir incisé transversalement la partie inférieure du voile du palais, le disséqua de bas en haut, et divisa, dans l'étendue de 3 centim. les adhérences existant entre le voile membraneux et le pharynx ; enfin il termina en introduisant, avec la sonde de Belloc, deux tentes de charpie destinées à empêcher la réunion des angles de la plaie, le malade recouvra l'ouïe en partie.

(1) Ce moyen dangereux est abandonné aujourd'hui.

FIG. 19.

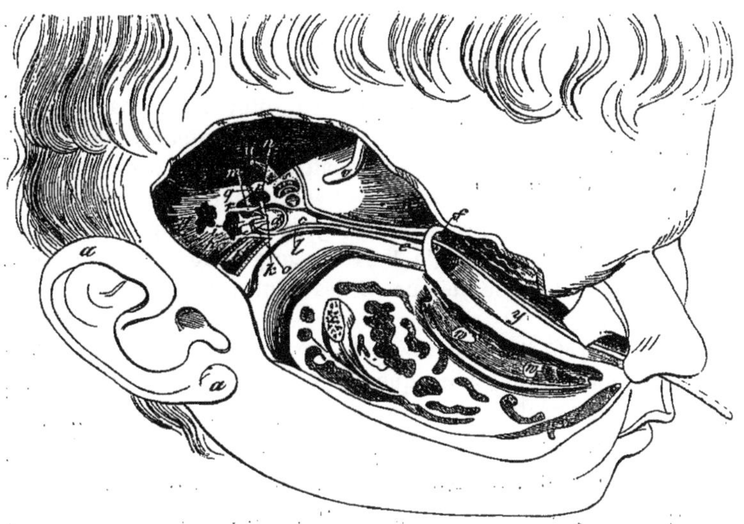

FIG. 19. — *Rétrécissement de la trompe.* — Cette figure est destinée à montrer les différentes parties de l'organe de l'ouïe. — *a*, oreille externe. — *b*, conduit auditif. — *c*, cavité du tympan. — *d*, membrane du tympan. — *e*, trompe d'Eustache dans laquelle a été introduite une corde en boyau à travers le nez. — *f*, son entrée dans le pharynx. — *g*, les cellules de l'apophyse mastoïdien. — *h*, le marteau. — *i*, l'enclume. — *k*, l'étrier. — *l*, muscle qui tend la membrane du tympan. — *n*, la fenêtre du vestibule. — *o*, corde du tympan. — *p*, vestibule. — *q*, le canal semi-circulaire supérieur. — *r*, le canal semi-circulaire horizontal. — *s*, le limaçon. — *t*, tronc nerveux commun. — *u*, nerf auditif et facial. — *v*, artère carotide interne. — *w*, partie du maxillaire supérieur. — *x*, col du condyle du maxillaire inférieur. — *y*, cavité nasale gauche.

51e OBSERVATION. — *Otite catarrhale interne par gonflement des amygdales.* — Un jeune lycéen de quinze ans m'est présenté par son père qui me donne les renseignements suivants : Il y a cinq à six ans, que sans cause connue, son oreille gauche a commencé à devenir dure : il n'y a pas de sourd dans sa famille. — Les conduits auditifs externes, les tympans sont en bon état. — La gorge est rouge et présente les deux amygdales chroniquement hypertrophiées, surtout la gauche.

Dès lors la cause de la surdité n'était plus douteuse : une phlegmasie chronique partie de l'amygdale, avait cheminé dans la trompe d'Eustache et déterminait la surdité.

Je proposai d'enlever sur-le-champ les amygdales : l'opération fut acceptée et exécutée de suite.

Quand le sang eut cessé de couler, je pratiquai sans désemparer le cathétérisme des deux trompes, et mon petit malade entendit à l'instant ma montre à plus d'un mètre : or, en entrant dans mon cabinet, elle n'était entendue à gauche qu'à 0,05. — A droite, à 0,29. Huit jours après, l'ouïe avait acquis la même finesse de l'un et de l'autre côté.

52e Observation. — *Otite catarrhale intermittente, produite par une hypertrophie des amygdales.* — Jules J. se présente à notre clinique, le 24 mars 1855. Ce jeune homme, d'une constitution lymphatico-sanguine, a été sujet aux angines répétées depuis son enfance. De temps en temps, sa mère prétend qu'il entendait dur. Cette surdité, qui est intermittente, nous semble causée par l'hypertrophie des tonsilles, déterminant une phlegmasie catarrhale légère de la trompe d'Eustache et du coryza. A l'inspection de l'arrière-gorge, nous trouvons les amygdales augmentées de volume. Elles sont très-grosses; elles se touchent presque.

Du reste, la dureté d'ouïe que le malade éprouve de temps en temps, est le seul symptôme physiologique qu'il éprouve. En pratiquant la résorbtion des amygdales, nous croyons que cette indisposition se dissipera complétement. Ce qui est arrivé (15 avril).

53e Observation. — *Otite catarrhale avec hypertrophie des amygdales.* — Julien B., âgé de douze ans et demi, se présente à notre clinique le 15 janvier 1855. Ce jeune homme est d'une bonne santé et d'une assez bonne constitution ; il nous est amené par son père pour une légère dureté de l'oreille gauche, avec bourdonnements intermittents. Dans le mois d'août 1853-54, il a eu successivement une fluxion de poitrine et une fièvre typhoïde.

Examen local. — La gorge est un peu rouge et les amygdales sont hypertrophiées. — Rien au nez. — Rien aux yeux. — L'oreille gauche est surtout cérumineuse. — La surdité chez cet enfant paraît tenir au gonflement des amygdales et à une otite catarrhale de ce côté gauche.

18 janvier 1855. — Extirpation des amygdales.

25 janvier. — Le jeune malade entend beaucoup mieux.

54e Observation. — *Otite aiguë catarrhale avec perforation du tympan gauche. Guérison.* — Le 11 décembre 1854, cette malade vient à ma clinique et nous raconte ainsi les détails de son indisposition : Il y a huit jours seulement qu'à la suite d'un rhume de cerveau violent, une douleur se fit sentir dans l'oreille gauche pendant la nuit, et la malade ne put trouver un instant de sommeil pendant les trois nuits suivantes, tant la souffrance était vive. — Un vésicatoire fut appliqué sans résultat. Le quatrième jour, un claquement se fit entendre dans l'oreille malade, et un peu d'humeur jaune s'en écoula : cette humeur était jaune, fétide, médiocrement abondante.

Aujourd'hui, le flux a disparu presque complétement; mais il reste un sifflement dans l'oreille quand la malade se mouche, et de plus le bourdonnement est violent et continuel.

Etat actuel. — C'est une femme forte, bien constituée. — Point de maladies antérieures.

Signes anatomiques. — Les pavillons sont aplatis : la gorge est saine. — Tous les autres appareils des sens sont en bon état. — Le tympan gauche est opaque, blanchâtre, suppuré, avec une fissure centrale : une injection d'eau tiède enlève le pus accumulé au fond du méat. Je pratique deux insufflations d'air de chaque côté; mais l'air pénètre avec difficulté du côté gauche et laisse entendre à l'oreille, appliquée sur celle du malade, un bruit muqueux à grosses bulles et très-abondant. — Cophose à gauche.

Les doses suivantes sont prescrites :

Scammonée.........	2 grammes.
Calomélas...........	0,50.

Mêlé et divisé en six paquets. — Un tous les matins. — Injections d'eau blanche, tiède. — Tampon de coton dans l'oreille gauche.

14 décembre. — Temps pluvieux. — La malade a pris un paquet, — Qui a déterminé une seule selle; un peu d'envie de vomir, — Et une légère transpiration. — La montre est entendue au contact, du côté gauche malade.

Douches d'air. — Après les douches, la malade entend bien mieux la montre à 0,03.

16. — Temps pluvieux et doux. — La montre est entendue à gauche à 0,03. Quand la malade avale sa salive, elle entend un claquement dans l'oreille.

Après la douche d'air, elle entend à 0,04. Le tympan est toujours jaunâtre, opaque; mais la fissure est cicatrisée. — Il y a toujours quelques bourdonnements.

19. — Temps sec et beau. — La malade entend la montre à gauche, à 0,05. — Après la douche, à 0,06.

21. — Les règles sont venues et une amélioration bien manifeste existe aujourd'hui.

Elle entend la montre à 0,12. Les bourdonnements ont disparu avec les bruits muqueux. — Nouvelle douche.

23. — Nouvelle douche d'air: la malade entend la montre à 0,28-30, et se considère comme guérie.

55e Observation. — *Otite catarrhale avec rétrécissement commençant des deux trompes.* — 27 mars 1855. C'est un jeune enfant d'une constitution lymphatique, avec les glandes cervicales et sous-maxillaires engorgées. Il est assez grand pour son âge, maigre, les lèvres d'un rouge pourpre. — Les pommettes colorées, la peau fine, blanche et colorée. — Il est par moments tout à fait sourd, la bouche béante, sans qu'il prenne part à la conversation. — En un mot, cet enfant présente quelques-uns des traits de l'idiotisme congénial. — Toutes les fonctions sont en bon état; l'appétit cependant est irrégulier. Et quant à l'ouïe, elle est obtuse aujourd'hui et par moments elle est tout à fait nulle. — La montre est entendue à 0,03 centim.

Les amygdales sont hypertrophiées chroniquement. Et la muqueuse du nez présente des traces d'un coryza non équivoque. En examinant attentivement le pourtour des deux oreilles, on trouve la partie antérieure de la région temporale avec un gonflement uniforme sans aucune sensation de chaleur à la peau. — Cette tuméfaction est dure, comme œdémateuse. — Les veines frontales sont distendues et gonflées dans le voisinage. — Il y a un peu d'œdème des paupières.

Examen local. — Pavillons bien conformés. — Dans les deux méats, on trouve quelques croûtes d'un jaune verdâtre, signe non équivoque d'un flux puriforme.

Du côté droit, le tympan existe encore transparent, mais encadré d'un bourrelet rougeâtre.

A gauche, une écaille épidermique placée au fond du méat, nous empêche d'apercevoir le tympan. L'air n'entre que difficilement dans les trompes.

Signes physiologiques. — Dureté d'ouïe. — Point de douleur. — Bourdonnements à timbre grave.

Traitement. — Huile de morue. — Sirop antiscorbutique. — Tisane de gentiane. — Régime tonique.

29 mars. — Résection de l'amygdale gauche.

30 mars. — La droite est enlevée.

15 avril. — Guérison. — Ouïe normale des deux côtés (1 mètre).

56e Observation. — *Otite catarrhale chronique de la trompe et de la caisse des deux côtés, avec obstruction de la trompe droite.* — 18 juillet 1851. Ce jeune enfant, sujet aux coryzas, nous est amené par sa mère qui nous donne les renseignements suivants : Il a toujours été dur d'oreilles, depuis quelque temps seulement la surdité a beaucoup surtout augmenté. Il est sujet aux maux de gorge. Les amygdales sont tuméfiées, cribleuses.

Etat actuel. — C'est un garçon pas encore très-développé pour son âge, au teint pâle, à la peau blanche, aux cheveux blonds, aux lèvres vermeilles, au nez un peu fort.

Signes anatomiques à droite. — Pavillons bien conformés, méats glabres et sans cérumen, pas de ganglions auriculaires : il y a cependant des ganglions engorgés au cou. L'apophyse mastoïde n'est pas douloureuse, pas de douleur à la région antitragienne. Le tympan droit a perdu sa transparence ; il est rougeâtre et un peu vasculaire.

A gauche. — Même disposition du méat et du conduit. Le tympan est petit, a perdu sa transparence opaque ; il y a au centre une petite ulcération épithéliale de la largeur d'une tête d'épingle. La membrane du conduit est rougeâtre autour du tympan, vasculaire et un peu saignante. Les autres organes des sens sont dans l'état suivant : les yeux sont affectés d'une blépharite granuleuse chronique, la membrane du nez est en bon état.

Signes physiologiques. — Bourdonnements intermittents dans les oreilles. Peu ou point de douleur, pas d'éréthisme ; par le cathétérisme du côté gauche on détermine un bruit muqueux assez abondant et rien du côté droit. — La trompe est obstruée.

Traitement. — Sirop de ményanthe. — Tisane de gentiane. — Iodure de potassium, 5 grammes. — Eau, 200 gr. — Poudre de muguet, 5 gr. (à priser). — Injections d'extrait de saturne dans de l'eau tiède. Régime tonique.

Les amygdales sont enlevées. — Deux opérations de cathétérisme ont complété la cure (10 août 1855).

57e Observation. — *Otite double catarrhale avec destruction du tympan à droite et phlegmasie chronique du tympan gauche. — Suite d'esquinancies répétées.* — Le 4 mars 1855. Cette enfant, d'une constitution lymphatique, a été prise d'une douleur d'oreille il y a quinze jours environ ; mais cette douleur n'a pas été violente. L'enfant se plaignait cependant, mais le sommeil, l'appétit et les autres fonctions n'en ont éprouvé aucun trouble. Ce qui fixa surtout l'attention des parents, fut une sorte d'hébétude, de lenteur dans les réponses qu'elle faisait répéter.

Examen local. — Pavillons et méats normaux. — Un peu de cérumen à l'entrée des méats. — A droite, le tympan est détruit et l'on voit une surface rougeâtre à sa place. — A gauche, le tympan a perdu sa transparence et présente un cercle rougeâtre inflammatoire.

Les symptômes physiologiques manquent, puisqu'on ne peut obtenir aucun renseignement exact.

Elle est sourde : voilà tout ce que nous savons.

Les dents sont saines, mais les amygdales sont chroniquement hypertrophiées. — Nous conseillons l'ablation des deux amygdales et nous prescrivons le traitement suivant : — Sirop antiscorbutique. — Injections d'eau d'orge miellée.

6 mars 1856. — Extirpation des amygdales. — Gargarismes d'eau vinaigrée.

13 mars. — Injections d'eau blanche. — Vésicatoire au bras gauche (iodure de potassium, 5 grammes, eau 120). — Sirop antiscorbutique à l'intérieur.

La section des amygdales est complétement cicatrisée.

L'enfant, par ses réponses catégoriques, témoigne qu'elle entend tout à fait bien, grâce à un petit tympan que je lui applique du côté droit : le tympan gauche a repris sa transparance.

58ᵉ Observation. — *Otite aiguë catarrhale, écoulements à droite.* — Le 16 juin 1855, ce malade vient à notre clinique et raconte l'origine de sa surdité, comme on va la lire :

Le 9 juin, par un temps pluvieux, il fut obligé de faire de grandes courses dans Paris : il eut chaud et froid : pendant la nuit une douleur violente avec élancements se fit sentir dans l'oreille gauche : le lendemain au réveil, on constata qu'une certaine quantité de sang s'était écoulée par l'oreille et avait imbibé le mouchoir placé sur cette partie.

— Dans la journée et les jours suivants, il ne s'écoula plus de sang : la douleur seule persista, sans diminuer pendant quatre à cinq jours.

Le septième seulement, un liquide purulent se fit jour par le conduit auditif externe gauche et eut pour effet immédiat de diminuer la douleur.

Etat actuel. — C'est un garçon de vingt-cinq ans, grand, fort, bien portant habituellement : sans syphilis antérieure, sans traces d'abcès au col : mais on y trouve de nombreux ganglions de la grosseur d'une noisette ; en examinant la bouche, il est facile de constater qu'un grand nombre de dents sont noires et cariées à l'une et à l'autre mâchoire. — Cependant les chicots sont rarement douloureux. — La vue est bonne. — Pas de coryzas ou de bronchites. La gorge est un peu rouge. Le malade a l'habitude de fumer beaucoup.

Signes anatomiques. — Pavillons petits, saillants. — Les saillies se dessinent en un relief très-prononcé. — La région antitragienne est gonflée ; les mouvements de la mâchoire gênés. — Pas d'œdème à la paupière correspondante. — L'apophyse mastoïde n'est pas douloureuse à la pression. — L'entrée du méat est dépourvue de poils : un peu de suppuration desséchée en écailles souille les bords. — La membrane qui tapisse le conduit externe est rouge, gonflée, très-douloureuse au moindre contact : une injection d'eau tiède enlève le cérumen ; mais on ne peut encore voir la membrane du tympan qui reste masquée par le gonflement de la membrane propre au conduit. — En faisant moucher le malade fortement, pendant qu'on applique l'oreille sur celle du malade, on entend l'air pénétrer avec un bruit muqueux très-prononcé dans la caisse : mais le tympan n'est pas perforé.

Signes physiologiques. — Douleur au niveau du tragus et du col du condyle, dans les mouvements de déglutition. — Pas de bourdonnements, mais il y en avait ce matin et les jours précédents. — Surdité moyenne : la montre est entendue, à 0,08. — Pas d'éréthisme.

Traitement. — Injections dans l'oreille avec une décoction graine de lin et eau de pavot. — Quatre sangsues au tragus. — Fumigations avec l'eau de mauve tiède. — Coton dans l'oreille. — Se purger le lendemain avec sel d'Epsom, 60 grammes. — Cathétérisme de la trompe tous les deux jours.

Guéri en huit jours.

59e Observation. — *Otite ou catarrhe sub-aigu de la trompe d'Eustache du côté droit.* — Le 18 août 1855, une dame de vingt-cinq ans se présente à notre clinique et nous donne les renseignements suivants sur son indisposition : Il y a cinq ou six jours, à la suite d'un coryza très-fort, elle sentit un bourdonnement dans l'oreille droite plus fort le jour que la nuit; le matin en se levant il était plus faible.

Signes anatomiques. — Pavillon bien conformé, méat cérumineux, cérumen en grande quantité: sa couleur noire empêche de distinguer la couleur du tympan ; mais une injection permet de voir le tympan et il a sa couleur naturelle. — En faisant moucher la malade, on constate un râle humide à droite.

Signes physiologiques. — Point de douleur, point d'éréthisme, un bourdonnement à timbre grave. — Le *cathétérisme* donne les mêmes résultats que l'insufflation.

Traitement. — Fumigation avec fleurs de sureau.

Prendre matin et soir une cuillerée de sirop de trèfle d'eau dans une tasse de tisane de gentiane.

Guérison en trois jours, au moyen de quelques insufflations d'air.

60e Observation. — *Otite catarrhale interne avec destruction du tympan droit et hypertrophie des amygdales. — Granulations de la caisse droite.* — Ce jeune homme se présente à ma clinique et me donne, sur le commencement de sa maladie, les renseignements suivants : à la suite de douleur de l'oreille droite, il fut pris d'un écoulement d'oreille du côté droit. Il a eu de fréquentes angines tonsillaires, et en effet les amygdales sont chroniquement hypertrophiées.

Signes anatomiques. — En examinant l'oreille droite on trouve le méat rouge, enflammé, et le tympan détruit : à sa place on voit une surface rougeâtre, granuleuse, de la largeur d'une lentille, et donnant une suppuration assez abondante.

Signes physiologiques. — Surdité. — La montre est entendue au contact : pas de douleur, il se plaint de bourdonnement.

Traitement. — On enlève les deux amygdales et on prescrit de la tisane de gentiane, de l'iodure de potassium et une injection avec de l'eau de roses, 100 gr.; sucre de saturne, 0,50 centigr. — Les amygdales sont enlevées séance tenante.

10 août. — L'écoulement de l'oreille droite est presque tari. — Les granulations de la caisse sont grosses comme des têtes d'épingle, rougeâtres, non douloureuses, saignant quelquefois. Le traitement est continué, et le 31 août, guérison complète de l'écoulement.

61e Observation. — *Double otite catarrhale.* — 3 février 1855. Cet enfant, d'une constitution lymphatique, est amené par sa mère qui nous fournit les renseignements suivants : Il a été élevé, nourri par sa mère. — Vers l'âge de six ans, il a eu mal aux yeux, il a eu la rougeole, il porte des traces de varioloïde. On note seulement une plaque du cuir chevelu dénudée et qui paraît avoir été le siége d'un abcès sous-cutané variolique, consécutif.

L'ouïe n'avait subi aucune altération à la suite de ces maladies. — Cependant, une année environ s'est écoulée après ces gourmes, ces fièvres éruptives, et c'est au mois de juin 1854 qu'on s'est aperçu qu'il entendait dur. Il faisait répéter, et ses parents étaient obligés d'élever la voix pour lui faire entendre les mots usuels de la conversation.

Vers le mois de juin de l'année dernière, on s'est aperçu qu'il avait les amygdales volumineuses, et comme l'enfant commençait à être un peu sourd, on lui en fit l'ablation incomplète. — Celle du côté droit existe intacte.

État actuel. — C'est un enfant fort, grand, bien constitué. — La peau est blanche, les cheveux blonds, le nez un peu épaté. — Il présente à l'orifice quelques croûtes eczémateuses. — Il est habituellement enchifrené. — La muqueuse du nez est rouge et présente quelques points ulcérés. — L'enfant a toujours la bouche ouverte, ce qui prouve qu'il respire difficilement par le nez. — Les yeux sont en bon état, excepté un peu de blépharite.

Signes anatomiques. — *Examen de l'oreille.* — Le pavillon est bien conformé, transparent, élastique, angulairement implanté.

A droite, on trouve un bouchon cérumineux appliqué tout à fait au fond du conduit ; à gauche on voit quelques petites écailles épidermiques; le tympan n'apparaît pas bien nettement. — Injections d'eau tiède et huile.

Signes physiologiques. — Quant aux symptômes physiologiques, il ne se plaint ni de bourdonnements ni de douleurs. — En le faisant moucher, on n'entend aucune espèce de bruit. — Montre entendue au contact.

Sirop de ménianthe. — Iodure de potassium (eau 200 gr.). — Infusion de gentiane. — Régime tonique : vin, viande.

6 février 1855. — Après avoir débarrassé le conduit auditif des

écailles épidermiques qui enveloppaient le bouchon cérumineux, on aperçoit le tympan droit qui était masqué par ces concrétions. Le tympan a perdu sa transparence; il est comme ridé et sa circonférence est encadrée de vaisseaux qui se prolongent sur sa surface.

La forme du tympan qui est aplatie et presque verticale, me semble indiquer qu'il y a probablement ici une adhérence entre la face interne du tympan et du promontoire.

Quant à l'oreille gauche, elle est toujours obstruée, dans le fond, par des cellules épidermiques.

8. — Aujourd'hui on voit très-bien le tympan gauche, il a perdu sa transparence; il est mollasse et a l'aspect d'une membrane muqueuse. — On ne trouve pas de perforation. — Il y a également la disposition verticale signalée déjà pour le tympan droit. — Fumigations des trois résines. — Benjoin. — Myrrhe. — Tolu.

10, temps froid. — A droite, 0,20 ; à gauche, il entend faiblement entre 0,10 et 0,11. — Une cautérisation pharyngée des deux côtés.

13. — A droite, 0,40 ; à gauche, 0,06. — Cautérisation latérale du pharynx. — Du pourtour de la trompe d'Eustache. — Continuation de la prescription déjà indiquée.

15, temps froid et humide. — A droite, 0,43 ; à gauche, 0,04. — Une cautérisation pharyngée.

17. — Cautérisation du pharynx.

22 au 27. — Nouvelles cautérisations. — Eau de Bussang, deux verres par jour.

1er au 6 mars, temps doux. — A droite, 0,40; à gauche, entre 0,13 et 0,14.

8. — Même état, même traitement.

10. — On sonde la trompe droite et l'air passe avec un bruit plus éclatant après cette opération.

15. — Injections d'air dans les deux trompes. — Cautérisation pharyngée.

17. — Bain ordinaire avec 60 grammes sulfure de potassium.

22, 12° 20 humide. — Injection potassique dans la trompe gauche; d'air à droite.

27, humide froid. — Même état : des douches d'air.

29. — Résection des deux amygdales.

31, 6° — Cautérisation pharyngienne, douches d'air dans les deux trompes.

3 avril, temps froid. — *Idem.*

5. — Sirop d'ipéc. à dose vomitive. — Douches d'air. — Cautérisation latérale du pharynx.

10 avril. — Même état.

14. — Du côté droit, la narine étant écorchée, on n'a point fait de douche d'air. — Cautérisation pharyngée.

21, vent froid. — A droite, 0,23 ; à gauche, entre 0,07 et 0,08. — Toujours enchifrené.

22 mai, pluie. — Le malade a du coryza et un rhume assez violent sous l'influence de la pluie et du changement successif qu'a éprouvé la température. — Eau de roses, 100 gr. — Sucre de saturne, 0,30, pour injections matin et soir, dans chaque oreille.

1er juin. — L'enfant va à la campagne : à son retour constatons :

17 juin. — Montre entendue à droite, à 0,70 ; à gauche, à 0,14.

Bruit muqueux dans les deux caisses. — Les tympans ont toujours la même apparence, mais la vascularisation a disparu.

19. — A droite, 0,75 ; à gauche, 0,29.

1er août. — Montre entendue à plus d'un mètre, de chaque oreille, et chose curieuse, c'est l'oreille gauche qui semble la plus fine. Les tympans ont repris leur transparence, qui est normale.

62e Observation. — *Otite catarrhale externe et interne du côté droit, avec destruction du tympan (datant de 15 ans). Otite catarrhale à gauche, avec phlegmasie du tympan à gauche.* — Le 3 mai 1855, cette malade vient à notre clinique pour être traitée d'une dureté d'oreille. — Voici ce qu'elle nous apprend : Elle a eu la rougeole à cinq ans, sans en ressentir aucune influence fâcheuse sur son ouïe. C'est à l'âge de quinze ans qu'une douleur violente se fit sentir dans l'oreille droite et dura un mois. Dans cet intervalle un écoulement s'établit par l'oreille droite et dure encore aujourd'hui : cet écoulement n'a jamais été très-abondant ; et nous n'y trouvons qu'un suintement ; mais la dureté de l'oreille s'est montrée en même temps de ce côté. Elle a augmenté à la suite des quatre couches que notre malade a eues dans l'espace de dix ans.

Réglée à dix-sept ans, sans effort ni douleur ; mariée à vingt, sa santé a toujours été excellente. — Il y a un mois qu'une douleur s'est fait sentir du côté gauche resté sain jusqu'alors. Cette douleur est assez forte pour empêcher le sommeil, et la malade inquiète se présente à nous dans ces circonstances.

Etat actuel. — C'est une femme forte, de trente ans, d'une belle santé. Point de glandes au cou ni de traces d'abcès froid. La constitution paraît cependant lymphatico-sanguine ; le teint est coloré, la peau blanche, les cheveux noirs. — La gorge est saine.

Signes anatomiques. — A gauche, pavillon bien conformé ; la région antitragienne est un peu gonflée et douloureuse au toucher. — Après l'avoir abstergé, on trouve dans le méat, à la place du cérumen, une petite quantité d'huile qu'on y avait instillée pour calmer la souffrance. — La membrane qui tapisse le méat est rouge, gonflée.

Point de douleur à l'apophyse mastoïde, point de ganglion sous-auriculaire. Le tympan est encadré par une membrane rougeâtre et villeuse qui ne permet de voir qu'une très-petite partie de cette membrane du tympan, qui est encore transparente. A la surface du tympan, on aperçoit quelques stries purulentes et quelques ramifications vasculaires très-déliées.

Quant aux signes physiologiques, il y a de la douleur, de la dureté d'oreille, point de bourdonnements.

A droite, même disposition extérieure des pavillons. — Presque pas de cérumen, on trouve dans le fond une petite quantité de suppuration. — La membrane qui tapisse le conduit est également rouge, épaissie. — Le tympan est détruit, et à sa place on voit une grosse végétation rougeâtre très-vasculaire.

Dans l'expiration forcée, des deux côtés on n'entend pas pénétrer l'air. — Montre entendue au contact.

Injections d'eau blanche. — Application de 4 sangsues au-devant du tragus. — Iodure de potassium, 8 grammes. — Eau, 200 grammes. — A l'intérieur une cuillerée matin et soir. — Instillation d'huile tiède.

10 mai 1855. — A gauche, elle entend la montre à 0,20 ; à droite, c'est à 0,09. — Douches d'air et pilules d'Anderson.

22. — Insufflation d'air dans les deux trompes.

24. — Dans le conduit auditif externe droit, on trouve à l'entrée et en arrière et en haut une saillie rougeâtre, tendue, luisante, semi-fluctuante, très-douloureuse au toucher, qui n'est autre chose qu'un abcès glandulaire en voie de formation. Je conseille une application de sangsue à sa surface.

29. — Un vésicatoire derrière l'oreille gauche de la largeur d'une pièce de deux francs.

14 juin. — Injections potassiques dans les deux oreilles.

19. — Catarrhe des trompes. — Bruits muqueux. — La suppuration est tarie dans l'oreille droite. — Les bourgeons charnus sont affaissés et leur surface est blanche, cicatrisée.

1er juillet. — Guérison. — Entend à un mètre du côté gauche ; à 0,30 à droite, grâce à un tympan artificiel.

63e Observation. — *Otite purulente phlegmoneuse. Abcès mastoïdien et cervicaux.* — Dans les premiers jours de novembre 1852, un malade vient réclamer mes soins pour un écoulement considérable de l'oreille gauche : cet écoulement datait de quinze jours et s'était établi dans les circonstances suivantes : pendant un coryza violent, une douleur d'abord légère s'était fait sentir dans l'oreille gauche ; en quelques jours cette douleur devint si intense, que le malade, obligé de garder le lit, avait perdu tout repos la nuit et le jour. — Bientôt un flux abondant de pus fétide eut lieu par l'oreille, et la douleur diminua en même temps ; — une difficulté assez grande dans la mastication, une tuméfaction de la région pré-auriculaire, des bourdonnements et une surdité complète de ce côté, tels sont les symptômes dont le flux d'oreilles était accompagné.

Je vis le malade à cette période de l'affection : c'est un homme d'une taille élevée, grand, robuste, d'un tempérament lymphatico-sanguin. — Il a été vacciné avec succès, n'a point eu de variole, de varioloïde, de rougeole, de scarlatine, ni de fièvre typhoïde ; on ne compte point de sourds dans sa famille, composée de deux frères, doués d'une excellente santé. — Notre malade a eu un chancre non induré, il y a une dizaine d'années ; et d'après l'examen attentif des antécédents, tout porte à croire qu'il n'a point présenté d'autres accidents syphilitiques ou de nature strumeuse. En un mot, le flux d'oreilles est une affection locale, qui a surpris cet homme au milieu de la plus florissante santé. — (Quelques cataplasmes, un vésicatoire derrière l'oreille furent les seuls moyens de traitement employés jusqu'alors.)

Symptômes anatomiques et physiologiques. — Le pavillon de l'oreille est bien conformé : un liquide jaune-verdâtre et fétide en couvre les bords : après avoir enlevé, par deux injections d'eau tiède, tout le pus qui remplit le conduit auditif, nous pouvons constater 1° que les parois membraneuses du méat, sont privées de leur épiderme ; le contact habituel d'une suppuration âcre a déterminé l'érosion de ce tissu délicat ; 2° il n'y a plus de membrane du tympan ; l'œil pénètre directement jusque dans l'intérieur de la caisse, d'où l'on voit sourdre le pus en gouttelettes ; 3° le ganglion sous-lobulaire manque ; 4° les régions cervicales et sous-mastoïdiennes, ne présentent point non plus d'autres ganglions engorgés ; 5° un léger gonflement existe encore à la région parotidienne et temporale, sans œdème de la paupière correspondante ; 6° quand on palpe l'apophyse mastoïde, le malade accuse tout d'abord une vive douleur ; la peau qui recouvre cette éminence est rouge, empâtée ; en exerçant à sa surface une pression même légère, on voit sortir, par le conduit auditif, une certaine quantité de pus ; 7° la difficulté dans la mastication, les bourdonnements, la surdité existaient encore, et de plus les mouvements du col étaient pénibles ; il n'y avait pas de fièvre et toutes les autres fonctions étaient en bon état. — Le coryza n'existait plus.

En présence de tous ces symptômes, le diagnostic ne pouvait rester longtemps incertain. Nous avons évidemment sous les yeux, une otite purulente phlegmoneuse. — La caisse et les cellules envahies par l'inflammation, étaient en pleine suppuration. — Le tympan détruit. — La douleur exquise de la région mastoïdienne, la rougeur de la peau, devaient faire craindre que le pus ne vînt à se frayer une nouvelle issue en cet endroit et dans un bref délai. — En conséquence, le traitement suivant fut prescrit le 25 novembre 1852 : 1° garder la chambre ; 2° faire tous les quarts d'heure des injections d'eau de guimauve tiède dans le conduit auditif ; 3° tenir des cataplasmes chauds, renouvelés tous les quarts d'heure sur la région auriculaire ; 4° prendre des fumigations émollientes quatre fois, le jour, de dix minutes ; 5° observer une diète lactée ; 6° tous les matins prendre un des paquets suivants :

Pr.	Scammonée pulvérisée......	2 gr.
	Calomel..................	0,50 cent.

Mêlez et divisez en six doses.

Malgré ce traitement, un abcès ne tarda pas à se former à l'apophyse mastoïde, et le 10 octobre, la fluctuation devint si évidente que je dus appliquer sur le point fluctuant, une lentille de potasse caustique. — Le 13, l'escarre étant incisée, on vit sortir par l'ouverture, une cuillère à café de pus verdâtre et fétide. — Depuis cette époque, matin et soir, furent pratiquées des injections tièdes, de la manière suivante : une seringue à bec effilé était introduite par la fistule mastoïdienne, et l'on poussait d'abord une injection d'eau d'orge miellée, de manière à bien laver les cellules et la caisse ; puis une seconde injection composée d'après la formule suivante, succédait à la première :

Pr.	Eau distillée..............	100 gr.
	Teinture alcoolique d'iode...	10
	Iodure de potassium......	1

En même temps, le traitement suivant était mis en usage : prendre tous les matins une cuillerée de la solution suivante, dans une tasse d'infusion de saponaire :

Eau distillée.............	200 gr.
Iodure de potassium.......	15

Tous les soirs une pilule contenant 0,05 centigr. de proto-iodure de mercure.

Le chancre dont ce malade avait été affecté, quoique déjà à une époque éloignée, me revenait constamment à la mémoire, et je me demandais si les accidents secondaires, ayant passé inaperçus, la lésion des cellules mastoïdiennes ne devait point être attribuée à des symptômes tertiaires, dont cependant, on ne trouvait de vestiges nulle part ailleurs.

Ce traitement local et général, fut continué jusqu'au mois de mai 1853, sans aucune amélioration, c'est-à-dire plus de trois mois.

A cette époque, l'usage du proto-iodure fut suspendu, mais le malade continua l'iodure de potassium ; en même temps, tous les deux jours au matin, un mélange de jalap et de scammonée (0,25 de chaque fut administré.) — Quatre cautères furent placés sur l'apophyse mastoïde, autour de la fistule qui donnait toujours une grande quantité de pus. En juin, ces cautères s'étant cicatrisés, d'autres furent placés un peu au-dessous.

Mais tous ces moyens ne procurèrent que de bien faibles résultats : au commencement de juillet (le 5), le malade s'étant exposé à un refroidissement, la suppuration de la fistule et du conduit auditif diminua sensiblement dans l'espace d'une nuit : une céphalalgie intense, accompagnée d'un peu de délire, de fièvre et de contracture, avec perte des mouvements du bras droit, vint tout à coup mettre en péril la vie de ce malade ; appelé près de lui dans ces graves circonstances, je pratiquai immédiatement une saignée du bras, copieuse, et j'appliquai sur-le-champ quatre nouveaux cautères autour de l'oreille, avec de la pâte de Vienne. — En même temps le calomel était administré d'après la méthode de Law :

Calomel............	0,10 cent.
Sucre pulvérisé......	30

Mêlez et divisez en trente paquets, une toutes les demi-heures.

Des fomentations chaudes étaient maintenues sur l'oreille. — Dès le lendemain, la céphalalgie avait diminué ; la nuit avait été assez calme, à l'exception de quelques rêvasseries. — L'écoulement était plus abondant, les gencives commençaient à être touchées, l'haleine était mercurielle, les doses furent suspendues. — Mais la paralysie et la contracture du bras droit existaient encore, et de plus, un trismus de la mâchoire s'y était ajouté, à ce point qu'on était obligé de faire boire le malade avec un biberon. — Le 15, ce trismus diminua et permit au malade de prendre un peu de potage. — Le 20, le trismus n'existait plus. — Le bras reprenait également ses mouvements ; plus de céphalalgie, les nuits étaient bonnes.

Vers la fin de juillet, un abcès se montra vers la partie moyenne du sterno-mastoïdien. Je l'ouvris avec la potasse ; puis un second et un troisième, presque au-dessus de la clavicule, furent ouverts de même, et chose singulière, l'injection iodée, poussée par l'ouverture de ces abcès allait sortir d'abord par la fistule mastoïdienne, puis par le conduit auditif et quelquefois par la trompe d'Eustache. — Enfin, pour abréger les détails, ce n'est *qu'après dix-huit mois de ces soins persévérants*, que les abcès du col se sont fermés, puis la fistule mastoïdienne s'est cicatrisée; et en dernier lieu seulement, l'écoulement s'est tari, à la suite de l'application de deux boutons de feu, à la base de l'apophyse du temporal; je dois ajouter que je n'ai jamais trouvé d'esquilles osseuses dans le pus, ou des débris d'osselets: l'ouïe est restée perdue sans retour. — Il n'y a pas eu de rechute (1856).

CHAPITRE VII.

STATISTIQUE DES DIVERSES VARIÉTÉS D'OTITES.

1° Statistique des otites catarrhales.

Nous venons de décrire longuement dix observations d'otites catarrhales internes et externes empruntées au registre de notre clinique. Nous allons en donner le tableau sommaire, en y en ajoutant vingt-trois autres qui complètent la série, avant d'exposer les déductions qui en découlent naturellement.

Sur ces trente-trois observations, l'âge a été noté trente-trois fois; le plus jeune des malades avait 4 ans et le plus âgé 60 ans. Faisant deux catégories de 4 à 30 ans et de 30 à 60 ans, nous avons : de 4 à 30 ans, 21 malades ; de 30 à 60 ans, 12 malades.

Le sexe a été noté trente-trois fois. Nous avons 8 femmes ou jeunes filles ; 25 hommes ou jeunes garçons.

Quant à la profession, nous la trouvons mentionnée vingt et une fois (une fois non indiquée) par exemple; celle de giletière, commis, ébéniste, concierge, rentière, dessinateur, mécanicien, journalier, employé, blanchisseuse, étudiant en médecine, marchand des quatre saisons, pharmacien, marchand de vins, employé aux vins, graveur en relief, couturière, militaire et négociant. Il faut remarquer que, sur ces trente-trois malades, il y a onze enfants au-dessous de 16 ans, et qui se trouvent par conséquent dans l'âge où la profession n'est point encore décidée.

La constitution a également fixé mon attention, et ce point d'étiologie est de la plus haute importance : sur nos trente-trois observations, la constitution a été notée trente et une fois et deux fois par ces mots : assez forte, assez bonne, mais fatiguée.

On trouve notée neuf fois la constitution lymphatique; seize fois la constitution lymphatico-sanguine ; une fois la constitution lymphatico-nerveuse; trois fois la constitution sanguine; une fois la constitution anémique et une fois le tempérament bilioso-sanguin.

Tels sont les documents que nous avons recueillis en ce qui concerne les causes prédisposantes. Quant aux causes déterminantes, elles ont été notées trente-trois fois et nous trouvons sur ces trente-trois fois :

Le froid et ses influences, coryzas, angines, notées seize fois. L'hérédité figure huit fois. Puis nous trouvons une fois une fluxion de poitrine, un soufflet sur l'oreille, des gourmes à la tête, un furoncle à la tempe droite; deux fois une syphilis antérieure; une fois une fièvre cérébrale ; une fois la rougeole dans l'enfance; et un malade avec des chancres; c'est celui qui figure à l'observation 63.

Quant à la date de la maladie, nous trouvons onze malades dont la maladie datait depuis huit jours jusqu'à un mois, et tous les autres souffraient avec des exacerbations plus ou moins fréquentes, depuis un mois jusqu'à 15 et 25 ans.

La douleur a été notée seize fois seulement; et vingt et une fois les malades entendaient des bruits ou des chants bizarres dans leur oreille (variétés de bourdonnements).

La gorge a été trouvée saine treize fois, et, dans les vingt autres cas, on a constaté une angine chronique, soit granuleuse, pharyngienne ou tonsillaire avec hypertrophie. Je dois par avance dire que, dans ce dernier cas, la résection des amygdales a toujours été pratiquée au commencement du traitement.

Les symptômes anatomiques peuvent se résumer ainsi : dix-neuf fois l'écoulement a été noté. L'écoulement était tantôt purulent, couleur verdâtre, sanguinolent, et trois fois strié de sang.

Dans une observation, le sang s'écoulait même par l'oreille en quantité assez notable à chaque époque des règles.

Le tympan a été trouvé perforé ou détruit quatorze fois; sept fois l'état du tympan n'est pas noté; cinq fois on l'a trouvé transparent, et dans les sept autres cas, il présentait une certaine opacité.

Quant à la surdité initiale, elle a été notée trente-trois fois :

elle varie depuis la surdité complète ou cophose jusqu'à 5 et 20 centimètres, distance à laquelle la montre était entendue.

Nous arrivons au traitement.

Le traitement a été local et général.

Le traitement local a consisté en injections astringentes avec le sucre de saturne, les fumigations émollientes, résineuses, l'ablation des amygdales, la cautérisation de la gorge, les ventouses derrière les oreilles, le cathétérisme des trompes d'Eustache, les gargarismes alumineux.

Le traitement général a consisté en sirop de ménianthe, iodure de potassium, tisane de gentiane.

Un régime sec, avec de la viande, du pain grillé.

Pour les sujets chez lesquels la constitution était lymphatique et sanguine, le même traitement local, et au traitement général, on a ajouté les ventouses et d'un jour l'autre les pilules aloétiques purgatives.

Du reste, nous allons en donner le résumé sommaire, appuyé sur des chiffres :

Au début, et quand il y avait de la douleur, on a appliqué :

Dans dix cas des sangsues, soit au niveau du tragus, soit derrière l'oreille ; le point le plus douloureux était choisi de préférence pour cette application. Et en général, j'ai fait mordre chaque fois, quatre, cinq ou six sangsues, au lieu indiqué, et afin que les malades ne vinssent pas à se tromper, j'avais soin de marquer avec une plume l'endroit précis où les sangsues devaient être posées. Les sangsues étaient placées l'une après l'autre, de manière à obtenir un écoulement de sang continu.

Dans sept cas, j'ai fait appliquer une et deux ventouses scarifiées à la région mastoïdienne. J'ai donné la préférence aux ventouses, toutes les fois que la douleur n'étant pas limitée au tragus, permettait l'emploi des ventouses sur une large surface, comme l'apophyse mastoïde, par exemple.

Dans un cas où la céphalalgie était violente, huit sangsues furent appliquées à l'anus, et dans un autre cas, on dut recourir à une saignée du bras.

Concurremment avec les saignées locales, des fumigations ont été pratiquées, tantôt avec les espèces émollientes, les fleurs de sureau, neuf fois. — Et un peu plus tard, trois fois, les fumigations avec la résine de Tolu, succédaient aux fumigations émollientes. Chez trois malades, des bains de pieds sinapisés ont été les adjuvants utiles.

Une seule fois, un cataplasme fut appliqué sur l'oreille malade.

Des injections d'eau tiède simples ont été faites dans treize cas et dans les deux conduits, quatre fois des injections de guimauve et pavot, cinq fois d'eau d'orge miellée.

Dans douze cas ont été pratiquées les injections suivantes :

N° 1. —	Eau de roses ou de mélilot...........	100 grammes.
	Sucre de Saturne....................	0,50, 60 centigr.
	Miel rosat..........................	30 grammes.

ou bien, d'après la formule suivante :

N° 2. —	Eau d'orge	200 grammes.
	Collyre de Lanfranc.................	8 —

et dans un cas :

N° 3. —	Eau distillée	100 grammes.
	Teinture d'iodure....................	10 —
	Iodure de potassium..................	0,30 centigr.

pour être injectés et par la fistule mastoïdienne et par le conduit auditif externe, — sur le déclin de la période aiguë ou dans la période chronique.

Je trouve que sept fois des cautères ont été appliqués à l'apophyse mastoïde, soit avec la pâte de Vienne ou la potasse caustique; quatre fois les frictions stibiées. Deux fois un bouton de feu a été appliqué au même endroit et dans un cas rebelle. Quatre fois seulement le vésicatoire fût employé. — Les amygdales hypertrophiées ont été extirpées treize fois, et toujours des deux côtés, à l'exception d'un enfant chez lequel il fut impossible d'enlever la seconde.

Quatre fois on cautérisa le pharynx et les amygdales, avec l'alun en poudre ou le nitrate d'argent.

Une fois le gargarisme avec l'eau vinaigrée, et une autre fois l'alun remplaça le vinaigre.

Vingt-cinq fois les trompes furent sondées et reçurent des douches d'air tiède; deux fois on injecta des vapeurs d'éther, une autre fois celles de chloroforme et seulement vers la fin de la cure.

Dans six cas, les injections potassiques furent poussées dans les trompes, avec la solution dont la formule sera donnée (au chapitre de la surdité nerveuse).

Quatre perforations du tympan furent cautérisées avec le nitrate d'argent et guéries dans l'espace d'un mois.

Quand, vers la fin du traitement, le méat restait sec; six fois on instilla de l'huile tiède, pour rendre aux membranes leur souplesse; et chez trois malades le baume acoustique d'Itard remplaça l'huile, — sans autre effet qu'une irritation vive du méat. — Cinq fois, un tampon de coton simple ou musqué fut maintenu au bord du conduit pour éviter l'impression du froid.

Quant au traitement général, il a consisté en tisanes de saponaire, de gentiane neuf fois; le sirop de ménianthe huit fois, de gentiane une fois; huile de foie de morue une fois.

Quatorze fois, une solution iodurée fut administrée à la dose d'une cuillerée le matin, dans une tasse de tisane amère.

Eau distillée	200 grammes.
Iodure de potassium	8 —

Dans deux cas d'embarras gastrique, un éméto-cathartique fut administré avec succès.

Cinq malades ont fait usage des pilules aloétiques d'Anderson, huit autres ont pris des doses suivantes, d'après la formule :

Scammonée	1 gramme.
Calomélas	0,30 centigr.

en deux doses.

Le fer, uni au quassia amara, a été employé une fois chez une chlorotique.

Une fois des pilules de proto-iodure, dans un cas d'accidents syphilitiques du voile du palais;

Deux fois, poudre Saint-Ange.

Le régime est noté six fois seulement :

Quatre fois, régime tonique;

Deux fois, régime lacté;

Deux fois, repos au lit.

Éviter le froid, une fois;

Eau de Balaruc, une fois;

Un bain sulfureux.

Réunissant ensemble nos trente-trois observations, nous avons :

22 guérisons complètes ;
6 malades n'ont pas suivi le traitement, ou ne sont pas revenus après deux ou trois séances;
1 malade a perdu l'ouïe du côté malade ;
4 malades ont été améliorés.

Total égal : 33 malades.

La durée du traitement est indiquée vingt-neuf fois. — Quatre malades n'ont pas été traités. — Nous trouvons vingt malades dont le traitement a duré de trois jours à un mois ; six malades dont le traitement a duré de un à trois mois ; trois malades ont été traités : l'un quatre mois et demi, l'autre six mois, et le troisième pendant dix-huit mois.

Nous pouvons encore formuler le tableau suivant :

3	jours ,	2	malades.
6	id.	1	id.
7	id.	1	id.
8	id.	5	id.
10	id.	1	id.
12	id.	1	id.
13	id.	1	id.
20	id.	1	id.
21	id.	3	id.
30	id.	4	id.
45	id.	3	id.
60	id.	1	id.
90	id.	2	id.
135	id.	1	id.
180	id.	1	id.
540	id.	1	id.
1,180	jours.		

Ces chiffres nous donnent un moyenne de trente-cinq jours pour le traitement de chaque malade guéri ou amélioré.

Le résultat définitif du traitement a été noté, à l'aide de la montre, dix fois, et nous avons les chiffres suivants : des malades qui, avant le traitement n'entendaient pas du tout, ou bien qui n'entendaient la montre qu'à 4, 5 et 6 centimètres, ont bien entendu, après le traitement, à la même distance de l'oreille malade que de celle restée saine.

2° Statistique des otites strumeuses.

Chez les sujets lymphatiques, principalement les enfants et les eunes gens, l'otite catarrhale prend certains caractères, qui m'engagent à lui réserver le nom de *strumeuse* dans ce cas particulier : pour ne point fatiguer l'esprit du lecteur, je citerai trois de ces observations, et j'analyserai les autres succinctement :

63e Observation.— *Otite strumeuse avec perforation du tympan droit, avec épaississement de celui du côté gauche. Surdi-mutité.*—Le 7 juillet, cet enfant, d'une constitution lymphatico-sanguine, nous est amené par une dame qui nous donne les détails suivants : depuis trois ans à peu près on remarqua qu'il était plus dur d'oreilles. Toutefois, il avait eu assez de peine à apprendre les premiers mots de l'enfance. Et vers l'âge de trois ans, il parlait très-peu et il fallait élever considérablement la voix pour se faire entendre. Cette dureté d'oreilles a beaucoup augmenté depuis un an et surtout pendant l'hiver rigoureux de 1855.

Etat actuel. — C'est un enfant de six ans, assez bien développé pour son âge, un peu maigre, avec les chairs blanches : on trouve les glandes du cou un peu plus grosses que d'habitude. Il ne tousse point, il s'enrhume rarement.

Dans la gorge on voit les traces de plusieurs esquinancies passées inaperçues, les tonsilles présentent l'aspect fibreux qui leur est habituel en pareil cas. On nous fait remarquer qu'à différents intervalles il a eu quelques boutons au fond du méat, lesquels, après quelques jours d'une douleur violente, ont donné naissance à du pus.

Signes anatomiques. — A gauche, pavillons bien conformés, assez grands, transparents, insérés à angle ; on trouve quelques débris de cérumen, mais non la trace des boutons dont on a parlé. Le tympan apparaît ridé, plissé, bleuâtre, mollasse. Du côté droit, le tympan est presque détruit ; on aperçoit des hypertrophies mamillaires qui semblent les papilles de la membrane muqueuse hypertrophiées. Pas de douleur aux régions mastoïdienne et antitragienne.—Ganglions du col engorgés.

Signes physiologiques. — Peu ou point de douleur, excepté toutefois quand son oreille a présenté des traces de suintement ; il y a quelques sifflements; pas d'éréthisme; quant à la surdité, il est difficile d'en apprécier l'intensité, parce que le malade ne se rend pas bien compte de ce que l'on exige de lui. Il n'entend pas la parole et ne parle presque plus.

Traitement. — Tisane de gentiane. — Sirop de ménianthe. — Eau distillée, 200 gr. — Iodure de potassium, 5 gr., en prendre une cuillerée le soir. On enlèvera les deux amygdales dans la prochaine séance.

L'enfant ayant refusé de se soumettre à cette opération, nous commençons par le cathétérisme des trompes d'Eustache. — Il supporte cette opération non sans quelque difficulté. — Après la première séance, il entend la montre à 2 centimètres de chaque côté.

Le 9 juillet.— Les deux amygdales sont enlevées.— Dès le lendemain les parents purent constater qu'il y avait une amélioration assez notable.

Le 11. — Les deux plaies sont recouvertes de fausses membranes blanchâtres, que je cautérise légèrement avec un pinceau trempé dans l'acide chlorhydrique. — La trompe gauche seule est sondée. — Guérison. — A gauche, 1 mètre. — A droite, 0,04 cent. L'enfant a recouvré l'ouïe et la parole.

64e Observation. — *Otite double, strumeuse avec pannus du tympan.* — 14 juillet 1854. Voici les renseignements qui nous sont donnés d'une manière douteuse par la grand'mère :

Il y a quatre ans, cette enfant, en montant en omnibus, fut prise d'un coup de vent ; quelque temps après, environ deux mois, on remarqua un écoulement des deux oreilles qui a continué presque continuellement jusqu'à ce jour.

État actuel. — C'est une jeune fille de treize ans non encore nubile, assez bien formée du reste pour son âge, le teint est pâle, il y a quelques glandes au cou et sous la mâchoire : les dents sont belles, rien à la gorge, sauf la grosseur un peu prononcée de l'amygdale gauche, la droite est aussi un peu plus volumineuse qu'à l'état normal. Les ganglions du col sont engorgés.

Signes anatomiques. — Des deux côtés, pavillons bien conformés, transparents, le méat présente quelques traces de suppuration non fétide, quoiqu'elle l'ait été autrefois profondément, on ne voit plus le tympan nacré qui est remplacé par une membrane mollasse, brillante, rouge, vasculaire. Dans l'expiration forcée on entend dans la caisse droite un peu de bruit muqueux ; à gauche on n'entend rien : pas de ganglions auriculaires, pas de douleur à la région tragienne.

Signes physiologiques. — La douleur existe parfois; les bourdonnements sont intermittents ; pas d'éréthisme.

Traitement. — Eau de roses, 200 gr. ; miel rosat, 40 gr. ; sucre de Saturne, 50 cent. en injection (régime : pain grillé, viandes grillées) ; iodure de potassium, 6 gr. ; eau, 200 gr. — En prendre chaque matin une cuillerée, et le soir une, de sirop de trèfle d'eau. — Tous les deux jours cathétérisme des trompes.

Le 24. — Elle entend à droite à 22 cent. — A gauche, à 18. L'écoulement est bien diminué, et a perdu sa fétidité.

Le 31. — Ablation des deux amygdales. — La surface de section se recouvre le lendemain d'une exsudation blanche. — Cathétérisme tous les jours. — Insufflations d'air.

Le 2 août. — Amélioration prononcée. — Plus d'exsudation plastique blanche sur les amygdales. — Suintement séreux au lieu de pus.

Le 4. — A droite, 16. — A gauche, 14.

Le 20. — Guérison complète. — Elle entend à un mètre de chaque côté.

65e Observation. — *Otite des phthisiques* (1). — Un jeune homme de vingt-cinq ans, corroyeur, d'une constitution délicate, entra à l'hôpital de la Charité en octobre 1848, service de M. Rayer.

A cette époque, il présentait déjà tous les signes d'une affection pulmonaire très-avancée. Les deux oreilles, et la droite plus particulièrement, étaient en outre le siége d'un écoulement purulent dont la consistance et la quantité ont souvent varié depuis lors.

Les détails fournis par le malade, sur l'origine et les premiers symptômes de l'affection de poitrine, ne sont pas aussi complets qu'on pourrait le désirer, à cause de son état de surdité. En outre, l'intelligence semble participer à la faiblesse générale.

Il y a un an environ, qu'à la suite de travaux pénibles, ce jeune homme fut pris de froid. La toux devint fréquente, et bientôt l'état de malaise et la débilité qui survinrent l'obligèrent à quitter son atelier.

Au commencement du mois de septembre 1848, neuf mois après les premiers symptômes de la maladie de poitrine, de nouveaux accidents vinrent s'ajouter aux premiers.

1° Il éprouva des céphalalgies violentes, des bourdonnements et des élancements dans l'intérieur des oreilles.

2° Bientôt un écoulement purulent se manifesta par le conduit auditif externe.

Nous n'avons pu savoir exactement le nombre de jours qui s'écoulèrent entre les premières douleurs d'oreille et la suppuration, les souvenirs du malade n'ayant rien de précis à cet égard.

Jusqu'à l'époque où commença la maladie de poitrine, sa santé avait été excellente.

A son entrée dans les salles de M. Rayer, ce malade, quoique n'entendant qu'avec difficulté les questions qu'on lui adressait, offrait cependant une sensibilité très-vive dans l'appareil de l'audition.

Tout bruit fait près du pavillon de l'oreille exagérait cette sensibilité et parfois la changeait en douleur. Ces symptômes disparurent en quelques jours et la surdité devint complète, malgré l'emploi des vésicatoires, de la pommade stibiée, etc.

(1) Je donne ici une seule relation d'autopsie, les autres que je possède étant de tous points semblables.

L'écoulement purulent continua et prit une odeur fétide. Nouveaux et rapides progrès de la phthisie. Cavernes au sommet du poumon droit. La faiblesse et l'abattement augmentèrent, et le malade succomba dans les derniers jours de décembre 1848.

A l'autopsie, on trouva les lésions suivantes :

1° Cavernes pulmonaires à droite.

2° Tubercules ramollis du côté gauche.

Sens de l'ouïe. — De chaque côté, le conduit auditif externe offre encore la trace de la matière qui s'écoulait pendant la vie. A droite, le rocher est si friable qu'il se brise sous la moindre traction et sans aucun effort.

En procédant de dehors en dedans, nous avons trouvé des lésions communes à droite et à gauche, c'est-à-dire :

1° La membrane du conduit auditif externe tuméfiée, comme fongueuse, le périoste décollé.

2° La membrane du tympan n'existe plus ; la cavité de la caisse communique largement avec l'extérieur ; elle est remplie d'un liquide jaune, épais, visqueux, fétide, qui présente beaucoup d'analogie avec la matière des clapiers phlegmoneux.

3° Les cellules mastoïdiennes, les trompes d'Eustache sont également baignées par le même liquide et en grande quantité.

4° Des deux côtés encore, destruction presque complète des osselets tympaniques; on trouve çà et là, au milieu du pus, quelques minces esquilles de la grosseur d'une pointe d'épingle qui semblent être leurs faibles débris. On peut distinguer, du côté gauche, un tout petit fragment à deux branches qui rappelle assez bien l'étrier dont la base aurait été enlevée.

Du côté gauche, les cellules mastoïdiennes sont tellement amincies qu'elles ressemblent à une gaze transparente. La membrane ténue qui les tapisse à l'état normal a disparu entièrement.

Le plus grand nombre des trabécules qui les composent sont frappées de nécrose : aussi le stylet le plus fin, promené à leur surface, donne la sensation d'une multitude de petites fractures.

Du côté droit, le membrane existe partout, mais couverte du liquide jaunâtre dont nous avons parlé.

Ici, les cellules ont l'épaisseur et la consistance qui leur sont propres.

Des deux côtés, les fenêtres ronde et ovale sont ouvertes et pleines du liquide : des deux côtés, les cavités labyrinthiques, ou plutôt l'espèce de clapier qui est à leur place, en est également rempli.

A gauche, les canaux demi-circulaires et le limaçon sont complétement détruits : on n'en trouve plus de trace.

A droite, le limaçon existe seul, mais complet.

Des deux côtés, les nerfs auditif et facial peuvent être suivis jusqu'au fond du conduit auditif interne, mais non au delà.

La face supérieure et interne de chaque rocher n'offre pas de lésion notable.

La dure-mère est un peu amincie à gauche, mais sans décollement (1).

Sur seize observations d'otites strumeuses, empruntées au registre de notre clinique, l'âge a été noté seize fois : le plus jeune des malades avait vingt-sept mois et le plus âgé cinquante-quatre ans. Faisant deux catégories : de vingt-sept mois à trente ans, et de trente à cinquante-quatre ans, nous avons :

De 27 mois à 30 ans............ 9 malades.
De 30 à 50 ans................ 7 —

Le sexe a été noté seize fois. Nous avons :

5 femmes ou jeunes filles.
11 hommes ou jeunes garçons.

Quant à la profession, nous la trouvons neuf fois (trois femmes malades n'en ayant aucune). Parmi les professions mentionnées, nous voyons figurer celles de peintre sur porcelaine, chaudronnier, typographe, tailleur, tourneur, cordonnier, concierge et grainetier. Il faut remarquer que sur ces seize malades, il y a quatre enfants au-dessous de treize ans et qui se trouvent par conséquent dans l'âge où la profession n'est point encore décidée.

La constitution a également fixé mon attention et ce point d'étiologie est de la plus haute importance. Sur nos seize observations, la constitution a été notée quinze fois et une fois par ce mot : délicate.

On a trouvé notée sept fois la constitution lymphatico-sanguine ; une fois la constitution strumeuse ; cinq fois la constitution lymphatique ; une fois la constitution lymphatico-anémique, et une fois le tempérament bilioso-nerveux.

Tels sont les documents que nous avons recueillis en ce qui concerne les causes prédisposantes. Quant aux causes déterminantes, elles ont été notées seize fois et nous trouvons sur ces seize fois :

Des écrouelles au bras, maux de gorge fréquents et rhumes

(1) Comme je l'ai dit p. 55-56, il n'y avait point de tubercules, ni de matière tuberculeuse.

habituels, notés sept fois. Deux fois on a noté tout simplement l'exposition au vent et au froid ; une fois, chez un jeune garçon, l'apparition de l'otite a coïncidé avec des convulsions, deux autres fois avec le carreau, l'apparition de glandes et de gourmes au cou et à la tête ; et un de nos malades, âgé de cinquante-quatre ans, a aussi été atteint de convulsions dans son enfance. Chez une malade âgée de cinquante-quatre ans également, l'otite a pris un développement marqué à chacune de ses grossesses et est devenue considérable à l'époque de la ménopause.

Dans un cas, nous trouvons l'hérédité signalée comme cause déterminante ; et dans l'autre, l'époque des règles est notée comme ayant coïncidé avec l'apparition de l'écoulement.

Seize fois nous avons cherché quelle avait été la part de l'hérédité dans le développement de la maladie, et nous n'avons vu son influence bien démontrée qu'une seule fois.

La douleur a existé neuf fois ; par conséquent sept fois ce symptôme a manqué.

Neuf fois, les malades entendaient des bruits, des chants bizarres dans leur oreille (variétés de bourdonnements).

Onze fois, la gorge était saine et belle. Une fois l'état de la gorge n'est pas noté. Une fois l'amygdale droite était gonflée et le pharynx granuleux. Une fois les deux amygdales présentaient un léger développement et deux fois l'état de la gorge n'est pas indiqué.

Les symptômes anatomiques peuvent se résumer ainsi : douze fois, un écoulement d'un liquide sanieux, fétide, abondant ; dans les quatre autres fois, l'écoulement, qui était insignifiant, n'a pas été noté. Deux fois le ganglion auriculaire existait. Dans tous les cas, les ganglions du cou étaient engorgés et volumineux. Une seule fois, le gonflement de la région tragienne a été considérable.

Douze fois, la maladie existait d'un seul côté ; deux fois les oreilles étaient également affectées. Une fois, il y avait otite strumeuse à droite et surdité nerveuse du côté gauche, avec une complication dyspéptique.

Une fois, il y avait otite, avec perforation d'un tympan et épaississement du côté opposé.

Dans onze cas, il y avait déchirure, perforation ou destruction du tympan. Dans trois cas, le tympan n'a pas été vu. Dans deux autres, le tympan était couvert de granulations.

Les trompes ont été sondées chez quatorze malades; elles étaient facilement perméables à l'air, à l'exception de deux cas dans lesquels le résultat du cathétérisme a paru douteux. Comme contre épreuve dans les efforts d'expiration forcée, on voyait l'air sortir en formant des bulles à travers les tympans perforés.

Quant à la surdité initiale, elle a été notée quatorze fois. Elle varie depuis la surdité complète ou cophose jusqu'à 10 et 30 centimètres, distance extrême à laquelle la montre était entendue.

Nous arrivons au traitement.

Le traitement a été local et général.

Le traitement local a consisté en injections astringentes avec le sucre de Saturne, les fumigations émollientes, l'ablation des amygdales, la cautérisation de la gorge, le cathétérisme des trompes d'Eustache. Du reste, voici le résultat sommaire, avec les chiffres à l'appui.

Dans un seul cas, il y avait une céphalalgie violente, cinq sangsues furent appliquées derrière chaque oreille.

Les injections d'eau tiède simples ont été employées sept fois; une fois d'eau de sureau, une fois à l'eau blanche, une fois à l'eau de guimauve tiède et une fois à l'eau d'orge miellée.

Dans un seul cas, je trouve employée une fumigation de pavot et morelle. Dans quatre cas, une solution de sulfate de cuivre fut injectée, d'après la formule suivante :

Eau........................	30 grammes.
Sulfate de cuivre............	1 —

Dans deux cas, la formule suivante fut adoptée :

Eau de roses.................	200 grammes.
Sucre de Saturne............	0,50 centigr.
Miel rosat..................	40 grammes.

Mêlez.

Dans un autre cas, la solution suivante fut employée avec un égal succès :

Eau distillée................	100 grammes.
Teinture d'iode.............	10 —
Iodure de potassium.........	0,50 centigr.

Mêlez.

Dans un cas, des gouttes de teinture d'iode étaient instillées dans le méat et dans une fistule mastoïdienne.

Un cautère au bras fut appliqué une fois.

Une fois du coton musqué dut être maintenu dans le conduit.

La pommade stibiée fut employée deux fois en frictions derrière l'oreille. Deux fois des injections potassiques furent faites dans les deux trompes.

Le pharynx a été cautérisé une fois avec le nitrate d'argent.

Je trouve un gargarisme aluminé une fois; une fois à l'eau d'orge miellée.

Dans onze cas, les amygdales ont été reséquées; et dans un cas l'opération fut refusée.

Dans un cas, chez un enfant, la surface de section des amygdales se recouvrait, après vingt-quatre heures, d'une fausse membrane blanchâtre, très-adhérente : et l'on dut pratiquer une cautérisation légère avec un pinceau de coton, chargé d'acide chlorhydrique.

Dans tous les cas, les trompes des malades reçurent la sonde et la douche d'air, comme je l'ai dit plus haut.

Dans un cas, une perforation peu étendue du tympan fut touchée trois fois avec le nitrate d'argent et guérie.

Le traitement général suivant a été prescrit dans tous les cas :

Dans six cas, la tisane de gentiane; deux fois celle de houblon; une fois le quassia amara; une fois l'eau de Seltz.

Trois fois, l'huile de foie de morue; une fois le sirop antiscorbutique; six fois le sirop de ménianthe; une fois le sirop de goudron; une fois les pilules aloétiques d'Anderson : une fois l'éponge calcinée, en pilules : 30 grammes pour 100 pilules.

Dans six cas, la solution iodurée dut être employée d'après la formule :

Eau distillée................	200 grammes.
Iodure de potassium.........	10 —

Mêlez.

Une cuillerée dans une tasse de tisane amère, le matin ou le soir, avant les repas.

Dans un cas, où un érysipèle vint compliquer l'affection de l'oreille, la solution de sulfate de fer en topique et un émétocathartique ont été conseillés.

Dans un cas où il y avait une complication de dyspepsie, les prises suivantes ont été suivies de succès :

Bi-carbonate de soude...... 4 grammes.
Magnésie calcinée.......... 2 —
Sucre pulvérisé............ 32 —

Mêlez et divisez en 12 paquets, à prendre quatre par jour, dans un verre d'eau.

Un régime sec, composé de viandes rôties, de pain grillé, de vin pur, a été l'adjuvant utile du traitement.

Quant au résultat définitif, sur seize malades, sept n'ont pas suivi le traitement ou ne sont pas revenus; un jeune homme a succombé à une phthisie aiguë (obs. 65).

Sur les huit autres malades, je trouve quatre guérisons, trois améliorations notables; — et dans un cas, recueilli par un de mes élèves dans un service d'hôpital, il n'y a pas d'indication.

Chez ces sept malades guéris ou notablement améliorés, la durée du traitement a été la suivante :

4	jours,	1	malade.
8	id.	1	id.
15	id.	2	id.
30	id.	2	id.
60	id.	1	id.
117	jours au total.		

Nous avons ainsi une moyenne de dix-sept jours, pour le traitement de chaque malade guéri ou amélioré (1).

3° Statistique des otites dans les fièvres graves.

Je vais citer quelques observations relatives au traitement des otites dans les fièvres graves; puis je résumerai les autres dans une courte description.

66e Observation. — *Otite rubéolique avec perforation centrale des deux tympans.* — 27 mars 1855. Ce jeune homme, d'une constitution

(1) Depuis que cette série est close, j'ai recueilli six autres observations de guérison, qui viennent sensiblement élever mes chiffres.

Dans les cas de perforation considérable et persistante du tympan, j'ai essayé plusieurs fois la boulette de coton mouillé du docteur Yearsley, mais je dois dire que les malades n'en ont retiré aucun profit, sous le rapport de l'amélioration de l'ouïe; — et quelques inconvénients m'ont paru dignes d'être notés : ainsi l'écoulement du pus était empêché; la stagnation le rendait fétide. L'application d'un tympan artificiel a été plus utile. (V. p. 199, obs. 34.)

lymphatique, nous raconte qu'il a eu la rougeole dans son bas âge et un écoulement de l'oreille gauche, écoulement dont il n'a pu préciser la durée.

Depuis cette époque, l'ouïe de ce côté est perdue. L'oreille droite, qui était restée bonne jusqu'alors, a été tout à coup affectée de cophose dans la nuit du 13 au 14 mars 1854. — Sans écoulement préalable ou consécutif. Mais il nous raconte qu'après un traitement par le baume acoustique de Mène-Maurice, ses oreilles ont coulé faiblement.

Tous les autres sens sont en bon état. La respiration est seulement un peu courte.

La muqueuse des fosses nasales est belle, avec un peu de rougeur sur la cloison.

Celle de la gorge est rouge et présente des granulations. Les amygdales sont petites.

Signes anatomiques. — Pavillons bien conformés. — Méats sans cérumen avec quelques croûtes jaunâtres. — Les tympans présentent des perforations centrales. — Large à droite, moins à gauche.

L'air, en passant du côté droit, fait entendre un sifflement. — A gauche, pas de bruit.

Signes physiologiques. — La douche d'air produit le même phénomène. — Pas de douleur ni de bourdonnements ; la surdité seule existe. La montre n'est pas entendue.

Traitement. — Iodure de potassium. — Sirop de ménianthe. — Injections astringentes.

29 mars 1855. — Rien de nouveau à gauche ; à droite, il entend le battement de la montre à 0,03. — Injection potassique à gauche qui cause quelque douleur dans la trompe d'Eustache, une douche d'air à droite.

31, 6°, sec. — Injection potassique à droite, douche d'air à gauche.

3 avril, temps froid. — L'oreille droite coule beaucoup. Il n'a pas souffert sensiblement dans la journée du 31, jour de l'injection potassique. Aujourd'hui, il entend encore la montre à 3 centimètres du côté droit ; à gauche, à 0. De ce côté l'air ne passe pas dans les efforts d'expiration. Après l'insufflation, il entend du côté gauche.

5. — A droite, il entend la montre à 0,06 ; à gauche, douteux.

7. — A droite, entre 0,07 et 0,08. — En examinant le tympan du côté droit, on le trouve couvert d'une couche de suppuration. Quelques gouttes d'eau tiède permettent de le voir complétement, et on constate une petite perforation centrale, qui est encadrée par de petites granulations rougeâtres, vasculaires. — La peau du fond du méat qui encadre le tympan présente également la même altération phleg-

masique. — Deux injections potassiques. — Une insufflation SO^3 CuO dans l'oreille droite. — Pommade stibiée, en frictions derrière chaque oreille.

10. — A droite, 0,10; à gauche, 0,03. — Douches éthérées.

12, temps humide. — A droite, 0,09; à gauche, 0,03.

14. — Douches de chloroforme.

16. — Insufflation de sulf. cuivre à droite. — Douches d'air dans les deux trompes.

19. — Douches de chloroforme dans les deux trompes.

21. — Injection potassique dans chaque oreille.

26. — Montre entendue des deux côtés à 0,05. — Le malade entend plus distinctement.

28. — A droite, 0,05; à gauche, au contact. — Du côté gauche, injection potassique.

26 mai, temps chaud. — Du côté droit où existait la petite perforation du tympan, on ne voit plus qu'une légère fente de la grosseur d'un petit stylet de trousse, à peine même. Il n'y a plus qu'un peu de suintement muqueux. — Du côté gauche, une cloison nouvelle paraît s'être formée, adhérente au promontoire, elle est blanche, opaline comme les cicatrices de la cornée.

La montre est entendue de chaque côté à une distance de 0,05 ou 0,06.

2 juin, 2°. — Insufflation d'air dans les trompes.

19. — Injection de potasse caustique dans les deux trompes.

5 juillet. — Cautérisation de la perforation du tympan droit par le nitrate d'argent.

7. — On trouve un peu de pus sur les lèvres de la perforation qui semblaient cicatrisées. — Même traitement.

2 août. — Cicatrisation complète. — La montre est entendue à droite à 0,15; à gauche, à 0,12. Le malade n'est pas revenu.

67e Observation. — *Otite typhoïde double, avec perforation du tympan droit. Opacité du tympan gauche.* — Le 12 juin 1855. Cette malade nous raconte l'origine de sa surdité de la manière suivante : elle a eu une fièvre typhoïde à vingt-huit ans; cette maladie a été très-forte, ataxique, avec délire et perte de connaissance; la fièvre et la convalescence n'ont pas duré moins de trois mois.

C'est pendant la convalescence que notre malade éprouva les premières atteintes de sa surdité, puis, après quelque temps, la cophose diminua; mais il resta un bourdonnement comparable au bruissement de la mer.

Cet état dura stationnaire pendant quelques années, et c'est vers trente-cinq ans que la surdité prit tout à coup un grand développement dans les circonstances suivantes : sans cause connue, sauf quelques troubles dans les règles (qui ne durent jamais plus d'un jour).— Elle fut prise de douleurs d'oreilles : ces douleurs durèrent huit jours, et un écoulement abondant, jaune brunâtre, fétide, se montra en ce moment sur les deux oreilles et dura plusieurs mois, puis disparut sans retour. — L'ouïe était devenue très-dure : un médecin fit appliquer des sangsues, un vésicatoire, de l'eau de fourmi, sans aucun succès.

Vint ensuite le docteur Deleau, qui sonda les trompes, cautérisa la gorge; le tout sans aucun succès, malgré de nombreuses promesses et pendant plus de trois mois. — Puis le docteur Rollin, etc..., qui cautérisa la gorge avec la teinture de gomme-laque ammoniacale, sans succès. Et depuis dix-huit mois, cette pauvre dame ne fait plus rien.

Etat actuel. — C'est une dame d'une bonne santé, âgée de 48 ans, pâle habituellement; sans céphalalgie, sans maux de gorge, ni coryzas. Il y a quelques années, cette dame était sujette aux rhumes, mais depuis qu'elle porte de la flanelle, elle ne tousse plus. — Elle a été réglée à vingt-huit ans seulement : depuis cette époque, les menstrues ont été assez irrégulières et surabondantes.

Signes anatomiques. — Pavillon de l'oreille aplati, méat sans cérumen. — A gauche, tympan petit, un peu opalin, avec un point leucomateux au centre. A droite, le tympan est presque entièrement détruit; ses débris offrent une dépression et des voussures latérales. On voit aussi une fissure médiane qui donne encore issue à une petite quantité de pus : elle est large comme une tête d'épingle. Dans l'expiration forcée, on entend à gauche l'air pénétrer avec un bruit muqueux; à droite, on n'entend rien : la caisse est probablement bouchée par des fongosités.

Signes physiologiques. — Plus de douleurs, démangeaisons. — Bourdonnements, pas d'éréthisme. — Surdité presque complète; et, chose curieuse, un petit objet qui tombe à terre donne lieu à une sensation douloureuse à l'épigastre et non à l'oreille; 0,00, des deux côtés.

La sonde donne les mêmes résultats que l'expiration forcée.

Traitement.— Sirop de ménianthe.— Solution d'iodure de potassium, 10 gr. pour 200 gr. d'eau distillée. — Tous les deux jours, deux pilules d'Anderson. — Nettoyer les oreilles avec l'eau tiède. — On appliquera des ventouses dans quelques jours. — Et l'on commencera les injections de potasse caustique.

19. — Deux ventouses derrière l'oreille gauche. — Cathétérisme de la trompe gauche. — Bruit muqueux. La montre est entendue distinctement à plus d'un centimètre de l'oreille gauche.

25, temps sec. — A gauche, à 0,03 ; à droite, 0,04. — En rentrant chez elle, la malade entendait à une grande distance une montre de poche, qu'elle n'avait pas entendue depuis longtemps. — Le soir, à table, elle entendait converser son mari et sa fille, prenant part elle-même à la conversation. — Mais le lendemain au réveil, toute cette amélioration avait disparu.

27, temps sec. — 0,04 des deux côtés. — Une ventouse à gauche.

29. — Ventouse à droite. — Une douche de potasse dans chaque trompe.

Le 1er juillet, temps orageux. — A droite, 0,05 ; à gauche, 0,04. — Douches d'air chloroformé. — Les bourdonnement sont presque disparu. — Il s'écoule un peu de sang par le nez.

Le 4, temps chaud et nuageux. — La malade est à l'époque de ses règles, qu'elle attend d'ici trois à quatre jours, aussi les bourdonnements sont-ils beaucoup plus forts, et le bénéfice que l'ouïe avait gagné à la dernière séance, a presque entièrement disparu aujourd'hui. — La montre est seulement entendue au contact. — Une ventouse derrière l'oreille droite. — Douches d'air chloroformé.

Le 10. — Le cathétérisme est impossible du côté droit, en raison d'une très-vive sensibilité.

Le 8 août, temps pluvieux. — A 0,05 de chaque côté.

Le 10, temps sec. — A 0,05 de chaque côté; une ventouse derrière l'oreille gauche. — Injection potassique.

Le 13. — A droite, 0,07 ; à gauche, 0,04.

Le 20. — A droite, 0,06 ; à gauche, 0,06.

1er octobre. — A droite, 0,07 cent. ; à gauche, 0,26.

68e Observation. — *Otite rubéolique. Surdi-mutité.* — Le 19 juin 1855, cet enfant m'est présenté par sa mère qui donne les renseignements suivants :

Cet enfant, à deux mois, fut affecté d'un écoulement d'oreilles qui a duré un mois : des injections de guimauve furent seules mises en usage pour obtenir la guérison. — Il avait alors l'ouïe fine. — A trois ans et demi cet enfant eut une rougeole irrégulière, sans éruption. — Pendant le cours de cette maladie, on ne remarqua point d'écoulement par les oreilles; et pendant la convalescence l'enfant n'était point dur d'oreilles.

Un an plus tard, au mois d'avril, sous l'influence d'un coryza, cet enfant devint en quelques jours complétement sourd. Un suintement peu abondant, mais fétide, se montra par les deux oreilles. On ne peut préciser sa durée. Quoi qu'il en soit, c'est depuis cette époque que la surdité n'a pas cessé d'exister. Et même pendant trois mois elle fut complète. M. Trousseau conseilla quatre cautères à la nuque qui rendirent à l'enfant un peu d'ouïe, puis on ajouta au traitement des préparations amères et de l'huile de foie de morue sans grands résultats.

Etat actuel. — C'est un enfant de cinq ans assez grand pour son âge, mais maigre. Il s'enrhume souvent, les muqueuses du nez se prennent en même temps, il a souvent été affecté d'angines; toutefois l'inspection de l'arrière-gorge en laisse voir des traces (tonsilles hypertrophiées). Les amygdales sont gonflées, la muqueuse environnante est pâle. Rien à noter aux autres sens.

Signes anatomiques. — Pavillon de l'oreille bien conformé, méat glabre, sans cérumen; à droite, après avoir enlevé avec une injection d'eau un peu d'épiderme, on ne peut apercevoir le tympan. Du côté gauche on trouve quelques fragments de cérumen et d'épiderme, ils résistent à quelques injections d'eau. Pendant qu'on le fait moucher on entend, à droite seulement, un bruit muqueux.

Signes physiologiques. — Point de douleur, surdité complète, il y a un commencement de mutisme.

Traitement. — Iodure de potassium. 5 gr. pour 200 d'eau; infusion de pensées sauvages avec une cuillerée chaque matin de sirop de ményanthe composé. — Régime tonique. — Eau de Balaruc.

Le 22 juin. — A l'inspection on trouve à gauche le tympan remplacé par une surface grise; à droite le tympan existe, il est blanc, leucomateux.

Le 30 juin. — Cet enfant, depuis la dernière séance, s'est assez bien laissé pratiquer le cathétérisme des trompes : on lui fait des insufflations d'air tous les jours. — Et tous les huit jours une inj. de pot. caustique, qu'il supporte très-bien, sans douleur.

Juillet. — L'enfant est atteint de la rougeole, qui est régulière, et dure une semaine. — Vers la fin de juillet, les amygdales sont enlevées. — Le traitement peut être repris dans les premiers jours d'août (le traitement général et le traitement local), par la sonde. Et à la fin de septembre, l'enfant entendait la montre à 7 à 8 centimètres, et la conversation, sans qu'il fût nécessaire d'élever la voix : il n'est plus muet.

69e Observation. — *Otite rubéolique avec hypertrophie des amygdales.* — Le 28 juillet, cette petite fille m'est amenée par sa mère qui nous donne les renseignements suivants : d'un tempérament lymphatique, elle fut atteinte de la rougeole il y a un an environ; à la suite de cette maladie, son oreille commença à couler et l'ouïe diminua à la même époque; l'écoulement et la surdité ont continué depuis cette époque, elle est en outre sujette aux esquinancies, les amygdales sont hypertrophiées à l'égal de deux petites noix.

Signes anatomiques. — A gauche, pavillon bien conformé, pâle, pas de cérumen, mais à sa place un écoulement assez abondant enlevé par une injection; le tympan est petit, rougeâtre, chroniquement enflammé; il ne paraît pas y avoir de perforation. L'apophyse mastoïde n'est pas sensible à la pression : les mouvements de la mastication ne sont pas douloureux : les dents sont mauvaises.

A droite, pavillon sain, méat et tympan sains; le tympan présente cependant des tons bleuâtres; il semble épaissi ; l'air pénètre dans la caisse droite en faisant entendre des bruits muqueux, tandis que l'air ne pénètre pas du côté gauche; point de douleurs ni de bourdonnements, surdité considérable. La montre est entendue au contact.

Traitement. — Iodure de potassium....... 5 grammes.
Eau distillée.............. 200 —

Mettre une cuillerée dans la tisane de gentiane le matin; le soir, une cuillerée de sirop de ménianthe composé ; injections d'eau de son.

31 juillet. — Inj. de sulf. de cuivre à gauche, et resection des deux amygdales. (Inject. de pot. caust. dans les trompes.)

Guérison à la fin de la première semaine de traitement. — A 1 mètre.

70e OBSERVATION. — *Double otite varioleuse avec perforation des deux tympans.* — Le 14 juin 1855, cette femme, âgée de cinquante-quatre ans, se présente à ma clinique pour être traitée de sa surdité, et nous donne les renseignements suivants : dans sa plus tendre enfance elle n'était point dure d'oreilles. Vers l'âge de six ans, elle fut prise de la variole, et l'on en voit les traces sur son visage. — La malade resta dure d'oreilles. — Les règles apparurent à douze ans, non sans quelque difficulté et avec certains symptômes cérébraux qui augmentèrent rapidement la surdité. C'est alors que, sur l'avis d'une parente, on appliqua sur le milieu de la tête *un pigeon vivant, fendu en deux,* dans l'espoir, bien entendu, d'améliorer l'infirmité naissante ; mais ce fut sans succès aucun, comme on a pu le pressentir.

Deux ans plus tard, sans cause connue, les deux oreilles se mirent à fluer abondamment; l'écoulement était jaune, fétide, et après une douzaine d'années, la surdité fit de nouveaux progrès. — A vingt-six ans, notre malade s'est mariée : elle a eu huit enfants. — *Pendant la grossesse et les couches,* l'écoulement *était insignifiant ;* mais aussitôt après les relevailles, on le voyait de nouveau se montrer avec les caractères précédemment indiqués.

Notre malade avait quarante et un ans quand l'écoulement disparut sans retour, sans cause connue, comme il était venu.

Etat actuel. — C'est une femme grande, assez forte, encore bien conservée ; sans trace de glandes ou d'abcès au col ; il y a un albugo sur la cornée droite ; la vue est encore passable ; l'odorat presque entièrement oblitéré, à la suite de coryzas chroniques et permanents. — Notons encore une toux habituelle, de nature catarrhale, qui a augmenté, ainsi que la surdité, depuis quatre ans, époque à laquelle les règles ont cessé de paraître.

Signes anatomiques. — Pavillons aplatis, pâles, méats glabres, sans cérumen ; les deux tympans offrent une perforation centrale à gauche ; en avant et un peu en bas du côté droit : cependant en faisant moucher la malade, on n'entend l'air ni pénétrer dans les caisses, ni en sortir ; il y a donc une obstruction, une oblitération soit par du mucus, soit par du pus concret ; pas de ganglions sous-lobulaires.

Signes physiologiques. — Il n'y a plus de douleurs, mais la malade nous dit qu'elle en a eu beaucoup dans sa jeunesse. — On peut presser impunément la région antitragienne, la tempe, l'apophyse mastoïde; point d'éréthisme ; bourdonnements *à timbre aigu* du côté gauche seulement; l'oreille droite en est exempte. Céphalalgie.

Traitement. — Iodure de potassium, sirop de gentiane.

Le 25. — Même état ; crépitation dans les caisses.

Le 3 juillet. — Même état de l'oreille ; elle se met cinq sangsues à chaque apophyse mastoïde, la malade prétend qu'elles ont rendu près d'un litre de sang, la céphalalgie dont elle se plaignait a disparu avec cette application.

Le 17. — A gauche, à 0,16 ; à droite, à 0,20.

Le 19 juillet. — Même état. La malade n'est pas revenue.

Nous avons décrit douze observations d'otites, suite de fièvres graves, empruntées au registre de notre clinique et à la pratique des hôpitaux. Nous allons en donner le tableau sommaire, en y en ajoutant six autres qui forment la série, avant d'exposer les déductions qui en découlent naturellement.

Sur dix-huit observations, l'âge a été noté dix-huit fois : le plus jeune des malades avait trois ans, et le plus âgé cinquante-quatre ans. En faisant deux catégories : de trois à trente ans, et de trente à cinquante-quatre ans, nous avons :

De 3 à 30 ans............ 15 malades.
De 30 à 54 ans........... 3 malades.

Le sexe a été noté dix-huit fois. Nous avons :

10 femmes ou jeunes filles.
8 hommes ou jeunes garçons.

Quant à la profession, nous la trouvons mentionnée huit fois ; quatre malades n'en ont accusé aucune.

Parmi celles mentionnées, nous trouvons celle de ouvrier maçon, couturière, conducteur d'omnibus, chimiste, clerc d'huissier, rentière et concierge. Il faut remarquer que sur les dix-huit malades, il y a six enfants au-dessous de seize ans et qui se trouvent par conséquent dans l'âge où la profession n'est point encore décidée.

La constitution a également fixé mon attention, et ce point d'étiologie est de la plus haute importance. Sur nos dix-huit observations, la constitution a été notée dix fois.

On a trouvé notée cinq fois la constitution lymphatico-sanguine ; une fois la constitution sanguino-lymphatique ; trois fois la constitution lymphatique, et une fois le tempérament sanguin.

Tels sont les documents que nous avons recueillis en ce qui concerne les causes prédisposantes. Quant aux causes déterminantes, elles ont été notées dix-huit fois, et nous trouvons sur ces dix-huit fois :

La scarlatine, la variole, la rougeole, notées cinq fois, et la fièvre typhoïde notée treize fois.

L'hérédité figure trois fois.

Quant à la date de la maladie, nous trouvons seize sujets chez lesquels la maladie durait depuis huit jours jusqu'à un mois, une observation où la date de la maladie n'est pas indiquée, et tous les autres malades souffraient, avec des exacerbations plus ou moins fréquentes, depuis un mois jusqu'à dix ans et trente ans.

La douleur a été notée six fois seulement, et treize fois les malades entendaient des bruits ou des chants bizarres dans leurs oreilles (variétés de bourdonnements).

La gorge a été trouvée saine et belle treize fois ; et dans les cinq autres cas, on a constaté une angine chronique, soit granuleuse, pharyngienne ou tonsillaire, avec hypertrophie. Je dois par avance dire que dans ce dernier cas, la résection des amygdales a toujours été pratiquée au commencement du traitement.

Les symptômes anatomiques peuvent se résumer ainsi :

Dix-huit fois, les malades ont eu des écoulements d'oreille. La quantité de l'écoulement a toujours été notée par le mot abondant, et quant à sa nature, nous trouvons : jaune et fétide, treize fois ; deux fois fétide et brunâtre, et trois fois sanguinolent.

Cinq fois, la maladie existait d'un seul côté ; et, dans les treize autres cas, les deux oreilles étaient affectées.

L'état de la membrane du conduit auditif a été constaté par la dissection, sept fois, et nous avons déjà vu que ces altérations consistaient en un épaississement avec vascularisation et ramollissement de son tissu. Sur les onze autres cas restants, trois fois l'état du conduit auditif n'est pas marqué ; et huit fois, l'état des méats était peu ou point cérumineux, mais sans trace de phlegmasie bien évidente.

La cloison tympanique a été examinée cinq fois par la dissection : son inflammation avec ramollissement et le mécanisme qui préside à ses perforations a été exposé précédemment. Les plus larges de ces perforations ont eu lieu à la suite de la variole.

Dans quinze cas, le tympan était perforé ou détruit ; dans un cas, chez un enfant de trois ans, l'exploration du tympan ne put être pratiquée ; chez un autre malade, le tympan était petit, rougeâtre, chroniquement enflammé, mais sans perforation. Chez un malade, le pus accumulé dans la caisse nécessita la perforation artificielle du tympan.

Quant à la largeur des perforations, nous la trouvons indiquée approximativement :

Dans six cas, le tympan était largement perforé ; dans un cas, il y avait une fissure centrale. Dans cinq cas, la membrane était détruite complétement ; dans les six autres cas, nous lisons simplement qu'elle était perforée. Nous avons trouvé, neuf fois, que le tympan était sans transparence, épaissi, opaque, avec vascularisation plus ou moins considérable. Dans six cas où l'autopsie fut possible, la portion intra-tympanique des trompes d'Eustache était tellement rétrécie que le stylet le plus fin ne pouvait pénétrer dans la caisse en les traversant. La muqueuse était tuméfiée, rouge, d'un aspect chagriné, avec hypertrophie de son tissu, mais la douche d'air pouvait encore parvenir dans la caisse, en suivant la voie de la trompe d'Eustache. J'ai pu même, dans tous les cas, y faire passer de l'eau ; mais dans les cas où le tympan n'était pas perforé et où la caisse était remplie d'un pus brun noirâtre, grumeleux, sanguinolent ; ce liquide, d'une densité bien supérieure à l'eau, restait enfermé dans la caisse, sans chercher à se frayer une issue par la trompe d'Eustache.

Les observations dans lesquelles on a noté la surdité initiale sont au nombre de quatorze, et nous trouvons : d'un côté, la cophose complète représentée par zéro et la montre entendue au contact ; et de l'autre côté, la montre entendue depuis 4 jusqu'à 20 centimètres.

Nous arrivons au traitement :

Déductions thérapeutiques.

Le traitement a été local et général.

Le traitement local a consisté : dans un cas, en une application de cinq sangsues à chaque apophyse mastoïde ; et trois malades ont eu des ventouses scarifiées derrière les oreilles ; en injections d'eau tiède, onze fois ; d'eau d'orge miellée, deux fois ; d'eau de guimauve avec chlorure de soude, une fois ; injections, matin et soir, de la solution suivante :

Eau de roses	60	grammes.
Sulfate de cuivre	1	—

Mêlez.

Deux malades ont eu des fumigations émollientes. Chez un malade, on a employé les fumigations des trois résines.

Trois fois, des insufflations de sulfate de cuivre porphyrisé ont été pratiquées dans les deux oreilles. Une fois, un gargarisme astringent a été employé.

Trois fois, la résection des amygdales a été pratiquée. Sur onze malades, le cathétérisme des trompes a permis de faire passer dans la caisse, des douches d'air ou de liquide médicamenteux, ainsi :

Six malades ont reçu des injections de potasse caustique; trois malades ont reçu des douches de vapeur d'éther et de chloroforme.

Dans un cas, la perforation du tympan, de petite étendue, a été touchée avec le nitrate d'argent et la cicatrisation a eu lieu en un mois.

Dans un cas, un cautère a été appliqué derrière l'oreille.

Trois fois, plusieurs malades ont porté un vésicatoire au bras gauche. Dans un cas, le vésicatoire a été remplacé par un sainbois. Deux fois, un séton au cou.

Trois malades ont fait des frictions derrière l'oreille avec la pommade stibiée.

Quant au traitement général, la solution iodurée a été prescrite sept fois, ainsi que le sirop de ménianthe composé (une cuillerée matin et soir, dans une tasse de tisane) ; trois fois, la tisane de gentiane a été ordonnée ; une fois, l'eau de Balaruc; ne fois, le sirop de gentiane; une fois, les pilules aloétiques d'Anderson.

Nous avons prescrit un régime tonique dans tous les cas.

Chez un malade atteint de complications d'embarras gastrique, une potion stibiée a été prescrite avec succès.

Quant au résultat définitif du traitement, nous trouvons que six malades sont morts (1), du premier au troisième septénaire, de la fièvre qui avait déterminé l'otite.

Sur les douze autres malades :

3 malades n'ont pas suivi le traitement.
1 malade a perdu l'ouïe, sans retour, du côté où l'accumulation du pus dans la caisse nécessita la perforation artificielle, le quarante-huitième jour.
6 malades ont été sensiblement améliorés.
2 malades ont été guéris complétement.

TOTAL ÉGAL : 12 malades.

Laissant de côté les six malades qui ont succombé et trois autres qui n'ont pas suivi le traitement, il nous reste neuf malades chez lesquels la durée du traitement peut se résumer ainsi :

7	jours,	1	malade.
15	id.	1	id.
35	id.	1	id.
48	id.	1	id.
60	id.	1	id.
105	id.	1	id.
120	id.	2	id.
128	id.	1	id.
518	jours. =	9	malades.

Ces chiffres nous donnent une moyenne de 57 jours, pour le traitement de chaque malade guéri ou amélioré.

CHAPITRE VII.

DE L'OTORRHÉE.

L'otorrhée, ou l'écoulement purulent chronique de l'oreille, est une affection des plus fréquentes, des plus graves et des mieux connues de l'appareil auditif.

(1) Voyez *Anat. pathol.*, page 225.

Il n'est pas de praticien un peu versé dans la connaissance des maladies de l'oreille qui n'ait été frappé de la durée interminable de ces écoulements, de la difficulté et du danger qu'offre leur guérison, et des accidents mortels qui viennent les terminer quelquefois.

Une histoire complète est donc nécessaire. Itard divise l'otorrhée en otorrhée interne et otorrhée externe, suivant que le pus vient du conduit auditif ou de la caisse du tympan. Cette division n'est pas admissible, parce que les symptômes de l'otorrhée ont une grande analogie, quel qu'en soit le siége. Cependant cette division ne me paraît point sans mérite, car la connaissance du siége de l'otorrhée est importante dans la pratique, et doit influer sur le pronostic et sur le traitement.

Itard divise encore l'otorrhée en otorrhée muqueuse, lorsqu'il n'y a qu'une simple hypersécrétion de mucosités, et otorrhée purulente, lorsqu'il y a exhalation du pus à la surface de la muqueuse; et dans l'otorrhée purulente, il reconnaît encore deux formes : la forme idiopathique et la forme symptomatique.

Nous reprochons à cette division de séparer deux affections qui, dans la pratique, se confondent entre elles, l'otorrhée muqueuse et l'otorrhée purulente. Elles ne diffèrent, au fond, que par des nuances insensibles, et sont ordinairement réunies chez le même malade. L'écoulement est d'abord simplement muqueux, puis les globules de pus viennent s'y ajouter ; peu à peu, le flux devient muco-purulent, et c'est par une gradation insensible qu'il arrive à être complétement purulent. Nous ne conserverons donc point cette division d'Itard, et nous nous contenterons de diviser l'otorrhée en idiopathique et symptomatique.

L'otorrhée idiopathique est celle qui reconnaît pour cause une maladie primitive de l'oreille, une otite externe ou interne, catarrhale, phlegmoneuse ou périodique, et une phlegmasie de la membrane du tympan, ou bien encore la présence d'un corps étranger dans l'oreille.

L'otorrhée symptomatique est, au contraire, un écoulement dont l'origine première se trouve en dehors de l'appareil auditif. On aura, par exemple, une otorrhée symptomatique quand une collection purulente, formée près de l'oreille, versera le pus dans la caisse du tympan, ou dans le conduit auditif à travers les incisures de Santorini. C'est ainsi qu'on voit des otorrhées symptomatiques à la suite d'abcès du cuir chevelu, de la carie du temporal et des os voisins. Ces dernières otorrhées sont le plus ordinairement sous la dépendance de causes diathésiques : syphilis ou scrofule.

Parmi les otorrhées symptomatiques, Itard et Lallemand (1) placent l'otorrhée cérébrale, c'est-à-dire l'écoulement d'oreille avec des troubles primitifs du côté du cerveau, et ils la divisent en primitive et en consécutive. Dans la première forme, c'est le cerveau qui est malade le premier. Il s'est fait un épanchement de pus sous les méninges, et cet épanchement, pénétrant à travers le trou auditif interne, une fente ou une fissure du rocher, vient envahir l'oreille, restée saine jusqu'alors ; une phlegmasie s'établit dans la caisse et une perforation du tympan conduit le pus à l'extérieur.

Quant aux trous de communication que Valsalva croyait exister à l'état normal, entre les parois de la caisse et la cavité crânienne, et par lesquels les liquides accumulés dans le crâne pouvaient se frayer une issue au dehors, nous avons démontré, page 10, à la section d'anatomie, que leur existence n'était qu'une hypothèse créée pour les besoins de la théorie qu'il soutenait.

Cette otorrhée cérébrale, primitive, est niée par Kramer, et avec raison.

Dans un mémoire, extrêmement remarquable (2), cet auteur a démontré, de la manière la plus évidente, que dans ce cas, une affection chronique de l'oreille avait toujours précédé la formation du pus dans les méninges ou le cerveau ; par conséquent, que cette espèce pathologique devait être rejetée.

Dans l'otorrhée cérébrale consécutive, la seule admise par Kramer, c'est, au contraire, l'oreille qui est primitivement malade; le cerveau est complétement sain au début, et il ne s'affecte que par l'extension de la phlegmasie aux méninges et à l'encéphale.

Nous reconnaîtrons, avec Kramer, que Itard a eu tort de décrire une otorrhée consécutive à une affection du cerveau. Toujours, la méningite et l'encéphalite surviennent consécutivement à une phlegmasie, soit du conduit auditif, soit de la caisse du

(1) *Lettres sur l'encéphale.*

(2) Kramer, *Maladies de l'oreille*, p. 307, 345.

tympan, et cette affection, si mal dénommée *otorrhée cérébrale*, nous l'étudierons avec les complications de l'otorrhée elle-même.

Causes. — Les causes de l'otorrhée, nous les avons déjà énumérées en partie. C'est, pour l'otorrhée idiopathique, toutes les maladies de l'oreille, le catarrhe du conduit auditif externe, l'otite phlegmoneuse, l'otite externe périostale, les phlegmasies du tympan, les granulations de cette membrane, les corps étrangers du conduit auditif, l'otite interne, catarrhale ou phlegmoneuse. Pour l'otorrhée symptomatique, les abcès parotidiens, sous-péricrâniens, se formant très-près de l'oreille et s'ouvrant dans le conduit auditif, les caries, les nécroses du rocher ou des os voisins, une exostose du conduit (1), etc.; et, comme cause éloignée, l'influence des diathèses syphilitique et scrofuleuse.

Les flux chroniques de l'oreille se sont également montrés dans les épidémies catarrhales, et dans cette circonstance, ils ont pu devenir épidémiques.

Ainsi, les épidémies catarrhales qui ont été caractérisées par une affection générale des membranes muqueuses, n'ont pas plus épargné celles de l'oreille que celles des yeux, du nez, etc., comme on l'a observé l'année 1732 (2) : « Les malades étaient « fatigués d'insomnie et de vertiges ; plusieurs souffraient des « maux de tête atroces, accompagnés d'un léger délire : à cela se « joignait un tintement d'oreille incommode et même une dou- « leur aiguë dans le méat auditif, se terminant le plus souvent « par un abcès. »

Dans celle de 1780, « les malades avaient des enchifrène- « ments avec douleur et pesanteur dans toutes les parties de la « tête, au front, aux yeux, aux oreilles, etc. — Les douleurs « d'oreille étaient quelquefois de la dernière violence, cédaient « difficilement aux émollients et ne s'apaisaient que par un flux « abondant de sérosité fétide. »

Le flux peut aussi avoir lieu par la trompe :

71e Observation. — Une demoiselle eut, au mois de février de l'année 1802, une affection générale des membranes muqueuses, dans laquelle l'oreille ne manqua pas de jouer son rôle.

(1) *Gazette des Hôpitaux*. Fév. 1855.

(2) Saillant, *Tableau des épidémies catarrhales*.

L'écoulement qui se faisait par la trompe d'Eustache devint même sensible, parce qu'en tombant dans l'arrière-bouche, il excitait des quintes de toux fatigantes pour la malade et qui retardèrent un peu sa guérison (1).

Itard a rapporté une observation fort analogue à celle-ci :

72e OBSERVATION. — Une couturière de vingt-sept ans, convalescente d'une affection fébrile, ayant passé plusieurs heures assise sur l'herbe, dans la soirée, fut prise le lendemain d'un accès de fièvre, avec froid, céphalalgie, douleurs dans les membres et bourdonnements dans l'oreille gauche, avec douleur violente, perte du sommeil et de l'appétit, surdité complète. — L'examen du conduit auditif ne montrait aucune lésion sensible.

Le dixième jour, pendant que la malade renouvelait ses fumigations, il survint une quinte de toux, dont les efforts déterminèrent l'issue par la trompe d'Eustache d'une matière *puriforme* assez abondante.

Dès ce moment, la douleur disparut, mais non la surdité.

Les *symptômes* de l'otorrhée sont les symptômes des maladies qui ont amené l'écoulement d'oreille.

Ainsi pour l'otorrhée, suite d'otite externe catarrhale, le malade s'est exposé au froid et à l'humidité et l'on constate l'existence d'un point douloureux immédiatement en avant du tragus. En même temps que cette douleur, on constate la présence d'un petit ganglion engorgé, au-dessus du lobule : ces trois signes suffisent pour diagnostiquer une otorrhée dépendant du catarrhe de l'oreille externe.

Les otorrhées déterminées par la présence de corps étrangers dans le conduit auditif, seront révélées par les commémoratifs et par l'examen de l'oreille, au spéculum ou à l'œil nu.

On reconnaîtra également par l'examen de l'oreille, à l'aide du spéculum, si l'otorrhée est due à un polype de l'oreille. Si vous ne trouvez rien dans le conduit auditif externe, vous examinerez le tympan et vous verrez s'il est enflammé, ou bien encore s'il est perforé, si l'écoulement vient de la caisse et doit être attribué à une otite interne. Vous aurez alors à rechercher si l'otite interne est phlegmoneuse ou catarrhale, ce que vous reconnaîtrez par les symptômes que nous avons déjà énoncés, en faisant la description de ces deux maladies.

(1) Alard, *loco citato*, p. 35.

Après avoir passé en revue tous les symptômes des maladies qui peuvent amener l'écoulement d'oreille, nous avons à nous occuper un instant de quelques symptômes ayant rapport à l'écoulement, considéré dans ses qualités et sa quantité.

Cet écoulement peut être muqueux, muco-purulent ou purulent.

Sa quantité varie également, elle varie même d'un jour à l'autre ; et l'on remarque même que lorsque l'otorrhée diminue, cette diminution s'accompagne d'accidents généraux : un malaise mal défini, des vertiges, de l'anorexie, des douleurs vagues dans les membres, un sentiment de courbature générale. Tous ces accidents disparaissent lorsque l'otorrhée reprend son intensité première.

Joignez à ces symptômes la fétidité habituelle de l'écoulement, fétidité toujours considérable, et vous aurez tous les caractères de l'écoulement.

Il arrive quelquefois chez les malades atteints d'otorrhée, un accident qui peut avoir les suites les plus fâcheuses et auquel on peut, du reste, remédier assez facilement, je veux parler de l'oblitération du conduit auditif et de la rétention du pus. Cette oblitération peut être due à deux causes, le pus peut s'être desséché et avoir formé des croûtes qui remplissent complétement le conduit auditif, ou bien elle peut être due au gonflement inflammatoire des parties molles, qui entrent dans la composition des parois du conduit auditif. La conséquence de cette rétention du pus peut être le passage du pus dans l'oreille interne, ou dans la cavité crânienne, ou bien encore des abcès mastoïdiens; et enfin, le passage du pus dans le tissu cellulaire du cou. Ce sont là des complications que nous étudierons un peu plus loin.

Nous avons encore à noter un dernier symptôme de l'otorrhée, c'est l'engorgement d'un petit ganglion lymphatique qui se trouve au-dessous du lobule. Ce ganglion s'engorge toutes les fois qu'il y a un écoulement d'oreille, et il ne caractérise aucune espèce d'otorrhée ; on le trouve dans tous les écoulements d'oreille, quelle que soit leur nature. Il est pour l'oreille l'analogue de ce que le ganglion temporal est pour l'œil ; ce ganglion temporal, comme chacun le sait, s'engorge dans toutes les inflammations des paupières, dans l'orgelet tout aussi bien que dans l'ophthalmie purulente, blennorrhagique.

Quant aux symptômes généraux, on peut dire d'une manière générale qu'à l'exception du catarrhe de l'oreille, on trouve toujours de la fièvre, surtout quand on doit craindre quelque complication.

Nous arrivons maintenant aux complications de l'otorrhée ; ces complications sont nombreuses. C'est la carie de l'apophyse mastoïde, la paralysie du nerf facial, le passage du pus dans les cavités labyrinthiques, la méningite, les abcès du cou, et les abcès métastatiques.

Nous ne nous arrêterons pas longtemps à la carie de l'apophyse mastoïde et aux abcès qui peuvent se développer dans cette apophyse; nous en avons déjà parlé au chapitre de l'otite interne (obs. 63). La formation de l'abcès mastoïdien est ordinairement la lésion primitive, celle qui amène la carie. D'autres fois, comme nous l'avons vu, le pus ne vient pas de la caisse ; il est sécrété dans l'intérieur même des cellules mastoïdiennes. Il peut être dû à une phlegmasie de la muqueuse toute seule et, alors, la carie est encore la conséquence de l'abcès ; mais dans quelques cas seulement, c'est la carie qui est l'affection primitive et cause la suppuration. Quelle que soit l'origine de cette suppuration, nous avons déjà vu comment elle arrivait à convertir l'apophyse mastoïde en une seule cavité distendue par le pus, un véritable clapier.

Après un temps plus ou moins long, les parois de l'apophyse sont amincies, soulevées, et enfin elles sont perforées. Le pus s'épanche dans le tissu cellulaire et forme ce que nous avons déjà signalé sous le nom d'abcès du cou.

Le pus, en sortant de l'apophyse mastoïde, fuse tout le long du sterno-mastoïdien, derrière ce muscle, en arrière du feuillet profond de sa gaîne. Il peut descendre jusqu'à la clavicule ; mais ordinairement il ne va pas aussi loin et la collection purulente s'arrête à la partie moyenne du cou. Le feuillet profond de la gaîne du muscle est enflammé par le contact du pus, et il devient lui-même une source de suppuration. En même temps, l'on voit s'engorger les ganglions lymphatiques profonds du cou (obs. 63).

On voit aussi apparaître à la base de l'apophyse mastoïde, une tumeur fluctuante, communiquant manifestement avec la collection purulente qui existe dans l'intérieur de la caisse ; et par le toucher, on sent tout le long du sterno-mastoïdien une chaîne de ganglions engorgés, qui peut aller jusqu'à la clavicule. Toutes ces petites tumeurs sont douloureuses ; d'abord dures, elles ne tardent pas à se ramollir et à se changer en autant de petits foyers purulents : après avoir été distincts les uns des autres, on les voit se réunir plus tard entre eux et avec le premier, formant par là un seul et vaste clapier.

En même temps que se forment ces abcès, il y a le plus souvent des symptômes de torticolis, de contracture des sterno-mastoïdiens ; quelquefois, on a des mouvements convulsifs dans ces muscles.

J'ai eu à traiter un malade (obs. 63) chez lequel il y avait un épanchement du pus derrière le sterno-mastoïdien. On constatait aussi des contractions spasmodiques des deux côtés, et des mouvements d'inclinaison du cou, tantôt d'un côté, tantôt de l'autre, mouvements analogues à ceux qu'on trouve chez les choréiques. Ajoutez à ces symptômes des troubles du côté de l'encéphale, troubles annonçant un commencement d'encéphalite, par exemple, de la céphalalgie, une tendance au coma, et des contractures alternant avec des mouvements convulsifs dans tout le côté droit. Grâce à un traitement énergique, qui a surtout consisté dans les révulsifs, je suis parvenu à obtenir la guérison.

Nous avons cité, comme *complications* de l'otorrhée, les abcès métastatiques du poumon ; nous ne les décrirons pas. Je n'en ai jamais vu. Itard est le seul auteur qui en parle.

La paralysie du nerf facial se rencontre encore assez souvent. Cette paralysie est due à ce que la suppuration, faisant tomber successivement les lamelles osseuses qui forment les parois du conduit auditif ou de la caisse du tympan, arrive jusque dans le canal de Fallope, et vient baigner le nerf facial. Ce nerf se trouve alors atteint lui-même de phlegmasie, sans pouvoir transmettre l'influx nerveux aux muscles qu'il doit animer. D'autres fois, la suppuration ne va pas jusqu'au nerf facial lui-même ; elle s'arrête à une certaine distance du canal de Fallope ; mais elle amène dans les lamelles osseuses qui forment les parois de ce canal, une ostéite, dont la conséquence est l'hypertrophie de ces lamelles, la diminution de calibre du canal dans lequel est contenu le nerf facial, et partant la compression de ce nerf.

D'autres fois l'otorrhée gagne les parties plus profondes de l'oreille; limitée, d'abord, au conduit auditif externe, elle arrive à déterminer une inflammation de la membrane du tympan, et enfin l'otite interne. La suppuration peut pénétrer dans les cavités labyrinthiques, soit par la fenêtre ovale, qui se trouve ouverte lorsque l'étrier a été luxé, soit à travers une perte de substance causée par l'ostéite et la carie des cloisons osseuses, qui séparent l'oreille interne de l'oreille moyenne.

Cette inflammation de l'oreille interne est une complication grave. La douleur est violente, et l'on doit craindre la méningite ou la méningo-encéphalite.

L'inflammation du cerveau ou de ses membranes est toujours la conséquence du passage du pus dans la cavité crânienne, soit qu'il passe directement de la caisse du tympan dans cette cavité, soit qu'il n'y arrive qu'après avoir traversé les cavités labyrinthiques. Cette inflammation du cerveau et de ses enveloppes, qu'Itard a si mal à propos appelée une otorrhée cérébrale, se présente avec les symptômes et la marche de la méningite ordinaire.

Telles sont toutes les complications de l'otorrhée.

Le *diagnostic* de l'otorrhée résulte de l'exposition des symptômes précédents et des maladies qui sont la cause du flux d'oreilles. Nous avons étudié à part chacune de ces maladies; nous n'y reviendrons pas ici.

Le *pronostic* de cette affection est grave; en effet, on doit craindre que l'écoulement ne dure très-longtemps et que l'ouïe ne se rétablisse jamais; il est grave encore à cause des complications qui peuvent survenir : les abcès mastoïdiens, les abcès du cou et surtout la méningite.

Le *traitement* repose sur les mêmes indications que nous avons établies en traitant du catarrhe de l'oreille externe; et nous savons déjà que le catarrhe de l'oreille externe à l'état chronique, constitue une des formes de l'otorrhée, l'otorrhée idiopathique.

Ce traitement doit être à la fois général et local. Le traitement général s'adresse à la cause générale, présumée, de l'otorrhée. Si nous avons sous les yeux un malade, entaché de la diathèse scrofuleuse : l'huile de foie de morue, les préparations iodurées, les toniques, les bains de mer, les bains salés, les bains iodés.

Le chirurgien mettra en usage, l'un après l'autre, ces différents moyens, sans s'attacher exclusivement à l'un d'entre eux : il passera successivement de l'un à l'autre, persuadé que l'économie s'habitue à toute espèce de traitement et finit par ne plus être influencée par les mêmes médicaments, si l'usage en est trop prolongé.

Ainsi l'on commencera par les iodures, les bains salés ; si le malade appartient à la classe aisée, on lui conseillera les bains de mer pendant une saison. Viennent ensuite les préparations ferrugineuses, les amers, les toniques, les vins généreux, en petite quantité, les viandes rôties, le pain grillé, etc. Lorsque, par ces moyens longtemps continués, on aura profondément modifié l'économie, le moment sera venu de commencer le traitement local.

Le malade se trouve-t-il sous l'influence de la diathèse syphilitique, un traitement antisyphilitique complet est de rigueur. La diathèse scorbutique serait également combattue par un traitement antiscorbutique. Enfin, si l'écoulement d'oreille était survenu à la suite d'une fièvre grave, il faudrait hâter la convalescence par un traitement tonique, analeptique, le séjour à la campagne, etc.

Quant au traitement local, il consistera principalement dans les révulsifs. C'est ainsi que Itard commence le traitement. Il veut qu'on applique un séton au cou, des cautères sur les apophyses mastoïdes et aux tempes, ou bien encore des moxas ou des vésicatoires aux mêmes points.

En même temps, le traitement général est suspendu et remplacé par des purgatifs, principalement des drastiques, les pilules aloétiques d'Anderson, une le matin et une le soir.

On peut également faire raser la tête du malade et faire des frictions soit avec le baume de Fioravanti, ou un alcoolat quelconque. La flanelle sera conseillée, ainsi que les bains de vapeur, les tisanes sudorifiques, pour exciter les fonctions de la peau. Jusqu'à présent, des injections émollientes, seules, ont été praquées dans l'oreille, pour favoriser encore l'écoulement, l'augmenter même, en même temps qu'on en diminue l'âcreté et la fétidité.

Ce n'est qu'après avoir, à l'aide de ces moyens longtemps continués, modifié l'économie tout entière, qu'il est prudent de chercher à diminuer et à supprimer le flux morbide, à l'aide d'injections astringentes et substitutives. Bien des préparations peuvent remplir ce but.

Itard donnait la préférence à une solution de :

Sous-carbonate de potasse........	8 grammes.
Eau de roses....................	1 litre.

Mêlez.

ou bien :

Potasse caustique................	4 grammes.
Eau de roses....................	1 litre.

Mêlez.

ou bien encore à une injection faite avec :

Vin de Lanfranc.................	8 grammes.
Eau de roses....................	125 grammes.

Mêlez.

Faites tiédir au bain-marie pour injecter, matin et soir, dans l'oreille affectée de flux chronique.

Mais on ne doit user de ces différents moyens qu'avec une grande réserve.

Si l'écoulement venait à diminuer brusquement ou même à cesser, et que le malade fût pris en même temps de symptômes encéphaliques graves, il faudrait suspendre complétement les injections astringentes et même chercher à rappeler le flux par tous les moyens possibles.

Pour remplir ce but, Itard conseille d'appliquer, sur l'oreille malade, la moitié d'un pain chaud sortant du four, et de faire des injections irritantes, par exemple, avec :

Eau.............................	250 grammes.
Sublimé.........................	0,15 centigr.

Mêlez.

En même temps, on reviendra aux révulsifs, aux purgatifs et aux sudorifiques. Les injections astringentes ne seront reprises qu'après un temps plus ou moins long, et avec une grande prudence. Ce n'est que par une sage lenteur qu'on pourra parvenir à supprimer l'otorrhée sans avoir à redouter les graves complications dont nous avons parlé.

En terminant ce chapitre de l'otorrhée, je dois appeler l'attention sur le traitement des complications, l'inflammation des méninges et les abcès du col.

1° La méningite sera combattue dans le plus bref délai, par les antiphlogistiques : saignée générale, sangsues aux apophyses mastoïdes ou à l'anus, le calomel à petites doses, jusqu'à la salivation, la glace sur la tête; les révulsifs, séton au cou, cautères, moxas, vésicatoires à la nuque, aux tempes; les purgatifs et surtout les drastiques, la scammonée, le jalap, l'aloès, l'huile de ricin.

2° Les abcès du col seront ouverts par des applications successives de potasse caustique. Si l'ouverture de ces abcès devient fistuleuse, on pratiquera des injections irritantes, des injections iodées par exemple. Ces injections modifieront non-seulement l'état des fistules et des abcès, mais elles pénétreront dans l'apophyse mastoïde, et traverseront la caisse. S'il y a perforation du tympan, elles s'écouleront, à la fois, par la trompe d'Eustache et par le conduit auditif. (Voyez l'obs. 63.)

Ces injections agiront donc, à la fois, sur toutes les parties malades, et tandis qu'elles favoriseront la cicatrisation des abcès et des fistules du cou, elles modifieront l'état de la muqueuse des cellules mastoïdiennes, de la caisse, de la trompe, du conduit auditif, et détruiront ainsi les causes de l'otorrhée.

Ce traitement doit être continué avec persévérance, car la guérison exige plusieurs mois, quelquefois des années. L'observation 63, déjà citée, en fournira la preuve; les observations suivantes ne sont pas moins intéressantes.

73e Observation (1). — Une fille âgée de treize ans avait une maladie de vessie, qui procurait une surabondance d'urine. On arrêta cette évacuation, et aussitôt l'oreille droite se mit à fluer copieusement. — Les diurétiques ayant rappelé les urines, supprimèrent l'écoulement de l'oreille.

Ce mouvement alternatif de la vessie à l'oreille, se renouvela deux ou trois fois, après quoi la santé se rétablit.

74e Observation (2). — Une fille âgée de huit ans, née d'une mère sourde, avait les oreilles d'une grande délicatesse et fluant habituellement. On la mit entre les mains d'un charlatan. Celui-ci injecta *une liqueur huileuse* qui produisit une douleur incroyable.

(1) Plater, livre III, p. 735.

(2) Fabrice de Hilden, cent. 3, obs. 25.

La douleur s'accrut rapidement, bientôt survinrent l'inflammation, la fièvre, le délire, en un mot les symptômes les plus graves. On fit venir un médecin qui calma tous ces accidents par l'usage d'un régime convenable. Mais la surdité devint plus grande de jour en jour, et à l'âge de vingt-quatre ans, le bruit le plus considérable ne faisait pas tressaillir cette jeune personne.

75e OBSERVATION (1). — Un tambour, âgé de quatorze ans, eut à l'oreille gauche une otite interne aiguë (catarrhe aigu), qui perça la membrane du tympan. Cinq ou six jours après, l'écoulement était considérable et le malade avait trouvé, qu'en fermant la bouche et le nez il faisait sortir de l'air par son oreille, de manière à produire des bulles dans le pus qui remplissait le conduit auditif. Bientôt il fit de cette découverte un objet de spéculation. Il fumait une pipe et rendait la fumée par l'oreille. Il répéta si souvent ce petit exercice, que l'ouverture du tympan ne se ferma point; l'écoulement persista et tous les hivers sa puanteur et sa quantité le rendaient fort incommode.

76e OBSERVATION. 1° *Flux puriforme chronique;* 2° — *Phlegmon mastoïdien commençant;* — 3° *Méningo-encéphalite, mort.* — Le 18 janvier 1856, un jeune homme âgé de vingt-sept ans, atteint d'un écoulement de l'oreille gauche depuis quatre ans, vient à notre clinique et nous donne les renseignements suivants :

Quand l'écoulement s'arrêtait, l'oreille devenait douloureuse. Il y a un mois, sans cause connue, l'écoulement s'arrêta tout à coup et une douleur violente se manifesta dans la région mastoïdienne droite. En même temps un gonflement rougeâtre, qui existe encore, apparut au même point.

Signes anatomiques à droite. — Pavillon bien conformé, mais gonflé et incliné à angle droit vers la face; le méat est rempli de pus sanieux, rougeâtre, mêlé de sang fétide très-abondant.

Après une injection d'eau tiède, on aperçoit au fond du conduit une grosse végétation rougeâtre, saignant au moindre attouchement. On la circonscrit avec un stylet et l'on voit qu'elle s'enfonce dans la caisse. — Douleur au tragus, gonflement de la région mastoïdienne sans fluctuation.

Signes physiologiques. — Douleur avec bourdonnement; la montre n'est pas entendue. . . . .

Traitement. — Gentiane, iodure de potassium, sirop de trèfle d'eau. — Injections d'orge miellée tiède. — Régime modéré.

25 janvier. — Résolution du phlegmon mastoïdien.

(1) Alard, *Du catarrhe de l'oreille*, p. 42-43.

Frictions avec la pommade :

Onguent napolitain.................	15 grammes.
Extrait de belladone................	2 id.

Mêlez. — Gros comme un pois, matin et soir, et frictions sur l'apophyse mastoïde.

8 février. — La suppuration est toujours abondante. — Plusieurs injections tièdes ont été faites pour nettoyer l'oreille.

Friction à l'huile de croton.... 2 gouttes, derrière l'oreille.

10 février. — Le malade a été pris vendredi dernier, à la suite d'un refroidissement, d'une céphalalgie violente, de fièvre ; vomissements. Aujourd'hui 10, le malade est jaune, subictérique. La conjonctive est également jaune, la langue est jaunâtre, saburrale.

On constate une hémiplégie faciale droite, l'orbiculaire des paupières et des lèvres ne se contracte pas complétement (mydriase) ; le malade ne peut siffler. — Quand il se lève, il titube comme un homme ivre. — 0,10 centigrammes d'émétique en lavement. — Cataplasmes très-chauds sur l'oreille. — Sinapismes.

12 février. — Céphalalgie violente ; il n'y a pas de douleur à l'apophyse mastoïde, mais à l'occiput. — Perte complète de sommeil. — Pouls large, fréquent (110 pulsations).— Peau halitueuse, langue jaune, bouche amère. — Saignée du bras de quatre palettes. — Trois cautères avec la pâte de Vienne sont placés à l'apophyse mastoïde.— L'écoulement de l'oreille devient plus abondant, jaune, sans fétidité. — Le soir, une potion avec 100 grammes d'eau de laitue et 4 grammes d'acétate d'ammoniaque, à prendre en quatre fois, à une heure de distance.

Nuit calme. — Diaphorèse copieuse. — La douleur de tête diminue; il peut dormir un peu. — Bouillon.

13 février. — Amélioration de tous les symptômes, à l'exception de l'hémiplégie faciale qui persiste. — Peu de céphalalgie. — Pouls à 0,80, large. — Peau humide. — Il peut tourner la tête sur son oreiller sans souffrir, comme cela avait lieu hier. — Langue jaune.

Les doses suivantes sont prescrites :

Scammonée......................	2 grammes.
Calomélas.......................	15 centigrammes.

Mèlez et divisez en six doses, une toutes les heures. — Bouillon.

Cataplasmes sur l'oreille. — Injections tièdes. — Fumigations.

14 février. — Un peu de délire. — Mêmes symptômes. — Huile de ricin, 30 grammes en une dose. — On rase la tête et on applique un

large vésicatoire sur le milieu du crâne. — Calomélas, 20 centigrammes en vingt doses, une toutes les heures. — Céphalée violente. — Nuit agitée. — Délire. — Pouls, 120, assez fort.

15 février. — Céphalée violente. — Sinapismes.

16 février. — Nuit mauvaise, pas de sommeil. — Céphalalgie par accès et qui arrache des cris. — Pas de roideur dans les membres, ni de paralysie. — Col un peu roide. — Hémiplégie faciale persistante. — Le pouls est tombé à 60, large et mou. — Le vésicatoire de la tête est pansé avec la pommade cantharidée. — Un autre vésicatoire est placé à la nuque. — Sinapismes. — Bouillon.

16 février, au soir. — Coma. — Mort dans la soirée.

L'autopsie a été refusée.

77e Observation. — Les suites de la petite vérole, chez un enfant, se portèrent sur l'oreille droite, qui resta sourde et continua de couler. A l'âge de douze ans, il s'y forma une tumeur. Un chirurgien l'ouvrit et il en sortit une grande quantité de pus qui paraissait venir de l'intérieur de l'oreille.

Quelques heures après, l'enfant eut de telles convulsions que tout son corps sautait et qu'il ne pouvait donner de la voix que ce ne fût un cri. — Le même jour que se déclarèrent les convulsions, les téguments incisés devinrent d'une telle sensibilité que les lèvres de la plaie ne pouvaient supporter le moindre contact. Les jours suivants, quoique le pus continuât de couler, le petit malade se mit à délirer et les forces et le pouls s'éteignirent presque entièrement; puis, tout à coup le délire s'apaisa, le pouls et les forces se rétablirent, l'œil devint bon, et le malade parla. Il continua ainsi jusqu'à l'extrémité, et conserva sa raison jusqu'à la mort.

Autopsie. — A l'ouverture du cadavre, on trouva le sinus de la dure-mère et les vaisseaux encéphaliques gorgés de sang. — Le ventricule droit ne contenait presque pas de sérosité; le gauche en contenait beaucoup. En soulevant avec attention le corps calleux, on vit le *septum lucidum* déchiré : la selle turcique était pleine de pus et on en trouvait jusqu'à la moëlle épinière; il avait pénétré dans le crâne par la face interne et inférieure du temporal : de là, il s'était épanché entre l'os et la dure-mère, avait rongé celle-ci et la pie-mère, à l'endroit où ces membranes enveloppent la partie droite du cervelet, dont la portion supérieure avait une couleur verte. — Tout ce pus qui séjournait dans le crâne était verdâtre et sans odeur; celui de l'oreille ne sentait pas plus mauvais (1).

78e Observation. — Un jeune homme avait sur l'apophyse mastoïde

(1) Morgagni, *De sedibus et causis morborum*, epist. XIV.

du temporal droit une fistule qui paraissait ancienne : les fluides qu'on y injectait refluaient par l'oreille voisine, dont il n'était cependant pas sourd. Il entra à l'hôpital pour une fièvre avec délire et somnolence, à laquelle il succomba.

Autopsie. — Le crâne ouvert, on trouva les vaisseaux du cerveau gorgés de sang ; les ventricules remplis d'une sérosité verdâtre, qui du côté droit délayait un pus de la même couleur ; mais la plus grande partie de ce pus était épanchée entre la dure-mère et l'apophyse pierreuse du temporal, à la même place que dans l'observation précédente, et s'était ouvert une voie jusqu'aux vertèbres. La cavité du tympan était aussi pleine de pus. — La carie s'était propagée jusqu'à l'aqueduc de Fallope et aux canaux demi-circulaires ; elle avait fait une large fente derrière le trou qui donne passage au nerf auditif. La dure-mère couvrait cette fente et paraissait ouverte à la partie qui lui était contiguë ; mais son ouverture était plus petite que celle de l'os carié (1).

Les anciens, et après eux Duverney, avaient déjà fort bien observé que la suppression brusque des écoulements d'oreille était toujours suivie ou de convulsions ou d'épilepsie, ou même de mort.

Cette opinion se trouve confirmée par les faits suivants :

Stalpart cite un Vénitien chez lequel on fit cesser un ancien écoulement qu'il avait à l'oreille : la mort s'ensuivit aussitôt (2). Un homme âgé de soixante-cinq ans, d'un tempérament replet et sanguin, eut pendant vingt-cinq ans une suppuration considérable par le conduit auditif. — Il jouissait d'ailleurs d'une parfaite santé. — Cette suppuration s'étant arrêtée, il mourut dans les vingt-quatre heures, d'apoplexie (3). Un procureur de Paris avait depuis longtemps une oreille qui fluait copieusement : le froid ayant répercuté cette humeur, il survint une inflammation intense, qui donna lieu aux accidents les plus graves et fit enfin périr cet infortuné (4).

(1) Morgagni, *De sed. et caus.* (loco cit.).
(2) Stalpart van der Wiel. *Observ. rariorum.*
(3) Duverney, *Traité de l'organe de l'ouïe.*
(4) Alard, *Essai sur le catarrhe de l'oreille.* Paris, 1807.

CHAPITRE IX.

DES POLYPES DE L'OREILLE.

On entend par polypes, en général, des tumeurs charnues, *variables* par la couleur, la forme, la structure, la consistance de leur tissu. Un caractère commun permet cependant de les rapprocher, c'est qu'elles naissent et se développent sur la marge muqueuse des orifices naturels, nez, pharynx, rectum, col de l'utérus, méat auditif.

Cette manière d'envisager les polypes est celle qu'ont adoptée les auteurs dans leur définition des polypes *du nez, de l'oreille*, etc.

« La membrane du conduit auditif, dit Boyer, a de l'analogie avec les membranes muqueuses et est sujette, comme elle, aux excroissances polypeuses. »

« On donne (1) le nom de polype à une excroissance déve-
« loppée sur les membranes tégumentaires. — On ne considère
« communément les polypes que sur les membranes mu-
« queuses ; cependant certaines parties de la peau offrent quel-
« quefois des excroissances en tout semblables aux *polypes* :
« ainsi, l'entrée du vagin, du conduit auditif. »

Nous voyons par ces deux définitions semblables et répétées dans tous les auteurs, que les membranes muqueuses et la peau elle-même peuvent donner naissance aux polypes.

Mais cette définition, qui convient surtout aux polypes du nez, pour lesquels on l'a créée il y a tantôt deux mille ans, n'est pas applicable aux polypes de l'oreille. En effet, je vais prouver, dans la suite de ce travail, que les polypes de l'oreille ne sont autre chose que des *fungosités*, sortes d'*excroissances charnues*, qui naissent et se développent sur les membranes externes et internes de l'oreille affectées d'écoulements chroniques et puriformes ; de la même manière qu'on voit la surface enflammée des vieux exutoires, des ulcères anciens, se couvrir parfois de chairs baveuses et saignantes, etc. Or, rien de sem-

(1) *Dictionnaire de médecine*, art. POLYPES.

blable ne se rencontre dans l'étiologie des polypes du nez, du moins si l'on en croit la description de nos meilleurs classiques.

Cette confusion de deux maladies, qui n'ont réellement de commun que la même dénomination, a introduit dans la pratique un abus déplorable, celui de soumettre l'une et l'autre aux mêmes moyens de traitement. Les différences importantes que j'ai signalées tout à l'heure en quelques mots me semblent cependant indiquer une autre route à suivre ; elles me paraissent aussi mériter une démonstration complète. Tel est le but que je me suis proposé dans les pages suivantes.

§ 1. — Historique et faits observés par les auteurs anciens et modernes.

Les auteurs anciens, Hippocrate, Celse, Galien, Ætius, Paul d'Égine, en traitant des polypes, dans plusieurs passages de leurs écrits, n'ont entendu parler que des polypes du nez.

Ainsi, Hippocrate (1) décrit en quelques mots trois variétés de polypes qui se développent dans les fosses nasales.

Pour Celse : le polype est une excroissance de chair, qui s'attache aux os des narines. « Polypus verò est carnicula quæ « narium ossibus inhæret. »

D'après Paul d'Égine : « Le polype est une excroissance, dont les racines s'étendent dans tous les points des fosses nasales. »

Telle est la tradition que l'on retrouve dans les chirurgiens du moyen âge, Guy de Chauliac, Pigray, etc., mais il n'est point question, dans leurs écrits, des polypes de l'oreille (2). Nous arrivons ainsi au seizième siècle, représenté par A. Paré (3). Ce chirurgien avait déjà entrevu que : « la fluxion tombée aux oreilles qui fait apostème, engendre ulcère *hypersarcorse* ou chair *supercroissante*. » Et plus loin : « Quand cette chair est fort profonde, elle ne se peut guérir. »

Il est vrai que cette phrase concise et qui renferme tant d'enseignements, est là jetée au hasard, dans un chapitre ignoré, où l'on rencontre seulement quelques vues théoriques sur la surdité.

(1) Hippocrate, *OEuvres complètes,* trad. par E. Littré.

(2) V. Guy de Chauliac, *le Maître en chirurgie*, p. 392 ; Pigray, *Epitome en chirurgie*, p. 4281.

(3) *OEuvres complètes,* édit. de Malgaigne, t. II, p. 601.

La première observation positive de polype de l'oreille, rapportée dans la science, est due à Fabrice de Hilden (1). Cette observation a été reproduite inexactement par tous les auteurs qui ont écrit après lui : et comme elle a servi de thème aux descriptions dogmatiques publiées depuis cette époque, je crois indispensable, avant d'aller plus loin, de la transcrire textuellement, afin de rétablir les faits dans toute leur vérité.

79e Observation. — *Fungus scirrhosus ex aure propullulans.* — En 1594, une jeune fille de noble origine, Marguerite de Martines, âgée de huit ans, fut atteinte de la variole : l'éruption fut à peine sensible : un an après (1595), cette jeune personne ressentit de violentes douleurs dans l'oreille droite, avec élancements violents. Quelques jours plus tard, un abcès s'ouvrit dans le méat, et la matière de l'écoulement ressemblait à de la lavure de chairs (*loturæ carnis ad instar*). — Cet écoulement devint bientôt jaunâtre et après quelques intermittences, il s'établit définitivement, pour ne plus disparaître : mais la douleur n'existait plus.

Cinq ans plus tard, en 1600, les parents ayant remarqué que l'ouïe était plus faible de ce côté, eurent la curiosité de regarder l'oreille malade et virent, non sans quelque surprise, qu'elle était obstruée presque complétement par une excroissance charnue (*excrescentiam quamdam carnosam*). L'écoulement continuait toujours. Mais comme la noble malade montrait une grande répugnance pour les opérations chirurgicales, on hésitait beaucoup à réclamer les secours de l'art.

Ce fut dans l'hiver de 1604 seulement, que les parents consultèrent Fabrice.

L'*excroissance fongueuse*, dont il nous a laissé plusieurs dessins dans son bel ouvrage, avait la forme du conduit, dans la partie qui s'y trouvait renfermée ; mais celle qui se montrait dehors était inégale, dure, livide, et s'épanouissait sur la conque par plusieurs tubercules *muriformes*.

L'opération fut fixée au retour de la belle saison et Fabrice employa la ligature, le 23 mai 1604, pour étreindre la partie profonde de la tumeur. — Elle se détacha le troisième jour, mais ses racines ne furent détruites qu'à l'aide de cautérisations nombreuses, et la guérison ne fut définitive que vers le mois d'août de la même année, 1604.— C'est-à-dire que le traitement avait duré un peu plus de trois mois.

Cette version diffère sensiblement de la suivante, que je lis dans Itard (2) :

(1) Cent. 3, obs. 1 (anno 1604).
(2) *Traité des maladies de l'oreille*, T. II, p. 26.

Pour ne point fatiguer l'attention du lecteur, un peu plus loin, par des répétitions, je demande la permission d'anticiper un moment sur les dates, et de discuter ici même cette observation importante, afin de lui restituer son véritable sens :

Les applications du caustique, selon Itard, furent renouvelées jusqu'à ce qu'en explorant le conduit auditif, on pût voir la membrane du tympan parfaitement libre et dégagée. La guérison fut complète et l'ouïe entièrement rétablie le 24 octobre 1613. C'est-à-dire neuf ans après l'opération.

Ce petit passage, malgré sa concision renferme trois erreurs que je dois signaler à l'attention du lecteur : ce point est capital. 1° D'abord il n'est nullement question de membrane du tympan, libre et dégagée : puisqu'on ne trouve dans le texte que ces quelques mots : « Illa autem (*radix*) prope tympanum erat. »

Mais Fabrice pouvait supposer à bon droit, que l'excroissance, longue de 4 centim. (Voir fig. A, page 184); pouvait avoir sa racine près du tympan, sans qu'il soit permis d'inférer de là, que le tympan était *libre et dégagé* : car, on ne trouve rien de semblable dans le passage que je viens de transcrire. Fabrice n'a point vu, ni cherché à constater l'état du tympan ; car il n'eût pas manqué d'en donner la description et la figure, lui qui dans sa minutieuse exposition, nous *représente* la racine du polype, les *fils*, le *serre-nœud*, qui ont servi à l'opération ; et jusqu'aux *lames de cire*, avec lesquelles il protégeait les parois du méat, contre l'action de ses escarrotiques.

Fabrice n'a donc pas voulu indiquer l'état de la membrane du tympan, dans la phrase concise que j'ai rapportée plus haut : et d'ailleurs, cela n'était pas possible, puisque chez cette malade, comme chez les autres, dont je parlerai plus loin, le tympan devait être détruit.

2° « La guérison fut complète et l'ouïe entièrement rétablie le 24 octobre 1613. »

Voici le texte :

« *Post mensem* (1) (*Julii*) *pro corroboràtione et exsiccatione partis affectæ. Linimentum consului.* »

(1) P. 188.

Puis il ajoute :

« *Sic divino aspirante Numine pristinæ sanitati restituta fuit puella, qua et ad hodiernum usque diem 24 octobris 1613 (quò hæc scripsi) feliciter utitur et quidem in matrimonio non infelici, etc.* »

Après la lecture de ce texte, tout commentaire est inutile. Le traitement fut terminé vers la fin de juillet 1604 ou au commencement d'août; et c'est seulement en 1613, que Fabrice, dans une de ses lettres, communique ce fait remarquable à un de ses amis.

3° Quant au troisième point, non moins important : « Que la malade recouvra complétement l'ouïe. » Fabrice dit en effet : « *Et auditum recuperavit.* » Mais il suffit d'avoir vu un certain nombre de sourds, pour savoir qu'une seule oreille restée saine, peut suppléer complétement à l'imperfection ou au défaut de l'autre. — Et comme Fabrice ne donne aucun détail sur ce sujet, je pense qu'il s'est fait illusion à lui-même à cet endroit : et cette illusion est vraiment bien excusable, si l'on réfléchit un moment au doux enivrement de l'amour-propre, que cette cure lui procura (1). Ce fait est reproduit par Duverney (2) de la manière suivante :

« Pour se faire une juste idée de la curation de la quatrième espèce d'obstruction qui est faite par des *excrescences fongueuses et charnues*, il suffirait presque de lire la première observation de la centurie 3 de Fabricius Hildanus, où il a fait la description d'une *excrescence fongueuse* et scirrheuse qui était survenue au conduit, ensuite d'*un abcès* : avant d'en faire l'extirpation, il prépara soigneusement le corps de sa malade ; après quoi il coupa tout ce qu'il put par la ligature, mais comme la racine de l'excrescence était fort profonde et que ses instruments ne pouvaient pas aller jusqu'au fond du conduit, il fut obligé de se servir de quelques caustiques ; ce qui lui réussit. »

Dans l'appendice qui fait suite à l'*Arsenal de chirurgie*, de Jean Scultet, on trouve l'observation suivante :

80° Observation. — *De aurium polypo, surditatis auctore, ferro sublato, cum restitutione auditûs* (3). — Occasione nepotis, quatuor-

(1) V. 188, obs. chir. cent. 3.

(2) Duverney, *Trait. de l'organe de l'ouïe*, p. 136, édit. 1683-1731.

(3) Joannis Sculteti *Armentarii chirurgici. Appendix.* Amsterdam, 1741. Pars. 2, obs. 15, ed.

decim annorum juvenis, Leerdamo huc venit cum genitrice, ægritudinis historiam referente anno 1660, me consulendi gratia pro sanioso aurium stillicidio, quod jam ab ipsis contraxerat *incunabulis*, tam fœdo, ut non modo sibi sed adstantibus foret gravis ; audito, quod mater de valetudine sollicita ubivis locorum anxiè, ob surditatem in dies increscentem, sed frustra, conquisiverat remedia, auris inspeximus *meatum*, ubi *fongosam* instar *polypi* deprehendimus ex ista *fœda lue*, luxuriare *substantiam*, quæ aeris ad tympanum ingressum omninò præcluderet; quapropter non alia via, quam secando et urendo recuperandam esse sanitatem judicavimus.

Dolorosum hoc remedii genus, abnuentes discesserunt; sed post semestre spatium redeuntes operationem hanc admiserunt; facta accurata corporis expurgatione et parato instrumento instar valsellæ, intus caro præcisa est prout Aquapendens, ad polypos extrahendos, depinxit, quo sæpius in aurem immisso sensim omnis luxurians caro educta est; atque postmodum cauterio per canulam immisso, carnis reliquiæ inustæ sunt; adhibitis tum medicamentis crustas removentibus, tum exsiccantibus, auditu restituto, inducta est cicatrix.

Évidemment cette observation n'est pas complète; mais on y trouve cependant noté avec soin le point important d'étiologie sur lequel je veux fixer l'attention : *L'écoulement chronique* de l'oreille (depuis la plus tendre enfance). — Quant à l'état de la membrane du tympan, il n'en est pas question.

Leschevin (1), comme les auteurs de l'appendice de Scultet, a passé sous silence l'observation de Fabrice; mais son Mémoire renferme le passage suivant :

« Il peut survenir des excroissances aux *ulcères* de l'oreille; comme à ceux de toutes les parties. On peut les détruire avec l'instrument tranchant ou avec le caustique, selon le cas. — Mais outre cela, la membrane glanduleuse du conduit auditif est susceptible d'un autre genre d'excroissances, telles que celles fournies par la membrane pituitaire, dans l'intérieur du nez et qui sont connues sous le nom de *polype*. »

Puis il ajoute :

« On trouve dans Scultet l'histoire d'un polype de l'oreille, qui avait causé la surdité, en bouchant exactement le conduit, et qui fut guéri, en partie par arrachement, en partie par le cautère actuel. »

(1) Prix de l'Acad. de chirurgie, 1764.

Nous avons vu tout à l'heure ce qu'il fallait penser de cette observation :

81e OBSERVATION. — J'ai vu aussi, poursuit Leschevin, il y a quelques années, une jeune fille incommodée d'une pareille excroissance implantée fort avant dans le conduit auditif et qui sortait au dehors de plus d'un demi-pouce. — Cette excroissance, que je regarde comme un vrai polype, *était fongueuse* et rendait une suppuration fétide. — Elle fût extirpée par arrachement. Ce moyen seul fût employé. J'ignore s'il aura opéré une guérison radicale, n'ayant pas vu la malade depuis ce temps-là.

Cette observation est trop incomplète pour servir à éclairer l'étiologie des polypes de l'oreille.

Nous la trouverons plus loin quand il s'agira du traitement.

Desmonceaux (1), dans un passage, s'exprime ainsi sur ce sujet :

« Le second accident, qui porte atteinte à l'organe de l'ouïe, se manifeste lorsqu'après une *fluxion avec dépôts*, il se forme un *fungus*, une carnosité qui dérange les fonctions de la nature. »

Et un peu plus loin il ajoute (2) :

« Avec le secours des injections, on peut déterger et cicatriser cette *plaie renaissante*; avec l'aide d'une curette tranchante, on peut emporter ce fungus. — Mais s'il arrive que l'humeur soit entretenue par un dépôt laiteux, il faut mettre le malade au régime, le purger, lui faire prendre des sudorifiques ; établir pendant un an le sainbois au bras gauche et finir par un cautère permanent.

D'après Ravaton (3), Forestus et Schenkius « rapportent avoir vu succéder aux abcès du conduit de l'oreille des ulcères dans lesquels il s'était formé des *excroissances fongueuses* qui bouchaient le diamètre du conduit auditif externe ; tout cela est semblable à ce qui se passe dans certains ulcères des autres parties du corps.

Mais Ravaton ne s'arrête pas là, dans l'étiologie : « J'ai toujours cru, dit-il, que la plupart de ces maladies opiniâtres, étaient entretenues par quelque vice du sang, principalement

(1) *Maladies des yeux et des oreilles*, Paris, 1785, t. II, p. 456.
(2) *Ibid.*, p. 458.
(3) *Pratique moderne de la chirurgie*, Paris, 1776, t. I, p. 360.

l'*écrouelleux*, et qu'on ne pouvait se promettre de les terminer qu'en conseillant aux malades des remèdes qui conviennent à chacun d'eux. »

Nous empruntons à Pelletan (1) l'observation suivante :

82e Observation. — Un jeune homme de quinze ans, grand et mince, d'une santé délicate, et même portant quelques *caractères du vice scrofuleux,* avait dans le conduit auditif du côté gauche, une tumeur qui remplissait et dilatait ce conduit. Elle faisait saillie au dehors et on tâchait depuis longtemps de la détruire par une cautérisation de sa portion visible; mais loin de réussir, on avait déterminé le développement de la douleur et une suppuration abondante.

Ayant examiné cette tumeur, je reconnus sa consistance cartilagineuse, et ne pouvant juger du lieu de son origine, je pris le parti de faire fabriquer une pince concave sur ses deux lames et propre à engaîner la tumeur. Cette pince fut introduite profondément, jusqu'à ce que je sentisse la résistance du fond du conduit ; alors je serrai la tumeur et par un mouvement de torsion, je parvins à l'extraire non sans causer une douleur vive, mais de courte durée.

Le lendemain, l'oreille étant nettoyée, la grande dilatation du conduit auditif me permit de voir le lieu, d'où la tumeur avait été détachée et il ne restait que la surface d'implantation. — Je pus aisément y déposer une goutte d'acide nitrique, pour détruire les racines de la tumeur ; je répétai trois fois cette légère cautérisation et la malade a été guéri radicalement.

La maladie était en dehors de la membrane du tambour, qui n'avait pas été endommagée, non plus que les fonctions de l'organe de l'ouïe, que le sujet a recouvrées complétement, après la soustraction de la tumeur.

Il y a à peu près trois mois que j'ai rencontré et traité un cas parfaitement semblable à l'Hôtel-Dieu, chez une femme d'environ trente ans, chez laquelle il n'existait aucun autre caractère de maladie.

En analysant les principaux détails de cette observation, on voit que Pelletan l'a écrite d'après des souvenirs.

Le malade présentait quelques-uns des caractères du vice scrofuleux. — Mais l'auteur ne nous dit pas s'il y avait eu précédemment des écoulements par le méat, comme cela se voit si fréquemment chez les sujets lymphatiques ; nous ignorons aussi

(1) *Clinique chirurgicale*, Paris, 1810, t. I, 240.

les différentes phases que la tumeur avait dû présenter dans son évolution, depuis le moment où elle fixa l'attention du malade jusqu'à celui où le chirurgien l'examina.

D'après Pelletan, la maladie siégeait en dehors de la membrane du tambour ; — mais comment s'est-il assuré de l'état d'intégrité de cette membrane ?

C'est là un examen si difficile dans la plupart des cas, qu'il faut être bien certain que les auteurs sont familiers avec ces sortes de recherches, pour que l'on puisse accorder toute confiance à leur description. Quant aux fonctions de l'organe qui n'avaient point été endommagées, l'observation de Fabrice, citée plus haut, nous a montré combien l'illusion était facile, même pour un observateur consciencieux. — Boyer (1) a reproduit de l'observation de Fabrice le petit passage précédent, tiré de Duverney, et que nous avons rapporté tout à l'heure : « Ces polypes ressemblent à ceux de la membrane pituitaire; leurs effets se bornent au suintement puriforme, etc. »

Nous arrivons à Itard : je vais analyser aussi complétement que possible les six observations consignées dans son ouvrage (2).

La première est celle empruntée à Fabrice de Hilden et que j'ai rapportée et discutée plus haut.

La deuxième est tirée de la *Gazette de Santé* (année 1777) ; elle est ainsi conçue:

83e Observation. — La fille de la veuve Fert, demeurant à Champeaux, âgée de vingt-neuf ans, était sourde depuis sa naissance ; ses parents lui avaient enseigné la langue à la faveur d'un cornet qu'ils lui introduisaient dans l'oreille. — Ils l'avaient conduite à Paris plusieurs fois et fait voir à différentes personnes de l'art, qui dirent que c'était un mal sans remède : on me la fit voir, après qu'on eut pris différents avis, soit à Paris, soit aux environs de Champeaux. Après l'examen de la malade, je m'aperçus qu'il y avait dans le conduit auditif une excroissance charnue, que je regardai comme un polype, et je proposai l'opération en prédisant tout ce qui est arrivé.

Le 1er de ce mois, m'étant transporté à Champeaux, je fis l'extirpation du corps étranger, qui était la seule cause de l'infirmité de cette fille. C'étaient deux polypes, qui avaient un pouce sept lignes en long ; l'un avait trois racines ou pédicules et l'autre deux. Nous avons vu

(1) *Traité des mal. chirurgicales*, Paris, 1831, t. VI, p. 25.

(2) Itard, t. II, p. 25 et suiv.

avec plaisir cette sourde de vingt-neuf ans, entendre ensuite plus clair que tous ceux qui étaient présents. Ce succès inespéré a excité la curiosité d'un grand nombre de personnes, qui sont accourues pour s'assurer du fait.

La montre à la main, je n'ai pas été quatre minutes à faire l'opération et à mettre l'appareil.

Ma malade va de mieux en mieux et sera bientôt guérie.

Comme on le voit, cette observation est très-incomplète et les renseignements les plus importants n'y sont point indiqués. Par exemple : l'auteur a oublié de nous apprendre, si la malade avait eu des flux d'oreilles? — Leur durée? — Le résultat définitif du traitement? etc.

84e Observation. — Madame Crow, sujette dès son enfance à des inflammations de l'une et de l'autre oreille, qui se terminaient par un *suintement sanguinolent et puriforme*, finit par perdre l'ouïe de l'oreille droite, qui est celle qui a été le plus souvent affectée. Cette surdité fut accompagnée d'une sorte de gène douloureuse dans le fond du conduit, et de temps en temps d'un léger suintement séro-sanguinolent, qui diminuait un peu cette gêne, mais sans amendement de la surdité. —A la suite d'une fièvre catarrhale, pour laquelle cette dame reçut mes soins, elle me fit confidence de son infirmité, qu'elle évitait soigneusement de laisser connaître dans la société.

J'examinai de suite l'organe malade et j'aperçus dans le fond du conduit quelque chose de brillant et d'arrondi, que je pris pour une bulle d'air enveloppée d'un peu de sérosité.

Cependant en y portant la pointe d'un cure-oreille, je sentis une résistance qui me tira de mon erreur ; et me persuada que c'était une excroissance polypeuse. En effet, l'ayant explorée en plusieurs sens, je sentis qu'elle vacillait. Je glissai, entre le conduit et cette excroissance, l'extrémité concave du cure-oreille ; et ayant brusquement ramené à moi l'instrument, avec l'attention de presser sur la tumeur, je l'entraînai du premier coup.

Elle était de nature graisseuse, de forme oblongue, un peu étranglée dans son milieu, et présentant à son extrémité un pédicule, qui avait tout au plus le diamètre d'une épingle.

Immédiatement après l'extraction, l'ouïe, qui était perdue, se trouva rétablie et persista à un haut degré de finesse jusqu'au lendemain, mais au bout de vingt-quatre heures, la surdité était tout aussi complète qu'auparavant; et ce qui est véritablement étonnant, c'est qu'en examinant au soleil, le conduit auditif, je le trouvai tout aussi libre, tout aussi intact que celui de l'oreille opposée, tel enfin que je l'avais laissé la veille après l'opération.

Cette observation qui paraît avoir été recueillie par Itard, est tout aussi incomplète que celles dont j'ai parlé déjà ? — En quel état se trouvait la membrane du tympan, etc.

85e Observation. — Un maçon, nommé Pierre Dévin, âgé de trente-six ans, devenu sourd de l'oreille droite, à la suite d'une *otorrhée*, qui avait duré plusieurs années, s'apercevant que l'oreille gauche s'affaiblissait à son tour, se décida à réclamer les secours de l'art et me fut amené par une de ses parentes, que j'avais guérie d'une pareille infirmité. Cet homme avait eu, au col, dans son bas âge, des tumeurs scrofuleuses qui avaient suppuré et une teigne, dont on ne l'avait pu guérir que par la calotte de poix. Devenu bien portant et robuste à l'âge de la puberté, il n'avait éprouvé depuis d'autre maladie que celle qui avait attaqué l'oreille droite.

L'écoulement s'était établi après une violente douleur dans le conduit et n'avait cessé qu'au bout de cinq ans, après avoir entraîné au dehors les osselets de l'ouïe et détruit complétement l'audition de ce côté.

Peu de temps après, il se déclara dans l'autre oreille des bourdonnements, des démangeaisons et un léger suintement sans douleur; ce qui ne tarda pas à amener un degré de surdité assez prononcé.

J'examinai l'une et l'autre oreille; je trouvai la droite engouée d'une matière blanchâtre et fort dure. Après l'avoir ramollie et en partie enlevée par une douche d'eau chaude, je fis l'extraction de ce qui restait. Le conduit, ainsi nettoyé, ne m'offrit aucune trace de la membrane du tympan. Ce canal ne formait avec la caisse qu'une cavité continue, tapissée par une membrane rougeâtre et fongueuse. Cependant l'organe, débarrassé des matières qui l'engouaient, reprit assez de sensibilité pour percevoir quelques sons d'une manière confuse. L'oreille gauche, examinée à son tour, m'offrit vers le fond du conduit un tubercule arrondi, baigné d'une matière puriforme et que je reconnus pour la partie saillante d'une excroissance polypeuse. J'en fis à l'instant même la ligature, au moyen de laquelle je n'eus pas de peine à l'arracher complétement. C'était un corps arrondi, un peu allongé et terminé par un pédicule, qui se trouvait heureusement compris dans la ligature.

L'extraction faite, l'audition fut déjà un peu moins dure. En examinant de nouveau le conduit, je ne fus point surpris de n'avoir obtenu que cette légère amélioration : il était tellement rétréci, surtout au fond, par le boursouflement de la membrane, que ses parois étaient presque en contact et qu'il était impossible d'*entrevoir la cloison* tympanique. Je portai dans cette partie du conduit, un cylindre très-effilé de pierre infernale et je l'appuyai fortement dans tous les sens. L'oreille flua abondamment pendant deux jours, au bout desquels Dévin vint me revoir.

Il entendait beaucoup mieux ; le canal était plus ouvert et laissait entrevoir la membrane du tympan qui paraissait phlogosée. Pour la garantir de l'action du caustique, je poussai dans le fond du conduit un très-petit bourdonnet de coton et j'y soufflai ensuite de l'alun calciné au moyen d'un tuyau de plume, chargé de cette poudre. Cette application, renouvelée chaque jour avec la même précaution pendant une semaine, dégagea complétement le conduit, tarit l'écoulement : enfin l'ouïe se trouva parfaitement rétablie. Dans la crainte que l'otorrhée ne récidivât, ce qui est fort ordinaire, je conseillai à cet homme d'assurer sa guérison par un cautère à la nuque.

86e Observation. — Une de nos sourdes-muettes avait depuis son enfance *un écoulement très-abondant par l'oreille droite.* En l'examinant avec soin, j'entrevis à l'entrée du conduit auditif une tumeur polypeuse, que je me proposai d'extraire, dans le seul espoir de tarir cet écoulement fétide.

L'opération faite, je trouvai le conduit rempli de carnosités, que je détruisis en quelques jours, avec la pierre infernale et l'alun, de la manière indiquée dans la précédente observation.

Cependant, quoique le canal se trouvât désobstrué par ce moyen, il me fut impossible de distinguer la membrane.

Je trouvai à sa place, dans le fond du conduit, de petits bourgeons fongueux semblables à ceux qui remplissaient le méat auditif. J'osai les attaquer avec le muriate d'antimoine, dont j'enduisis légèrement l'extrémité d'une allumette. La douleur ne fut pas très-vive, mais il résulta de cette application une suppuration fort abondante. Je laissai s'opérer le dégorgement des parties cautérisées et je me proposais d'en achever la destruction, quand je m'aperçus que la membrane propre du conduit se couvrait de nouvelles fongosités. Je remarquai de plus que malgré l'ablation du polype et la destruction de presque toutes les excroissances qui occupaient le fond de l'oreille, l'écoulement n'avait subi aucune diminution, ce qui m'en fit regarder la source comme très-profonde, et résultant de quelque *altération de l'oreille interne*: en conséquence, je renonçai à toute tentative ultérieure de guérison.

Au bout de quelques mois, le conduit fut de nouveau obstrué par des végétations de la membrane, et une nouvelle tumeur de la nature des polypes remplit l'ouverture de l'oreille.

J'ai cité cette observation, dit Itard, comme un exemple de la dégénérescence fongueuse qui s'empare quelquefois de l'organe auditif.

L'observation suivante d'Itard et la dernière du chapitre, est un fait d'oblitération du conduit auditif, par une fausse membrane congénitale. — Ce fait ne doit donc pas figurer ici.

Après Itard, nous arrivons par ordre chronologique, aux mémoires du docteur Deleau ; mais on y trouve seulement les quelques mots suivants, dans un tableau (1) :

« On parvient à enlever ces productions qui nuisent considérablement à l'audition ; mais il faut beaucoup de dextérité. »

Voyons maintenant ce que Kramer entend par polypes de l'oreille (2) :

« Dans l'inflammation catarrhale du conduit auditif (avec flux mucoso-purulent) on voit se former des tuméfactions partielles de la peau du conduit qui souvent prennent assez de développement pour constituer des excroissances charnues. — Quelquefois, elles prennent la forme pédiculée et constituent de petits *polypes* ; d'autres fois, elles ont une large base, s'élèvent plus ou moins, deviennent hémisphériques ; elles s'endurcissent, prennent la consistance *cartilagineuse, osseuse* même. » — Ainsi donc voici une première variété de polypes du conduit auditif.

« Dans le premier cas (3) on peut les lier, les couper, et détruire ainsi l'écoulement du pus qui l'accompagne, ainsi que la surdité et les autres accidents. Cependant, même alors, la guérison radicale est souvent très-difficile ; la racine subsiste et donne lieu à la reproduction de la maladie. — Les polypes à large base, insensibles et qui ne saignent que difficilement, sont également difficiles à guérir. »

Kramer a vu un de ces malades qui avait un polype fort remarquable (4). « Ce corps charnu, longuement pédiculé, ressemblait à une stalactite qui descendait de la partie supérieure du méat. Il était inséré près du tympan et offrait tant de dureté qu'il résistait au tranchant du bistouri. »

87e Observation (5). — Une jeune personne de quinze ans, d'une constitution délicate, est affectée depuis plusieurs années d'un *écoule-*

(1) *Tableau des maladies de l'oreille*, par le docteur Deleau.
(2) Kramer, p. 104.
(3) P. 109, op. cit.
(4) P. 117.
(5) Kramer, p. 126.

ment muqueux de l'oreille droite. L'ouïe de ce côté est un peu faible et il y a de temps en temps de légers bruits. L'écoulement est inodore et l'intérieur du méat paraît sain, *jusqu'auprès du tympan*, où l'on trouve une sorte d'*excroissance rouge*, assez large et qui fait saillie dans le fond du conduit. Ma montre n'est entendue de ce côté qu'à 2 centimètres. L'autre oreille est excellente. En cherchant à explorer cette tumeur, le sang coule en abondance, ce qui diminue beaucoup son volume; elle paraît alors flasque, vide, sous la forme d'une bande assez étroite. Je la saisis avec une petite pince et l'enlevai par fragments, puis je desséchai la partie au moyen d'applications saturnines. Alors la même montre s'entendit à 20 centimètres et cette surdité dut être attribuée à un épaississement notable de la membrane du tympan. Cette altération était le résultat de l'espèce de fluxion inflammatoire, qui existait dans l'oreille depuis tant d'années.

88e Observation (1). — M., âgé de quarante-six ans, éprouve depuis six mois, un affaiblissement notable de l'ouïe du côté droit; cette oreille est en outre le siége d'un *écoulement abondant et fétide*, mais il n'y a pas de bruits anormaux. Le malade n'avait rien fait jusque-là. J'examinai le conduit auditif et je le trouvai rempli par un polype qui s'insérait *latéralement*. Il était très-rouge, fort douloureux au toucher. Le malade éprouva aussitôt des vertiges, des vomissements; il ne pouvait plus tenir sa tête droite. Je fis appliquer des sangsues autour de l'oreille, on la couvrit de fomentations émollientes, et bientôt l'écoulement reparut.

Les accidents cessèrent avec le retour de l'otorrhée. Bientôt le polype prit un accroissement considérable; il survint de vives douleurs dans le conduit; la tête semblait entourée d'un cercle qui la comprimait et le malade était incapable de se livrer à aucun travail. Je saisis alors le polype avec des tenettes; je le tordis et je l'arrachai. Cela donna lieu à un écoulement de sang très-abondant; mais aussi les douleurs qui tourmentaient le malade cessèrent à l'instant même. Sous l'influence des applications saturnines, la racine du polype se flétrit, mais l'ouïe resta mauvaise, ce qui dépendait de l'épaississement de la membrane du tympan.

Comme on le voit, Kramer a négligé de préciser le point d'implantation.

Dans les observations précédentes, Kramer a décrit des polypes, qui, selon lui, naissent dans le conduit auditif proprement dit.

(1) Kramer, p. 126.

Mais, d'après le même auteur, ces productions peuvent également se développer sur le tympan à la suite des phlegmasies aiguës (1).

« S'il y a des polypes attachés au tympan, et s'ils ont, comme cela est habituel, un court pédicule, on doit les enlever au moyen d'un couteau mousse, etc., quand le tympan est couvert de petites excroissances charnues du volume d'une lentille, on doit les attaquer avec le nitrate d'argent. Il est certain que ces petits polypes sont très-difficiles à détruire. Quand au contraire ces corps charnus sont blanchâtres, insensibles, durs, à large base, on doit s'abstenir de tout traitement. Les polypes qui se développent sur le tympan donnent lieu à une si grande altération de texture, que cet organe, même lorsqu'il est débarrassé de ces végétations charnues, ne peut recouvrer les propriétés nécessaires à l'exercice de ces fonctions.

89e Observation (2). — Un jeune homme de quinze ans est affecté depuis sa première enfance d'*une otorrhée* des deux côtés ; il entend mal et l'on ne sait à quoi attribuer sa surdité. La matière qui sort des méats est très-abondante, épaisse, fétide, et elle n'excorie pas les parties sur lesquelles elle coule. Je constate qu'il y a dans les deux conduits auditifs, une *excroissance charnue*, d'un rouge vif, molle, très-sensible, saignant au moindre froissement.

Le polype de l'oreille droite *recouvre entièrement le tympan;* celui du côté gauche laisse voir une partie de cette membrane, ma montre est encore entendue à 0,25 cent. de chaque côté. Les deux oreilles sont le siége de bourdonnements continuels. J'ai donc cautérisé une ou deux fois par semaine les végétations charnues avec un crayon de nitrate d'argent, et dans l'espace de trois mois, elles ont été complétement détruites, les bruits et l'otorrhée ont disparu et ma montre a pu être entendue à 6 mètres.

Les deux tympans sont d'un blanc un peu opaque, ce qui explique pourquoi l'ouïe n'a pas repris toute sa finesse.

90e Observation (3). — M. est affecté dès sa première enfance de bourdonnements d'oreilles, de surdité, et enfin *d'un écoulement* de pus, par les deux méats. Un chirurgien consulté trouva dans le méat droit un polype qu'il enleva facilement, mais il ne vit pas une autre tumeur analogue plus grosse et qui remplissait le fond du conduit.

(1) Kramer, p. 157.
(2) *Ibid.*, loc. cit.
(3) *Ibid.*, loc. cit.

Comme il y avait des vertiges, de l'insomnie, des nausées, ce chirurgien pensa que ces accidents indiquaient une congestion cérébrale et prescrivit un régime sévère, des saignées, des purgatifs, sans obtenir un bon effet. Le malade était contraint de garder le lit.

Un examen attentif me fit reconnaître autour de l'oreille droite un gros polype arrondi que j'enlevai en partie avec des ciseaux et que je détruisis peu à peu, avec le nitrate d'argent. Les vertiges disparurent promptement et un bon régime rétablit bientôt les forces du malade. Toutes les fois que je touchais la racine du polype avec le petit crayon de nitrate d'argent, cela donnait lieu à des douleurs tellement vives et à un bourdonnement si violent, que je dus renoncer à ce moyen et le remplacer par la solution d'acétate de plomb. Ce topique dessécha la racine et les accidents disparurent bientôt. Deux petits polypes qui s'étaient développés sur le *tympan gauche* furent détruits par le caustique ; mais l'ouïe resta mauvaise. Cela dépendait d'une opacité et d'un épaississement de cette membrane, deux altérations qui sont la conséquence du développement de ces polypes.

Ainsi, comme je viens de le prouver par les citations précédentes, Kramer n'admet que deux espèces de polypes de l'oreille:

1° Les polypes du conduit auditif;

2° Les polypes du tympan.

M. H. Valleroux (1) admet deux sortes de polypes : 1° Les polypes muqueux ; 2° les polypes fibreux. Mais il ne précise point leur origine et leur point d'implantation. Contrairement à Itard, qui pense que le polype précède quelquefois l'écoulement du conduit, cet auteur croit avec Rust, Krukemberg et Kramer que l'inflammation préalable des parties où il prend racine est une condition nécessaire à son développement, ce qui est conforme à l'observation.

J'arrive au mémoire du docteur Bonnafont (2) ; il renferme des considérations théoriques plus ou moins erronées, et une seule observation ; je vais la reproduire en entier :

91e Observation. — M. B..., préfet d'un département du Midi, vint nous consulter, au mois de juin 1843, pour un polype qu'il avait depuis longtemps à l'oreille droite, lequel avait été opéré trois ou quatre fois infructueusement depuis deux ans. L'écoulement puriforme était très-abondant, et lorsqu'il cessait accidentellement de couler, les douleurs

(1) *Traité des maladies de l'oreille.* Paris, 1846.
(2) *Mém. sur les polypes de l'oreille.* Paris, 1851.

d'oreilles et de la tête devenaient parfois intolérables. Après avoir examiné la position du polype et son point d'insertion, qui avait lieu tout près de la membrane du tympan, nous conseillâmes l'opération immédiate et nous insistâmes d'autant plus sur l'urgence, que la membrane du tympan était encore intacte, et que le nerf acoustique de ce côté avait conservé toute sa sensibilité, ce que nous prouvèrent les expériences du diapason, ainsi que celle d'une montre appliquée sur la surface du crâne. Je dis à M. B..., que s'il différait trop de se faire opérer, il pourrait arriver que ce polype détruisît la membrane du tympan, et que, par suite, le nerf perdît tout ou partie de sa sensibilité. Soit manque de temps, soit que le malade ne voulût de nous qu'un simple avis, je ne le revis plus. Un an après environ, en rentrant chez moi, à minuit, je trouvai une voiture et deux personnes qui m'attendaient avec impatience pour aller voir M. B..., horriblement souffrant depuis quelque temps, par suite de son mal d'oreille qui l'avait obligé de quitter précipitamment son département, pour venir chercher quelque soulagement à Paris. Déjà MM. Cloquet, Trousseau et Chomel avaient été consultés, sans que les douleurs se fussent améliorées.

A mon arrivée, je trouvai le malade assis sur son lit, tenant sa tête avec les deux mains et étouffant des cris de douleur; il lui semblait, disait-il, que sa tête éclatait du côté de l'oreille malade; en outre, depuis plusieurs jours, l'estomac rejetait toute espèce d'aliments et même de boissons. Pressé par la douleur, le malade se levait, courait dans sa chambre en criant, et semblait être en proie à un accès de délire furieux. Après bien des instances et du temps, nous parvînmes à obtenir de lui un peu de tranquillité pour examiner son oreille, de laquelle s'écoulait une suppuration rougeâtre extrêmement fétide. Notre petit spéculum placé, et le méat auditif détergé, nous aperçûmes au fond du conduit le sommet d'un polype dont l'aspect rouge, lisse et luisant témoignait qu'il occupait toute la capacité de ce tube, dont les parois exerçaient une pression sur lui. Sans rien dire au malade ni aux assistants, j'enfonçai la pointet rès-aiguë d'un stylet dans le polype, à l'effet de provoquer une légère hémorrhagie et d'obtenir ainsi son dégorgement; le sang qui s'échappa de l'oreille ayant effrayé les personnes qui m'entouraient, je dus prolonger ma visite afin de les rassurer. Du reste, cette ponction légère ne tarda pas à produire des résultats satisfaisants; car deux heures après, le malade, quoique souffrant encore, put néanmoins rester couché et goûter un peu de sommeil, ce qu'il n'avait pu faire, depuis plusieurs jours, malgré les narcotiques qu'on lui avait fait prendre.

Le lendemain ce mieux avait cessé, et les douleurs étaient devenues aussi intolérables. A notre première visite, que nous fîmes avec un des médecins que nous venons de nommer, ayant parlé de l'extraction du polype comme de l'indication la plus pressante à remplir et la seule qui pût mettre un terme à une série de symptômes si alarmants, nous décidâmes que nous ferions un appel aux sages conseils de plusieurs vétérans de la science. En conséquence, une consultation, composée de MM. Chomel, Jules Cloquet, Trousseau, Pasquier et nous, eut lieu le soir même, laquelle, après examen du malade et des symptômes qui semblaient annoncer une lésion grave des méninges, décida qu'il pourrait y avoir quelque inconvénient à pratiquer une opération douloureuse dans une région si rapprochée du cerveau, et qui avait tant de rapports avec celui-ci et avec ses enveloppes. Le traitement, dirigé exclusivement contre la méningite, fut loin d'apporter aucune amélioration dans l'état du malade. Pendant les quatre ou cinq jours qui le suivirent, les symptômes devinrent même si graves et si alarmants, qu'ils donnaient des craintes très-sérieuses sur l'issue de la maladie.

Une seconde consultation eut lieu ; et cette fois, après bien des hésitations que justifiait assez l'état du malade, l'opération fut décidée. M. B... la réclamait à grands cris depuis la veille. Le conduit auditif, étant dilaté par le spéculum et bien éclairé au moyen de notre appareil otoscope, nous glissâmes dans le conduit la pince bivalve (pl. 1, E), et aussitôt que le polype fut engagé dans l'évasement des deux becs de l'instrument, nous pressâmes la canule mobile avec le pouce, et le polype fut ainsi écrasé. La douleur qui résulta de cette pression, très-vive d'abord, diminua sensiblement et devint au bout de quelques minutes très-supportable. Une assez grande quantité de sang s'écoula aussitôt de l'oreille; et, afin de produire un écrasement plus complet de la tumeur, nous ôtâmes le manche de l'instrument, et laissâmes attachée au polype la pince avec sa canule. Comme le plus léger mouvement de la pince provoquait des douleurs très-vives dans l'oreille, nous nous gardâmes bien d'exercer aucune traction sur la tumeur. Tout ce que nous voulions obtenir, c'était son dégorgement, afin de juger de l'influence qu'il exercerait sur les symptômes. Nous retirâmes la pince au bout d'une demi-heure, et nous recommandâmes de faire des injections dans l'oreille avec une décoction de tête de pavot. L'opération fut pratiquée à onze heures du matin. A quatre heures, nous revînmes : nous trouvâmes notre malade dans son lit, fort calme relativement, et ayant pu trouver une heure et demie de sommeil. Le soir il put prendre et garder un peu de bouillon ; et la nuit, bien qu'agitée, le fut néanmoins beaucoup moins que les précédentes. Mais le matin, sous l'influence de la toux et du moucher, un amas de matière très-infecte fut chassé de l'oreille par l'action de l'air qui avait été poussé par la trompe d'Eustache dans la caisse du tympan. L'expulsion de ces matières qui engorgeaient probablement toute la cavité du tympan produisît presque instantanément un soulagement très-sensible.

Le lendemain, le malade n'éprouvait que des douleurs fort légères et put rester levé une grande partie de la journée, mangea passablement et surtout sans que l'acte de la mastication produisît aucune douleur à l'oreille, comme cela avait lieu avant l'opération.

Depuis ce jour, l'état du malade ne fit que s'améliorer, et un mois après, il ne restait plus qu'un faible écoulement de l'oreille, que de légères cautérisations secondées par des injections astringentes firent disparaître *presque complétement*. Il y a maintenant six ans que M. B... a été opéré, et la guérison continue sans que le plus léger accident soit venu en troubler la marche.

Comme on vient de le voir, l'écoulement ne disparut qu'*incomplétement* : or, selon nous, ce flux, étant la cause des polypes, la maladie était palliée et non guérie.

Je dois, en terminant cette partie de mon sujet, présenter les opinions de deux auteurs anglais contemporains, qui ont écrit sur la matière :

« Les tumeurs morbides appelées polypes, dit Wylde (1), sont une complication fréquente de l'otorrhée : ces tumeurs peuvent se montrer à toutes les périodes de l'écoulement, vers la fin du premier mois d'une otite, accompagnée de perforation du tympan; ou dans l'inflammation catarrhale chronique, le tympan restant intact. Quant à leur forme, elle varie beaucoup ; tantôt les polypes ressemblent à un pois fendu, tantôt ils remplissent entièrement le conduit auditif et sortent à l'extérieur ; mais quelquefois ils sont si petits et si bien cachés au fond du méat, qu'ils peuvent échapper à la vue. Un écoulement plus ou moins considérable les accompagne toujours et les engendre assez souvent : ceux qui ne proviennent point d'une inflammation ou d'un écoulement, sont de simples racines morbides, pédiculées, blanchâtres, insensibles, et je les crois extrêmement rares.

« J'ai employé le plus souvent, ajoute Wylde, les mots de polypes ou de fungus, pour dénommer ces excroissances morbides, résultat de l'inflammation et d'une otorrhée longtemps prolongée. Par fungus cependant, j'ai voulu désigner plus particulièrement ces masses granuleuses et vasculaires qui se développent sur un os malade ou après la destruction de la membrane du tympan.

(1) *Practical observations on aural Surgery*. 1853, p. 415.

« Les polypes, au contraire, sont pour la plupart confinés à la portion glandulaire du conduit auditif, à la membrane du tympan et sont attachés par des racines plus étroites que le fungus.

« Huit fois sur douze, ces polypes naissent des glandes cérumineuses ; ils sont généralement simples ; cependant, j'en ai vu quelquefois deux attachés à deux points du méat : ils peuvent coexister avec l'état granulaire de la membrane du tympan, ou avec des végétations fongueuses nées de l'oreille moyenne. Dans les cas de perforation du tympan, un polype sort de la cavité du tympan et passe par l'ouverture de la cloison ; sa forme est alors celle d'un clou ou d'un champignon étalé à la surface de cette membrane. Ainsi donc, Wylde admet trois espèces de polypes relativement à leur siége :

1° Polypes du méat ;

2° Polypes du tympan ;

3° Polypes ou fungus de la caisse. »

Les polypes du méat ont été admis par tous les auteurs ; ceux du tympan ont surtout été vus par W. Kramer. Quant aux polypes ou fungus de la caisse, leur existence a surtout été bien constatée par Itard : mes dissections et mes propres observations sont également dans le même sens. — Mais, dès ici, nous devons enregistrer une opinion favorable à la proposition que je veux démontrer, c'est-à-dire : « que les polypes sont *une complication fréquente de l'otorrhée* ; » mais Wylde n'a point rapporté d'observations à l'article polypes.

M. J. Toynbee (1) avait déjà cité quelques observations intéressantes que nous allons rapporter :

Pour cet auteur, « les excroissances appelées polypes se rencontrent assez souvent dans le méat externe, et sont généralement le résultat d'une longue irritation de la couche cuticulaire. Le plus souvent les polypes de l'oreille sont attachés au méat membraneux ; mais la surface extérieure de la membrane du tympan peut aussi leur donner naissance, et dans une dissection, j'ai trouvé un polype croissant dans l'intérieur de la caisse.

« Les polypes sont toujours accompagnés d'un écoulement abondant de fluide muqueux ; l'odeur est si désagréable que le malade est souvent obligé d'éviter toute société. »

(1) *On the Treatment of the polypi of the ear* (*Medical Times*, 1852).

J. Toynbee admet donc, comme W. Wylde, que les polypes de l'oreille peuvent siéger dans le méat, sur le tympan ou dans la cavité du même nom. — Mais il ne parle pas de leur rapport avec l'écoulement qui les accompagne : heureusement pour nous, les observations qui accompagnent le travail de Toynbee, sont de nature à lever tous les doutes à cet égard. — Je vais les traduire et les reproduire en entier sous les numéros 92 à 100. Le lecteur pourra ainsi mieux juger la question.

En ce qui est de la nature de ces polypes, Toynbee les divise en trois classes :

1° Les polypes vasculaires ;

2° Gélatineux ;

3° Globuleux vasculaires.

92e Observation. — *Polypes vasculaires près de la membrane du tympan. Chant dans l'oreille. Puissance d'audition diminuée.—Traités avec la potasse ; guérison.* — M. W. J., âgé de quarante ans, me fut envoyé le 21 juillet 1850, par M. Cock de Guy's Hospital. C'était un homme grand, fort et d'une bonne santé. Il raconte que depuis cinq ou six ans, il entendait difficilement de l'oreille gauche ; mais que cette dureté d'audition avait été améliorée en seringuant l'oreille, ce qui en avait fait sortir une quantité considérable de cérumen. Il fut trois mois sans souffrir ; mais ensuite les mêmes symptômes reparurent dans la même oreille. Il trouva de nouveau du soulagement en seringuant de l'eau, mais cette opération fut suivie *d'un écoulement* de très-mauvaise nature, accompagné d'une sensation de chant dans l'oreille. En examinant le méat, je le trouvai plein de matières, qui, après avoir été enlevées, consistaient en mucus gluant, mélangé avec l'épiderme, ce qui donnait à cette matière l'aspect du lait. En examinant le méat, après que le fluide muqueux eut été enlevé, je remarquai qu'il existait un polype d'une couleur rouge. Il était situé assez profondément dans le méat dont il occupait apparemment la partie intérieure, et cachait entièrement la vue de la membrane du tympan. La puissance de l'audition était diminuée de beaucoup. La montre dont je me sers depuis plusieurs années pour mesurer l'ouïe des patients n'était pas entendue, excepté lorsque je l'appuyais à la partie extérieure de l'oreille. Suivant les cas semblables que j'avais vus auparavant, je jugeai qu'il n'était pas nécessaire d'essayer l'enlèvement de cette masse avec des instruments, non-seulement parce que ce polype était d'une nature molle et sensitive, mais aussi dans l'incertitude de savoir où les racines du polype étaient attachées. Je pensai que si elles étaient fixées à la membrane du tympan, l'usage des instruments pour cette opération nuirait à cet organe.

M'étant assuré depuis ce temps, par des dissections, que la couche fibreuse du méat n'est pas interrompue avec la couche laminée de la membrane du tympan, il semble désirable pour cette raison de ne point user de la force pour enlever un polype attaché au voisinage de la membrane du tympan, parce qu'une déchirure du méat peut s'étendre à la membrane du tympan.

21 juillet.—Le caustique fut appliqué à la surface du polype, comme je l'ai décrit précédemment, dans l'espace d'une minute, la partie entière du polype qui pouvait être vue devint d'une teinte livide, et quand l'oreille fut seringuée avec de l'eau tiède pendant cinq minutes, une quantité de petites parties du polype furent amenées au dehors. Le patient se plaignit d'une douleur légère qui disparut entièrement après quelques injections.

Le 22 juillet, le polype est plus petit et moins rouge, l'écoulement du méat copieux. Le caustique fut encore appliqué avec de pareils résultats.

Le 13 août, le polype semble beaucoup plus petit: au lieu de la masse qui, au premier examen, avait l'apparence d'une framboise, il n'y a plus maintenant qu'un petit bouton rond d'environ une ligne et demie de diamètre. Le caustique fut de nouveau employé.

Le 18 octobre, l'écoulement est diminué de beaucoup, son odeur est moins fétide; le polype a presque disparu ; l'audition est beaucoup améliorée.

13 novembre. — Depuis la dernière visite, une lotion composée d'un drachme de tannin dans huit onces d'eau, a été employée deux fois par jour. L'écoulement a presque entièrement disparu et est formé de lamelles épidermiques.

Le seul vestige du polype consiste dans la présence de deux très-petits boutons, gros comme une tête d'épingle. Ils sont attachés à la partie membraneuse du méat, contigus à la membrane du tympan.

29 novembre. — L'injection a été continuée ; le polype a entièrement disparu ; le bruit semblable à des chants a cessé, la surface de la membrane du tympan est dure. La montre est entendue à six pouces de distance.

Cette observation intéressante se résume ainsi :

1° Quoique l'escarrotique fût appliqué à l'intervalle de plusieurs semaines, le polype n'augmenta point pendant ce laps de temps ; mais, au contraire, il diminua graduellement.

2° Avec la destruction du polype, le chant de l'oreille disparut entièrement.

3° L'audition fut recouvrée à une distance convenable.

93e OBSERVATION. — *Écoulement de l'oreille gauche pendant beaucoup d'années, vertiges. — Polype traité par le caustique. — Guérison.* — M. H. C., ministre protestant, âgé de quarante ans, me consulta le 21 avril 1851. Sa constitution n'était pas robuste, il avait passé quelque temps aux Indes. Il a été sourd de l'oreille gauche depuis son enfance, et depuis cette époque, il a continuellement souffert d'un écoulement de mauvaise nature qui avait lieu par cette oreille.

Depuis peu, il souffrait d'attaques, de vertiges, spécialement quand il se levait soudainement de sa chaise. A l'examen, je remarquai un polype rouge assez volumineux pour remplir à demi le méat. Le même traitement fut adopté comme dans le cas précédent; seulement comme le malade demeurait à la campagne, on lui appliqua le caustique trois fois dans l'espace de neuf ou dix jours. Et ensuite, un long intervalle se passa avant qu'on en fît usage de nouveau. Le même résultat cependant fut obtenu; et à la fin du sixième mois le polype disparut entièrement, ainsi que les symptômes de vertige.

Dans un autre cas, un malade âgé de vingt-six ans, avait un polype de l'oreille qui remplissait le méat tout entier; des portions furent enlevées à l'aide de pinces et les restes détruits par le caustique. En pressant sur la partie extérieure du polype, on donnait lieu à des vertiges.

Dans les cas de polypes qui existent avec l'inflammation catarrhale de l'épiderme du méat, il est désirable d'opposer une légère contre-irritation en appliquant du papier à vésicatoires sur les cellules mastoïdiennes, pendant que le polype est traité par le caustique.

Pour enlever l'odeur désagréable de l'écoulement, on doit faire trois ou quatre fois par jour une injection, composée d'une partie de la solution de chlorure de chaux dans douze parties d'eau.

94e OBSERVATION. — *Polypes gélatineux dans l'oreille droite pendant sept années, dans la gauche pendant un an; bruits dans l'oreille droite, vertiges à la pression du polype. Cure par extraction suivie de l'application de l'alun et du chloride de zinc.* — Henriette Wenlock, âgée de cinquante-huit ans, blanchisseuse, forte, assez grasse et d'une bonne santé, à l'exception des symptômes produits par le polype, vint me consulter au commencement du mois d'avril 1850. Elle mentionne que depuis sept ans elle est affectée d'un *écoulement* provenant de l'oreille droite, lequel écoulement n'a jamais cessé. Peu de temps après l'apparition de l'écoulement, un corps rond fut observé à l'orifice de l'oreille gauche et un gonflement apparent bientôt à l'orifice extérieur. Elle souffrait de grands bruits dans l'oreille droite. Ces bruits variaient beaucoup; quelquefois ils ressemblaient à des coups de marteau, ou au carillon des cloches lorsqu'on les sonne très-fort. Quand la surface de la tumeur de l'oreille gauche est touchée, la malade sent des vertiges, et s'il y a continuation, elle s'évanouit et tombe. Elle dit encore que depuis très-longtemps elle entendait si difficilement, qu'elle priait les gens de lui parler très-haut et très-près de l'oreille. A l'examen de l'oreille droite, un polype rond, d'une couleur pâle, et de plus d'un pouce de diamètre, fut remarqué croissant à l'orifice du méat, et en bas, il y avait une autre excroissance de moitié de la grosseur de la première. Je ne trouvai aucun symptôme indiquant une affection de l'os. Je pensai qu'il était préférable d'enlever le polype, et je choisis l'oreille droite pour commencer. L'excroissance maladive fut enlevée avec la plus grande facilité à l'aide d'une pince, de la manière que j'ai décrite plus haut. La malade sentit la douleur du moment mais très-légèrement, et il y eut un suintement de sang de peu de durée. A l'examen du polype, après l'opération, je remarquai que le polype consistait en deux têtes arrondies déjà mentionnées, ayant chacune une seconde masse d'environ la moitié de la grosseur de la première et s'étendant presque aussi loin que les racines ; la dernière était très-étroite, n'étant pas de plus d'une ligne ou d'une ligne et demie de diamètre. La surface de la partie étendue de ce polype fut trouvée couverte d'écailles plates, semblables à celles de l'épiderme ; mais plus près de la racine, des cellules allongées, armées de cils, furent aussi distinguées. Les parties arrondies qui étaient exposées à l'air étaient plus molles et plus blanches que celles qui étaient enfermées, les dernières présentant en quelque sorte une surface ridée.

Le 22 avril, quinze jours après l'enlèvement du polype, j'examinai la partie : l'écoulement était plus considérable que d'habitude, et je remarquai une excroissance arrondie près de la membrane du tympan, et les racines du polype restaient encore. J'ordonnai une solution d'une demi-once d'alun dans deux onces d'eau pour être trois fois le jour injectée.

Le polype de l'oreille gauche fut enlevé, il consistait en un pédicule, un corps et trois têtes arrondies, deux pouvaient être vues à l'orifice du méat pendant son existence.

Le 29 avril, l'audition est améliorée, il y a une légère douleur dans chaque oreille, et aussi quelques vertiges. L'écoulement est moins abondant, mais il est encore d'une odeur très-désagréable. Dans l'oreille droite, les restes du polype se voient attachés à la partie supérieure du méat, près de la membrane du tympan. Dans l'oreille gauche, les racines du polype remplissent à demi le méat. Des gouttes de la solution d'alun sont continuées.

6 mai. — *Oreille droite.* — L'écoulement a cessé. L'audition est améliorée et est encore meilleure après que le malade se mouche. Le polype a entièrement disparu, la membrane muqueuse de la caisse

peut être vue à travers l'orifice de la membrane du tympan. Elle est épaisse et rouge.

Oreille gauche. — Les racines du polype sont dans le même état que la semaine précédente. J'ordonnai d'appliquer à leur surface du chlorure de zinc.

27 mai. — *Oreille gauche.* — Le polype est diminué. — Je fis de nouveau appliquer le chlorure de zinc.

24 juin. — L'écoulement de l'oreille gauche a cessé. Le polype a beaucoup diminué de grosseur. L'air passe à travers la membrane gauche du tympan. La solution d'alun fut continuée, et quinze jours après cette époque le polype avait complétement disparu.

95e Observation. — *Polype gélatineux guéri par extraction.—L'ouïe est améliorée.* — J. W., âgé de vingt-quatre ans, étudiant en médecine, vint me consulter, le 24 octobre 1851, pour une dureté d'oreille tellement grande qu'on était obligé de lui parler à la distance d'un pied à peine de sa tête. Il avait aussi un *écoulement abondant de l'oreille gauche.* Voici son histoire :

Douze ans avant cette époque, il avait eu une attaque de porrigo pour laquelle la tête avait été rasée ; durant cette attaque il était très-sourd des deux oreilles ; mais après cette maladie la surdité se passa complétement. Un an avant l'époque à laquelle il vint me consulter, l'audition devint pénible de l'oreille droite ; et depuis huit mois la gauche faiblissait graduellement. Il avait eu depuis quelque temps des douleurs dans l'oreille gauche, suivies d'un *écoulement* ; lequel écoulement variait beaucoup en quantité et avait une odeur très-désagréable. Il n'entendait ma montre de l'oreille droite seulement qu'à un demi-pouce de distance. La surface de la membrane du tympan était dure, et sa substance opaque.

Oreille gauche. — La montre est seulement entendue quand elle est pressée sur l'oreille. Un polype remplissait le méat et s'étendait jusqu'à l'orifice du méat. Ce polype fut enlevé avec des pinces de la manière déjà décrite et l'audition s'améliora doucement.

96e Observation. — *Polype gélatineux enlevé avec des pinces. — Caustique appliqué aux racines. — Guérison.* — Mademoiselle E. H., âgée de vingt-six ans, me consulta le 14 avril 1851, pour *un écoulement* de l'oreille droite. L'histoire de ce cas, comme on me le détailla, fut qu'à l'âge de seize ans, cette demoiselle eut une fièvre scarlatine accompagnée de douleurs dans les deux oreilles, mais spécialement dans la droite. La douleur dans l'oreille droite fut suivie d'un écoulement qui continua jusqu'à l'époque à laquelle elle me consulta ; à l'exception d'une occasion où cet écoulement disparut pendant quinze jours, ce qui occasionna des douleurs beaucoup plus vives. A l'examen, je remarquai un polype d'une couleur de plomb, il s'avançait jusqu'à l'orifice du méat. On m'observa que ce polype existait quatre mois avant qu'on vînt me consulter. La pression occasionnait toujours des vertiges. Cette croissance était attachée à la partie postérieure et inférieure du méat, près de la membrane du tympan. Je l'enlevai au moyen d'une paire de pinces, et comme les racines avaient de la tendance à croître, j'appliquai une fois le caustique, et elles furent complétement détruites.

97e Observation. — *Polype vasculaire-globulaire. — Écoulement datant de trois ans. — Guéri par une solution de la liqueur de plomb.* — Mademoiselle F. A., âgée de douze ans, d'une constitution assez faible, me fut amenée, le 30 mars 1850. La mère raconte que depuis plusieurs années, l'audition est dure de l'oreille gauche et que cette difficulté d'audition s'est tellement accrue depuis peu de temps, que quand l'oreille droite est appuyée sur un oreiller, la malade ne peut pas entendre même la voix la plus haute.

Durant les trois dernières années, il y eut un écoulement de l'oreille qui était quelquefois très-mauvais, il était parfois d'une couleur noire, spécialement le matin. L'enfant ne se plaignait d'aucune douleur dans l'oreille; mais elle était très-sensible. Parfois il y avait une douleur sur le sourcil gauche, qui s'étendait dans tout ce côté de la tête. A l'examen, je trouvai que la montre, qui était ordinairement entendue à trois pieds de distance, ne l'était seulement que quand elle était appuyée sur l'oreille. A l'aide du spéculum, je remarquai une croissance globulaire de couleur rouge, semblable à un polype, qui masquait la membrane du tympan, à l'exception d'une petite circonférence d'environ une demi-ligne de diamètre qui était tout à fait opaque. — Comme cette croissance ne s'étendait pas loin dans le méat, qu'elle était d'une couleur rouge foncé et sa surface tout à fait unie, elle présentait une apparence très-analogue à celle de la membrane du tympan épaissie, qui aurait été hypertrophiée, au point de faire saillie dans le méat.

La présence de la membrane du tympan fut cependant constatée, à l'aide d'un spéculum : on pouvait entendre l'air entrer dans la cavité tympanique, mais il ne passait pas dans le méat. La petite portion visible de la membrane du tympan fut observée plus blanche et plus tendue quand la cavité tympanique était remplie d'air. C'est pourquoi il était évident que l'excroissance morbide était un polype.

Pour traitement, on appliqua à la surface du polype, trois fois le jour, une solution d'acétate de plomb, et comme je ne devais revoir la malade que deux ou trois mois après, je pensai convenable que cette solution fût moins forte. Elle fut composée de six gouttes de liqueur de plomb et une once d'eau.

18 juin. — L'écoulement avait presque disparu et à l'examen du polype, on voit qu'il était réduit à la grosseur d'une large tête d'épingle. L'audition était améliorée : la montre était entendue à deux pouces au lieu d'être entendue quand elle était appliquée sur l'oreille.

Je n'eus aucune occasion de voir davantage la malade ; mais peu de temps après ma dernière visite, j'appris que l'écoulement avait cessé, et l'audition était tellement améliorée que la malade se considérait comme guérie.

98e Observation. — *Polype globulaire dans l'oreille droite, arraché au moyen d'une pince. — Application de la liqueur de plomb.— Guérison.* — M. A. H., âgé de seize ans, vint me consulter pour la première fois le 13 avril 1850. Les deux tonsilles étaient hypertrophiées, sa santé s'affaiblissait. Voici les renseignements qui me furent donnés :

A l'âge de six ans, il eut une fièvre scarlatine : après cette maladie, l'ouïe était dure et cette dureté d'audition avait augmenté deux ans avant l'époque qu'il vint me consulter.

Il y avait un écoulement de l'oreille droite, depuis dix-huit mois.

Oreille droite. — A la simple vue, on constate un polype à l'extrémité intérieure du méat, croissant à sa partie supérieure près de la membrane du tympan. Ce polype était rouge, globulaire, et sa surface était unie et brillante. Il se composait de cellules rondes, pareilles aux excrétions des inflammations catarrhales de la membrane muqueuse du tympan ; le centre de ces cellules était rendu très-distinct par l'emploi de l'acide acétique. L'air en entrant dans la cavité tympanique, produisit un bruit semblable à une vessie pleine d'air qui se distend soudainement.

La montre n'était pas entendue sur l'oreille ; mais elle était entendue quand on l'appuyait sur la tempe.

Oreille gauche. — La membrane du tympan était dure et sa surface était blanche. L'air passant dans la cavité tympanique, faisait entendre un son semblable à celui de l'oreille droite.

La montre est entendue à un quart de pouce.

17 avril. — Au moyen d'une pince rectangulaire, la partie extérieure du polype fut arrachée, non sans quelque douleur. Une solution d'acétate de plomb dans de l'eau (quatre grains pour une once) fut ordonnée pour en verser dans l'oreille trois fois par jour et un cérat cantharidien fut appliqué sur la nuque.

25 avril. — L'écoulement avait beaucoup diminué et l'odeur désagréable avait disparu. Le polype était diminué d'un tiers, et la membrane du tympan pouvait être vue.

4 mai. — L'état était le même je prescrivis une solution de

chloride de zinc (dix grains pour une once d'eau) : en verser dans l'oreille deux ou trois fois chaque jour.

10 mai. — L'écoulement avait disparu ; l'audition était tellement améliorée que parfois le malade semblait entendre tout à fait bien. — Seulement les racines du polype restaient encore. — Le même traitement fut continué, et le 13 septembre, je vis le malade pour la dernière fois, il était tout à fait bien.

99e Observation. — *Polype vasculaire, détruit par une forte solution d'acétate de zinc.* — Mademoiselle T., âgée de vingt et un ans, d'une complexion blonde, d'une bonne santé, me fit appeler le 13 janvier 1852.

Dix-sept ans avant cette époque, après un abcès qu'elle eut à l'oreille droite, l'audition fut considérablement diminuée sans qu'il y eût aucune amélioration depuis lors. Un écoulement qui durait depuis six mois et qui provenait de cette oreille, continuait sans interruption. A l'examen de l'oreille droite, je remarquai que la montre n'était entendue que quand elle était en contact avec l'oreille ; le méat contenait une quantité considérable d'écoulement muqueux. A l'extrémité intérieure du conduit, se trouvait un énorme polype de coulenr rouge : il était attaché à la partie supérieure du méat membraneux du tympan qu'il masquait entièrement, à l'exception d'une petite portion de sa partie inférieure.

Oreille gauche.—La montre est entendue à un pouce. La membrane du tympan est blanche, semblable à des tendons.

Traitement. — L'oreille devra être injectée trois fois chaque jour, avec de l'eau chaude, et, immédiatement après, avec une solution d'acétate de zinc (40 grains dans une once d'eau) : en verser quatre gouttes dans l'oreille. Une petite portion de papier à vésicatoires devra être maintenue sur chaque région mastoïdienne.

15 janvier. — Il y eut une légère douleur les trois premières fois que la solution fut employée. Hier, la malade se plaignait d'une sensation comme si les oreilles étaient distendues. L'écoulement est beaucoup moins considérable. Le polype est d'une couleur grisâtre ; il saigne au moindre attouchement et il semble arraché partiellement.

19 janvier. — Le polype est plus petit. La malade a souffert une douleur considérable dans l'oreille. La solution est abandonnée.

22 janvier. — La douleur a cessé. Il n'y a aucun écoulement. Le polype a disparu entièrement. La membrane du tympan peut être vue : sa partie supérieure et inférieure est blanche et épaisse ; et à sa partie antérieure, il y a deux petites ouvertures, à travers lesquelles on voit la membrane muqueuse de la caisse, rouge et épaissie. L'audition est

améliorée : la montre est entendue à trois pouces de distance de l'oreille droite et à deux pouces de l'oreille gauche.

J'ai appris plus tard que l'écoulement n'avait pas reparu et que l'audition continuait à s'améliorer.

100e OBSERVATION (1). Un jeune garçon était sujet à des accès de migraine dès le temps de sa première enfance. Vers l'âge de douze ans, on remarqua que son oreille gauche fournissait une certaine quantité de *matière purulente* et que l'ouïe de ce côté était mauvaise. A quatorze ans, on aperçut dans le fond du méat gauche une petite *excroissance fongueuse* que l'on traita par des applications de pommade citrine. L'otorrhée cessa promptement par suite de cette application topique, et il survint un violent mal de tête.

On cessa de faire usage de cette pommade, l'écoulement d'oreille reparut bientôt et la céphalalgie cessa. La même pommade ayant été de nouveau employée, les mêmes accidents se produisirent. On cessa de l'administrer, et l'écoulement revint, mais beaucoup moins abondant qu'avant cette suppression. Au bout de huit jours, il se déclara une céphalalgie considérable, puis de la stupeur et la mort arriva bientôt.

A l'autopsie, on trouva : 1° Les méninges remplies de sang ; 2° un abcès enkysté dans l'hémisphère gauche du cerveau. Le kyste adhère à la portion pierreuse du temporal. Il y a entre le kyste et l'os une ouverture de communication, qui permet au pus de fuser dans les cavités intérieures de l'oreille et d'en sortir par le conduit auditif externe.

101e OBSERVATION (2). — M. Seis, architecte, a été atteint vers l'âge de douze ans, d'une fièvre nerveuse (typhoïde), suivie de surdité, de bourdonnements d'oreilles et d'une *otorrhée abondante*. Ces divers symptômes ont été traités par les bains russes, les eaux thermales de Warmbrunn ; on a même placé un séton à la nuque et le malade l'a porté pendant six mois, sans aucun avantage. La suppuration d'abord abondante, âcre et fétide, est devenue depuis un an beaucoup moins copieuse, elle est presque séreuse et sans odeur. J'ai trouvé le *tympan* droit opaque, *rougeâtre, couvert en grande partie par une excroissance charnue* d'un rouge pâle, plate et à peu près indolente, même au contact de la sonde.

Je crus devoir me borner à un traitement tout à fait local. En conséquence, je touchai les végétations polypeuses avec un crayon de nitrate d'argent ; mais ce caustique détermina de violentes douleurs dans l'oreille gauche, tandis que la droite n'en éprouvait aucune. Cette particularité me fit penser que le polype de l'oreille droite avait

(1) Journal de Sédillot, t. XLV, p. 453.

(2) Kramer, *Traité des maladies de l'oreille*, p. 192.

une texture à peu près cartilagineuse. L'ouïe ne s'améliora pas de ce côté, tandis qu'après un traitement qui dura six semaines, ma montre était entendue à gauche à la distance d'un mètre.

Le traitement ayant été suspendu pendant quinze jours, les végétations polypeuses prirent un tel accroissement qu'elles recouvraient les deux tympans. L'oreille gauche ne pouvait plus entendre ma montre qu'à 2 ou 3 centimètres. L'oreille droite était encore plus affaiblie. Je repris l'usage des caustiques et après un mois de soins assidus, ma montre était entendue du côté gauche, à la distance de 65 centimètres.

Le malade se plaignait de ressentir de ce côté un malaise occupant le fond du méat, une sorte de plénitude accompagnée de bourdonnements et de vertiges. Je me servis de la potasse caustique, mais sans modifier le polype.

Le traitement fut encore suspendu ; mais après quelques semaines, il fallut combattre de nouveau les excroissances charnues qui pullulaient au fond du conduit auditif. Le tympan en était presque complétement recouvert et cette production morbide, rouge et brillante, pouvait être touchée avec la sonde, sans qu'il en résultât de douleurs notables. Les vertiges qui s'étaient développés subitement exigèrent un fréquent emploi des purgatifs ; je fis des frictions sur des régions mastoïdiennes, mais sans beaucoup de succès.

Le chlorure de zinc fut employé comme caustique, pour détruire les végétations, mais sans grands avantages ; aussi j'engageai le malade à ne plus s'en occuper. L'ouïe ne s'améliorait presque pas à la suite de toutes ces tentatives et le motif me parut suffisant pour abandonner la maladie à elle-même.

102e Observation (1). — Un jeune garçon de douze ans éprouva, à l'âge de quatre ans, une surdité considérable qui s'était développée à la suite d'une scarlatine. Un praticien de Copenhague, sans faire attention aux oreilles, déclara que la surdité était de nature scrofuleuse.

En conséquence, il prescrivit un traitement intérieur destiné à combattre et à détruire cette fâcheuse cachexie. On devait instiller de la teinture de myrrhe dans les méats, frictionner la région mastoïdienne avec la pommade stibiée.

Je vis l'enfant dans ces circonstances : je trouvai *deux larges perforations du tympan* et de plus à gauche un *polype plat* très-considérable. Le jeune garçon était du reste parfaitement sain ; et le traitement conseillé ne pouvait avoir aucune influence heureuse sur la maladie locale : la teinture de myrrhe en contact avec les parties enflammées du fond

(1) Kramer, p. 178 et suiv.

de l'oreille, devait hâter le développement des polypes et augmenter l'érosion du tympan.

Kramer, dans cette observation, a oublié de nous apprendre deux choses des plus importantes : 1° s'il y avait écoulement — et cela ne me paraît douteux en aucune façon. Une otite scarlatineuse, terminée par la perforation du tympan, est toujours accompagnée d'un flux plus ou moins considérable ; et j'en ai fourni la preuve au chapitre des otites.

L'oubli de ce symptôme ne peut donc être attribué qu'à une erreur de rédaction, ou à la négligence du traducteur.

2° Mais je ne trouve point non plus dans l'observation, le lieu de l'implantation du polype : peut-être Kramer n'a-t-il pu le découvrir, et dans ce cas, il est permis de croire, d'après ce que l'anatomie pathologique nous a montré, que le polype n'était autre qu'une excroissance développée dans la caisse et faisant hernie dans le méat à travers une déchirure du tympan.

J'arrive à mes propres observations :

103e Observation. — *Otite chronique avec destruction des deux tympans. — Pannus de l'oreille.* — 28 novembre 1854. — B., âgé de soixante-dix ans. Ce malade dit qu'il est devenu sourd dans son enfance à la suite d'un écoulement d'oreilles, et nous raconte l'événement suivant :

A l'âge de huit ans, c'est-à-dire en 1793, il est tombé dans une rivière, et c'est quelques jours plus tard qu'il fut pris d'une douleur violente de l'oreille gauche, avec écoulement purulent, jaune, fétide, abondant. Cet écoulement a disparu en 1853, sous l'influence d'un grand rhume et d'une toux. — Pendant cet intervalle, de 1788 à 1853, il a eu constamment des bourdonnements non-seulement dans l'oreille gauche siége de l'écoulement ; mais encore dans la droite. Ces bruits sont comparés par le malade à ceux d'une machine à vapeur. Du reste, jamais de céphalalgie, et toutes ses autres fonctions et sens sont en bon état.

En 1853, lorsque l'oreille gauche a cessé de fluer pendant le rhume dont le malade fut atteint, l'oreille droite, à son tour, fut atteinte d'un écoulement, mais peu abondant, et qui n'a duré qu'un mois. — Il y a soixante ans qu'il est sourd de l'oreille droite ; mais l'oreille gauche était également dure.

En 1853, la surdité est devenue complète. — Il y a quelques mois qu'il a suivi le traitement du docteur Blanchet (douches éthérées, tous les deux jours), mais sans aucun résultat.

Examen du malade. — Pavillon petit, dur, peu transparent, aplati vers les tempes. — Méats sans cérumen. — Tympans détruits. On ne voit à leur place qu'une surface rougeâtre qui occupe la place de la cloison. C'est une sorte de *pannus*.

Deux injections de potasse caustique étendue. Ce malade n'est pas revenu, mais j'ai appris qu'il se trouvait bien.

104e Observation. — *Polypes doubles de l'oreille.* — Flavie R., âgée de onze ans. Le 23 juillet 1854, cette jeune fille me fut amenée par une de ses parentes ; il y a sept ans qu'elle est atteinte d'un flux d'oreilles considérable, survenu à la suite d'une rougeole régulière. — Son père est mort phthisique, il y a plusieurs années : sa mère vit encore ; elle est bien portante. — Deux sœurs de notre malade ont une belle santé.

État actuel. — C'est une jeune fille d'une taille peu élevée pour son âge, mais cependant assez forte : les cheveux blonds, le teint coloré, la peau fine et blanche, annoncent une constitution éminemment lymphatique : on ne trouve point de traces d'abcès au col, ni d'engorgements ganglionnaires cervicaux ou sous-maxillaires. Toutes les autres fonctions de l'économie sont en bon état.

Signes anatomiques.—Pavillons réguliers et bien conformés ; la suppuration a érodé la peau de la conque et du lobule : après avoir enlevé, à l'aide de plusieurs injections, le pus verdâtre et fétide renfermé en grande quantité dans les méats, on peut constater que les deux tympans sont détruits : de chaque côté existent des fongosités du volume d'un pois rond et s'étendant vers la partie moyenne du méat. — Elles ont bien évidemment leurs racines dans la muqueuse de la caisse. Ces fongosités sont d'un rouge pourpré, très-douloureuses à l'approche du stylet et saignant au moindre attouchement. — Leur base est profondément implantée dans la caisse ; leurs extrémités libres et en contact avec les parois du méat ont l'aspect *muriforme*. Du côté gauche la surface de ces excroissances est rosée plutôt que rouge et leur structure plus franchement cellulo-vasculaire, rappelle tout à fait les bourgeons charnus des plaies granuleuses, en voie de suppuration : le sang en sort aussi facilement que des premiers.

Signes physiologiques. — Surdité complète. — Bourdonnements. — Douleur intermittente. — Depuis que cette enfant est devenue complétement sourde (il y a un mois à peu près), elle parle rarement et par monosyllabes : objet de dégoût et de moquerie, pour les compagnes de son atelier, elle a trouvé dans la commisération d'une tante qui l'a recueillie, un abri temporaire à son infirmité.

Traitement. — Séance tenante, j'emportai des polypes ou fongosités, faisant saillie dans le méat, tout ce qu'il me fut possible d'atteindre avec une pince, à mors plats et étroits : deux injections d'eau froide arrêtent l'écoulement sanguin, qui fut assez abondant, et une injection avec parties égales d'eau et de teinture d'iode iodurée remplace bientôt la première, de chaque côté. — Le liquide est maintenu, dans chaque oreille cinq minutes à peu près, en faisant incliner alternativement l'oreille injectée du côté opposé.

Le traitement général suivant fut prescrit :

1° Prendre tous les matins une cuillerée à bouche de sirop de *ményanthe composé,* dans une tasse d'infusion de racine de gentiane.

2° Tous les soirs une cuillerée de la solution iodurée :

Eau distillée....................	200 grammes.
Iodure de potassium.............	5 grammes.

3° Toutes les deux heures, injecter dans l'oreille (après l'avoir lavée), la mixture suivante :

Eau..........................	60 grammes.
Sulfate de cuivre.................	1 gramme.

Mêlez.

4° Frictionner les régions mastoïdiennes, avec la pommade stibiée. — Suspendre quand l'éruption paraîtra, — et recommencer quand les pustules seront desséchées.

5° Régime tonique : un peu de vin.

25, 26 juillet. — Nouvelle injection iodée.

27. — La montre est entendue à droite à 8 centim. ; à gauche à 9 centim. — (Même traitement.)

7 août. — La suppuration a sensiblement diminué; mais les bourgeons charnus *polypiformes*, semblent avoir une puissance de *repullulation* considérable, — et malgré les injections de teinture d'iode pure, on les voit croître peu à peu.

Alors, je remplaçai les injections iodées, par l'insufflation de cuivre porphyrisé, faite de deux jours l'un. — Ce traitement fut couronné du plus complet succès et dans l'espace de cinq mois, les excroissances avaient disparu avec la suppuration, et l'on ne voyait plus au fond de chaque méat qu'une verrue rougeâtre, de la grosseur d'une petite tête d'épingle : — une ou deux gouttes d'un flux muqueux se voient chaque matin dans l'oreille : mais la mère, craignant que la suppression complète de cette humeur ne vînt à retomber sur la poitrine de sa fille, s'opposa formellement à ce que le traitement fût continué.

105e Observation. — *Polypes doubles de l'oreille.* — Le 10 novembre 1853, un jeune homme, âgé de dix-huit ans, se présenta à ma consultation pour un flux d'oreilles. — Cet écoulement s'est montré pendant la convalescence d'une fièvre typhoïde, il y a quatre ans, et n'a point cessé depuis cette époque. — Du reste, la santé générale est bonne. C'est un garçon lymphatique, assez grand, d'un blond rougeâtre, à peau blanche, parsemée de taches de rousseur : on trouve quelques ganglions engorgés au col et sous la mâchoire ; mais le ganglion auriculaire, que j'appelle sub-lobulaire, n'existe point. Le malade avait eu plusieurs angines tonsillaires et les amygdales sont volumineuses.

Etat local. — Les pavillons sont bien conformés; les deux méats sont remplis d'une suppuration fétide, verdâtre et abondante.

Une injection d'eau tiède permet d'examiner les conduits auditifs dans toute leur étendue. — Des deux côtés on ne voit plus la membrane du tympan ; mais à sa place et se détachant de la paroi interne de la caisse, on voit deux excroissances polypiformes rougeâtres et fongueuses du volume d'un pois. Leur partie profonde est largement implantée ; l'extrémité libre qui fait saillie dans le méat est granuleuse et donne une certaine quantité de sang, quand on vient à l'explorer à l'aide d'un stylet.

Quant aux symptômes physiologiques, nous trouvons que le malade n'entend pas la montre au contact ; la voix n'est perçue que dans ses notes les plus élevées et quand on crie près de l'oreille. — Bourdonnements à timbre grave, continuels. — Peu ou point de douleur. — En examinant la gorge, je trouvai des amygdales volumineuses et chroniquement enflammées. Convaincu que les phlegmasies tonsillaires et pharyngées ont la plus grande influence sur celles de la trompe et de la caisse, je résolus de commencer le traitement local par l'ablation des amygdales. En conséquence, le 20 novembre, je pratiquai l'ablation des deux amygdales, mais sans amélioration de la surdité.

Après quelques jours de repos, le traitement local et général fut institué de la manière suivante :

1° Tous les jours injection matin et soir d'eau tiède pour nettoyer les méats : immédiatement après, une deuxième injection de teinture d'iode affaiblie (au tiers).

2° Tous les deux jours, je touchais les excroissances avec un petit pinceau imbibé de teinture d'iode pure.

3° Matin et soir, une cuillerée de la solution iodurée (10 grammes d'iodure de potassium pour 200 grammes d'eau distillée) ; dans une tasse de tisane de gentiane.

4° Frictions avec la pommade stibiée derrière les oreilles.

Après quinze jours de ce traitement, les excroissances commencèrent à s'affaisser et à diminuer de volume. La montre était entendue à 2, 3 centimètres de chaque côté.

Vers la fin de février 1854, l'amélioration fit des progrès rapides : es végétations fongueuses furent complétement détruites, la suppuration tarie ; les bourdonnements avaient cessé ; les battements de la montre étaient perçus à un demi-mètre de chaque côté.

Il était curieux de s'assurer si l'on retrouverait des traces de la cloison tympanique. La circonférence paraît normale ; mais vers le centre et à la partie inférieure de la membrane, on peut constater à droite une perforation assez large pour admettre une grosse tête d'épingle.

A gauche, une plaque blanche se voit dans le même endroit, et l'on se demande s'il n'y a pas eu là une perforation qui s'est cicatrisée. L'aspect blanchâtre, comme leucomateux de cette portion du tympan, rappelle bien les cicatrices de la cornée, quand son tissu a éprouvé une perte de substance. Les deux trompes sont perméables à la douche d'air qui s'échappe en sifflant du côté droit, où la perforation existe encore.

Depuis cette époque, j'ai revu ce jeune homme plusieurs fois, et il a continué le traitement général, plus de six mois après sa guérison, pour éviter toute rechute. L'ouïe s'est même tellement améliorée, que ce pauvre garçon devenu, soldat, regrettait amèrement que sa guérison fût arrivée avant l'époque où le sort pouvait l'appeler sous les drapeaux.

106e Observation. — *Polypes doubles de l'oreille.* — Un jeune garçon de quinze ans me fut présenté le 5 mai 1853, pour être traité d'un flux abondant par les deux oreilles.

Sa mère raconte qu'à sept ans, il fut atteint d'une fièvre typhoïde grave, pendant laquelle se manifesta la surdité qui dure encore aujourd'hui. — Cette femme ne peut trop préciser le traitement mis en usage pendant la fièvre typhoïde ; cependant elle se rappelle que plusieurs purgatifs ont été administrés. — La maladie et la convalescence n'ont pas duré moins de deux mois. — Et c'est à peu près vers cette époque, qu'à la suite de douleurs violentes dans les deux oreilles, un écoulement de pus brun et fétide apparut presque en même temps de chaque côté : comme la surdité n'avait point été améliorée pendant la convalescence, la mère pensa que le flux abondant survenu aux oreilles apporterait quelque soulagement à cette infirmité. — Aussi, pour tout traitement, de simples lotions d'eau de guimauve furent pratiquées de temps à autre et dans un simple but de propreté.

Depuis sept ans, aucun autre moyen n'a été employé. Voici l'état actuel :

C'est un garçon assez grand, d'un blond châtain, sa peau est blanche et colorée au visage ; il y a quelques ganglions engorgés au col et sous les mâchoires; mais on ne trouve point de cicatrices d'abcès froids. — Toutes les autres fonctions sont en bon état.

Etat local. — Les pavillons sont bien conformés; un écoulement médiocrement abondant remplit les méats. — Après avoir pratiqué une injection d'eau tiède, on peut constater que les tympans sont détruits; deux excroissances fongueuses, d'un blanc rose, indolentes, occupent le fond du conduit. Le stylet, en les circonscrivant, permet de reconnaître qu'elles ne sont point attachées aux parois du conduit, mais qu'elles viennent de la caisse : un noyau de cerise peut en donner l'image assez fidèle; leur surface est lisse et luisante et ne donne point de sang.

Signes physiologiques. — Surdité presque complète. — La montre n'est entendue qu'au contact et faiblement. — Point de bourdonnements ni de douleurs.

Séance tenante, j'arrachai avec une pince à mors larges tout ce que je pus de ces deux excroissances : quelques gouttes de sang s'écoulèrent, et immédiatement une injection tiède fut pratiquée, puis je donnai les conseils suivants :

1° Matin et soir, après avoir nettoyé les oreilles, injecter, à deux reprises différentes, la solution iodée et la laisser séjourner plusieurs minutes.

2° Frictionner l'apophyse mastoïde avec la pommade stibiée.

3° Prendre également matin et soir une cuillerée de la solution iodurée suivante :

Iodure de potassium.....	5 grammes.
Eau distillée.............	200 grammes.

et une cuillerée de sirop de ményanthe composé.

4° Régime tonique. — Viandes rôties et vin.

Quatre mois de traitement amenèrent la guérison des polypes et de l'écoulement; mais l'ouïe resta toujours faible et la montre n'était entendue qu'à 4 centimètres du côté droit, et 5 à gauche. — Les trompes étaient perméables à la douche d'air; mais en examinant le fond du conduit auditif, on pouvait s'assurer qu'à la place du tympan existait une surface rosée, qui n'était autre chose que la cicatrice des polypes, dont la racine était implantée dans la caisse.

107e Observation. — Un enfant de treize ans, élève de l'école protestante, sise rue des Billettes, ne pouvait suivre les cours, tant sa surdité était intense.

Le 29 juillet 1854, dans une de mes inspections, on me pria d'examiner cet enfant, et sa mère que je fis mander nous donna les renseignements suivants : Il avait eu une fièvre typhoïde à douze ans, c'est-à-dire un an auparavant. Pendant la maladie, les deux oreilles avaient été prises du flux qui dure encore, et de la surdité.

Cet enfant est d'une constitution molle, lymphatique ; il n'y a pas de glandes au col ni de ganglions auriculaires. — L'écoulement des oreilles est peu abondant, mais verdâtre et fétide. — Les deux tympans sont détruits en partie et l'on voit engagées, à travers la perte de substance, deux excroissances rouges, lisses, grosses comme un petit pois. — La montre n'était entendue qu'au contact. — Point de douleurs ni de bruit.

Le traitement précédent, continué pendant deux mois, fit disparaître les polypes naissants et l'écoulement. — La montre était alors entendue à 0,17 centimètres des deux côtés.

108e Observation. — *Rougeole. — Flux d'oreilles. — Polypes dans les deux oreilles.* — Paul-Émile M..., âgé de treize ans, a eu la rougeole à six ans, en 1847. L'éruption suivit ses phases régulières ; mais pendant la convalescence un flux abondant se déclara par les oreilles et a continué sans interruption depuis lors. — Vers la fin de 1849, sa mère s'aperçut d'une *excroissance* qui se développait dans l'oreille gauche ; elle était près de sortir du méat : son volume, sa forme, sa couleur lui donnaient l'aspect d'une framboise.

2 ans plus tard, l'enfant ayant été mené à l'hôpital Beaujon (1851), le polype fut arraché avec une pince ; mais le chirurgien ne conseilla aucun traitement pour s'opposer à la répullulation.

Aujourd'hui, 15 novembre 1854, cet enfant m'est présenté.

C'est un garçon rouge de cheveux, avec des taches de rousseur dans la figure ; le nez épaté, les lèvres épaisses, la peau fine, sont des indices non équivoques d'une constitution lymphatique ou strumeuse. Il est cependant bien développé pour son âge, n'a jamais été malade avant sa rougeole ni depuis cette époque ; la poitrine est large, point de toux, etc. — Quelques ganglions au col ; l'auriculaire manque.

Etat local. — Les deux méats portent des traces de l'écoulement. A gauche, on trouve le conduit auditif rempli par un polype, plus gros qu'une forte plume d'oie, renflé en champignon à son extrémité libre qui sort du méat ; sa couleur est blanc rosé ; une membrane cuticulaire l'enveloppe de toutes parts ; il est baigné d'un pus fétide. Ce polype, qui est la reproduction de celui qu'on a déjà enlevé, ne ressemble cependant pas tout à fait au premier, si l'on en croit la mère du malade. Celui-là était rouge, granuleux ; celui-ci, au contraire, est blanchâtre, lisse. Cette excroissance n'est point unique : on voit poindre sur ses côtés, au fond du conduit, plusieurs granulations fongueuses, rougeâtres et qui saignent facilement. — Elles naissent de la caisse, avec le polype principal. — Le tympan est détruit. — A droite, cette cloison n'existe également plus ; à sa place on trouve des fongosités, sortes d'excroissances, grosses comme une forte tête d'épingle et baignées dans la suppuration. — Une d'elles, plus grosse, plus ferme, fait une saillie prononcée, se moule déjà sur les parois du méat et nous révèle en un instant par quel curieux mécanisme ces productions végétantes, une fois nées de la muqueuse de la caisse, finissent par grandir en traversant le conduit auditif externe, qui leur sert en quelque sorte de filière et les conduit insensiblement au dehors. A cette époque de leur évolution, le tissu mou, vasculaire et cellulaire, à la fois, dont elles sont formées, ne trouvant plus de résistance, s'étale en formant une sorte de bourrelet ou champignon, à l'orifice du méat. — Du côté gauche, la montre est entendue à 0,01 centimètre ; du côté droit, à 0,06 centimètres. — Point de douleurs ni de bourdonnements.

FIG. 20.

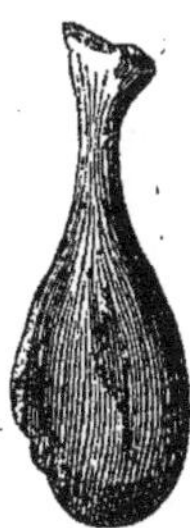

Le traitement suivant est commencé le 18 novembre 1854. — Le malade étant exposé à la lumière du jour, le polype principal (du côté gauche) est saisi avec une pince à anneaux, le plus près possible de sa racine, tordu et arraché : la douleur fut à peine sentie. — Peu ou point de sang. — Injections tièdes.

La figure 20 représente le polype ; il a 3 centimètres de long sur un de large (1).

Le surlendemain, 20 novembre, le traitement général et local est institué :

1° Matin et soir, la solution iodurée. — Le sirop antiscorbutique comme dans les observations précédentes.

2° Insufflation de sulfate de cuivre porphyrisé, à l'aide d'un chalumeau, dans chacun des conduits auditifs, tous les deux jours. — Frictions avec la pommade stibiée derrière chaque oreille.

Le 25 novembre, cet enfant est pris d'une pneumonie qui nous force à interrompre le traitement. — La pneumonie fut traitée par le tartre stibié à dose rasorienne, et pendant l'espace de dix jours que dura cette phlegmasie pulmonaire, l'écoulement fut complétement supprimé.

Vers le 15 décembre, on reprit le traitement pendant un mois à peu près ; à la fin de janvier 1855, les excroissances fongueuses avaient disparu sous l'influence des cautérisations avec le sel de cuivre ; et l'écoulement était réduit à quelques traces d'un suintement séreux, que l'on nettoyait le matin seulement. — Mais l'ouïe n'a pas été sensiblement améliorée.

(1) Je le conserve dans l'alcool.

109e Observation. — *Otite scarlatineuse à droite. Polype de l'oreille droite.*—Le 20 avril 1854, un jeune lycéen me fut présenté par sa mère — qui me donna par écrit les détails suivants : « A l'âge de quatre ans « l'enfant a eu la fièvre scarlatine : cette maladie détermina une fièvre « cérébrale, dont on désespérait, lorsque le huitième jour, il se fit un « écoulement par l'oreille droite : on le traita d'abord par un vésica- « toire à l'oreille, puis au bras ; des injections de sauge : l'huile de « foie de morue. Ce traitement n'a pas diminué l'écoulement qui dure « depuis dix ans. »

État actuel. — C'est un grand jeune homme, bien constitué, aux cheveux châtains, — la peau du visage est très-blanche et semée de taches de rousseur : le nez est épaté ; les lèvres épaisses et pourprées. — La physionomie est intelligente à un rare degré. — Toutes les autres fonctions ou appareils sont en bon état. La gorge est saine.

Les pavillons sont bien conformés : le méat droit est baigné d'un pus brun noirâtre et fétide, en grande quantité. — Après avoir nettoyé le conduit par une injection tiède, je constate que la peau qui le revêt est excoriée, dans plusieurs points : aussi le spéculum n'est-il supporté qu'avec difficulté.

Au fond du conduit se rencontrent deux excroissances polypiformes, du volume d'un pois : mais le stylet permet bientôt de rectifier cette erreur : car la base d'implantation est unique, et a lieu dans la caisse : mais la surface qui proémine dans le conduit est réellement divisée par un sillon assez profond, qui la sépare en deux lobes : couleur d'un rouge violacé ; — sensibilité exquise au contact. — On ne voit pas de traces du tympan. — Cophose complète. — Bourdonnements à timbre grave.

J'arrachai immédiatement la plus grande partie de ces végétations charnues : elles étaient comparables de tous points aux bourgeons des plaies qui suppurent.

Une petite quantité de sang s'écoula ; et après avoir injecté un peu d'eau légèrement tiède, je tamponnai l'oreille droite avec du coton.

Le lendemain il n'y avait plus de suintement sanguin ; mais le conduit était encore plein de pus. — Le traitement suivant fut institué :

1° La solution iodurée (5 grammes d'iodure de potassium, pour 200 grammes d'eau distillée) à la dose d'une cuillerée, matin et soir. — En même temps sirop de ményanthe à la même dose et après la solution ;

2° Bains salés. — Exercice au soleil ;

3° Frictions stibiées de façon à obtenir une pustulisation permanente, derrière l'oreille ;

4° Injections matin et soir avec la solution de sulfate de cuivre — (1 gramme de sel pour 30 grammes d'eau) ;

5° Tous les deux jours, insufflation de cuivre porphyrisé : avec la précaution de mettre ce cathérétique en contact avec les points seulement que l'on veut détruire.

Ce traitement fut continué depuis le 12 avril 1854, jusqu'au commencement de janvier 1855. — Je dois faire observer que ce malade, demeurant très-loin, n'assistait pas régulièrement à mes pansements. — Il est resté une fois quinze jours ; une autre fois, un mois sans venir me donner de ses nouvelles. — Et chaque fois qu'il revenait après ces absences aussi longues, on pouvait constater une recrudescence dans la maladie.

Au mois de janvier 1855, malgré la négligence de ce malade, l'écoulement consistait en un suintement muqueux, sans odeur, exigeant à peine quelques soins de propreté. — Le polype était réduit à la grosseur d'une tête d'épingle et tout semblait annoncer qu'une cicatrice solide allait se former. — La montre était entendue à 0,06 cent. seulement de ce côté.

110e Observation. — *Otite scrofuleuse.—Polypes de l'oreille gauche. — Abcès des cellules, fistules mastoïdiennes.— Hémiplégie faciale correspondante.* — Dans les premiers jours d'avril 1853, un enfant âgé de sept ans, et affecté depuis trois mois d'un écoulement de l'oreille droite, me fut présenté par sa mère : ce flux d'oreille était survenu, à la suite d'un rhume de cerveau (coryza), — sans avoir été précédé, ou accompagné de ces douleurs violentes qu'on rencontre en pareil cas. Depuis cette époque, l'écoulement a continué, tantôt plus tantôt moins abondant. — Il y a un mois, un abcès s'est développé derrière l'oreille : il s'est ouvert de lui-même, au milieu de souffrances assez vives : aujourd'hui, une fistule existe en cet endroit, qui livre passage au pus, en même temps que le conduit auditif. — La mère nous fait encore observer que depuis ce moment, le côté correspondant du visage a subi le changement, ou mieux encore la déformation singulière dont nous constatons le degré le plus avancé : en effet, la joue gauche est comme hypertrophiée : les parties molles qui la composent, projetées en avant, offrent par leur insymétrie, un contraste bizarre, quand on vient à comparer ce côté de la face avec celui du côté opposé. — La commissure labiale est déviée du côté droit : la paupière gauche est immobile, laissant l'œil à découvert, etc. : en un mot, nous trouvons là tous les symptômes d'une hémiplégie faciale.

Quant à l'appareil auditif, il présente les altérations suivantes :

Le pavillon est bien conformé ; le méat droit est rempli de pus verdâtre et fétide qui est enlevé au moyen d'injections d'eau tiède ; vers la partie moyenne du conduit auditif existe une excroissance charnue d'un rouge brun, livide, du volume d'un haricot ; molle, fongueuse, saignante, peu douloureuse. On ne trouve plus de traces de la cloison tympanique. — Un stylet mousse, circonscrit la racine de la tumeur qui paraît être large et tirer manifestement son origine de la caisse. La surdité est complète : point de bourdonnements, de douleur.

On trouve à la partie moyenne de l'apophyse mastoïde, la fistule dont j'ai déjà parlé : c'est un orifice étroit, sinueux et en cul-de-poule, il laisse sourdre quelques gouttes d'un pus brunâtre : le stylet introduit doucement par cette fistule, pénètre bientôt dans les cellules mastoïdiennes et les petites lamelles touchées par l'instrument crépitent et donnent, à la main qui les explore, la sensation d'une multitude de petites fractures. — La mère de l'enfant ne se rappelle pas avoir vu sortir, par la fistule ou le conduit auditif, de petits os.

Quant à la santé générale du petit malade, elle est bonne : ses yeux et ses cheveux sont noirs ; mais la peau est d'un blanc mat et rose au visage ; les ganglions cervicaux et sous-maxillaires sont engorgés ; le ganglion auriculaire manque. — L'enfant ne tousse point, il n'a ni diarrhée, ni fièvre : l'appétit est bon ; l'embonpoint assez prononcé. — En essayant de reconstituer la marche de la maladie, nous avions évidemment sous les yeux une otite catarrhale terminée par suppuration, de la caisse et des cellules, destruction du tympan, abcès mastoïdien : *excroissance polypeuse* ou fongosités développées dans l'intérieur même de la cavité tympanique et des cellules mastoïdiennes.

Le traitement suivant fut commencé le 10 avril 1853 : et, d'abord, pour combattre la diathèse strumeuse :

1° Tous les matins, huile de foie de morue, à doses successivement croissantes — une, deux, trois cuillerées ;

2° Tous les soirs, gouttes de teinture alcoolique d'iode : en commençant par cinq gouttes dans un peu d'eau sucrée et augmentant tous les jours d'une goutte jusqu'à vingt. — Quand l'enfant était arrivé à prendre cette dose, on le laissait se reposer un jour ou deux, et reprendre cinq gouttes et ainsi de suite ;

3° Bains salés (avec 3 kilogr. de sel marin) tous les deux jours, — prolongés pendant une heure ;

4° Des cautères en permanence sur l'apophyse mastoïde (16 ont été appliqués successivement) ;

5° Instillations de gouttes de teinture d'iode pure dans l'oreille, matin et soir, — et d'un jour l'un, je faisais moi-même une injection avec la même liqueur étendue au tiers, par la fistule mastoïdienne ;

6° Régime tonique, — exercice au soleil.

Ce traitement fut continué pendant dix-huit mois sans amélioration bien sensible ; plusieurs esquilles sont sorties par la fistule mastoïdienne. — Au mois de novembre 1854. — Je commençai les insufflations de sulfate de cuivre, dans le conduit auditif, tous les deux jours :

le polype diminua alors sensiblement, avec la suppuration, et disparut complétement dans les premiers jours de janvier 1855.—La fistule mastoïdienne est fermée ; la cophose n'a subi aucun changement; l'hémiplégie faciale est à peine sensible.

111e OBSERVATION. — *Polype, suite d'otite catarrhale interne, abcès de la caisse, avec destruction du tympan à gauche. — A droite, phlegmasie chronique du conduit auditif externe et du tympan.* — Victor F., âgé de cinquante-six ans. — Cet homme est d'une constitution forte d'ailleurs et remarquable par une *acnea rosacea* des plus prononcées. Sa santé avait toujours été assez bonne jusqu'à 1830, époque à laquelle il eut une fièvre typhoïde qui le retint au lit pendant six mois. L'ouïe ne paraît pas avoir été influencée par cette affection. Cependant c'est quelque temps après, à un intervalle que le malade ne peut préciser, que l'écoulement de l'oreille gauche s'est montré. Voici dans quelles circonstances : c'était dans les grandes chaleurs de l'été, le malade était atteint d'un coryza, autant qu'on en peut juger par sa narration. En ce temps-là notre malade servait les maçons, et un jour qu'il avait chaud, il reçut de l'eau sur la tête du côté où l'oreille est aujourd'hui malade.

Quelques jours après cette oreille est devenue dure, une douleur violente ne tarda pas de s'y faire sentir et bientôt, selon l'*expression* du malade : l'oreille se creva et un écoulement fétide, abondant, puriforme se manifesta qui dure encore aujourd'hui. Quelques années plus tard le malade fut atteint de chancres et de blennorrhagie dont il fut traité à l'hôpital du Midi pendant onze jours seulement ; mais le traitement ne fut pas suivi au delà de l'hôpital ; si l'on en croit la narration du malade, la nature de son écoulement d'oreilles a été modifiée par les accidents syphilitiques dont nous venons de parler : ainsi, il croit que son écoulement jusqu'alors très-épais est devenu à cette époque plus séreux, plus fétide, plus abondant. Cette narration ne mérite d'ailleurs qu'une certaine confiance, car nous ne trouvons point dans les accidents de symptômes d'infection générale.

État actuel. — C'est un homme fort, trapu, au visage maculé d'acné. Rien à noter aux fosses nasales, à la gorge : la vue est bonne, l'appareil auditif seul doit par conséquent attirer notre attention.

Signes anatomiques. — Oreille gauche. — Pavillon bien conformé, rougeâtre, excorié par l'écoulement sanieux qui souille ses bords. Des poils nombreux sont agglutinés par le pus à l'entrée du méat.

En exposant convenablement le conduit auditif à la vue, on voit d'abord et sans spéculum une masse rougeâtre, granuleuse, vasculaire qui obture ce canal, sa surface n'est point uniforme, mais grenue, divisée par de petits sillons qui la segmentent et lui donnent l'aspect muriforme. Le moindre attouchement détermine un écoulement sanguin. En circonscrivant le polype avec un stylet il devient notoire que sa base est implantée dans la caisse et non sur les parois du conduit auditif. Il est entendu que le tympan ne peut être reconnu.

Oreille droite.— Pavillon bien conformé, l'oreille doit être pleine de concrétions pelliculaires cérumineuses qui cependant ne l'obstruent pas complétement. On les enlève avec une injection d'eau tiède. Le fond de ce conduit auditif est rougeâtre, la membrane est comme saignante et témoigne des vieilles phlegmasies qu'elle a subies. Le tympan est opaque, bleuâtre et semé de taches blanches.

Signes physiologiques.— Point de douleurs, bruit dans les oreilles à droite comme à gauche, par l'éréthisme ; pas de suffocation.

Traitement. — On enlève immédiatement la masse charnue à l'aide d'une pince à pansement, elle est grosse comme un petit pois. En le faisant souffler la bouche fermée, on voit l'air sortir de la caisse et se mêler au sang qui s'en écoule.

1° Iodure de potassium, 10 gr. ; eau distillée, 200 gr. ; prendre une cuillerée matin et soir de cette solution ;

2° Injection d'eau tiède, quatre fois par jour.

26 mai 1855. — Insufflation dans l'oreille de sulfate de cuivre porphyrisé.

29 mai. — Depuis que le polype est enlevé, l'écoulement puriforme d'une odeur si fétide a disparu.— On ne voit plus qu'une surface plane et rougeâtre, au fond du conduit auditif.— (Insufflation de sulfate de cuivre.) — Le malade accuse une céphalalgie persistante : et comme sa face est très-rouge (acné); une ventouse est appliquée derrière l'oreille gauche aujourd'hui. 31, friction stibiée.

1er juin. — Pustulisation derrière chaque apophyse mastoïde. —Peu ou point d'écoulement : la racine apparaît comme une surface plane, rougeâtre, légèrement chagrinée. — Il entend de ce côté la montre à 0,12.

Le traitement est continué — et le malade, voyant l'écoulement presque tari, suspend le traitement, dans la crainte que l'humeur ne lui retombe sur la poitrine. (*Sic.*)

112e Observation. — *Otite scrofuleuse. Abcès de la caisse. Polype à droite.* — 28 avril 1855. Ce jeune homme, d'une constitution lymphatique, nous est présenté par sa mère qui nous fournit les renseignements suivants :

Vers l'âge de trois ans, quand l'enfant fut ramené de nourrice, on s'aperçut dans sa famille qu'il n'entendait pas ou du moins qu'il ne parlait pas. La nourrice était sourde. Différents médecins consultés à cette époque, Itard parmi eux, pensèrent que l'abolition de l'ouïe chez cet enfant, et le mutisme étaient dus au silence complet dans lequel il avait été élevé pendant trois ans.

Quoi qu'il en soit, cet enfant remis aux soins de sa mère, apprit bientôt à entendre et à parler.

Il n'avait point d'écoulements d'oreilles; — mais, d'après le récit de la mère, il avait les deux incisives supérieures cassées. — D'où la mère conclut que cet enfant était tombé.

Est-il permis de supposer qu'il y ait entre cette chute présumée et le mutisme de l'enfant un rapport de cause à effet. C'est ce que nous ne pouvons résoudre sans nous abandonner à des hypothèses plus ou moins probables, et nous ne voulons point faire d'hypothèses.

Il y a deux ans, c'est-à-dire en 1853, pendant l'hiver, on s'aperçut que cet enfant devenait sourd de l'oreille droite. — Des douleurs se faisaient sentir. Il y avait un peu d'œdème, un peu d'empâtement, et le malade signale l'existence de petites glandes qui n'existent plus.

Ce n'est que quelque temps après qu'on vit apparaître l'écoulement qui dure encore aujourd'hui.

État actuel. — C'est un garçon de 19 ans assez grand, d'une bonne santé habituelle, qui porte quelques-uns des attributs du tempérament lymphatique. On voit sur le menton une plaque d'herpès circiné et quelques écailles au nez. Avant que l'oreille ne fût le siége de l'écoulement, les lèvres étaient habituellement croûteuses. — Les lèvres sont rouges, épaisses, le visage coloré.

La muqueuse du nez ne présente rien de particulier. — La gorge est rouge, les amygdales chroniquement hypertrophiées. — On trouve profondément dans la région latérale du cou des ganglions engorgés à droite.

Les dents sont saines, mais mal entretenues.

Examen local. — Les pavillons sont bien conformés, on trouve dans celui du côté droit des traces d'un écoulement jaunâtre, fétide, abondant. Après avoir enlevé la matière de l'écoulement, à l'aide d'une injection, on trouve ulcérée la peau qui tapisse le méat.

FIG. 21.

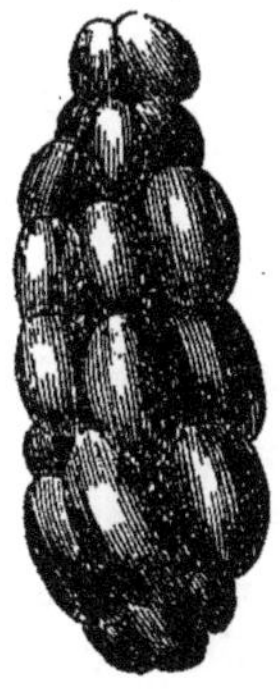

On trouve dans le fond du conduit et arrivant jusqu'à la moitié du méat, une production charnue considérable (fig. 21). — C'est un polype comparable à une grosse cerise et qui distend complétement le conduit auditif; sa surface n'est point uniforme, plusieurs sillons la parcourent dans plusieurs sens, et il en résulte une surface chagrinée, présentant des bosselures et plusieurs points muriformes de la grosseur d'un petit pois rond. — Ce polype saigne avec une merveilleuse facilité; on peut le circonscrire directement avec le stylet et il prend naissance dans la caisse.

Signes physiologiques. — La douleur est intermittente, légère; elle se montre parfois sous forme d'élancements. — Quelques étourdissements; de temps en temps un peu de suffocation. — Un peu de toux. Santé générale excellente, — et quant à la surdité, nous avons déjà dit que le malade entend de ce côté la montre à 0,01.

Traitement. — 1° Sirop de ményanthe. — 2° Iodure de potassium. — 3° Injection avec le sucre de Saturne. — 4° Frictions derrière l'oreille avec la pommade stibiée.

5 mai 1855. — La production charnue est réduite à l'état d'un tubercule rougeâtre que l'on aperçoit au fond de l'oreille. — Aujourd'hui nous constatons la présence des ganglions sous-auriculaire et antitragien. — Insufflation de sulfate de cuivre porphyrisé.

La pustulisation stibiée est très-complète; elle couvre tout le pourtour de l'oreille.

22 mai. — Insufflation de sulfate de cuivre dans l'oreille droite; on ne voit presque plus de traces de ce polype.

24 mai. — Insufflation de sulfate de cuivre.

31 mai. — Les racines du polype sont presque entièrement détruites. Insufflation de sulfate de cuivre.

2 juin, 20°. — Peu ou point d'écoulement, qui paraît réduit à un suintement muqueux. Insufflation de sulfate de cuivre.

19 juin, 12°. — Il y a encore un peu de suintement purulent, et en regardant au fond de l'oreille avec attention on aperçoit un petit mamelon charnu dans l'oreille moyenne. Il y a toujours un peu de suintement; on continue les insufflations de sulfate de cuivre.

3 juillet. — La caisse est bien cicatrisée; on ne voit plus qu'une petite plaque rouge; l'écoulement a presque entièrement disparu.

17 juillet. — Il entend de ce côté à 19 centimètres. Il n'y a plus de suppuration.

31 juillet. — Le malade ne présente plus désormais d'écoulement; la cicatrisation du polype est parfaite, d'un blanc rosé; il entend à 0,70 centimètres du côté droit. — Guérison complète.

§ 2. — Description des polypes.

Causes et anatomie pathologique. — Après cette longue énumération des opinions émises sur le sujet qui nous occupe, et appuyée sur les observations des auteurs eux-mêmes, je serai bref dans la description qui me reste à faire : nous avons en présence deux opinions principales sur les polypes de l'oreille; l'opinion ancienne qui assimile les polypes de l'oreille aux polypes du nez, et l'opinion moderne qui en fait une maladie toute différente.

L'opinion ancienne est erronée et démentie par ce fait : que les polypes du nez se développent spontanément, sans suppuration antécédente et sous l'influence de causes inconnues.

Pour les polypes de l'oreille, au contraire, je ne connais pas un exemple authentique où le polype se soit développé sans avoir été précédé de flux ou suppuration chronique. On trouve cependant dans Itard une observation où l'écoulement précurseur n'est pas mentionné. On en trouve encore une seconde observation du même genre dans Toynbee ; mais ces deux observations sont incomplètes et je crois que l'attention des observateurs n'étant point éveillée sur ce point important, ils ont négligé de rechercher si l'apparition d'une suppuration dans la caisse avait précédé la formation du polype de l'oreille.

Les excroissances charnues ou les polypes de l'oreille se développent presque toujours, je n'ose pas encore dire toujours, à la suite des suppurations chroniques de l'appareil auditif. Ces suppurations se rencontrent le plus souvent à la suite des catarrhes aigus ou chroniques, soit de l'oreille externe, soit de l'oreille moyenne. Les dissections que j'ai faites, m'ont démontré que c'est principalement à la suite des otites chroniques qu'on voit naître ces polypes : que ces otites soient dues à une inflammation franche et légitime de l'oreille externe ou de l'oreille moyenne, ou bien qu'elles soient nées dans le cours d'un exanthème ou d'une fièvre grave.

C'est principalement à la suite des otites qui se développent dans le cours des fièvres graves que les polypes de l'oreille sont fréquents.

Dans le chapitre V, des otites (p. 225 et suiv.), j'ai rapporté dix observations, toutes terminées par l'autopsie ; et dans ces dix autopsies, j'ai trouvé des excroissances charnues quelquefois arrivées à un degré très-avancé, au point d'avoir déjà perforé le tympan et de faire saillie dans le conduit auditif externe, mais d'autres fois elles étaient bien moins développées. On trouvait l'intérieur de la caisse baigné d'un pus sanieux, et la muqueuse hypertrophiée, mamelonnée, avait un aspect chagriné et présentant de petites saillies qui, avec le temps, seraient devenues des polypes, si le malade eût survécu. Voilà ce qu'on trouve lorsque la maladie est seulement arrivée au troisième septénaire, car les malades dont j'ai pu examiner les temporaux avaient tous succombé vers le vingtième jour de la maladie (1). J'ai donc surpris la nature sur le fait au moment où le polype commence à se développer, j'ai pu constater aussi la fin et le résultat de ce travail chez les malades qui viennent chaque jour à ma clinique : chez tous j'ai appris que la maladie était déjà ancienne, et qu'avant l'apparition du polype il y avait eu écoulement de l'oreille. Cet écoulement était lui-même ordinairement la suite d'une fièvre grave, fièvre typhoïde, petite vérole, rougeole, etc.

Mais quelquefois les polypes surviennent non plus à la suite d'une fièvre grave, mais à la suite d'une otite aiguë et franchement inflammatoire ; c'est là une seconde variété de polypes qui produit les mêmes ravages que la première; la suppuration de la caisse, la perforation du tympan, mais ces polypes sont plus faciles à réprimer que les précédents.

Enfin, j'admettrai une troisième variété de polypes, siégeant sur le méat ou sur les parois du conduit auditif externe, et survenant à la suite des phlegmasies du conduit auditif ou du méat : ce sont de petites excroissances charnues, sessiles, sans pédicules, tandis que les précédentes avaient un pédicule très-long et ne faisaient saillie à l'extérieur qu'après avoir traversé tout le conduit auditif.

Si je voulais admettre une quatrième variété de polypes ayant son siége sur le tympan, je dirais que c'est la variété granuleuse et vasculaire de Toynbee. En effet, je possède déjà un certain nombre d'observations d'inflammation chronique de la membrane du tympan et dans ces inflammations on voit se développer, sur le tympan, une espèce de production charnue analogue au pannus de la cornée; appeler cette maladie un polype est à mon sens employer une locution vicieuse. J'aimerais mieux l'appeler pannus du tympan.

Siége. — D'après ce que nous venons de voir, les polypes peuvent, relativement à leur siége, se diviser en trois variétés :

1° Polypes qui se développent dans l'intérieur de la caisse; Ce sont les plus fréquents, la règle.

2° Polypes qui ne viennent que du conduit auditif externe ou du méat;

(1) Fièvre grave.

3° Polypes qui siégent sur le tympan, c'est-à-dire les polypes vasculaires ou le pannus du tympan.

Nature. — Relativement à leur nature, nous ne trouvons point pour les polypes de l'oreille les mêmes divisions que pour ceux du nez. Nous ne trouvons ici que trois variétés, formées d'éléments homéomorphes :

La première comprend des excroissances de forme plus ou moins dure, mais présentant toujours la couleur et la forme des végétations charnues qui poussent sur les plaies et sur les os cariés. Tous ces polypes semblent avoir une même nature, c'est la nature des bourgeons charnus, une nature celluleuse et dans la composition de laquelle on trouve des éléments fibro-plastiques en grande quantité. Je leur donnerai le nom de bourgeons charnus et je les comparerai aux bourgeons qui naissent sur les plaies, à la surface des vésicatoires.

La deuxième variété de polypes comprend les polypes vasculaires qui se développent sur le tympan et que nous avons reconnu être une maladie analogue au pannus de la cornée.

La troisième variété sera le polype cartilagineux qu'on devrait plutôt regarder comme une transformation, une sorte d'enchondrôme.

Par cette discussion, j'ai fait l'anatomie pathologique, les symptômes correspondants et l'étiologie de ces polypes.

Un mot relativement aux symptômes physiologiques :

Symptômes. — Les symptômes fonctionnels des polypes de l'oreille sont d'abord les symptômes des maladies qui engendrent ces polypes. Ainsi, il faut noter en première ligne les symptômes des écoulements d'oreille, du catarrhe de l'oreille externe et de l'oreille moyenne, des otites, et enfin des otorrhées en général.

Nous avons encore pour symptômes fonctionnels la gêne que les polypes apportent aux fonctions de l'oreille, la douleur qui résulte de la distension du conduit auditif. L'altération de l'audition varie suivant le volume des polypes; si le polype remplit tout le conduit auditif, il peut y avoir cophose complète ; si le polype est peu volumineux, la dureté d'ouïe est également peu marquée. Jamais on n'observe ce que nous avons appelé l'excitation de l'ouïe, mais la plupart du temps il y a des bourdonnements, bourdonnements à timbre grave. J'ai fait voir, à propos des productions cérumineuses, par quelle théorie on pouvait expliquer ces bourdonnements. C'est la théorie qui les attribue à la gêne mécanique apportée au passage de l'air dans le condui auditif, mais la théorie qui pourrait faire considérer comme cause de ces bourdonnements l'inflammation des cavités labyrinthiques et de la lame spirale ne me répugne nullement : car dans le plus grand nombre des cas, cette phlegmasie de l'oreille interne peut se démontrer à l'autopsie : et cette lésion suffit à elle seule pour expliquer ces bourdonnements.

Tels sont les symptômes fonctionnels des polypes de l'oreille; les symptômes anatomiques ressortent de ce que nous avons dit de l'anatomie pathologique. Un dernier mot.

Diagnostic. — Si l'on examine l'oreille malade, on voit une masse charnue qui est quelquefois recouverte d'une pellicule mince, et d'autres fois présente une surface saignant au moindre attouchement : et même, lorsque ce sont des végétations vasculaires qui s'étendent du tympan au méat, ces polypes sont constamment le siége d'un suintement de sang et il importe d'en débarrasser le malade le plus tôt possible.

Lorsque le polype est profond, il faudra pour l'explorer se servir du spéculum : le spéculum introduit, s'il y a du pus dans l'oreille, vous la débarrasserez de ce pus à l'aide de quelques injections d'eau tiède; alors vous verrez le polype et vous chercherez à reconnaître sa base d'implantation. Quelquefois il sera très-difficile de reconnaître cette base d'implantation. Dans ce cas, on a conseillé, lorsque le polype est profond, de chercher à circonscrire sa base avec un stylet, mais cette exploration est souvent difficile, douloureuse, et pour reconnaître un polype qui vient de la caisse on n'a souvent que les signes commémoratifs.

Le diagnostic différentiel des polypes est assez facile.

On les distinguera des autres corps étrangers de l'oreille à la différence de forme et de coloration, différence que l'on peut apprécier à l'aide d'une exploration faite avec soin et précédée d'une injection. Un autre caractère distinctif des polypes, ce sera le suintement sanguin qu'on peut déterminer quelquefois en les explorant avec le stylet.

Les concrétions cérumineuses de l'oreille se distingueront des polypes et par leur aspect différent et par la facilité qu'elles ont de se dissoudre sous l'influence d'une injection d'huile ou d'eau tiède, convenablement pratiquée.

Le *pronostic* des polypes de l'oreille est grave. Tous ces polypes ont de la tendance à durer des années. Nous avons vu dans

FIG. 22. FIG. 23.

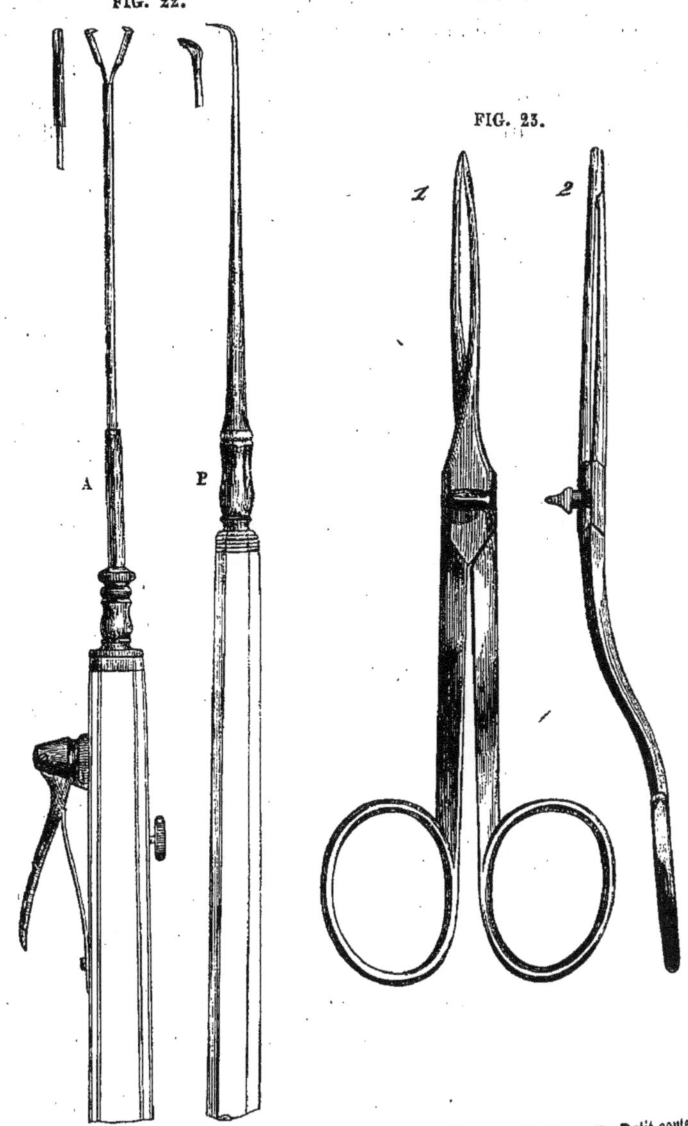

Fig. 22. — A. Pince longue à bascule pour les polypes petits et profonds. — B. Petit couteau destiné à couper le pédicule dans les cas où il présente une grande résistance.

Fig. 23. 1. Pince ordinaire pour saisir le polype lorsqu'il fait saillie à l'extérieur. — 2. Même instrument vu de côté. Ces instruments ont été fabriqués par M. Lüer, dont l'habileté est bien connue.

l'observation de Fabrice de Hilden que la malade portait son polype depuis plusieurs années et qu'il mit trois mois à la guérir. Il faut toujours compter que le traitement durera plusieurs mois.

Quant à savoir si les malades recouvreront complétement l'ouïe, il faut être réservé sur cette question. Sur dix malades atteints de polypes, il y en aura neuf chez lesquels le polype viendra de la caisse, et alors après la guérison du polype l'audition n'éprouvera aucune amélioration, sera perdue ou restera imparfaite. C'est ce qui résulte des observations d'Itard, de Toynbee et des miennes. Quant à Fabrice de Hilden, il dit que sa malade recouvra l'ouïe, mais nous devons observer qu'elle avait toujours entendu d'un côté et qu'il se peut bien qu'après la guérison du polype, l'oreille malade n'ait pas recouvré la faculté d'entendre; or, comme Fabrice de Hilden ne parle pas d'expériences faites pour s'assurer si la malade entendait des deux côtés ou seulement du côté resté toujours sain, on peut supposer que la malade entendait du côté resté toujours sain et pouvait bien ne pas entendre du côté où avait été le polype.

Notons encore que dans une des observations de ce travail et empruntée au journal de Sédillot, le malade mourut d'un abcès au cerveau.

§ 3. — Traitement des polypes de l'oreille.

Quels sont les moyens de traitement à mettreen usage contre ces polypes? On en a préconisé trois principaux : la ligature, l'arrachement, et la cautérisation.

Lorsque le polype siége près du méat et qu'il est peu volumineux, c'est à la cautérisation qu'il faut avoir recours; on la fait au moyen de porte-caustiques, de canules ouvertes seulement sur un de leurs côtés.

Lorsque le polype est volumineux, surtout s'il est profond, il faut d'abord en extraire par l'arrachement tout ce qu'il est possible à l'aide de l'un des instruments placés figures 22 et 23, et cautériser ensuite la racine du polype, avec le sulfate de cuivre en poudre, que l'on insuffle au moyen d'un tube en argent, proportionné à la capacité du conduit qui doit le recevoir.

Toynbee, comme on l'a vu, préfère la potasse caustique, portée dans l'oreille, avec les mêmes précautions.

Scultet employait un petit cautère actuel, etc.

Les observations que l'on a lues plus haut, renferment du reste tout ce qu'il est nécessaire de savoir à ce sujet.

Un dernier mot. Il faut en outre, à ces moyens locaux ajouter un traitement général; par exemple : un *traitement antiscrofuleux*, *antisyphilitique*, *antirhumatismal* si vous reconnaissez une des diathèses strumeuse, syphilitique, rhumatismale; et persévérer longtemps dans l'emploi de ces moyens locaux et généraux pour éviter une récidive.

§ 4. — Résumé statistique des observations de polypes de l'oreille.

Nous venons de décrire trente-trois observations de polypes de l'oreille, empruntées à différents auteurs : Fabrice de Hilden, Leschevin, Scultet, Itard, Kramer, Toynbee, Pelletan, Sédillot, et à notre propre pratique. Nous allons en donner le tableau sommaire avant d'exposer les déductions qui en découlent naturellement.

Sur ces trente-trois observations, l'âge a été noté vingt-sept fois. Le plus jeune des malades avait huit ans et le plus âgé soixante-dix ans, faisant deux catégories : de huit à trente ans et de trente à soixante-dix ans, nous trouvons :

De 8 à 30 ans.............. 20 malades.
De 30 à 70 ans............. 7 malades.

Le sexe a été noté trente-trois fois ; nous avons :

11 femmes ou jeunes filles ;
22 hommes ou jeunes garçons.

Quant à la profession, nous la trouvons mentionnée douze fois, par exemple, celles de maçon, blanchisseuse, étudiant en médecine, ministre protestant, architecte, fleuriste, tailleur d'habits, coiffeur, tapissier et tourneur en cuivre.

Il faut remarquer que sur les trente-trois malades, il y a douze enfants au-dessous de quinze ans et qui se trouvent, par conséquent, dans l'âge où la profession n'est point encore décidée.

La constitution a fixé également mon attention, et j'ai été fort étonné de voir que ce point d'étiologie de la plus haute importance avait été négligé par les auteurs qui ont écrit sur la matière avant moi.

Sur nos trente-trois observations, la constitution n'a été notée que dix-neuf fois. Les auteurs ont parlé quatre fois d'une constitution faible, délicate, sans trop nous dire ce qu'ils entendent par ces mots ; trois fois d'une constitution forte ou bonne, et nous avons le regret de citer Toynbee et Itard parmi les auteurs qui ont passé si légèrement sur ce point essentiel. Mais dans les dix observations qui nous sont propres, recueillies à notre clinique, on trouve notée huit fois la constitution lymphatique et strumeuse, et deux fois seulement le tempérament sanguin. Les saisons paraissent n'avoir exercé aucune influence. Et quant au climat, celui de Paris ne le cède en rien au ciel brumeux de Londres, puisque en sept mois de temps j'ai pu recueillir neuf observations de polypes bien complètes, tandis que Toynbee n'a pas été moins de trois ans à rassembler les huit qui composent le mémoire dont j'ai donné la traduction page 328 et suiv.

Tels sont les documents que nous avons recueillis en ce qui concerne les causes prédisposantes. Quant aux causes déterminantes, elles ont été notées trente-trois fois, et nous trouvons sur ces trente-trois fois un écoulement précurseur noté trente fois, et pour les trois autres cas, l'observation est muette à cet endroit. Les causes de l'écoulement peuvent être réparties ainsi qu'il suit :

Douze fièvres éruptives ou graves ;

Vingt et une fois une otorrhée, le plus souvent de cause catarrhale, autant qu'on en peut juger, datant depuis fort longtemps et quelquefois depuis l'enfance des malades.

La migraine paraît avoir précédé une fois l'écoulement de quelques jours, une fois aussi des tumeurs scrofuleuses au cou et deux fois la teigne ont coïncidé avec l'otorrhée.

Toutes les fois que la quantité et la nature de l'écoulement se trouvent notées, nous voyons que l'écoulement était abondant, fétide, de couleur verdâtre, strié de sang.

Dans vingt-trois observations, l'état de la trompe d'Eustache et de la caisse n'a pas été noté ; mais dans mes dix observations, la trompe d'Eustache était perméable à l'air et la caisse restait silencieuse pendant l'insufflation.

Quant à la date du polype depuis sa naissance jusqu'au moment de l'observation, les renseignements sont douteux et ne peuvent recevoir qu'une solution approximative aujourd'hui. Cependant, dans un cas, c'est trois ans après l'apparition de l'écoulement, que l'oreille parut obstruée par une excroissance charnue; dans plusieurs autres cas, on trouve sept ans, huit ans, dix ans, vingt-cinq ans. Toutefois, il ne faut attacher qu'une médiocre importance à ces chiffres, car il est impossible d'apprendre des malades l'époque précise à laquelle le polype a commencé à se développer, et les seuls renseignements positifs qu'ils peuvent nous fournir sont ceux relatifs à la date de l'écoulement. C'est donc ailleurs qu'il faut chercher la solution de ce petit problème, ainsi que je l'ai montré pages 354, 355. Je rappellerai seulement que sur dix malades morts dans le cours d'une fièvre grave et du quinzième au vingt et unième jour, avec des écoulements d'oreille, j'ai constamment trouvé la muqueuse de la caisse hypertrophiée et formant déjà de petits mamelons qui ne sont, à vrai dire, que le point d'origine des polypes de l'oreille.

La douleur a été notée dix-huit fois; quinze fois les malades entendaient des bruits ou des chants bizarres dans leur oreille (variétés de bourdonnements).

L'état de la gorge a été noté dans toutes mes observations, et une fois seulement dans celles de Toynbee : huit fois la gorge était saine, deux fois les malades ont accusé des angines tonsillaires chroniques, pour lesquelles on a dû pratiquer la résection des amygdales.

Les symptômes physiologiques et anatomiques doivent être rangés en deux catégories : dans les premiers entrent la douleur, les bourdonnements et la surdité plus ou moins avancée. Nous avons déjà parlé de la douleur et des bourdonnements. Quant au degré de surdité, nous le trouvons noté vingt et une fois seulement, et encore devons-nous retrancher onze cas empruntés à Toynbee et à Kramer, dans lesquels on trouve tout simplement que les malades étaient atteints de dysécée; le douzième cas est relatif à une sourde-muette. Cette indication est trop vague et nous devons la négliger.

Les observations dans lesquelles on a mesuré la surdité nous donnent les chiffres suivants :

Dans cinq cas, les malades n'entendaient la montre qu'au contact, et dans les autres cas nous trouvons comme chiffres extrêmes : la montre entendue au contact d'une part, et de l'autre 25 à 27 centimètres.

Quelques observateurs ont également noté des vertiges; par exemple, ce symptôme est noté quatre fois dans les sept observations de Toynbee et pas une fois dans les vingt-six autres, les miennes comprises.

Les symptômes anatomiques ont consisté en un écoulement plus ou moins fétide, abondant, et ayant précédé pendant un temps plus ou moins long l'apparition du polype. Le polype lui-même s'est présenté sous deux formes principales, sans pédicules ou avec pédicules. Le pédicule du polype a été noté deux fois seulement; dans un cas il avait 14 millimètres de long, et dans l'autre 3 centimètres. Et à l'exception d'un cas dans lequel le polype était cartilagineux, dans tous les autres cas il ressemblait à une masse charnue, rougeâtre, ayant la plus grande analogie avec celle qu'on voit naître à la surface des vésicatoires.

Le lieu d'implantation du polype n'a malheureusement pas été noté par tous les observateurs, avec la même exactitude.

Ainsi, dans l'observation de Fabrice de Hilden, le polype siégeait, selon lui, près du tympan. Mais j'ai fait voir, dans la discussion (p. 312 et 313), que Fabrice n'avait point vu le tympan et qu'il n'a pu être conduit qu'à une supposition.

Dans l'observation de Scultet, il n'est nullement question du lieu d'implantation du polype. Il en est de même dans le fait de Leschevin.

Pelletan croit que la membrane du tambour n'était pas endommagée chez le malade dont il nous a donné l'histoire; mais j'ai fait précédemment voir que cette narration avait été faite de mémoire, et qu'elle ne méritait d'ailleurs qu'une médiocre confiance, comme toutes celles trouvées dans sa clinique.

Dans les deux premières observations d'Itard, l'état du tympan n'est pas mentionné. Dans la troisième et la quatrième observation du même auteur, nous lisons qu'il était impossible d'entrevoir la cloison tympanique.

Kramer n'est guère plus explicite à cet endroit. C'est ainsi qu'il nous apprend (*obs.* 87, p. 322), que la tumeur fait saillie au fond du conduit (*obs.* 88, p. 322); son insertion a lieu latéralement, mais il n'est point question du tympan. Cependant dans l'observation 89, p. 323, nous trouvons que le polype de l'oreille droite recouvre entièrement le tympan, et qu'à gauche il laisse voir une partie de cette membrane. Ces détails sont insuffisants : en effet, constamment les excroissances de la caisse, après avoir traversé la membrane du tympan perforée, d'ailleurs, le plus souvent à l'avance, par un abcès, viennent s'épanouir à la surface sous la forme d'un champignon. L'illusion est donc facile et il n'y a rien de surprenant que nos sens puissent être ainsi trompés. Pour éviter l'erreur, il faut, comme je l'ai montré dans toutes mes observations, circonscrire doucement le polype avec un stylet mousse, et l'on voit qu'il pénètre, en suivant la base de la production charnue, jusque dans l'intérieur de la caisse proprement dite.

Toutefois, Kramer a observé des productions charnues développées sur le tympan même, et ses observations 12 et 22 en sont la preuve. Ce ne sont pas là, à vrai dire, des polypes, mais une sorte de pannus tout à fait analogue à celui qui se développe sur la cornée, ainsi que je l'ai démontré le premier pour le tympan.

En ce qui concerne Toynbee, le tympan n'a pas été vu dans ses observations 92e, 93e, 94e, 95e, 96e, 97e et 99e, et le siége du polype est resté douteux (1).

Dans ses observations 18e et 20e, Toynbee nous apprend que le polype masquait la plus grande partie de la surface du tympan; mais il ne dit point s'il a exploré la racine et s'il s'est assuré de l'endroit précis de son implantation.

Dans toutes mes observations, l'état du tympan a été noté avec soin et cette membrane a été trouvée détruite (2).

Nous arrivons au traitement :

32 malades ont été traités, un par la ligature et la cautérisation ; 20 par l'arrachement et les cautérisations subséquentes, avec la potasse caustique ou le sulfate de cuivre ; une fois le polype a été enlevé avec l'instrument tranchant ; 9 fois la cautérisation a été pratiquée, soit avec le nitrate d'argent, soit avec la potasse caustique, soit avec la teinture d'iode pure; une fois chez un jeune garçon, la pommade citrine fut appliquée pendant huit jours; il y eut suppression immédiate de l'écoulement, accidents cérébraux et mort. (Observation de Kramer.)

Dans deux cas, Toynbee se servit d'une simple injection à la

(1) *On the treatment of the polypi of the ear* (*Med. Times*, 1852).

(2) Je possède maintenant plus de cinquante observations, recueillies à ma clinique depuis que celles-ci ont été rédigées, et je dois dire qu'elles sont en tout point la confirmation des premières.

liqueur de plomb pendant quatre mois, et le malade n'éprouva qu'une légère amélioration ; Kramer n'a pas été plus heureux en cautérisant le polype avec le crayon de nitrate d'argent seul, et nous arrivons à cette conclusion : que l'arrachement suivi de la cautérisation, soit avec la potasse caustique, soit avec le sulfate de cuivre, sont les seuls moyens qui peuvent détruire radicalement la tumeur.

Réunissant ensemble nos trente-trois observations, nous avons :

13 guérisons complètes ;
1 amélioration considérable ;
1 cas d'ouïe rétablie pendant quelques heures et perdue le lendemain ;
6 améliorations ;
1 malade non traité ;
5 observations sans indication ;
5 cas d'insuccès ;
1 mort.

TOTAL ÉGAL... 33.

La durée du traitement est indiquée dix-neuf fois ; quatorze fois les observations ne renferment aucun renseignement.

Sur ces dix-neuf cas, dans lesquels la durée du traitement est mentionnée, nous trouvons que chez onze malades le traitement a duré de 8 jours à 3 mois ; chez sept malades, de 3 à 6 mois ; un malade a été traité pendant deux ans, avant d'obtenir une guérison radicale.

Nous pouvons encore former le tableau suivant :

8 jours	1 malade ;
10 id.	1 id.
15 id.	1 id.
1 mois	3 id.
2 id.	1 id.
3 id.	3 id.
3 id. et demi	3 id.
4 id.	4 id.
6 id.	3 id.
2 ans	1 id.

Réduisant en jours les chiffres précédents, nous obtenons une moyenne de 121 jours pour le traitement de chaque malade amélioré ou guéri, soit quatre mois (1).

(1) Nous exceptons le malade mort dans l'espace de huit jours.

Le résultat définitif du traitement par rapport à l'ouïe n'a été noté à l'aide de la montre, que dans neuf observations, et nous avons les chiffres extrêmes suivants :

Des malades entièrement sourds avant le traitement ont entendu depuis 4 et 5 centimètres jusqu'à deux mètres, distance presque normale.

Quant à la question suivante : à savoir si le traitement général antistrumeux que j'ai administré à tous mes malades, concurremment avec le traitement local, a eu de l'influence sur la terminaison heureuse ou sur la rapidité de la cure, les chiffres que je possède aujourd'hui ne peuvent résoudre complétement ce point de thérapeutique.

A cet égard, ma conviction est positive, mais il me faut un plus grand nombre de faits pour qu'il me soit permis de la faire partager au lecteur.

Dans dix cas, qui me sont propres, on a cherché l'influence que l'hérédité pouvait avoir eue sur le développement de la maladie, et toujours le résultat a été négatif.

CHAPITRE X.

SURDITÉ NERVEUSE.

Le but que je me suis proposé dans ce chapitre, est de faire l'histoire de la *surdité nerveuse* ; mais, par-dessus tout, je veux rechercher si dans l'état actuel de la science il existe un moyen de traitement efficace contre cette surdité, et s'il est possible d'en démontrer la réalité par des observations concluantes.

Cette question, si simple au premier abord, est cependant fort complexe, et je n'hésite point à déclarer qu'elle est une des plus obscures et des plus difficiles de la pathologie auriculaire.

La question est complexe, parce qu'elle en renferme trois en une seule ; ainsi :

1° Tracer l'histoire de la surdité nerveuse. Et d'abord, que doit-on entendre par surdité nerveuse ? A ce sujet, une grande confusion règne encore parmi les auteurs ; quelques-uns des plus haut placés dans la science, comme Itard par exemple, n'ont pas même eu soin de nous apprendre ce qu'il fallait entendre par ces mots *surdité nerveuse*; et dès ici, nos efforts devront donc tendre à définir ce point du sujet. Une autre difficulté se présente, celle de lui donner un sens trop étendu ou de passer sous silence des détails importants en le renfermant dans des limites trop étroites.

2° Indiquer un moyen de traitement efficace contre la surdité nerveuse ;

3° En démontrer la valeur par des observations concluantes.

Pour répondre à ces deux questions, nous aurons à rechercher les moyens proposés par les auteurs, à en contrôler la valeur par le résultat du traitement mis en usage, et si ce résultat n'est point satisfaisant, en indiquer un meilleur, s'il est possible, appuyé sur de nouveaux faits.

C'est là, sans aucun doute, une étude bien digne d'intérêt et d'émulation. Mais que de difficultés vont surgir à chaque instant devant nous. Que de points encore obscurs, et dont la solution nous imposera la plus grande réserve. Que d'observations peu rigoureuses, et qui devront être marquées d'un point de doute. Et comment indiquer un moyen de traitement plus efficace que les précédents, quand il s'agit d'une maladie qui fait chaque jour le désespoir du malade et du médecin, dans laquelle, pour ainsi dire, tout est à faire, depuis la définition, l'anatomie pathologique, jusqu'au diagnostic et au traitement ?

En présence de toutes ces difficultés réunies, je m'efforcerai de tracer l'histoire de cette maladie avec toute la vérité possible, j'indiquerai les recherches qui ont été faites, celles plus nombreuses encore qui nous restent à faire, et j'aurai suffisamment rempli ma tâche, si je parviens à démontrer la route qu'il faudrait suivre, longue et pénible, pour arriver à un degré de précision et de certitude qui n'a encore été atteint (disons-le sans crainte) que pour un bien petit nombre des branches si belles et si variées dont se compose la pathologie.

Si ce travail ne remplit pas toutes les conditions que je me suis proposées, il n'en aura pas moins un but d'utilité réelle, celui de démontrer clairement que les moyens empiriques jusqu'à présent mis en usage pour combattre cette infirmité, sont loin de toujours répondre aux espérances que les autres avaient fondées dans leur emploi.

C'est en appliquant aux maladies de l'appareil de l'audition les moyens rigoureux d'observation qui ont fait prospérer l'étude des autres parties de la pathologie, qu'il est seulement permis d'espérer des résultats moins entourés de déceptions et, sans aucun doute, plus certains.

Je l'ai déjà dit ailleurs (1), l'étude des maladies de l'organe auditif est encore dans l'enfance, et il faut chercher la raison de cette infériorité réelle non-seulement dans les difficultés que présente un appareil délicat placé au centre d'un réceptacle osseux peu favorable à l'étude; mais encore dans une direction vicieuse donnée jusqu'à présent aux recherches qui en ont été l'objet. Selon nous, ici, comme en toute autre partie de l'art de guérir, il faut partir d'un point fixe, et l'anatomie pathologique doit tenir le premier rang.

Aussi longtemps qu'on n'aura pas fait d'une manière positive l'anatomie pathologique des différentes espèces de cophoses, le traitement sera toujours livré au hasard.

En effet, que serait encore aujourd'hui la thérapeutique des maladies de l'œil, si nous vivions encore au temps où toutes ses affections demeuraient vaguement confondues ensemble sous le nom commun d'*ophthalmies?*

C'est seulement depuis que l'on a cherché à séparer nettement l'une de l'autre chacune des maladies de cet appareil important, à l'aide de caractères anatomiques tranchés, de symptômes correspondants, que l'on a réellement mis en lumière, et tiré d'un véritable chaos, des affections naguère enveloppées de la plus grande obscurité. C'est ainsi que l'on est arrivé à grouper séparément les maladies de la conjonctive, de la cornée, de l'iris, et les altérations des membranes plus profondes, les hydropisies sous-choroïdiennes, les lésions qui se rencontrent dans les divers milieux de l'œil à la suite des opérations régulières qui se pratiquent dans la cataracte, etc.

Toute cette étude est presque entièrement à faire, au moins pour une grande partie des affections de l'organe de l'ouïe; je veux parler des maladies de la *portion labyrinthique* et même de la caisse du tympan. Ces propositions ont été démontrées dans un précédent travail, dont les premières publications remontent

(1) *Gazette des hôp.* 1851, et *Moniteur des hôp.* 1853.

à 1848, 1851, 1853, et ces recherches, où un vif intérêt se joint sans cesse à des difficultés de plus d'un genre, sont encore l'objet de mes études privilégiées.

La lenteur de ces travaux est forcée et inhérente au sujet lui-même; en effet, dans les grands hôpitaux de Paris même, on n'a que de bien rares occasions d'examiner après la mort l'état des organes malades, c'est-à-dire affectés de surdité, car cette grave infirmité entraîne assez rarement la mort du sujet qui en est atteint.

Ce n'est donc qu'à l'aide d'efforts soutenus et persévérants que l'on pourra réaliser un progrès véritable.

Ces réflexions préliminaires, bien longues sans doute, trouveront leur justification, du moins j'en ai l'espoir, dans l'importance des questions qu'elles soulèvent; maintenant je vais entrer en matière.

§ 1. — Définition. — Opinions diverses.

Définition. — État actuel de la question. Il ne faut point chercher dans des temps éloignés de nous des notions exactes sur ce qu'on doit entendre par *surdité nerveuse;* les développements historiques dans lesquels je suis entré (1) sont une preuve de cette proposition.

Avant que l'on connût l'art de sonder la trompe d'Eustache, toutes les formes de surdité étaient bien difficiles à séparer l'une de l'autre; et, malgré les efforts des meilleurs auteurs, parmi lesquels je me plais surtout à citer Duverney, les différentes surdités qui peuvent avoir leur siége dans l'oreille interne étaient confondues ensemble sous ce même nom générique. C'est ainsi que Duverney, dont le livre est d'ailleurs si remarquable, arrivant à l'étude des lésions des parties profondes de l'oreille qui peuvent causer la surdité, nous dit (2) :

« Pour ce qui est de la caisse et du labyrinthe, comme ce sont des parties osseuses revêtues simplement d'une membrane, je ne comprends pas qu'elles puissent avoir d'autres maladies que la carie des os et l'inflammation des membranes. Cette carie est accompagnée de fâcheux accidents (fistules à l'apophyse mas-

(1) *Moniteur des hôpitaux* (septembre-octobre 1854).

(2) Duverney, *Traité de l'organe de l'ouïe*, p. 150 et suiv.; 1684.

toïde); elle pénètre aisément dans la caisse, ce qui, détruisant toutes les parties qui y sont renfermées, cause une surdité, mais cela est assez rare.

« A l'égard de l'inflammation des membranes, il m'est arrivé, en travaillant sur l'oreille, d'avoir souvent trouvé la caisse, le vestibule, les canaux demi-circulaires et le limaçon, tous remplis de boue fort épaisse, ce qui pouvait venir de quelques abcès des membranes qui tapissent ces parties. Je ne doute pas que cela ne cause très-souvent la surdité aussi bien que les amas des autres humeurs qui se peuvent faire dans toutes ces cavités; on peut aussi soupçonner que la lame spirale peut être rongée par l'acrimonie du pus ou qu'elle peut devenir trop lâche ou trop calleuse, comme la peau du tambour, *ce que je n'assure pas positivement, n'ayant pas d'observations là-dessus.* »

Plus loin, le même auteur continue ainsi l'explication des maladies de l'oreille interne, d'après les théories de son temps:

« Les maladies du nerf auditif sont l'*obstruction* et la *compression*. Quand tout le cerveau est abreuvé de sérosités dans l'apoplexie et dans quelque paralysie, il est évident que ce nerf sera bouché comme tous les autres.

« Outre cela, on peut comprendre que la seule obstruction de ce nerf, précisément sans aucun autre vice dans les organes de l'ouïe, peut causer une surdité, de même que l'*obstruction* du nerf optique produit la *goutte sereine*.

« La compression produit le même effet; elle vient de plusieurs causes, comme du sang et d'autres liqueurs extravasées, ainsi qu'on le remarque dans les apoplexies, ou de quelque tumeur.

« Th. Bonet en a rapporté un exemple (1), emprunté à Drelincourt. Ce médecin avait trouvé dans le cerveau d'un homme qui était mort d'apoplexie un stéatome entre le cerveau et le cervelet, lequel causa d'abord un aveuglement, ensuite une surdité. Ces sortes de causes sont très-difficiles à reconnaître, car dans l'oreille toutes les parties intérieures sont cachées à nos yeux; de sorte qu'on ne saurait juger si le vice est dans l'organe ou dans le nerf. Cependant, si quelque assoupissement ou quelque paralysie a précédé la surdité, ou bien s'il y a eu quelque autre sens d'aboli en même temps, il y a lieu de croire que le

(1) Bonet, *Sepulc. sive Anat.*, sect. II; 1653.

cerveau est affecté, et le nerf aussi, par obstruction ou par compression. La compression causée par quelque tumeur est incurable. »

Dans cette longue dissertation, Duverney a entrevu toute une série d'altérations qu'il ne connaissait pas ; mais il n'a point cherché à les élucider, comme il l'avoue lui-même, et il ne nous apprend pas ce qu'on doit entendre par *surdité nerveuse*.

Itard (1), qui s'est occupé si longtemps, et si consciencieusement, des maladies de l'appareil auditif, nous a transmis des notions peu précises sur le sujet qui nous occupe en ce moment. D'abord on chercherait vainement dans son ouvrage ce qu'il faut entendre par surdité nerveuse; cette définition ne s'y trouve pas. A défaut de cette définition, voyons donc ce qu'il appelle paralysie du nerf acoustique, et cherchons-y quelques enseignements.

« Les névroses de tous nos organes, dit cet auteur, se présentent avec des signes qui les annoncent plus ou moins distinctement aux yeux d'un praticien exercé; mais la paralysie qui affaiblit ou détruit l'audition se cache sous des symptômes communs à la plupart des autres cophoses.

« Si cette considération est applicable à la paralysie du nerf auditif en général, on conçoit qu'elle l'est bien davantage encore aux variétés qu'elle peut présenter et qu'il est nécessaire pourtant de ne pas confondre; je ne puis cependant distinguer ces variétés que d'après les causes déterminantes.

« Ces causes peuvent être : 1° la commotion du nerf acoustique; 2° les convulsions, 3° l'apoplexie, 4° certaines fièvres, 5° l'influence sympathique de quelque organe souffrant; mais souvent l'ouïe se paralyse sans maladie antécédente, sans dérangement concomitant, sans cause connue, sans lésion apercevable après la mort. Je désignerai cette dernière variété sous la dénomination, sans doute peu exacte, de *paralysie essentielle du nerf acoustique*. » Et plus loin : « J'entends par ces mots *le manque d'excitabilité* de ce nerf, c'est-à-dire l'abolition de la vie de l'organe, soit accidentelle, soit originelle, comme dans la plupart des surdités de naissance. Elle peut survenir à tous les âges de la vie, mais elle est plus ordinaire après la quarantaine. Elle s'accompagne souvent de céphalée, de bourdonnements, et d'une cer-

(1) Itard, t. II, p. 222 et suiv.

taine inertie des fonctions de l'esprit ; la sensibilité animale de l'organe diminue par degrés, mais rarement jusqu'à l'extinction complète. »

Il nous reste à apprendre de Kramer ce que l'on doit entendre par surdité nerveuse.

Selon Kramer (1), il n'y a dans le labyrinthe qu'une seule maladie incontestable, c'est celle des expansions nerveuses qui remplissent les divisions de cette cavité. Or les nerfs acoustiques sont évidemment le siége d'une lésion en vertu de laquelle ces organes subissent une modification de leur activité vitale, et cet état constitue ce qu'on nomme *surdité nerveuse*.

L'ouïe présente alors des changements considérables ; elle est affaiblie, sans qu'il soit possible de constater aucune altération matérielle dans toute l'étendue de l'appareil auditif.

« Trop souvent on a donné le nom de *surdité nerveuse* à une altération de l'ouïe dont le diagnostic était enveloppé d'obscurité, et cette désignation, comme pour masquer le défaut de connaissances exactes du médecin ou l'insuffisance de ses moyens d'exploration, a jeté un discrédit sur cette espèce de maladie; il en est résulté un inconvénient fâcheux. Après avoir abusé de la surdité nerveuse, on est tombé dans l'excès contraire, et beaucoup de praticiens vont presque jusqu'à révoquer en doute cette espèce pathologique; ceux qui pensent ainsi sont dans une grande erreur. Pour avoir le droit de professer une opinion motivée sur ce point, il faut être dans l'habitude d'explorer l'oreille, et surtout de pratiquer le cathétérisme de la trompe d'Eustache.

« Lorsqu'on aura constaté l'absence de tout changement matériel dans le méat externe et dans l'oreille moyenne, on pourra, sans crainte de se tromper, diagnostiquer une surdité nerveuse. Il est évident que les médecins anglais, comme Curtis, Stevenson, Wright, Buchanan, Saunders et Swan, ne peuvent être crus sur parole quand ils affirment que telle surdité est de nature nerveuse, puisque ces auteurs n'ont pas l'habitude de pratiquer le cathétérisme des trompes.

« On peut en dire autant de Lentin, de Beck, de Vering, de J. Frank et même de Saissy.

« Les deux médecins auristes français Itard et Deleau sont les

(1) *Traité des maladies de l'oreille*, 1848.

seuls qui fassent exception à cette loi de non-compétence. Leur habileté dans l'emploi du cathétérisme des trompes donne à leur jugement, en pareil cas, une tout autre importance. »

J'ai transcrit ce long passage de Kramer pour bien faire comprendre ce qu'il entend par surdité nerveuse, c'est-à-dire toute surdité qui n'offre pas de lésion appréciable après un examen complet de l'oreille externe et moyenne, de la trompe et de la caisse. Mais il peut exister dans cette forme de surdité des lésions de l'oreille moyenne et du labyrinthe qui, sans être appréciables à nos moyens actuels d'investigation, nous ont été cependant révélées par l'anatomie pathologique (voir obs. 113 et suiv.), et c'est là, selon nous, un point très-important. En effet, il est utile de connaître que certaines altérations de la caisse, des osselets et des fenêtres, dérobées à notre vue par la cloison tympanique, et que le cathétérisme lui-même ne permet pas toujours d'apprécier, peuvent se rencontrer dans des cas de surdité qu'on appelle nerveuse.

Je rapporterai tout à l'heure plusieurs observations avec la dissection complète des organes malades, et bien propres à démontrer cette proposition.

Quelques auteurs avaient déjà pensé que dans cette forme de surdité on doit rattacher les symptômes à des altérations morbides de l'organe.

En effet, nous avons pu voir précédemment quelles hypothèses Duverney avait émises pour expliquer *certaines surdités* qui se rapprochent, à plus d'un titre, de celle appelée nerveuse; mais il avoue lui-même avec candeur qu'il ne possède point d'observations propres à vérifier ces suppositions.

Il appartenait donc à des temps plus rapprochés de nous de chercher à élucider ce difficile problème, et l'anatomie pathologique seule, à mon avis, pouvait ouvrir une voie nouvelle et sûre.

On peut comprendre maintenant pourquoi Kramer a pu dire (1) : « En résumé, je me crois parfaitement autorisé à formuler la proposition suivante : Dans aucun ouvrage publié jusqu'à ce jour, il n'existe un seul fait de surdité nerveuse diagnostiqué avec soin, et j'ajoute, comme corollaire, que jusqu'à

(1) *Traité des Maladies de l'oreille*, 1848, p. 373.

présent on n'a pas encore établi la véritable méthode curative de cette maladie.

« Tout ce qu'Itard a dit sur ce point important n'est basé que sur des considérations théoriques et n'a pas été soumis par lui à l'expérience clinique; ses conseils peuvent donc être considérés comme non avenus, puisqu'ils ne sont pas fondés sur un diagnostic rigoureux. »

Opinion de l'auteur. La *surdité nerveuse*, c'est-à-dire sans lésion apparente, appréciable (autre que la surdité), ne me paraît être qu'un symptôme ou plutôt un résultat unique d'altérations multiples; que, dans ce cas, il y ait surexcitation ou atonie nerveuse, éréthisme ou torpeur du nerf acoustique, ce sont là tout simplement deux états d'une même maladie à des degrés différents, à une période plus ou moins avancée de la même affection.

Aussi la division primitivement adoptée par Kramer en surdité avec éréthisme et surdité torpide ne me semble-t-elle pas justifiée par l'observation des malades.

C'est ainsi qu'au début de certaines variétés d'amaurose, dont le siége est dans la rétine, les malades sont parfois tourmentés d'une véritable photophobie; tandis qu'à une période plus avancée de la même affection, on observe des phénomènes contraires, et alors, pour me servir de l'expression si juste et si vraie de Mackenzie, le malade a *soif de lumière* (1).

(1) Swan (*) et quelques autres auteurs sont d'avis que l'on ne doit regarder comme une surdité nerveuse que celle dans laquelle le malade est absolument privé de la faculté d'entendre; ils refusent cette dénomination aux maladies dans lesquelles il y a encore perception des sons à travers les os temporaux, ou quand le sens s'exerce par l'entremise des corps conducteurs solides appliqués contre l'oreille. Suivant eux, il faut que la paralysie des nerfs acoustiques soit complète; mais cette manière de voir est erronée. Il doit y avoir dans cette espèce pathologique des degrés différents comme dans toutes les autres maladies, et cette abolition de la sensibilité est une chose heureusement fort rare.

Toutes les nuances d'altération de la sensibilité de l'oreille, depuis la santé parfaite jusqu'à la paralysie complète, doivent être considérées comme des degrés de la surdité nerveuse, dès qu'on a constaté qu'il n'existe dans l'appareil auditif aucune lésion capable d'expliquer cet affaiblissement de la sensibilité.

(*) *Treat. on diseases and injuries of the nerv.*, p. 267.

§ 2. — Anatomie pathologique.

113e Observation (1). — M. Cline ayant, à la prière du docteur Walshman, de Kenniagton, examiné la tête d'un jeune homme, sourd de naissance, qui avait succombé à une affection fébrile, trouva les organes de l'audition parfaitement bien conformés et dans un état normal, *à l'exception du vestibule, du limaçon et des canaux demi-circulaires, qui, à la place du liquide qui les remplit, renfermaient une matière de consistance caséeuse.* Une telle altération devait inévitablement produire la surdité ; car, la substance qui tenait la place du liquide labyrinthique n'étant pas susceptible de former des ondulations sous l'influence des mouvements de la membrane des fenêtres ronde et ovale, toute impression sur le nerf auditif était complétement empêchée.

Les observations suivantes sont d'un grand intérêt au point de vue de la pratique et de l'art ; elles sont relatives à ces affections profondes de l'organe de l'ouïe, sans lésion apparente bien notable, et que les médecins auristes ont englobées sous le nom de *surdité nerveuse.*

114e Observation (2). — En octobre 1848, une femme, âgée de trente ans, vint mourir, à la Charité, d'une péritonite aiguë ; elle avait presque entièrement perdu le sens de l'ouïe depuis plusieurs années.

L'état de souffrance extrême, une mort rapide, ne nous ont permis de recueillir aucun détail sur les causes présumées, ou du moins sur les circonstances qui ont dû accompagner chez cette malade la perte de l'audition. Il n'y avait pas trace d'écoulement sur le méat auditif.

Pour donner quelque valeur à notre diagnostic, nous aurions désiré examiner la membrane du tympan et la trompe d'Eustache ; mais, pour les motifs exposés plus haut, cet examen ne fut possible que sur le cadavre.

Le tympan, sans être épaissi notablement, avait perdu sa transparence vers sa circonférence ; on dirait qu'il y a là un cercle, ou anneau sénile, analogue à celui que l'on voit sur la cornée des vieillards ; de chaque côté, la trompe était perméable, l'air insufflé faisait entendre à notre oreille un bruit sec et interrompu çà et là par quelques bulles bien rares ; c'était plutôt un susurrus léger qu'un *bruit muqueux*. Il y avait donc probablement un peu de liquide dans chacune des caisses,

(1) A. Cooper, *Mém. sur les malad. de l'oreille* (Œuvres chirurg.).

(2) *Gazette des hôpitaux*, janvier 1851.

et pour nous ce liquide était probablement dû à un état catarrhal de l'oreille moyenne. Cette probabilité trouvait en quelque sorte sa raison dans l'inspection anatomique de l'arrière-gorge.

Les deux tonsilles étaient légèrement hypertrophiées, mais chroniquement; elles offraient cet aspect cribleux, cette apparence comme fibreuse que nous leur voyons prendre avec une si merveilleuse facilité.

Ces lésions, qu'on a décrites si souvent comme symptomatiques du catarrhe de la caisse, n'étaient donc pas suffisantes ici pour expliquer une surdité presque complète. Non-seulement le bruit d'une montre ne pouvait plus être perçu, mais encore la voix, dans ses notes les plus hautes, éveillait à peine une sensation confuse. Cette surdité, chez une malade dont les oreilles ne présentaient aucun suintement, chez laquelle les trompes pouvaient admettre la sonde d'Itard, se rapprochait donc, à plus d'un titre, de cette classe qu'on appelle *nerveuse*, parce qu'elle est inconnue.

La dissection des organes malades nous a montré des deux côtés : 1° Méat auditif externe normal ; çà et là quelques poils agglutinés par une petite quantité de cérumen. 2° La membrane du tympan avait conservé sa transparence à son centre, à peu près vers le point où s'insère le manche du marteau ; la circonférence était un peu épaissie, d'un blanc nacré, opaque. 3° La muqueuse des trompes et de la caisse, à son pourtour, est d'un rouge pâle, indurée, plutôt ratatinée qu'augmentée de volume ; mais, sur les parois interne et postérieure de la caisse, la muqueuse offre une autre altération ; elle forme de petits mamelons rougeâtres, fongueux, de la grosseur d'une forte tête d'épingle ; à leur base, on trouve quelques gouttelettes de pus. 4° La chaîne des osselets est rompue ; des deux côtés, la longue branche du marteau existe à peu près complétement ; *à droite*, il ne reste plus qu'une branche de l'étrier ; *à gauche*, ce dernier osselet seul est complet, il obture encore la fenêtre ovale ; la tête du marteau, l'os lenticulaire, l'enclume, ont disparu ; quelques petites esquilles aussi fines que des pointes d'épingle en sont probablement les faibles débris. 5° La membrane des fenêtres rondes est détruite. 6° Les cordes du tympan sont à leur place, mais rouges, ramollies, pulpeuses. 7° Les cellules mastoïdiennes offrent les mêmes lésions que la paroi interne de la caisse ; muqueuse épaissie, mamelonnée, avec du pus en petite quantité, la plupart des lamelles osseuses sont nécrosées. 8° *A gauche*, les cavités de l'oreille interne paraissent normales, mais les canaux demi-circulaires ne contiennent plus de liquide. 9° Le limaçon est également intact, ainsi que le nerf auditif. 10° *A droite*, les canaux demi-circulaires sont aussi privés du liquide de Cotugno. 11° La membrane qui les tapisse est sillonnée de *stries vasculaires*, *fines*, *nombreuses et serrées en réseau*. 12° Le névrilemme des nerfs acoustique et facial offre une injection semblable au fond du conduit auditif interne. 13° La cochlée nous a paru normale.

Voici donc une série d'altérations de nature inflammatoire bien constatées.

En procédant du connu à l'inconnu, si nous essayons de reconstituer la marche de la maladie, nous voyons qu'une phlegmasie du pharynx a été probablement le point de départ de tous ces phénomènes morbides. L'inflammation, partie probablement de l'amygdale, a cheminé dans la trompe d'Eustache. Arrivée dans l'oreille moyenne, elle s'y est concentrée; la carie, la nécrose des osselets, les points fongueux de la muqueuse en sont la preuve. D'un côté, l'étrier reste en place dans la fenêtre ovale; et la phlegmasie respecte cette fragile barrière; de l'autre, l'étrier détruit permet à la maladie d'envahir librement le *vestibule*, les *canaux demi-circulaires*, la *terminaison du nerf auditif*.

L'oreille interne peut donc subir les mêmes altérations et de la même manière que l'oreille moyenne; mais ne nous hâtons point de généraliser : nous devons attendre de nouveaux faits établis sur de nouvelles dissections; celui-ci, tout curieux et tout isolé qu'il est encore (car les auteurs n'ont rien écrit de semblable jusqu'à présent), a besoin d'être appuyé par d'autres observations.

On trouve dans les notes ajoutées à la traduction de Kramer les deux observations suivantes, remarquables par leur concision :

115e Observation (1). — J'ai vu une jeune fille frappée de surdité complète, absolue, dans le court espace de quelques heures. Voyageant sur une voiture découverte, elle fut exposée, la nuit, à un froid très-vif dans le temps de ses règles, et l'ouïe fut perdue sans que les oreilles aient été le siége de douleurs; la mort, qui survint promptement, me permit de disséquer avec soin les deux temporaux, et je trouvai dans tout le labyrinthe une sorte de *lymphe plastique rougeâtre* qui paraissait le produit d'une exhalation de toutes les *surfaces membraneuses* qui tapissaient l'oreille interne.

(1) Ménière (additions à Kramer, *Traité pratique des maladies de l'oreille*, p. 397).

116e Observation (1). — Dans un cas très-analogue au précédent, mais qui ne s'était terminé par la mort que beaucoup plus tard (deux mois après la perte subite de l'ouïe), je trouvai cette même *lymphe plastique d'un jaune clair, parsemée d'une multitude de petits points gris, opaques*, et ressemblant assez bien à des *granulations tuberculeuses* commençantes.

117e Observation (2). — La *surdité sénile*, qui dépend, selon les auteurs, de ce que l'habitude a émoussé la sensibilité des nerfs auditifs, ou de ce que les impressions trop souvent répétées ont épuisé leur excitabilité, *paraît* quelquefois tenir au défaut de l'*humeur de Cotugno* et à la dessiccation des cavités intérieures de l'oreille.

Pendant les froids du rigoureux hiver de 1798, le professeur Pinel fit ouvrir, à la Salpêtrière, le crâne de plusieurs femmes mortes à un âge très-avancé et ayant perdu l'ouïe depuis plusieurs années.

Les cavités labyrinthiques étaient parfaitement vides; elles étaient au contraire remplies par un glaçon chez les individus plus jeunes et jouissant de la faculté d'entendre.

118e Observation. — Une circonstance favorable m'a permis d'examiner, il y a un mois, les organes temporaux d'un homme de cinquante-deux ans, qui avait présenté, durant la vie, des symptômes de surdité nerveuse.

Voici les renseignements antérieurs qui m'avaient été communiqués: cet homme, d'une forte constitution, avait été sujet, dans sa jeunesse, à des angines tonsillaires fréquentes et répétées. Ce fut vers l'âge de trente-cinq ans qu'il commença à éprouver les premiers symptômes de surdité. A cette époque, il éprouva des tintements dans les deux oreilles; puis des bourdonnements, des bruits bizarres et intermittents. Ces bruits se faisaient entendre la nuit comme le jour; ils présentaient ceci de singulier, c'est que les cris aigus, le son des cloches, au lieu de les exagérer, semblaient au contraire les diminuer et les affaiblir. Cependant l'ouïe était devenue paresseuse, engourdie qu'elle était par tout ce tapage intérieur. Le malade se consolait de cette diminution de la faculté d'entendre en l'attribuant au sang qui se portait vers la tête. En conséquence, des saignées, des purgatifs furent mis en usage, mais sans succès aucun. Différents médecins furent consultés, parmi lesquels plusieurs pratiquèrent l'exploration des trompes et de l'appareil auditif (d'après la narration du malade), et cette exploration ne servit qu'à faire constater l'intégrité des organes souffrants; des vésica-

(1) Ménière (additions à Kramer).

(2) Richerand, *Éléments de physiologie*, t. II, p. 255.

toires, des cautères furent appliqués derrière les oreilles et au cou, mais ces moyens ne produisirent aucun effet.

Dix années s'écoulèrent ainsi : les bourdonnements étaient devenus de plus en plus violents, les bruits ne cessaient pas de se faire entendre, la surdité était aussi complète que possible; il n'y avait jamais d'écoulement par les méats; quand le malade se mouchait la bouche et le nez fermés, il sentait l'air pénétrer avec bruit dans la caisse. Tous ces symptômes se rapportaient donc bien à cette variété de surdité appelée *nerveuse*.

Depuis plusieurs années, ce pauvre homme ne voulait plus entendre parler ni de remèdes ni de médecin.

Dans l'hiver de 1853, ce malade, intéressant à plus d'un titre, et que je n'avais pas perdu de vue depuis cinq ans, succomba inopinément à une pneumonie, dans l'espace de huit jours.

Examen cadavérique. — 1o *Poitrine.* Splénisation des deux poumons, un peu de liquide dans chacune des plèvres. — 2o *Pharynx, arrière-gorge.* Comme dans la précédente observation, no 11, les deux amygdales sont augmentées de volume; elles offrent une véritable hypertrophie chronique, avec ratatinement; leur surface présente cet aspect cribleux, témoignage non équivoque des phlegmasies antérieures. Et ici qu'il me soit permis de rappeler que notre malade avait été souvent affecté d'angines tonsillaires. Mais, comme je l'ai dit précédemment, cette lésion, qu'on a si souvent rangée au nombre des causes et des symptômes du catarrhe de la caisse, ne pouvait, dans ce cas particulier, nous rendre compte d'une surdité complète. Cette surdité n'était accompagnée pendant la vie d'aucun suintement des oreilles, et l'air pouvait pénétrer dans les trompes.

Voici ce que la dissection des deux temporaux nous a présenté :

Lésions communes. 1o Le méat externe est normal, il y a absence complète de cérumen. 2o Le tympan, d'un blanc nacré à son centre, mais sans épaississement notable, offre une sorte d'*anneau,* ou cercle sénile, à sa circonférence. 3o Cette disposition anatomique, signalée par Mackenzie à la cornée de certains vieillards, et que j'ai retrouvée sur le tympan, est toujours d'un fâcheux augure, en ce sens qu'elle indique un épaississement des membranes profondes de l'organe. 4o La muqueuse des trompes est légèrement hypertrophiée, elle est dure, sèche, d'une apparence cornée; si on la fend dans sa longueur, sa surface est hérissée de petits points saillants qui lui donnent l'aspect du *chagrin ;* mais le tube qu'elle forme n'est pas sensiblement rétréci, sa communication avec la caisse paraît à peu près normale. 5o Quant à la membrane muqueuse de la caisse, elle présente une altération plus avancée; ce sont de petits mamelons variables en grosseur et se rapprochant plus ou moins d'une tête d'épingle ; la cavité de la caisse est ainsi à peu près oblitérée.

Lésions trouvées dans la caisse et le labyrinthe du côté droit. 1° La muqueuse qui tapisse les osselets et les revêt comme une sorte de périoste est également épaissie et masque complétement la disposition de la chaîne des osselets. 2° La corde du tympan est rouge, ramollie, comme pulpeuse. 3° La disposition plexiforme du plexus tympanique n'est plus visible sur la paroi interne de la caisse ; elle est complétement masquée par la tuméfaction de la muqueuse. 4° La base de l'étrier est chassée de sa place par une sorte d'épaississement mamelonné de la muqueuse qui entoure la fenêtre ovale ; il y a donc là une véritable luxation de l'étrier. 5° La membrane de la fenêtre ronde est opaque et épaissie. 6° Les cellules mastoïdiennes offrent les mêmes lésions que la paroi interne de la caisse, c'est-à-dire, muqueuse épaissie, mamelonnée. 7° Les cavités labyrinthiques sont complétement privées de liquide ; leur membrane interne est injectée et striée de vaisseaux nombreux et déliés. 8° Le limaçon et le nerf auditif m'ont semblé un peu plus rouges qu'à l'état normal, mais sans trace d'inflammation bien évidente.

Lésions trouvées dans la caisse et le labyrinthe du côté gauche. 1° Même disposition mamelonnée de la muqueuse de la trompe et de la caisse. 2° La corde du tympan est rouge, tuméfiée. 3° La chaîne des osselets est en place, mais l'étrier est comme enclavé dans la fenêtre ovale par les bourgeons fongueux de la muqueuse. Cette altération se retrouve, moins prononcée, dans les cellules mastoïdiennes. 4° La membrane de la fenêtre ronde est plus épaisse et privée de transparence. 5° Les cavités labyrinthiques sont sèches, mais non enflammées.

Nous trouvons encore dans cette observation une série d'altérations fort analogues aux précédentes et d'origine évidemment phlegmasique.

L'étiologie me semble encore ici devoir être la même que dans l'observation 114, et les détails dans lesquels je suis entré en la décrivant me dispensent d'insister de nouveau sur ce point.

Qu'il me soit permis de rapprocher des faits précédents quelques détails anatomiques que j'ai trouvés épars dans plusieurs ouvrages :

« Il paraît (1) que la surdité complète, soit congénitale, soit accidentelle, dépend plus souvent des *altérations* des parties molles que des vices de conformation des parties osseuses. »

(1) Samuel Cooper, Dict., p. 246.

Ainsi Hoffmann a trouvé sur un sourd le nerf auditif diminué de volume; Arneman a trouvé ce nerf plus dur que de coutume; Haighton a trouvé le *vestibule rempli d'une matière caséeuse* (1).

L'atrophie du nerf acoustique a été reconnue par Sylvius, qui l'observa sur un chien borgne et sourd du côté droit, et dans le crâne duquel on trouva les nerfs optiques et acoustiques droits jaunes et atrophiés.

Arends a également trouvé les nerfs de l'ouïe flétris et desséchés à l'examen de la tête d'un sourd.

Itard n'a vu qu'une seule fois l'atrophie du nerf acoustique sur un sourd-muet de soixante-quinze ans. Il avait perdu l'ouïe dans sa jeunesse, à la suite d'une apoplexie.

Hofmeister a rapporté l'observation d'un sourd chez lequel l'examen anatomique montra une ankylose complète des osselets de l'ouïe (2).

Duverney et Sandifort ont trouvé le nerf auditif comprimé par une tumeur.

Itard a trouvé dans un cas toutes les parties de l'oreille si saines en apparence, que l'on pouvait attribuer la surdité à la *paralysie du nerf*; dans un autre cas, elle était due à l'obstruction des divers conduits; dans un troisième cas, les cavités du tympan et du vestibule contenaient de petites portions de matière calcaire. Le même auteur a trouvé la cavité du tympan remplie d'une lymphe épaisse et jaune et d'un fluide épais renfermé dans des cellules membraneuses.

J'ai transcrit ces passages pour bien montrer que dans certaines variétés de surdité congénitale ou acquise, et pouvant se rapprocher de celle appelée *nerveuse*, il est très-rare de pouvoir attribuer à une paralysie ou défaut d'excitabilité du nerf la surdité dont le malade était atteint.

Ainsi, dans les huit faits que je viens de grouper dans le paragraphe précédent, il n'y en a qu'un seul, le premier, emprunté à Itard, où l'on n'ait pas trouvé d'altération appréciable. Dans tous les autres, et même dans les cinq observations qui sont à l'appui de ce travail, dont deux me sont propres et que j'ai longuement

(1) *A case of original deafness*, in *Mem. of the Society med.*, t. III.
(2) Hofmeister, *De organo auditus et ejus vitiis*, Leyde, 1741.

détaillées plus haut, les lésions anatomiques sont multiples et permettent facilement d'expliquer la surdité, sans invoquer l'existence d'une paralysie essentielle, fort rare au moins, avouons-le sans crainte.

Les déductions qui sont le corollaire des observations précédentes trouveront leur place, aux paragraphes du *Diagnostic* et du *Traitement*.

Je terminerai cette section d'anatomie pathologique par les deux observations suivantes, tirées de Saissy (1); elles auront l'avantage de démontrer d'une manière incontestable quels graves accidents peut causer l'inflammation de la membrane *nerveuse du labyrinthe*.

119e Observation. — Un malade qui avait une ulcération à la jambe gauche fut pris, dans la nuit, d'une douleur aiguë dans l'intérieur de l'oreille, douleur qui fut accompagnée d'une fièvre violente que je jugeai tenir du caractère catarrhal. Quinze heures après le développement des accidents, le malade délira ; l'excès de la douleur, la véhémence de la fièvre, paraissaient en être la cause. Je donnai, à l'intérieur, des potions calmantes, des opiatiques; un vésicatoire fut appliqué au bras gauche; je fis mettre de la moutarde à la nuque; malgré l'usage de ces moyens et les lavements, des bains de pieds fortement sinapisés, les accidents s'accrurent, et le malade succomba du troisième au quatrième jour de la maladie. Cet homme, fort, d'un tempérament sec et bilieux, fut enlevé si brusquement que je voulus connaître l'état des parties qui avaient été le siége de la maladie : je ne remarquai rien du côté du cerveau ; mais ayant examiné l'intérieur de l'oreille avec soin, je trouvai la caisse presque entièrement remplie par la *membrane muqueuse*, qui était tuméfiée et d'un rouge brunâtre ; les cavités du limaçon et des canaux demi-circulaires contenaient une matière de couleur de rouille ressemblant à du pus roussâtre, d'où je conclus qu'une phlegmasie très-active des différentes parties internes avait été la cause de la mort de cet individu.

120e Observation.—Cinq jours après la mort du sujet dont je viens de parler, un autre malade, âgé d'environ cinquante-cinq ans, entra à l'hôpital pour une douleur d'oreille du côté droit. La fièvre et la douleur subsistaient depuis vingt-quatre heures. Guidé par l'autopsie que je venais de faire, j'employai de suite les sangsues derrière l'oreille, un vésicatoire à la nuque, etc. Ces moyens ne furent point suivis de succès, les accidents persistèrent ; le quatrième jour, le délire se manifesta ; le

(1) *Essais*, p. 245.

septième, le malade poussait des cris horribles que la douleur lui arrachait, et finit par succomber.

A l'ouverture du cadavre, je trouvai la caisse du tympan remplie d'une matière visqueuse, *comme purulente*, *très-épaisse*; les canaux demi-circulaires *étaient remplis* d'une matière séreuse qui semblait occuper elle seule ces cavités, à l'exception des portions membraneuses, qui avaient leur couleur rouge.

Ces deux observations font bien voir les effets de l'inflammation du labyrinthe, et cependant *point d'écoulement par les oreilles, point de lésions apparentes.* Si les malades eussent survécu à une phlegmasie moins violente, n'auraient-ils pas été certainement voués à une surdité plus ou moins intense et ayant la plus grande analogie avec celle que nous étudions en ce moment...?

Quant aux relations qui existeraient entre les maladies de l'oreille et des maladies du cerveau, rien ne prouve jusqu'ici les hypothèses suivantes, émises par J. Toynbee (1) : l'auteur cherche à démontrer que chaque partie de l'oreille communique ses lésions à une division spéciale de l'encéphale : ainsi les affections du méat auditif et des cellules mastoïdiennes entraînent des maladies du sinus latéral et du cervelet ; les affections de la cavité du tympan amènent des maladies du cerveau ; enfin les lésions du vestibule et du limaçon produisent des désordres dans la moelle allongée. Depuis 1851, époque à laquelle j'eus connaissance des idées de J. Toynbee sur ce sujet, j'ai constamment cherché à vérifier ces suppositions, et je n'ai rien trouvé qui puisse m'engager à les admettre ; je les rappelle chemin faisant, sans pouvoir entrer dans de plus amples détails.

§ 3. — Physiologie pathologique.

De ces observations découlent quelques inductions de physiologie pathologique qui ne sont pas sans importance sous le point de vue de la thérapeutique des maladies de l'oreille interne.

(1) *Observations pathologiques sur les affections de l'oreille qui amènent des maladies du cerveau* (*Medico-chirurgical transactions*, J. Toynbee, 2e série, t. VI ; 1851).

1. L'intégrité du liquide labyrinthique, quant à la netteté de l'ouïe, nous semble aussi indispensable que l'intégrité des humeurs de l'œil pour la netteté de la vision.

2. Les altérations de ces milieux doivent naturellement entraîner une altération identique dans les fonctions auxquelles ils concourent.

3. Par le défaut d'équilibre entre l'exhalation et l'absorption des liquides du labyrinthe, on s'explique facilement deux symptômes fréquents des maladies de l'oreille, l'éréthisme et la torpeur.

4. Les altérations de ces milieux soit dans leur densité, soit dans leur quantité, soit enfin dans leur composition chimique, doivent évidemment réagir sur les membranes nerveuses qui y sont baignées, et, partant, modifier, altérer le mode de transmission des ondes sonores, troubler la finesse de l'ouïe, l'harmonie des impressions reçues, abolir enfin complétement les fonctions dans certains cas.

5. Ne pourrait-on pas expliquer par l'altération du liquide de Cotugno, par sa décomposition et par la formation de bulles gazeuses, le phénomène de l'*ouïe double* qu'on observe chez quelques sujets. En effet, dans ces circonstances morbides, le mode de transmission du son aux membranes sensorielles se fait par deux milieux : d'une part au moyen de l'air, et d'autre part au moyen du liquide. Évidemment la sensation perçue ne peut être identique. Cette interprétation de ce vice d'audition nous paraît plausible, d'autant plus qu'elle a pour elle quelques faits observés sur des sourds à audition double des sons intenses, chez qui on a trouvé altération des liquides de l'oreille interne.

6. Une hypersécrétion de la lymphe labyrinthique entraînant une compression des membranes nerveuses peut, si la condensation et l'accumulation des liquides deviennent considérables, amener une paralysie du nerf acoustique, et agir localement à la nière d'une apoplexie séreuse.

7. La raréfaction comme la condensation extrême du liquide de Cotugno doit atténuer la finesse de l'ouïe. Dans le premier cas, les ondes propagées perdent de leur intensité et de leur vitesse. Dans le second, elles sont, il est vrai, augmentées par la densité plus grande du liquide ; mais, la compression du nerf altérant sa réceptivité, la sensation n'est plus transmise qu'im-

parfaitement. Du reste, il est à observer que la pulpe nerveuse supporte beaucoup mieux la présence que l'absence de la compression ; les centres nerveux en ont offert de nombreux exemples.

8. L'intensité du son augmentant avec la densité du milieu propagateur, et le son se propageant moins bien dans l'air ou tout autre fluide gazeux que dans les liquides, la diminution de l'ouïe sera la conséquence de la raréfaction des liquides labyrinthiques.

9. Dans la raréfaction du liquide labyrinthique, la perception, devenue plus obtuse, est limitée aux sons les plus intenses.

10. La condensation du liquide doit s'annoncer par une grande impressionnabilité acoustique, qui, arrivée à un certain degré, disparaît subitement : c'est le symptôme de la compression du nerf par hypersécrétion du liquide. Un sentiment de torpeur profonde, un engourdissement dans toute la région temporale, révèlent la nature de la lésion.

11. Il est certain aussi que les surdités qui accompagnent quelques fièvres graves sont dues à une altération des tissus (1). En effet, dans ces maladies on remarque généralement de la perturbation dans les sécrétions de la muqueuse de la caisse, et l'on est conduit à admettre, comme épiphénomène d'une lésion de cette nature, la surdité qui complique ces affections.

12. Dans les cas d'hypersécrétion, voici l'ordre de succession des symptômes : sensation de turgescence, vive susceptibilité fonctionnelle ; plus tard, engourdissement, sentiment de torpeur, impossibilité d'entendre les sons aériens, quelquefois même les plus intenses, mais perception des sons solidiens. Ces phénomènes pathologiques disparaissent sous l'influence du traitement, dans l'ordre inverse de leur mode de succession, c'est-à-dire que le retour de l'audition s'annonce par la cessation du sentiment de torpeur, auquel succèdent un état d'exaltation acoustique, puis le rétablissement de la fonction. Nous consignons une observation d'où nous pourrons tirer quelques déductions importantes.

121e Observation. — Un malade ressentait dans l'oreille gauche, et depuis plusieurs mois, un bruit analogue à celui que produisent les rouages d'un moulin. Au début de son infirmité, il attribua à l'influence exercée sur son oreille par son métier ces sensations qui le

(1) Voyez le chapitre des *Otites*, p. 225 à 293.

poursuivaient continuellement, même jusque dans son sommeil. Il était tellement fatigué par ces bruits anormaux, qu'il renonça à sa profession. Ce changement n'amena aucune amélioration; il vint nous consulter. A l'inspection de l'oreille externe et à l'exploration de l'oreille moyenne, nous reconnûmes l'intégrité de ces parties, à part l'existence d'anciennes cicatrices sur le pavillon de l'oreille gauche qui fixèrent notre attention. Cet homme nous dit que ces cicatrices provenaient d'altérations dartreuses dont il avait été affecté pendant plusieurs années; une médication au moyen de topiques siccatifs l'en avait débarrassé, et ce fut peu de temps après que l'infirmité nouvelle survint. Il était hors de doute que nous avions affaire à une lésion métastatique. La facilité avec laquelle nous sommes parvenu à rendre à l'organe de l'ouïe sa condition physiologique nous confirme dans cette manière de voir. Nous avons, en effet, appliqué à la nuque un large vésicatoire; et la surface dénudée prit le caractère de l'affection cutanée primitive à mesure que la lésion auriculaire se dissipait. Ici, la lésion acoustique était survenue lentement, sans douleur réelle, car nous ne pouvons appeler de ce nom la gêne produite par les sensations subjectives. Du reste, l'ouïe était parfaite; il est même à noter qu'elle était devenue plus fine; Guyer percevait les moindres bruits, les plus légers frôlements. Le choc des corps transmettait à l'organe lésé une impression; cette impression était perçue profondément, vivement, mais non douloureusement.

Ce fait nous conduirait à l'examen d'une série de phénomènes acoustiques qu'il importe d'examiner, vu les indications qu'ils peuvent fournir pour le diagnostic et le traitement.

Posons d'abord cette proposition, — que les sensations subjectives tiennent soit à un état d'irritation des nerfs auditifs, soit à un état d'excitation du centre cérébral. — Dans l'observation que nous venons de citer, cherchons à déterminer le siége des hallucinations acoustiques. Se trouvait-il dans le conducteur des impressions ou dans leur sensorium? Quand on considère, d'une part, que les phénomènes subjectifs signalés étaient identiques aux phénomènes subjectifs sous l'influence desquels la maladie s'était développée, et, d'autre part, que ces sensations anormales n'étaient point de l'ordre de celles que les congestions labyrinthiques occasionnent, tels que les bourdonnements et les tintements, observés dans les troubles de la circulation, quand, disons-nous, on considère toutes ces circonstances, on est conduit à placer dans l'encéphale les bruits anormaux que présentait le malade de l'observation précédente. Les bruits du mouvement d'un moulin, subjectivement manifestés, ne pouvaient donc être que le résultat d'une souffrance cérébrale, causée primitivement par l'excitation incessante exercée par ces mêmes bruits extérieurs sur l'appareil auditif, qui déjà était placé dans des conditions morbides sur la nature desquelles nous hasardons plus loin une opinion. — Quand, dans un organe où règne une grande irritabilité, survient une cause d'excitation sans cesse renouvelée, cette stimulation non-seulement fatigue l'organe, mais propage son action morbide vers les centres nerveux, et finit à la longue par leur imprimer comme une habitude de ces sensations qui s'y localisent, et continuent de s'y manifester même lorsque la cause provocatrice n'existe plus. La part que l'encéphale prend à ces phénomènes pathologiques n'est point douteuse; car on pourrait difficilement admettre que le nerf acoustique puisse être tellement modifié par des impressions extérieures, qu'il reste sous l'influence de cette impression et continue de la transmettre d'une manière permanente au centre cérébral. Cette thèse serait insoutenable. Il faut donc admettre en définitive que le phénomène subjectif en question résidait dans l'encéphale. Quant à la nature de la lésion auriculaire, tout nous porte à l'attribuer à un état subinflammatoire des membranes labyrinthiques et à une hypersécrétion de leurs produits.

Nous aurions encore à exposer d'autres faits qui viendraient à l'appui de la doctrine que nous avons développée dans ce travail; mais il nous semble que les détails dans lesquels nous sommes entrés nous dispensent d'insister plus longtemps sur ce point de la science.

§ 4. — Etiologie de la surdité nerveuse.

Si, en médecine, la chose essentielle est de guérir, il s'ensuit que la classification la plus avantageuse est celle qui nous met le plus promptement et le plus clairement sur la voie du traitement rationnel, c'est-à-dire de celui qui consiste à combattre les causes du mal.

L'étude de ces causes est donc très-importante.

Envisageons-les d'abord d'une manière générale ; nous les reprendrons ensuite l'une après l'autre, en cherchant à distinguer celles bien réelles, qui sont appuyées sur des faits, de celles en plus grand nombre qui ne reposent que sur des hypothèses.

Causes. — D'après W. Kramer (1), au nombre des causes de la surdité nerveuse, on doit noter en première ligne l'hérédité. Cet auteur a trouvé que chez plus d'un tiers des malades affectés de cette lésion de l'oreille, il y avait des accidents semblables dans la famille : cela explique comment des hommes très-robustes d'ailleurs sont atteints de cette espèce de surdité. Dans le plus grand nombre des cas, la débilité du système nerveux est une cause prédisposante très-efficace, et chez les individus doués de ce genre de constitution, la plupart des agents excitants sont capables de produire cette maladie.

Les progrès de l'âge entraînent, comme conséquence nécessaire, l'affaiblissement de tous les organes, et en particulier du sens de l'ouïe ; mais il s'en faut bien que tous les vieillards présentent cette surdité.

A quelque âge que l'on observe la surdité nerveuse, on la voit s'accroître progressivement, et Kramer dit avoir vu des hommes de soixante et quatre-vingts ans offrir sous ce rapport une ressemblance complète avec des individus de vingt ans. Le degré de surdité n'offre pas de variations bien notables, et, quand il y en a, elles sont ordinairement de peu de durée.

Si l'on pouvait s'en rapporter exclusivement aux malades, les refroidissements seraient la cause occasionnelle la plus ordinaire de la surdité nerveuse ; mais, dans le plus grand nombre des cas, les individus affectés de cette lésion des oreilles ne peuvent indiquer d'une manière exacte l'époque précise du début de la maladie.

Il est certain que toutes les causes débilitantes ont beaucoup d'influence sur l'apparition des premiers symptômes et sur leur accroissement progressif. On doit placer en première ligne les grandes inquiétudes, le chagrin accompagné de larmes abondantes, la colère, les veilles prolongées.

On regarde encore comme très-efficaces l'action directe du froid sur la tête, les applications d'eau froide sur cette partie et sur les oreilles, les saignées fréquentes, les applications de sangsues derrière les oreilles, les diarrhées chroniques, les fièvres nerveuses.

(1) Kramer, p. 367.

Itard a placé également au nombre de ces causes les convulsions des enfants, la dentition difficile, les douleurs de dents à toutes les époques de la vie, les affections vermineuses; Kramer pense que ces causes ont été admises à tort, mais les faits que nous citerons plus loin sont de nature à nous les faire conserver.

Quant à la *fréquence* de la surdité nerveuse, sur les 2,000 malades qui figurent dans le tableau (1) de Kramer, 1,074 ont offert des affections du nerf auditif, et cela n'a rien de surprenant, si l'on a égard à l'extrême activité vitale de l'appareil du même nom. Ce sens fonctionne dès le moment de la naissance, il persiste jusqu'à l'instant de la mort, et cesse à peine pendant le sommeil. L'oreille n'est pas protégée comme l'œil contre les impressions trop violentes qui viennent du dehors, et cela explique la fréquence de ses altérations. D'un autre côté, je ne vois dans le tableau de Wilde que 244 cas de surdité nerveuse, sur un total de 2,385 malades (2). Sur 163 observations qui figurent dans mon tableau général, je n'ai trouvé que 46 cas de surdités nerveuses.

D'après les observations de Wilde, l'influence du sexe sur la production de cette maladie ne serait pas très-marquée; en effet, on trouve 581 hommes et 447 femmes dans le tableau général de Kramer, et 5 femmes et 5 hommes dans les 10 observations tirées de son livre, que j'ai analysées et mises en tableau. Dans mes 46 observations, je ne trouve que 18 femmes pour 28 hommes. Dans le tableau de Wilde, les deux sexes sont en nombre à peu près égal.

La théorie cependant semblerait porter à admettre une opinion différente, car les maladies nerveuses proprement dites sont plus fréquentes chez les femmes; mais les statistiques qu'on vient de lire, et tirées de trois sources différentes, viennent contredire ce point d'étiologie générale.

Les observations qui me sont propres sont également dans le même sens.

Du reste, les détails minutieux d'anatomie pathologique dans lesquels je suis entré nous faisaient en quelque sorte pressentir ce résultat; car les altérations matérielles et saisissables qui doivent se rencontrer, le plus souvent du moins, ainsi que je l'ai

(1) Kramer, p. 66, loc. cit.

(2) *Practical observ. on aural surgery*, by W. R. Wilde.

démontré dans cette forme de surdité comme dans les autres, doivent également affecter l'un et l'autre sexe presque indifféremment.

La part des maladies nerveuses dans la production de cette surdité se trouve ainsi singulièrement atténuée. Maintenant, si l'on vient à examiner sérieusement l'influence des causes suivantes, telles que la colère, les veilles, les larmes abondantes (Kramer), les inquiétudes, les chagrins, on voit que c'est là un cortége banal et obligé de toute étiologie : or, comme ces causes ne sont appuyées d'aucune preuve, nous les marquerons provisoirement d'un point de doute.

Il en est de même des saignées fréquentes, des applications de sangsues derrière les oreilles (Kramer), les diarrhées chroniques (Itard) ; cependant, si l'on veut entendre par là que ces différentes causes affaiblissent la constitution en général et le sens de l'ouïe en particulier, nul doute qu'elles ne doivent être mentionnées, mais à un tout autre point de vue, et tout simplement comme causes prédisposantes fort éloignées, dont l'action ne laisse pas que d'être fort contestable ; en ce qui concerne la fièvre nerveuse des anciens (notre fièvre typhoïde d'aujourd'hui), son influence est malheureusement mise hors de doute par l'observation de chaque jour (1).

Une énumération rapide des causes les moins douteuses et appuyées sur des faits vient naturellement se placer ici.

Ainsi, dans les observations empruntées à Kramer, je trouve l'hérédité 5 fois sur 10 (Kramer) ; 11 fois dans mes observations, et pas une fois dans les 11 observations que l'on trouve dans Itard.

Dans un relevé statistique sur les maladies de l'oreille, publié à Zurich (2), il y a quelques années, par M. Tscharner, de Berne, on trouve bien quelques détails relatifs à ce point d'étiologie, mais nous ne pouvons nous en servir dans la question actuelle, car dans ce travail l'auteur n'a point distingué entre elles les différentes espèces de surdité ; et, bien plus, M. Tscharner compte ensemble tous les cas de *maladies d'oreille avec ou sans surdité*. Par conséquent ce travail, qui repose sur 200 cas observés, ne

(1) V. obs.
(2) *Journal de médecine* de Zurich. 1849.

peut nous être utile en ce moment. Je regrette également beaucoup de ne pouvoir mettre à profit les recherches sur la surdité de M. Marc d'Espine, de Genève (1).

Dans ces recherches, faites surtout à un point de vue pratique, et par cela même fort intéressantes, on trouve un tableau de 110 cas groupés ensemble d'après le degré plus ou moins avancé de la surdité, que cette surdité fût causée par une otorrhée chronique, ou par des lésions accidentelles.

On le voit, ici les différentes variétés de cophose sont encore confondues sous le nom générique de *surdité*; mais nous ne trouvons aucuns détails relatifs à la surdité nerveuse *proprement dite*, objet de ce mémoire.

Après l'hérédité vient le froid (2); cette cause figure 2 fois dans le tableau rédigé sur les 10 observations extraites du livre de Kramer, et 15 fois dans les observations qui me sont propres.

Nous devons donc noter une disposition particulière aux inflammations des muqueuses du pharynx, de l'arrière-gorge ; souvent la cause reste inconnue, 2 fois sur 10 (Kramer), 2 fois sur 46 d'après mon tableau. Enfin il y a des causes bizarres, par exemple un coup de traversin sur l'oreille, un soufflet. L'observation suivante, empruntée à Itard, n'est pas dépouvue d'intérêt (3).

122e Observation. — Des enfants en pension se battaient un matin avec les traversins de leur lit. L'un des deux reçut, à la tempe gauche, un coup porté de si près et avec tant de violence, que, quoique le coussin ne fût que de plume, l'enfant en resta tout étourdi et dans un état voisin de l'évanouissement. Revenu à lui, il s'aperçut qu'il n'entendait rien de ce que l'on disait à sa droite ; l'oreille de côté était en effet paralysée. Une saignée au pied, les sangsues au cou, les embrocations nervines, ne changent rien à son état. Il y avait six mois que l'accident était arrivé quand cet enfant me fut amené. Je ne conseillai aucun remède, et ne recueillis que pour mon instruction les renseignements suivants : il me raconta qu'au moment où il avait reçu le coup, il lui avait semblé qu'on lui soufflait un air extrêmement froid dans l'intérieur de l'oreille et toute la partie droite du cerveau.

Évidemment il s'agit bien ici d'une véritable commotion du

(1) *Arch. gén. de méd.*, 1852.
(2) Kramer, p. 291.
(3) Itard, t. II, p. 236 et 7.

nerf acoustique assez violente pour en déterminer la paralysie. En effet, on comprend bien qu'un ébranlement, qu'une secousse un peu forte communiquée aux nerfs acoustiques, pourront déterminer des changements moléculaires et matériels dans la structure de ces organes délicats, consécutivement leur paralysie.

C'est également dans cette catégorie qu'il faut rapporter le fait suivant.

123e OBSERVATION. — Une femme âgée de soixante-trois ans, sourde depuis trente ans, par suite des soufflets que lui avait donnés son époux, n'entendait plus d'aucune oreille, ce qui détermina à les opérer toutes les deux sur-le-champ. La perforation fut donc pratiquée sur les deux tympans, dans la même séance.

Cette femme recouvra parfaitement l'ouïe de l'oreille gauche et imparfaitement de la droite, répétant mot à mot toutes les questions qu'on lui faisait (1).

La présence d'insectes dans la tête a produit quelquefois une surdité intermittente.

124e OBSERVATION (2). — Une jeune fille de huit ans devenait sourde toutes les fois qu'en la peignant on parvenait à approprier complétement sa tête; la surdité durait jusqu'à une nouvelle reproduction des insectes parasites dont on l'avait débarrassée.

Des *vers dans l'estomac* ont aussi donné lieu à des surdités. Les circonstances commémoratives seront ici d'un grand secours; si, en effet, le malade n'a reçu aucun coup sur la tête, s'il n'est pas tombé sur cette partie, s'il n'y a eu suppression d'aucune humeur quelconque, s'il offre quelques signes qui indiquent la présence des vers; si à l'inappétence, à la mauvaise bouche, se joignent la sortie d'un ou plusieurs de ces insectes soit par la bouche, soit par les selles, et qu'après cette sortie le malade entende mieux, on aura de fortes présomptions que ce sont des vers qui occasionnent cette surdité.

Itard a rapporté trois observations (3) à l'appui de cette proposition; comme l'une d'elles me semble fort intéressante, je vais en donner l'analyse.

(1) Dans les traités d'opthalmologie, on trouve que cette même cause a produit l'amaurose. (*Journal de méd., chir., pharm.*, février 1793).

(2) Itard, t. I, p. 406-7.

(3) Saissy, p. 255.

125e OBSERVATION (1). — Une demoiselle, âgée de douze ans, blonde, sujette dès son enfance à des *affections vermineuses*, tomba tout à coup dans le délire; en même temps, pâleur du visage, perte de l'appétit, abattement, pupilles dilatées. L'opinion des gens de l'art était partagée sur le caractère de cette maladie. Appelé dans cette occurrence, je crus reconnaître les signes d'une affection vermineuse; on admit mes conjectures, et un anthelminthique, administré sur-le-champ, fit rendre à la malade une grande quantité d'ascarides et de lombrics.

Six semaines après sa guérison, cette demoiselle devint aveugle; cette cécité fut traitée avec le même succès par les anthelminthiques.

Enfin, à des intervalles peu éloignés, elle devint successivement folle, aveugle, sourde, muette, et les mêmes moyens réussirent constamment à la guérir de ces accidents.

En continuant l'énumération des causes de cette surdité, nous trouvons qu'une altération du liquide de Cotugno peut la produire (2); une absence de ce même liquide à la suite d'une luxation de l'étrier (3), produite par un épaississement de la muqueuse qui revêt l'oreille moyenne (4), une inflammation de la membrane qui revêt l'intérieur du labyrinthe (5), une menstruation pénible, irrégulière, peu abondante (6); la grossesse, l'époque de la ménopause (7); le coït (8), une intoxication saturnine (9), le choléra. (Obs. 138, etc.)

Un stéatôme du cerveau (10), la sortie des deux dernières dents

(1) Obs. 113.

(2) Obs. 118, et *Trans. méd.-chir.*, 1849.

(3) Obs. 117, 118.

(4) Obs. 113, 114, 115, 116, 117, 119.

(5) Enfin, pour ne rien omettre, qu'il me soit permis de placer, sous forme de question, la proposition suivante : Dans quelle catégorie devons-nous ranger la surdité avec bourdonnement éphémère, il est vrai, mais cependant réelle, et qui est causée par le sulfate de quinine pris à doses élevées, la belladone?

Doit-on attribuer le phénomène de la surdité fugitive qu'on observe dans ces circonstances à une congestion momentanée de l'encéphale, ou à une action élective, spéciale, de ces médicaments sur les centres en général, et l'appareil acoustique en particulier?

(6) V. obs. 115, 116, 138.

(7) V. obs. 136, 138.

(8) V. obs. 145.

(9) V. obs. 147.

(10) Bonet, *Anat. practica*, Genevœ, 1700, sect. II, obs. 53.

de sagesse (1), une affection rhumatismale (2), la fièvre typhoïde.

L'âge ne paraît pas avoir une grande influence ; ainsi, dans les 10 observations rapportées par Kramer et que j'ai analysées et mises en tableau, le plus âgé de ses malades avait trente ans, les autres se trouvaient entre la dix-septième et la vingtième année (3). Dans mon tableau, au contraire, qui renferme 46 observations, il existe 27 malades âgés de trente à soixante-sept ans et seulement 19 n'ayant pas atteint la trentième année.

§ 5. — Symptômes et diagnostic.

Dans l'état actuel de la science, il serait difficile, dit M. Marc d'Espine (4), d'établir une classification bien équilibrée des maladies de l'appareil auditif en général ; j'ajouterai que pour la surdité nerveuse, et ses variétés en particulier, ces difficultés seraient bien autrement sérieuses.

Si pourtant il me fallait choisir entre les classifications proposées, j'inclinerais plus volontiers vers celle d'Itard, modifiée ; car, comme l'a très-bien exprimé le médecin des sourds-muets, « les maladies de tous nos organes se présentent avec des signes plus ou moins distincts. »

« Mais la paralysie qui affaiblit ou détruit l'audition, se cache sous des symptômes communs à la plupart des autres cophoses. »

Si cette considération est applicable à la paralysie du nerf auditif en général, on conçoit qu'elle l'est bien plus encore aux variétés qu'elle peut présenter et qu'il importe de ne pas confondre ; je ne puis cependant distinguer ces variétés que d'après les causes déterminantes.

(1) Itard, *Traité des maladies de l'oreille*, t. II, p. 233.
(2) Saissy, p. 173.
(3) Itard, t. II, p. 237, et Marrigues, *Gaz. de santé*, 1785.
(4) Loc. cit.

TABLEAU DES DIFFÉRENTES SURDITÉS DITES NERVEUSES.

Surdité nerveuse symptomatique.	1°	Surdité par commotion.
	2°	— par congestion, apoplexie.
	3°	— par compression.
	4°	— par convulsions.
	5°	— sympathique { vermineuse. dyspeptique.
	6°	— par fièvre typhoïde.
	7°	— par fièvre intermittente.
	8°	— par le froid et ses influences (angines).
	9°	— rhumatismale.
	10°	— syphilitique.
	11°	— par inflammation chronique de la muqueuse de la caisse.
	12°	— par luxation de l'étrier.
	13°	— par absence du liquide de Cotugno.
	14°	— par perversion de ce liquide.
	15°	— par inflammation des membranes labyrinthiques.
Surdité nerveuse essentielle.	16°	Surdité essentielle.
	17°	— hystérique.
	18°	— par le sulfate de quinine, la belladone.

Symptômes. — A l'époque de la publication de son livre (en 1840), Kramer avait admis deux formes essentiellement distinctes de surdité nerveuse : 1° une surdité avec exaltation de la sensibilité, surdité avec *éréthisme*; 2° une surdité avec diminution de la sensibilité, surdité *torpide*.

Les bourdonnements d'oreille formaient ainsi le véritable caractère différentiel de ces deux espèces de surdité : la première était toujours accompagnée de ces bruits, la seconde en était exempte. Mais, depuis quelques années, Kramer a beaucoup modifié cette division. En effet, nous trouvons dans un mémoire (1) inséré dans ses additions, que les bourdonnements d'oreille peuvent accompagner toutes les maladies de cet organe.

Je commencerai d'abord par tracer rapidement les caractères propres à chacune de ces espèces ; puis, dans un résumé général, j'étudierai plus particulièrement certains symptômes propres à cette maladie, comme le bourdonnement, les tintements, etc.

(1) Kramer, *Beitraege, zur Ohrenheilkunde*, Berlin, 1845.

1re ESPÈCE. — *Surdité par commotion.* — L'extrême mollesse du nerf labyrinthique, sa distribution, son épanouissement sur des parties osseuses, et par conséquent plus exposées que les autres aux contre-coups, aux ébranlements, expliquent assez comment il se fait qu'un coup sur la tête ou une chute sur cette partie frappe ce nerf d'une commotion profonde, tandis que les autres nerfs n'en reçoivent aucune atteinte. Il suffit même d'une chute sur les pieds, sur le coccyx, sur les genoux, ou d'un coup à la joue, un soufflet, par exemple, pour causer cette surdité. Des bruits violents et subits, tels que l'éclat de la foudre, l'explosion des pièces d'artillerie, peuvent également paralyser l'ouïe par commotion du nerf labyrinthique. En général, dit Itard, quelle que soit la cause de cette commotion, la surdité qui en résulte est souvent incurable. Il est donc important de la distinguer des autres, pour ne pas tenter inutilement un traitement douloureux. Son caractère le plus constant est de se déclarer immédiatement après la commotion supportée par le crâne; mais, ce caractère lui étant commun avec les surdités par congestion sanguine, il est important de se représenter les autres symptômes propres à cette dernière, pour ne pas les confondre entre elles. Dans ce cas, on ne trouve aucun signe de la présence d'un liquide sanguin dans l'oreille, aucune diminution ni augmentation dans la surdité, et nulle douleur. Le caractère propre de cette surdité sera donc moins douteux encore, si elle est survenue à la suite non d'une lésion directe de la tête, mais d'un véritable contre-coup, comme dans une chute sur les pieds. Bien que cette cophose soit le plus souvent rebelle à nos moyens de traitement, elle ne doit être jugée incurable qu'après plusieurs semaines; car on a vu quelquefois l'ouïe se rétablir spontanément quand la commotion n'avait pas été très-intense.

2e ESPÈCE. — *Surdité par congestion.* — Si, dans les catarrhes muqueux ou purulents des cavités de l'oreille, on voit constamment survenir la surdité à des degrés variés, le même effet doit se reproduire, et avec plus d'intensité, lorsque ces cavités se trouvent tout à coup remplies d'un sang extravasé. (Itard.) Le même auteur pense qu'il faut aussi admettre une semblable cause dans la plupart des cas où la perte subite de l'ouïe ne peut s'expliquer que par une forte accumulation ou un brusque refoulement du sang dans les vaisseaux cérébraux. Le sang ou sa partie séreuse, pressé outre mesure dans les derniers rameaux, aura échappé à l'action de leurs parois. Telle doit être, d'après Itard, l'étiologie de la surdité qui survient quelquefois après un accès de colère, dans les efforts du vomissement (1), à la suite d'un violent éternument (2) ou d'une forte constriction du cou.

Comme confirmatif, Littre (3) dit avoir vu un garçon de vingt ans, devenu tout à coup sourd-muet, pour avoir été serré fortement à la gorge par un homme robuste, avec lequel il s'était battu.

Sans doute le mutisme fut occasionné par la violence faite immédiatement aux organes de la voix ; mais la surdité ne peut être attribuée qu'à un épanchement sanguin, déterminé par la réplétion des vaisseaux cérébraux, pendant la compression des veines jugulaires.

Telle est encore la manière dont survient la surdité après une attaque légère d'apoplexie. Dans quelques cas sans doute, et particulièrement dans ce dernier, l'épanchement a lieu à la base du crâne et probablement sur le trajet du nerf auditif ; mais souvent il arrive aussi que le liquide s'épanche dans la cavité du tympan (4). Ce n'est point ici le lieu de traiter cette question ; ce point de thérapeutique fait partie des épanchements divers qui peuvent se faire dans la caisse, et ce sujet m'a longuement occupé ailleurs (5). L'ouïe est le sens qu'affectent le plus gravement et le plus souvent les maladies de l'encéphale, et surtout les attaques d'apoplexie ; on peut même attribuer à quelques accès insidieux ou inaperçus de cette même maladie les surdités qui surviennent quelquefois dans le cours d'une nuit ou après un léger évanouissement à la suite d'un simple vertige. Presque toujours (ce qui est assez ordinaire à la paralysie du nerf auditif) les deux oreilles sont affectées, et la surdité n'éprouve aucune variation. Quelquefois, si le sujet est jeune, cette surdité diminue peu à peu d'elle-même ou cède aux excitants, employés

(1) Fabrice de Hilden, cent. 5, obs. 12.

(2) *Ephém. nat. cur.*, dec. 2, ann. 9, obs. 26.

(3) *Mémoires de l'Académie des sciences*, Paris, 1705.

(4) A. Cooper, *De la perf. du tympan.*

(5) *Recherches pratiques pour servir à l'histoire des maladies de l'oreille*, Paris, 1853.

d'une manière soutenue; mais, dans l'âge avancé, la maladie augmente au lieu de diminuer.

3e ESPÈCE. — *Surdité par compression.* — J'ai rapporté plusieurs faits de cette surdité, quand j'ai traité de l'étiologie; j'ajouterai, pour compléter son histoire, les remarques suivantes : la surdité causée par la compression du nerf auditif a pour symptômes une céphalalgie intense et presque continuelle, des vertiges, des tintements, l'affaiblissement de la vue, des facultés intellectuelles et de la mémoire en particulier. Les progrès de cette surdité sont ordinairement lents, et quoique la cause soit ordinairement mortelle, elle ne conduit qu'après plusieurs années à cette terminaison fâcheuse.

Il n'est point question ici de la compression causée par la plénitude des vaisseaux sanguins; cette cause de surdité appartient à la cophose par congestion. (Voir plus haut.)

La céphalalgie et les bourdonnements, qui sont également des symptômes de celle-ci, pourraient la faire confondre avec celle dont il est question en ce moment; mais, dans la surdité par congestion, les facultés mentales ne sont jamais gravement lésées, et les évacuations sanguines produisent toujours un soulagement marqué, ce qui ne peut avoir lieu dans la surdité par compression chronique.

4e ESPÈCE. — *Surdité à la suite des convulsions.* — Cette cause de surdité est fort rare chez les adultes et très-fréquente dans le premier âge; lorsque l'ouïe se perd dans les trois ou quatre premières années de la vie, c'est presque toujours à la suite des convulsions.

Un grand nombre de sourds-muets doivent leur infirmité à une pareille cause, qui, détruisant l'ouïe dans un âge très-tendre, entraîne à sa suite la perte de la parole. Itard fait remarquer que ce sont les convulsions les moins fortes, les moins prolongées, qui produisent le plus communément cet effet.

Nombre d'enfants devenus sourds à l'époque de la dentition avaient tout à coup cessé d'entendre après un léger mouvement convulsif. Avec cette paralysie du nerf auditif, il y a le plus souvent complication de la paralysie des membres ou d'un bras, stupeur de l'intelligence, perte de la mémoire. Cette grave infirmité rend les enfants très-peu susceptibles d'éducation. De toutes les surdités, celle-ci est la plus rebelle aux secours de l'art et doit être regardée comme absolument incurable. (Itard.)

5e ESPÈCE. — *Surdité sympathique.* — Cette surdité est causée par l'influence sympathique qu'exercent sur l'oreille certains organes malades, celle qu'on voit survenir par suite de l'embarras gastrique ou intestinal; la présence de vers est même assez commune; j'en ai rapporté une observation remarquable à l'article *Étiologie.* (Voy. obs. 10, 11.)

Itard pense que cette espèce de surdité est due en partie à l'affaiblissement du nerf auditif, causé par une mauvaise disposition du tube digestif.

Les symptômes qui la caractérisent ne sont pas toujours très-prononcés; ordinairement, tout ce qui annonce un dérangement dans les fonctions de cet appareil sert à la caractériser ou plutôt à la faire soupçonner : ainsi le défaut d'appétit, la couleur jaune ou pâle du pourtour des lèvres, les digestions laborieuses, etc.

Cette surdité, rarement très-intense, est sujette à une foule de variations indépendantes de l'état de l'atmosphère; elle est presque toujours accompagnée de bourdonnements, de céphalalgie et d'un sommeil plus profond qu'à l'ordinaire. Les évacuants, les anthelminthiques chez les enfants réussissent à merveille.

6e ET 7e ESPÈCE. — *Surdité à la suite des fièvres intermittentes et typhoïdes.* — On a vu quelquefois les fièvres intermittentes se terminer par une surdité nerveuse; je ne parle point de celle qui survient et disparaît avec l'accès, mais de celle qui reste après la guérison de la fièvre.

On trouve dans les *Actes des curieux de la nature* l'histoire d'une fièvre double-quarte, chez un homme de soixante ans, laquelle, après le neuvième accès, dégénéra en une surdité incurable. Assez souvent cette surdité se dissipe d'elle-même pendant la convalescence; mais, quand elle persiste, il faut être très-réservé sur le pronostic. Quant à la surdité typhoïde, j'en ai longuement traité (chap. V, p. 224) les causes, les altérations, les symptômes.

C'est toujours, dans ce cas, à une altération de la muqueuse de la caisse, que nos moyens actuels d'investigation ne peuvent apprécier, qu'il faut attribuer la cause de cette surdité, d'ailleurs fort rebelle.

8e ESPÈCE. — *Symptomatique de phlegmasies catarrhales répétées.* — Dans cette surdité, les symptômes que l'on observe au début se rapprochent de la surdité catarrhale ; on la rencontre surtout chez les jeunes gens d'un tempérament lymphatique, d'une constitution molle, portant un teint peu coloré. En général cette surdité ne commence à se manifester qu'après une ou plusieurs bronchites, coryzas ou angines.

Ces maladies, ou plutôt ces indispositions, ont été guéries sans laisser de trouble apparent dans les fonctions de l'organe auditif, et ce n'est qu'après un temps plus ou moins long que les premiers symptômes de la surdité commencent à inquiéter le malade. Un symptôme assez constant dans cette espèce de cophose est une grande variation dans son intensité, et qui paraît rarement dépendre de l'atmosphère ; toutefois ces fréquentes variations deviennent plus rares, et cessent même de se faire remarquer, quand la surdité date de plusieurs années. Comme dans les autres variétés de cophose, les tintements et les bourdonnements sont fréquents, mais n'en forment point le caractère pathognomonique. Le conduit auditif présente une certaine sécheresse, et la membrane du tympan est transparente.

Quand on engage le malade à se moucher fortement, le nez et la bouche fermés, l'air pénètre facilement dans les trompes, et arrive jusqu'au tympan, en faisant entendre un petit bruit. Par le cathétérisme, on obtient le même résultat.

9e ESPÈCE. — La surdité rhumatismale a la plus grande analogie avec la précédente, et l'observation suivante, empruntée à Saissy, en montrera les principaux symptômes et le traitement (1).

126e OBSERVATION. — M. Malibran, chirurgien à Saint-Rambert-l'Ile-Barbe, âgé de soixante-deux ans, était atteint de dysécie à l'une et à l'autre oreille, avec des bourdonnements considérables ; cette infirmité prenait tous les jours de l'intensité. L'âge avancé du malade n'était pour rien dans cette indisposition ; une affection rhumatismale en était la cause. Les bourdonnements étaient forts et continuels ; l'ouïe était tellement dure, que la personne ne pouvait entendre que lorsqu'on lui parlait haut et près de l'oreille.

(1) Saissy, *Essais sur les maladies de l'oreille*, p. 175.

Le 25 juin 1816, je commençai le traitement, qui n'a consisté qu'en injections d'eau minérale de Balaruc, portées dans l'intérieur de l'oreille par la voie de la trompe d'Eustache; je l'ai continué jusqu'au 3 août de la même année. Dès la sixième séance, les bourdonnements diminuèrent; ils se dissipèrent tout à fait par la continuation des injections.

Cependant l'ouïe avait peu acquis, lorsque nous cessâmes le traitement; mais, peu de temps après, M. Malibran remarqua que l'audition était plus facile et qu'elle se fortifiait tous les jours, quoique la saison fût rigoureuse, et que par état il fût obligé de s'exposer à toutes les intempéries de l'air. Enfin ce chirurgien entend aujourd'hui comme un individu de cet âge qui n'a éprouvé aucune lésion dans l'organe auditif.

Ces faits tendent à prouver, ajoute l'auteur, que dans beaucoup de cas, quoique la surdité n'éprouve qu'un très-faible amendement pendant le cours du traitement, l'audition peut se rétablir dans la suite, si les bourdonnements ont cessé, ou à très-peu près, par le fait de ce même traitement.

10e Espèce. — 127e Observation. — *Surdité syphilitique.* — Une jeune femme de vingt-cinq ans vint me consulter, au mois de juin 1853, pour une surdité dont elle était atteinte depuis un mois. Après l'avoir examinée longtemps et n'ayant rien trouvé ni dans l'oreille externe ni dans la gorge, je la décidai à se laisser pratiquer le cathétérisme de la trompe d'Eustache, et l'air insufflé me sembla passer difficilement du côté droit surtout; ma montre était à peine entendue au contact des deux oreilles; il n'y avait point de bourdonnements. J'allais conclure de cet examen à l'existence d'un catarrhe de la trompe d'Eustache, lorsque je m'aperçus que les ganglions cervicaux du cou étaient douloureux et engorgés; en même temps, je trouvai des croûtes dans les cheveux (syphilides pustuleuses). Il n'était plus possible de cacher l'existence d'une syphilis arrivée à la deuxième période. Aussi cette malade finit par m'avouer que huit jours avant d'être devenue sourde, elle avait eu de gros boutons aux parties génitales, et qu'elle les avait guéris promptement avec une pommade dont elle ignore la composition. Le doute n'était plus permis : il existait certainement dans la trompe ou la caisse des productions syphilitiques, analogues à celles des organes sexuels, et telle était, selon nous, la cause de cette surdité.

En conséquence, je prescrivis un traitement antisyphilitique avec les pilules de proto-iodure, etc., et je fis moi-même tous les jours (pendant quinze jours) des injections dans la trompe d'Eustache avec une solution chlorurée. Les premières injections furent très-douloureuses ; mais, les jours suivants, la douleur alla en diminuant. Ce ne fut qu'à dater du huitième jour de ce traitement, que la surdité diminua d'une manière sensible, et, à la fin de la deuxième semaine, la guérison était complète. Cependant j'engageai la malade à continuer son traitement pendant un mois entier. Cette femme, si sourde, il y a quelques jours, entendait ma montre à une distance de près de 2 mètres.

11e ET 12e ESPÈCE. — *Surdité nerveuse par inflammation chronique de la muqueuse de la caisse et luxation de l'étrier.* — Les observations 114 et 118, qui ont été rapportées en détail à la section de l'anatomie pathologique, en donnent une description aussi complète que possible et me dispensent de revenir sur ce sujet.

13e ESPÈCE. — La description de cette variété rentre dans la précédente ; car, une fois la platine de l'étrier chassée de la fenêtre, le liquide labyrinthique s'écoule, et les ondes sonores ne peuvent plus ébranler les ramifications du nerf auditif qu'à travers les parois osseuses des cavités qui le renferment. Cette altération, qui doit être assez commune, n'offre que des ressources bien limitées à la thérapeutique ; car les extrémités nerveuses, n'étant plus baignées par le liquide de Cotugno, et par conséquent sans cesse en contact avec l'air de la caisse, s'enflamment ainsi que la membrane ténue qui les supporte ; de là une source d'accidents nouveaux, douleurs violentes, cophose de plus en plus profonde, et n'offrant d'ailleurs point de signes extérieurs à nos moyens d'investigation.

14e ET 15e ESPÈCE. — Ces deux espèces ont été décrites dans les observations 113, 115, 116, 119, 120 (voy. *Anat. pathol.*).

15e ESPÈCE. — *De la surdité nerveuse essentielle.*— Malgré cette longue énumération des altérations matérielles qui peuvent se rencontrer dans cette forme de surdité qu'on appelle *nerveuse*, parce que trop souvent la cause, échappant à nos sens, demeure inconnue, il me reste à parler de trois autres espèces, qui, dans l'état actuel de la science, doivent être attribuées à une lésion des propriétés vitales.

Ces trois espèces ou variétés sont la surdité hystérique, celle qui suit l'administration du sulfate de quinine, enfin la surdité nerveuse essentielle proprement dite ; un mot seulement.

16e ESPÈCE. —Dans un certain nombre de cas, on voit, à la suite des accès d'hystérie, les malades rester plus ou moins sourdes, sans qu'il soit possible d'attribuer cette abolition subite de la faculté auditive à autre chose qu'à un certain trouble des fonctions nerveuses, survenu pendant l'accès ; à une époque où mon attention n'était pas encore éveillée sur ce sujet, je me souviens d'avoir noté ce phénomène morbide dans plusieurs observations recueillies pendant mon internat à l'Hôtel-Dieu. Comme je n'ai pas de matériaux suffisants, il m'est impossible de tracer l'histoire de cette curieuse variété, et je ne veux que l'indiquer en passant.

17e ESPÈCE. — *Surdité nerveuse par le sulfate de quinine.* — Les réflexions précédentes s'appliquent de tout point à cette variété de cophose, et j'ai hâte d'arriver à notre dernière division.

18e ESPÈCE. — *Surdité nerveuse essentielle ou paralysie essentielle du nerf auditif.* — On entend par ces mots le manque d'excitabilité du nerf auditif, l'abolition de la vie de l'organe, soit accidentelle, soit originelle, comme dans la plupart des surdités de naissance. Cette surdité s'annonce le plus souvent d'une manière imperceptible, sa marche est très-lente, au point que ceux qui en sont atteints seraient très-longtemps à s'en apercevoir, si les personnes qui les environnent n'étaient les premières à les en prévenir.

D'abord, et même pendant plusieurs mois, il n'y a que les sons éloignés que l'oreille ne perçoive plus distinctement ; mais peu à peu la maladie se prononce, et les sons de moins en moins éloignés ne sont plus perçus que confusément : un peu plus tard, l'oreille n'est plus frappée que par ceux qui sont articulé avec force et à une petite distance. Arrivée à ce degré, la surdité dont il est ici question reste en général stationnaire, et lorsqu'un traitement convenable n'est pas institué, elle finit par devenir complète, surtout en approchant de l'âge mûr.

Dans cette espèce, le malade est principalement tourmenté par des bourdonnements et des bruits bizarres. (L'étude de ces bourdonnements ou bruits morbides a été faite au chapitre VI, et nous y renvoyons le lecteur.)

Je ne traiterai pas de nouveau la question du bourdonnement : — je renvoie au chapitre IV, part. II, pages 95 et suivantes. — Seulement, comme complément de ce chapitre, je mettrai sous les yeux du lecteur la traduction d'un article récemment publié par le docteur Kramer, sur ce point toujours controversé (1).

« *Le bourdonnement* (Ohrentœnen) *est une affection de la corde du tympan,* qui existe sans ou avec surdité.

1re *expérience.* — En pressant le tragus contre le méat auditif externe, on cause un bruit sourd (*dumpf*) dans l'oreille, qui est plus fort à mesure que l'on presse, et qui cesse immédiatement avec la compression.

2e *expérience.* — Le même bruit se produit quand on expire (souffle) la bouche et le nez fermés.

3e *expérience.* — Versez un liquide (non irritant), comme de l'eau pure, de l'huile, du mercure, tièdes, dans le méat externe, et vous produisez un grand bruit (*Knall*) dans l'oreille, aussitôt que la première goutte touche la membrane du tympan. Ce bruit est suivi d'un bruit sourd, avec sifflement, dès que la membrane du tympan est couverte du liquide.

Le bruit devient plus fort, si le liquide est plus lourd (c'est-à-dire plus la membrane du tympan est pressée). Ajoutez quelque substance stimulante, par exemple camphre 0,10 à l'huile pure (3 grammes), et vous observez un bruit bouillant, sifflant, qui est très-clair (*helles zischendes Kochen*), accompagné d'un bruit sourd. Ces bruits disparaissent aussitôt que le liquide s'est écoulé.

4e *expérience.* — Le toucher de la membrane tympanique par le méat externe ne cause aucune douleur, même si vous la touchez pendant quelque temps *très-doucement* (*vorsisslig*), à l'exception du segment qui est au-dessus du *processus brevis malleoli*, sous lequel la corde tympanique passe (*verlauft*). Pendant le toucher, on entend le même bruit sombre, et plus fort, si l'on presse davantage la sonde contre la membrane. Le bruit disparaît aussitôt que l'on cesse l'attouchement.

« Le bruit qui est entendu dans ces expérimentations est d'une nature différente, et est produit par deux causes tout à fait distinctes.

« Le bruit fort (*Knall*) de la 3e expérience, quand la première goutte tombe sur la membrane, est la conséquence d'oscillations

(1) *Recherches sur la nature du bourdonnement de l'oreille*, par le Dr Kramer (Deutsche Klinik, 1853, n. 8.)

plus fortes de la membrane tympanique (comme si l'on bat un tambour bien tendu).

« Mais le bruit continuel, sourd ou clair, que l'on observe dans les quatre expérimentations, ne peut pas être expliqué par des vibrations plus fortes de la membrane tympanique, parce que l'air comprimé (*expér.* 1, 2), les liquides (*expér.* 3) ou les corps solides (*expér.* 4) exercent une pression continuelle contre la membrane, augmentent sa tension, et diminuent, par conséquent, au même degré, sa propriété vibratile. Il s'ensuit que l'on ne peut pas accuser la membrane tympanique (qui est une membrane très-petite), comme cause de ces bruits, parce qu'ils augmentent avec la tension de la membrane, et en raison inverse de sa propriété vibratile.

« Cette irritation mécanique dans quatre expériences, et dynamique dans l'expérience 3, produisant un bruit aussi longtemps qu'elle dure, n'irrite pas, par conséquent, la membrane tympanique comme membrane, mais ses nerfs (le nerf tympanique ou corde tympanique), qui sont le siége du bruit. Le plexus tympanique, qui est sensitif, n'y prend aucune part, parce qu'on produit dans ces quatre expériences des bruits sans douleur. Il ne reste que la corde du tympan, surtout d'après la 4e expérience, qui produit ces bruits (*Knall*), et on ne peut décider, si c'est par une excitation directe du cérumen ou par un effet réflexe du nerf acoustique.

« Il suffit, pour ces recherches, d'avoir prouvé que, par une irritation mécanique ou dynamique de la membrane tympanique, la première impulsion, pour l'excitation des bruits, est dans l'irritation de la corde tympanique, et que le nerf acoustique y prend part seulement en seconde ligne.

« — Le résultat de ces expériences, faites sur des oreilles parfaitement saines, est confirmé par l'existence du bourdonnement, et par sa guérison dans les maladies de l'oreille. Il est vrai que ces résultats ne peuvent être confirmés seulement que si l'on ne regarde pas le bourdonnement comme une maladie par elle-même (rhumatisme, congestion nerveuse, etc.) ou comme accompagnant les inflammations rhumatismales, arthrites, otorrhée (Wilde, Marc d'Espine, Enhardt), mais si l'on ne craint pas la peine de bien examiner avec le spéculum et le cathéter.

« Il résulte d'un tableau publié par Kramer, que plus de la moitié des malades souffrent de bourdonnements, et en même temps de difficultés d'entendre ou de surdité. Il faudrait alors attribuer tous les cas de bourdonnements à l'hypercousie acoustique de Romberg, produite par l'augmentation d'irritabilité du nerf acoustique, et les traiter par des excitants particuliers, de la vapeur éthérée introduite dans le tympan, c'est-à-dire un traitement tout à fait contraire à l'expérience (1).

« Des accumulations morbides de cérumen dans le méat auditif externe de l'une des deux oreilles, ont été accompagnées de bourdonnements dans 537 de mes malades (et de difficulté d'entendre). Ces deux symptômes, mais particulièrement le bourdonnement quoiqu'il ait duré des années, ont disparu immédiatement aussitôt qu'on avait complétement nettoyé le méat auditif; un quart d'heure a ordinairement suffi pour la guérison d'une maladie pareille.

« En versant de l'huile douce dans le méat nettoyé, le bourdonnement apparaît tout de suite, comme dans l'expérience 3, pour disparaître aussitôt que l'huile est sortie du méat.

« Dans ces 537 cas la corde du tympan a été irritée par le cérumen mécaniquement, et même dynamo-chimiquement par une décomposition chimique du cérumen ; ce qui a produit le bourdonnement. Les différents bruits musicaux peuvent être expliqués, du moins *approximativement*, par les différents états chimiques du cérumen, qui est souvent décomposé de manière à irriter chimiquement la membrane.

« On peut attribuer seulement à l'effet d'une irritation locale, que le bourdonnement souvent disparaît soudainement quand on tire fortement l'oreille, quand on bâille, mâche, etc. Par ces mouvements de la mâchoire le cérumen est détaché de la membrane du tympan, et la corde du tympan est délivrée de son irritation mécanique. Au contraire, le bourdonnement est souvent produit dans des cas de surdité, si le malade essaye de se nettoyer l'oreille avec du linge et qu'il presse de cette manière le cérumen contre la membrane du tympan. On guérit alors la surdité et le bourdonnement par des injections.

(1) Kramer est ici en contradiction avec lui-même : en effet, nous le verrons plus loin recommander la vapeur d'éther dans le traitement de la surdité nerveuse ; or, cette surdité a pour symptôme principal, un bourdonnement continuel. Voyez p. 420.

« Dans beaucoup d'autres cas l'altération mécanique du méat auditif externe par le cérumen produit la surdité, mais pas de bourdonnement, seulement parce qu'il ne touche pas la membrane du tympan. Car dans ce cas-là le bourdonnement arrive (est senti) aussitôt que l'on verse du liquide (de l'eau, de l'huile, du mercure) dans l'oreille, après l'avoir bien nettoyée (*expér.* 3).

« En tout cas, il s'ensuit de ce fait que 537 cas d'accumulation de cérumen avec bourdonnement et surdité ont été guéris complétement et instantanément par de simples injections d'eau : que dans tous ces cas la cause du bourdonnement n'est pas dans le nerf acoustique et qu'il ne peut pas être guéri par des irritants : que rien ne parle en faveur de l'existence d'une hypercusis (*acustica de Romberg*) dont la diagnose est, par conséquent, fausse.

« Dans beaucoup d'autres cas de bourdonnement et de surdité le méat auditif externe et la membrane du tympan sont sains. Mais il y a *des mucosités dans la caisse*, que l'insufflation d'air par le cathéter fera disparaître peu à peu ; à mesure que le râle et les mucosités diminuent, le bourdonnement disparaît aussi. Ce traitement purement simple et mécanique n'exige ordinairement pas un traitement général.

« Cela prouve qu'il y avait une cause mobile et matérielle du bourdonnement. La plus naturelle explication de ce phénomène, c'est qu'une sécrétion et collection abondante de mucus dans la caisse peut irriter la corde du tympan, et produire le bourdonnement aussitôt qu'il vient en contact avec la membrane tympanique. C'est d'autant plus vraisemblable que l'air insufflé dans la caisse frappe directement le segment supérieur de la membrane tympanique où est la corde, de sorte qu'elle est la première qui est délivrée des mucosités qui y adhèrent ; et, en vérité, c'est dans cette forme de maladie d'oreille le premier résultat d'une forte insufflation, que le bourdonnement cesse. La guérison de la surdité, qui arrive peu à peu, s'explique facilement. Les mucosités sont d'abord dégagées de la membrane tympanique, mais beaucoup plus lentement et plus difficilement du reste des parois de la caisse.

« Si les mucosités sont si peu tenaces qu'elles n'adhèrent pas au segment supérieur de la membrane tympanique, elles n'irritent pas la corde du tympan, ne produisent pas de bourdonnement, quoique la surdité puisse exister même à un très-haut degré, et être guérie seulement par l'insufflation d'air.

« La guérison du bourdonnement par l'insufflation d'air dans ces cas d'accumulation de mucus dans la caisse prouve encore qu'il ne dépend pas d'une maladie du nerf acoustique (quoique accompagné de surdité), et ne doit pas être pris pour une *hypercusis acoustica*, ni être traitée par des nervins.

« Après ces cas de bourdonnement par irritation mécanique de la membrane tympanique, viennent ceux produits par l'inflammation de la membrane tympanique, et, par conséquent, de la *corde du tympan.*

« Si, en se baignant dans un fleuve ou dans la mer, l'eau pénètre dans les méats auditifs jusqu'à la membrane tympanique, on observe immédiatement dans l'oreille une sensation de compression, plénitude (comme si c'était de l'eau qui serait restée dans l'oreille), de la surdité, du bourdonnement, de la douleur. En examinant l'oreille avec le spéculum, on ne trouve alors pas une goutte d'eau, mais la membrane du tympan n'est plus pellucide, elle est rouge, sèche. En injectant immédiatement après de l'huile tiède en quantité suffisante pour couvrir la membrane, ces symptômes disparaissent graduellement dans vingt-quatre heures.

« *Les mêmes phénomènes sont observés après l'injection de liquides irritants employés.* — Pour guérir les maux de dents seulement à leur plus haut degré, et qui sont guéris par l'huile tiède, si elle est appliquée directement :

« L'inflammation reste dans ces cas dans la membrane du tympan et s'évanouit complétement après le même remède. Elle cause d'abord une exsudation de lymphe plastique dans les différentes couches de la membrane tympanique, et par cela un épaississement, par lequel la propriété de vibrer est diminuée. Le dernier phénomène prouve que le bourdonnement qui accompagne l'inflammation de la membrane du tympan, n'est pas causé par une augmentation de vibrations ; le nerf sensitif tympanique n'est pas affecté non plus, parce qu'on n'observe pas une connexion intime entre le bourdonnement et la sensibilité douloureuse de la partie affectée.

« Mais la corde du tympan qui est fixée à la partie interne de la membrane du tympan par un tissu cellulaire très-lâche, n'est pas affectée au commencement ; l'inflammation commence toujours à la surface externe de la membrane tympanique, quand elle est irritée. Cette irritation produit un bourdonnement ou directement ou indirectement par une excitation réflexe du nerf acoustique, et disparaît avec l'inflammation.

« Ce phénomène est tout à fait en accord avec cette opinion, que le bourdonnement apparaît le plus souvent au commencement, ou en général, avec une inflammation aiguë de la membrane (= 3 : 1), et disparaît bientôt, même quand l'inflammation continue.

« Dans les *inflammations chroniques* de la membrane du tympan le bourdonnement existe plus rarement (= 1 : 2 2/3) : dans ces cas la membrane et la corde sont désorganisées ; et plus la désorganisation fait des progrès, moins le bourdonnement est entendu souvent (= 1 : 3, 1 : 3 1/2, 1 : 4 1/2). Ces désorganisations diminuent non-seulement l'irritabilité de la corde du tympan, mais aussi le bourdonnement, qui en dépend.

« Le bourdonnement dans les *perforations de la membrane* est d'autant plus rare, que la perforation est plus grande. Il manque, si la membrane est entièrement détruite, et j'ai acquis cette conviction dans quatre-vingt-deux cas (1). Puisque dans toutes les perforations, la muqueuse de la caisse, la membrane de la fenêtre ronde et très-souvent le labyrinthe aussi sont très-enflammés, la proportion dans laquelle le bourdonnement existe avec les perforations prouve qu'il n'est pas la conséquence d'une inflammation de la caisse ou du labyrinthe. Cela prouve d'une manière indirecte, que le bourdonnement dépend de la corde du tympan :

« Jamais le bourdonnement, qui est apparu avec une inflammation de la membrane ne dure plus longtemps que l'inflammation : mais la guérison ne peut être regardée comme complète que si la sécrétion du cérumen est revenue.

« *Les inflammations de la peau, du tissu cellulaire, du périoste, du méat auditif*, sont accompagnées plus ou moins souvent de bourdonnements, mais seulement quand elles affectent la membrane du tympan, et irritent la corde. C'est pourquoi le bourdonnement existe le plus souvent avec l'inflammation très-aiguë

(1) Cette proposition n'est pas exacte ; en effet, dans un grand nombre des observations rapportées précédemment, et dans lesquelles le tympan était détruit : les malades avaient des bourdonnements. Voy. observ. 34, 104, 105, 109, 111, etc.

du tissu cellulaire, et non à cause de la plus grande douleur qui l'accompagne ; elle n'a aucune relation constante avec le bourdonnement. J'ai très-souvent observé les plus grandes douleurs sans le moindre bourdonnement.

« Dans la *surdité nerveuse*, ou ni le spéculum ni le cathéter ne trouvent la moindre altération morbide de l'oreille externe et de la caisse, si l'on insuffle de l'air par le cathéter dans la caisse, (qui dans ces cas-là n'est pas obstruée, et saine) contre la paroi interne et supérieure de la membrane du tympan, le bourdonnement, qui existait avant, est augmenté pour des heures, même des jours ; ou bien il apparaît pour la première fois, s'il n'existait avant. En général la surdité n'est pas augmentée ou du moins pas d'une manière si frappante qu'on soit autorisé à regarder l'augmentation du bourdonnement et de la surdité comme une maladie du nerf acoustique.

« Les mêmes phénomènes s'observent quand on insuffle une goutte d'eau tiède, etc., dans la caisse, ou d'abord contre la corde du tympan : or, il est impossible que le nerf acoustique puisse être irrité par cette insufflation, mais il est bien vraisemblable que la corde est affectée quand elle est déjà dans un état d'irritation ; parce qu'elle est libre dans la caisse, sans protection de tissus, etc.

« En insufflant avec un cathéter très-fin, seulement une *demi-gouttelette d'une solution de strychnine* dans la caisse, d'abord entre la corde du tympan : chez beaucoup de malades le bourdonnement diminue instantanément, ou disparaît, même, pour des jours, et devient beaucoup moins fort.

Eau distillée...............	4 grammes.
Strychnine.................	0,05 centigr.
Mêlez.	

« Quoique cette observation n'ait pas été confirmée chez un grand nombre de malades, pour préconiser ce remède comme un spécifique contre le bourdonnement ; pourtant l'effet peut être expliqué seulement par une action sur la corde, et non sur le nerf acoustique.

« La surdité nerveuse arrive souvent jusqu'à la cophose, sans que le bourdonnement diminué ; et d'un autre côté, il existe des bourdonnements très-rares, sans que la faculté du nerf acoustique d'entendre, soit affectée.

« Dans ces deux cas, le nerf acoustique se trouve dans des conditions tout opposées : dans l'un il est presque mort, dans l'autre très-actif. Les deux cas sont accompagnés du même bruit, de sorte qu'on ne peut pas accuser le nerf acoustique d'en être la cause.

« Dans la véritable *otalgie*, on ne trouve jamais de bourdonnement, de sorte qu'on ne doit pas chercher dans les nerfs sensitifs de l'oreille (glosso-pharyngien), tympanique, la cause du bourdonnement.

« De toutes ces raisons positives et négatives, on peut conclure avec beaucoup de vraisemblance : 1° que le bourdonnement accompagnant la surdité nerveuse est produit par une surexcitation morbide de la corde du tympan ; 2° que le siége du bourdonnement est à chercher dans ce nerf, et que le nerf acoustique est peut-être affecté seulement en seconde ligne, par une action réflexe.

« *Conclusions :*

« 1. L'excitation morbide du nerf acoustique n'est jamais la cause du bourdonnement. L'hypothèse de Romberg n'est pas fondée sur l'expérience, et n'existe jamais dans une surdité avec bourdonnement.

« 2. Le bourdonnement, avec ou sans surdité, consiste dans une affection de la corde du tympan, produite par une irritation matérielle, ou inflammatoire, ou spécifique, laquelle affecte le nerf acoustique par une action réflexe.

« 3. La surdité accompagnée de bourdonnement n'est pas dans une connexion essentielle, intime avec celui-ci; les deux affections coexistent sans dépendre l'une de l'autre.

« 4. Le bourdonnement est le résultat de maladies locales de l'oreille, bien différentes l'une de l'autre, qu'il faut diagnostiquer et traiter par l'application habile du spéculum et du cathéter.

« 5. Si la cause du bourdonnement est matérielle, il est toujours facile à guérir et très-promptement ; si c'est une inflammation, la guérison est aussi sûre, mais plus lente et plus difficile (Micheboll); si la cause est une irritation vitale, la guérison est très-difficile, et résiste très-souvent au traitement le plus propre avec une grande obstination.

« 6. Quant au *traitement* du bourdonnement, s'il est produit par une irritation matérielle, injections liquides dans le méat auditif externe : insufflations d'air dans la caisse ; s'il dépend d'une irritation inflammatoire : traitement antiphlogistique de la membrane tympanique ; — d'une irritation vitale, insufflations d'une solution très-faible de strychnine sulfurique dans la caisse ; ou des vapeurs faibles d'assa fœtida ou de jusquiame avec précaution, dirigées dans le *tympan*, diminuent le bourdonnement, ou le guérissent même. »

Comme on le voit, Kramer attribue le phénomène du bourdonnement, à une lésion (irritation, compression de la corde du tympan) : — C'est là une hypothèse toute gratuite et suffisamment réfutée par les considérations qui se trouvent exposées, pages 95 et suivantes.

J'engage le lecteur à relire ce passage. Un dernier mot :

Depuis les belles recherches de M. Cl. Bernard (1) tous les anatomistes et les physiologistes sont restés convaincus que la *corde du tympan* était un filet moteur destiné à favoriser l'érection des papilles de la langue dans le phénomène de la gustation. Mais personne, que je sache, n'a jamais pensé à lui attribuer le phénomène du bourdonnement. Les quatre expériences de Kramer que nous avons rapportées textuellement, ne prouvent absolument rien en faveur de la théorie qu'il soutient.

En effet, 1° le bruit sourd qui est produit dans la première expérience, en pressant le tragus contre le méat auditif, s'explique tout naturellement par la diminution brusque de la capacité du conduit, par la difficulté de la libre circulation de l'air et la collision de ses molécules dans son intérieur. Je me suis longuement étendu sur ce point, p. 97, 98, et je me suis appuyé sur l'autorité d'Itard. 2° Dans la deuxième expérience, le même bruit se produit quand on expire, le nez et la bouche étant fermés ; ici l'explication est différente : d'abord, ce phénomène est très-variable et, selon nous, il indique déjà une altération de l'oreille moyenne : quand on expire le nez et la bouche fermés, la colonne d'air, qui pénètre dans la trompe, remplit bientôt la caisse, et, distendant les parois, exerce une pression plus ou moins forte sur les organes qu'elle renferme. La chaîne des osselets est la première à subir cet ébranlement brusque et saccadé ;

(1) Mém. in *Arch. génér. de médecine*, 1844.

or, comme elle ne saurait subir une série d'oscillations de cette nature, sans réagir sur la lymphe de Cotugno, au moyen de la platine de l'étrier, il en résulte un ébranlement particulier du nerf acoustique ; et cet ébranlement, chez les sujets irritables, produit un bourdonnement, comme nous l'avons montré p. 99. 3° La même explication suffit pour nous rendre compte du bourdonnement qui survient dans la troisième expérience et même dans la quatrième. Mais d'ailleurs, ce n'est pas un bourdonnement proprement dit, qu'on entend dans ces deux cas :

A. Dans le premier, c'est le bruit de l'air qui s'échappe en sifflant d'un canal étroit et tortueux (conduit auditif), à mesure qu'on le remplit de liquide (eau, huile, etc.), et ce phénomène de physique est tellement élémentaire, qu'il ne saurait être contesté ; B. dans la quatrième expérience, pendant l'*attouchement* de la membrane du tympan, il n'y a d'abord aucune douleur, mais un sentiment de démangeaison bien connu, et en second lieu, le bruit que l'on perçoit, est produit tout simplement par le choc exercé à la surface d'une membrane élastique, adaptée elle-même à une caisse sonore. Pour vérifier cette proposition, il suffit de toucher une des peaux d'un tambour, même légèrement, et vous percevrez alors un bruit rendu fidèlement par l'instrument et avec une augmentation proportionnée à sa capacité sonore. Or, dans un tambour il n'y a rien (paraît-il du moins) qui puisse simuler la disposition que la corde du tympan affecte dans l'économie de la caisse de l'oreille.

Ces considérations suffiront, je pense, pour réduire la théorie précédente à sa juste valeur, et sans l'autorité du nom qui s'y attache, je l'aurais passée sous silence.

D'ailleurs, mon expérience qui s'accroît tous les jours sur ce point, par l'examen d'un grand nombre de malades, m'impose l'obligation de dire en terminant : que l'opinion que j'ai souvent exprimée à ce sujet, laquelle tend à considérer, dans la plupart des cas, le bourdonnement et ses différents modes, comme devant être attribués à une phlegmasie des parties profondes de l'organe de l'ouïe, cette opinion, dis-je, me semble aujourd'hui la plus admissible.

C'est pour moi une conviction : cette conviction, j'ai cherché à montrer sur quels arguments elle était appuyée, p. 100, 378 et 379.

Indépendamment des bourdonnements, l'ouïe peut également subir une dépravation qui consiste à entendre par moments deux bruits différents, au lieu d'un seul. Ce phénomène porte le nom de *paracousie double*.

128e Observation. — Sauvages en a rapporté deux exemples remarquables : l'un est celui d'un joueur de cor, qui fut pris de cette incommodité le lendemain d'un jour où il s'était exposé à l'humidité. Quand il donnait de son instrument, il entendait le son qu'il voulait en tirer, plus un autre son du même rhythme, quoique tout différent ; ce qui lui rendait l'ouïe double. Ce n'était pas un écho, puisque les deux sons se faisaient entendre simultanément. Ce n'étaient pas non plus deux sons consonnants, car ils eussent été agréables; au contraire, ils l'étaient si peu, que, fatigué de cette discordance, le pauvre musicien abandonna son instrument.

129e Observation. — Le sujet de cette observation était un étranger venu pour consulter les collègues de Sauvages. Il se plaignait de ne pouvoir entendre parler sans avoir l'ouïe frappée de deux sons à la fois, dont l'un était plus haut que l'autre d'une octave, ce qui paraît douteux à Sauvages, qui observe avec raison que si les deux sons eussent été à cette distance l'un de l'autre, ils se seraient confondus dans l'oreille et auraient produit la douceur d'un véritable accord.

Je terminerai cette partie de mon sujet par une citation empruntée à Saunders : cet auteur (1), après avoir fait observer qu'on peut donner le nom général de *surdité nerveuse* à toutes les maladies de l'oreille interne, en décrit ainsi les symptômes :

« Cette surdité est accompagnée de douleurs différentes, suivant les cas, d'un sentiment particulier, d'un bruit confus dans la tête, tel que le murmure ou le bouillonnement de l'eau, le bruit du vent, etc. Quelques malades se plaignent d'un bruit isochrone aux battements du pouls, qui s'accroît, en même temps que les mouvements du cœur, par l'exercice. J'ajouterai que dans l'état actuel de nos connaissances, il n'est pas possible d'indiquer les conditions matérielles de ce phénomène; car la présence ou l'absence de ces bruits est tout à fait inexplicable, aussi bien dans les affections franchement inflammatoires que dans la surdité nerveuse proprement dite (2). »

(1) *Anat. and diseases of the ear*, 1806.

(2) J'ai discuté ce point important au chapitre VI.

§ 5. — Diagnostic.

Lorsque, par l'examen des symptômes qui ont précédé et accompagné la surdité, on parvient à découvrir la nature de cette lésion et à la rapporter à une des espèces dont on vient de voir le tableau, on doit, sans différer, instituer un traitement rationnel; mais fort souvent, malgré l'investigation dirigée par la plus rigoureuse analyse, on reste dans l'incertitude sur la cause matérielle de la cophose qu'il s'agit de combattre.

C'est ici le lieu de tracer la marche expérimentale qu'il faut suivre dans ces cas embarrassants.

Ainsi qu'on le pratique pour éclairer le diagnostic de la plupart des maladies, on cherche à s'assurer si la lésion du sens auditif est circonscrite dans l'organe ou si elle tient à quelque disposition morbide d'un des grands systèmes.

Dans ce cas, on s'attache à combattre et à détruire cette cause générale, et l'on observe soigneusement ce que la cessation ou la diminution de la maladie principale produit sur l'organe de l'ouïe; dans la chlorose, par exemple.

S'il n'en résulte aucun avantage, on se rattache à la supposition de quelque lésion locale; on la cherche dans le voisinage ou dans les relations sympathiques de l'organe, comme dans l'état des amygdales, le travail de la dentition, un catarrhe chronique de la membrane pituitaire; et l'on traite la surdité en ramenant ces parties à leur état sain. Que si ces causes n'existent point ou n'existent plus, on est amené à conclure que la cause de la surdité est dans l'oreille ou dans le cerveau.

Des maux de tête, des vertiges, et souvent l'affaiblissement de l'intelligence, de la mémoire (chez les vieillards par exemple), annoncent que le siége de la lésion qui donne lieu au dérangement de l'ouïe est dans la tête; enfin, lorsque rien n'indique un état morbide du cerveau, voyez si le conduit auditif est libre, si la membrane du tympan est transparente, si la caisse ne renferme aucune cause appréciable de surdité, si les trompes d'Eustache ne sont point obstruées; et, si toutes ces parties sont dans l'ordre naturel, concluez que la cause de la surdité est dans le labyrinthe.

Telle est la marche indiquée par Itard, pour arriver à connaître la cause de la surdité en général et en particulier de celle qu'il appelle par *paralysie.*

Les observations 114, 118, 119, 120 nous ont cependant montré que de graves lésions peuvent exister dans la caisse, donner lieu à des symptômes de *surdité nerveuse*, sans toutefois être appréciables à nos moyens d'investigation.

Il y a donc là une série de tâtonnements, ou d'études préliminaires à faire pour instituer un traitement convenable; car les moyens propres à ranimer l'excitabilité du nerf acoustique près de s'éteindre (chez les vieillards, par exemple) ne sauraient guérir la surdité avec *mamelonnement* de la muqueuse de la caisse, luxation de l'étrier, etc.

Comment donc trouver un moyen sûr de reconnaître les altérations des divers éléments qui composent l'appareil auditif, car malheureusement les seules parties accessibles à notre vue sont le conduit auditif externe et le tympan dans sa face externe seulement? J'admets encore qu'on puisse assez bien s'assurer de l'état des trompes par le cathétérisme; mais, pour l'oreille moyenne et surtout pour l'oreille interne, il est bien difficile (pour ne pas dire impossible) de déterminer sur le vivant l'état anatomo-pathologique où se trouvent ces portions de l'appareil auditif. Aussi voyons-nous Kramer rattacher ce qu'il appelle la *surdité nerveuse* aux maladies du labyrinthe, sans avoir réellement de motif plausible à alléguer en faveur de ce rapprochement.

Dans l'état actuel de la science, on ne peut affirmer qu'il n'existe pas certaines surdités que plusieurs auteurs désignent sous le nom de *nerveuses*, lesquelles s'établissent sans aucune lésion quelconque des organes de l'ouïe. D'un autre côté, Kramer et d'autres otologistes se sont-ils bien assurés que certaines surdités qu'ils ont considérées *comme nerveuses* ou *labyrinthiques* n'auraient pas pour cause quelque modification organique ou sécrétoire survenue dans l'oreille moyenne?

Le docteur Yearsley (1) pense que la surdité nerveuse n'est, le plus souvent, que le second degré et la conséquence de l'inflammation de la muqueuse de la caisse; suivant ce médecin, il arriverait, dans ce cas, que la sécrétion muqueuse cesse et que

(1) *Contributions to aural surgery*, t. IV, p. 23.

la caisse se trouve entièrement sèche, de la même manière que l'on voit disparaître le cérumen du méat externe.

Parmi les médecins allemands, le docteur Ph. Wolff, qui a le plus étudié ce sujet, pense que la surdité nerveuse est due bien plutôt à une altération des nerfs de la caisse qu'à une lésion des nerfs acoustiques proprement dits ; il introduit dans la cavité de l'oreille moyenne des vapeurs chaudes fortifiantes ou calmantes. Le docteur Wolff dit avoir obtenu six guérisons par son mode de traitement, mais il oublie de nous apprendre dans combien de cas il a échoué.

Le docteur Swan, dans un travail inséré au tome IX des *Transactions médico-chirurgicales,* ne craint pas d'affirmer que la surdité dépend moins de la lésion des *nerfs acoustiques* que de celle de la *branche faciale.*

W. Wilde a reproduit cette assertion, sans l'appuyer de preuves ; mais j'en ai dernièrement observé deux exemples, un à ma clinique (il y avait paralysie rhumatismale du nerf facial en même temps que surdité). La malade fut guérie par les ventouses, les douches d'éther, les bains sulfureux, et un traitement général par l'iodure de potassium.

L'autre exemple est une femme admise à la Salpêtrière pour une autre affection, etc.

Les recherches de M. Toynbee ont cependant jeté quelque lumière sur ce point obscur d'anatomie pathologique (1).

D'après cet auteur, la lésion la plus fréquente que l'on rencontre chez les sourds, c'est l'*épaississement de la muqueuse qui tapisse la caisse du tympan* ; cet épaississement peut être assez considérable pour étreindre entièrement les osselets et remplir même la cavité de l'oreille moyenne. Ce fait est très-vrai, mais il n'est pas nouveau ; car mes propres recherches sur ce sujet, commencées en 1847, mes dissections confirmées par celles de Toynbee, et que j'ai communiquées en 1848 et 1849 à la Société de biologie, dans plusieurs recueils de cette époque (2), sont tout à fait de nature à me convaincre de cette vérité, qui constitue selon moi un progrès réel, à savoir : que dans un grand nombre de cas de surdité, où l'oreille externe paraît normale, ainsi que

(1) *Medico-chirurg. transactions,* 1849.

(2) *Gazette des hôpitaux,* 1851 ; *Moniteur des hôpitaux,* 1853 : *Archives générales de médecine,* 1850.

le tympan, cas dans lesquels on peut insuffler sans bruits anormaux de l'air dans les trompes, où la montre est ou n'est pas entendue au contact de l'oreille, sans suppuration, sans otorrhée (bien entendu), et ces exemples sont très-communs! Eh bien, dans ces circonstances, j'ai la plus intime conviction que la surdité doit être attribuée à un *épaississement mamelonné* ou à *une sorte de ratatinement* de la muqueuse de l'oreille moyenne.

Parmi les observations dont la description a été donnée plus haut (observ. 114-118), deux sont destinées à confirmer cette proposition : les faits que je rapporterai quand nous nous occuperons du traitement sont également dans le même sens ; car ce sont les solutions caustiques qui ont le mieux réussi, et je les ai employées en douches et en injections dans la trompe et la caisse, au moyen du cathétérisme : *Naturam morborum ostendunt curationes.*

On m'objectera, je le sais bien, que sur le vivant le diagnostic de ces lésions est presque impossible, qu'on ne peut y arriver qu'en procédant par exclusion et plutôt par tâtonnements que par une méthode rationnelle. Soit, j'en conviens ; mais c'est là une imperfection, je dirais presque une difficulté, qui se rencontre malheureusement pour bien d'autres parties de l'art de guérir, et qui tient ici à la disposition même de l'organe, dont la structure ne permet qu'une exploration fort incomplète.

Du reste, qui de nous peut prévoir l'avenir ? qui peut savoir ce que produiront des recherches actives, persévérantes, dirigées dans ce but et appuyées sur l'*anatomie pathologique.*

Je le répète, l'étude des maladies de l'appareil auditif est encore peu avancée, et la thérapeutique se ressent nécessairement de l'ignorance dans laquelle nous sommes encore relativement à l'*anatomie pathologique*, aux symptômes mêmes, etc.

J'ajouterai cependant, avec M. Marc d'Espine, que l'anatomie pathologique ne suffit peut-être pas à elle seule pour éclairer complétement l'histoire de la surdité ; on peut concevoir : 1° que sans altération appréciable pendant la vie et après la mort, les trompes par un boursouflement muqueux ou par un accolement purement mécanique des parois, peuvent causer une surdité se rapprochant beaucoup de celle qu'on appelle *nerveuse,* et que la moindre insufflation ferait cesser en pareil cas ; 2° que certains épaississements de la membrane muqueuse de la caisse, à la condition de n'être pas très-prononcés, pourraient moins entraver l'audition que telle diminution de sensibilité purement essentielle, et non reconnaissable à l'autopsie, des expansions du nerf auditif.

Ne voit-on pas aussi quelquefois des membranes du tympan perforées et épaissies, des conduits auditifs en plein état d'otorrhée, comporter cependant un certain degré d'audition très-passable ?

Quoi qu'il en soit, et tout en avouant qu'aujourd'hui il faut encore admettre une variété de surdité causée par une *diminution essentielle dans la sensibilité* des frêles et molles ramifications du nerf auditif, je n'en persiste pas moins à affirmer que le nombre de ces surdités (si faible qu'il puisse être) diminuera encore avec les progrès de la science anatomico-pathologique appliquée avec persévérance à l'étude des lésions de l'organe de l'ouïe.

Sur dix observations de surdité nerveuse rapportées par Kramer, deux reconnaissent pour cause, chez de jeunes sujets, l'influence du froid, des variations atmosphériques; sur nos quarante-six observations quinze reconnaissent aussi la même cause(le fr oid humide). Or, sous cette influence, ce sont les muqueuses qui s'affectent le plus facilement, et l'on connaît les relations qui lient étroitement les muqueuses pharyngées et celle qui revêt la caisse du tambour.

Par conséquent, puisque dans un certain nombre de cas l'étiologie nous conduit à admettre une phlegmasie chronique des muqueuses de l'oreille moyenne, c'est vers l'existence de cette lésion que nous devons diriger tout d'abord nos efforts, pour formuler un diagnostic et instituer un traitement rationnel.

Pour apprécier le degré de la surdité, Itard se servait de son acoumètre; aujourd'hui, tous les médecins auristes mesurent la portée de l'ouïe avec leur montre. Il y a néanmoins encore dans l'emploi de cet instrument une cause d'erreurs : c'est que toutes les montres n'ont point un tic tac dont la force, le timbre, le rhythme, soient sensiblement égaux.

Ainsi, tandis que la montre de Kramer s'entend à 10 mètres, la mienne ne s'entend guère à plus de 2 mètres, et pour une bonne oreille; aussi mes résultats, quoique exprimés par des chiffres fort analogues à ceux de Kramer, sont cependant supérieurs, en raison de la différence du point de comparaison.

§ 6. — Pronostic.

D'après Kramer, la surdité nerveuse ne se guérit que quand le nerf acoustique n'a pas été trop fortement lésé. Lorsque sa sensibilité se perd de jour en jour, lorsqu'elle s'exalte au point de supporter très-difficilement les grands bruits, qui deviennent alors douloureux, on doit conserver moins d'espoir de remédier à ces troubles fonctionnels. On remarque, en effet, que l'oreille supporte avec peine les agents thérapeutiques applicables en pareil cas, et comme il y a peu de moyens qui ne soient excitants, les chances de guérison diminuent en proportion de ces inconvénients. En s'exprimant ainsi, Kramer n'entendait évidemment parler que des douches de vapeur d'éther.

En effet, en y joignant une tentative de magnétisme, et, dans un cas, quelques insufflations d'hydrogène, c'est là le seul moyen auquel il a recours, et les dix observations de son livre, mises en tableau, montrent bien cette vérité.

Or nous avons fait voir que la *surdité nerveuse* n'était, à vrai dire, qu'un symptôme correspondant à des lésions multiples; par conséquent, qu'un même moyen, aveuglément ou (si mieux l'on aime) empiriquement appliqué à tous les cas, ne pouvait avoir la prétention de les guérir toutes. On consultera donc avec fruit un résumé de mes observations, qui vient appuyer cette proposition. En effet, sur trente-six malades soumis à un traitement rationnel, institué surtout d'après les causes présumées, nous avons trente-trois guérisons ou améliorations notables, trois insuccès, les dix autres malades n'ayant point été mis en traitement.

§ 7. — Traitement.

La thérapeutique des maladies de l'oreille a été si longtemps livrée au hasard et à l'empirisme, que l'on comprend, jusqu'à un certain point, comment Cleland (1) a eu la modestie de déclarer qu'il abandonnait la surdité nerveuse aux savants de la Faculté; mais, comme le fait observer Kramer, il n'a point trouvé d'imitateurs parmi ses compatriotes : ainsi, Curtis, Swan, ont vanté le calomel, les saignées, les cantharides; Wright, le soufre; Saunders, les sangsues, les drastiques; Buchanan, les altérants, le vésicatoire, le séton.

(1) *Transact phil.*, 1740, p. 848.

Mais il est difficile de pouvoir accepter sans réserve le résultat de leur pratique, car ils n'avaient point l'habitude d'explorer constamment la trompe d'Eustache; par conséquent, leur diagnostic ne présente pas toutes les garanties d'exactitude désirables.

Du reste, de quelque côté qu'on envisage cette question, on lui trouve deux phases ou périodes distinctes qui peuvent servir à caractériser la méthode.

Nous étudierons donc : 1° la méthode empirique; 2° la méthode rationnelle.

1° *Méthode empirique.* — Dans les temps éloignés de nous, à une époque où l'on ne savait pas encore distinguer les surdités les unes des autres, il était tout naturel de chercher dans les moyens empiriques le soulagement ou même (s'il était possible) la guérison d'une pareille infirmité. On a pu voir, dans les développements historiques donnés à la question (1), tous les remèdes et prétendues panacées qui avaient été vantés tour à tour dans le même but. C'est ainsi que, à une époque beaucoup plus rapprochée, nous voyons encore un auteur fort recommandable, Saissy, vanter les remèdes suivants, tirés de la pratique d'un médecin renommé en Italie :

Pierre Castro, premier médecin du duc de Mantoue, se servait, dans les surdités complètes, d'un moyen ingénieux qui paraît avoir réussi. Après avoir purgé avec l'ellébore, l'agaric et le sirop de cuscute, il faisait raser la tête du sourd dans la région de la suture coronale ; il la faisait oindre avec un liniment composé d'eau-de-vie, de nitre, d'huile d'amandes douces et d'eau de nénuphar. Il faisait bien nettoyer les oreilles et les narines, bien peigner le derrière de la tête, et mâcher une pâte composée de réglisse, de mastic, d'ambre et de musc.

Alors on parlait fortement sur la région coronale et l'on parvenait ainsi à rendre le sourd sensible à différents sons.

Le moyen suivant, que l'on trouve dans le même auteur, est certainement plus digne d'éloges.

D'après Schenkius, un baigneur bavarois avait imaginé un singulier moyen pour guérir la surdité : il faisait plonger le malade dans un bain chaud, pour déterminer le gonflement des petites veines qui rampent derrière l'oreille; lorsqu'elles étaient assez

(1) *Moniteur des hôp.*, nov. 1854.

apparentes, il les ouvrait avec la pointe d'une lancette et en tirait beaucoup de sang, au grand soulagement des malades sur lesquels il pratiquait ce dégorgement.

La pratique la plus rationnelle peut accepter ce traitement, il convient à merveille dans les variétés de cophose qui sont dues à une congestion des centres nerveux ou de l'appareil labyrinthique.

Mais que penser des deux moyens suivants, vantés par Itard? Cet auteur avait remarqué que dans certaines formes de surdité nerveuse il y avait une grande sécheresse des méats. Une autopsie cadavérique lui avait permis, dans un cas semblable, de constater également une grande sécheresse des cavités labyrinthiques; et, trouvant là une relation de cause à effet, il en conclut que la sécheresse des méats entraînant avec elle l'absence de liquide dans les cavités labyrinthiques, on devait chercher à rappeler la sécrétion cérumineuse dans le but de favoriser la reproduction du liquide de Cotugno.

Remarquons bien que ce liquide disparaît dans presque toutes les phlegmasies du labyrinthe et même de l'oreille moyenne, par conséquent que l'absence de ce liquide, mise en regard de la sécheresse du méat, dans un cas donné, ne peut absolument rien prouver; et cependant, pour obtenir le résultat si problématique dont je parlais tout à l'heure, nous voyons le célèbre médecin des sourds-muets conseiller sans hésitation « une application de la moitié d'un pain chaud, sortant du four, arrosé avec de l'huile de rue et mis sur la conque auditive, après avoir instillé dans l'oreille, pendant quelques jours, deux ou trois gouttes de cette même huile, ou après l'avoir tamponnée avec un bourdonnet enduit de pommade de Desault. » Et un peu plus loin : « Quelques substances tout à fait inertes ont paru provoquer cet effet par leur seule présence comme corps étrangers. » Tel était le remède qu'employait un curé de campagne, et qui consistait à remplir le méat auditif d'une espèce de mastic, fait avec de la farine de fèves, du plâtre et de l'urine.

Le tampon, après une semaine ou deux de séjour, provoquait une crise de douleur et un suintement qui, en humectant ce corps étranger, facilitait son expulsion et était quelquefois suivi de la guérison.

2° *Méthode rationnelle.* — Ces citations, accumulées en plus grand nombre, ne prouveraient rien, par conséquent nous devons chercher dans une méthode plus rationnelle le véritable traitement de cette maladie.

D'après les variétés nombreuses que présente la surdité nerveuse, et dans ses causes, et dans ses manifestations diverses, on ne peut raisonnablement croire qu'une seule méthode de traitement puisse lui convenir ; et cependant Kramer ne trouve qu'un moyen à lui opposer, ce sont les douches de vapeur d'éther. Passons rapidement en revue les divisions que nous avons admises, et nous verrons qu'un même moyen ne peut être appliqué à tous les cas.

Ainsi, dans la surdité par *commotion*, c'est surtout aux dérivatifs qu'il faudra recourir (ventouse à l'apophyse mastoïde, une saignée au début) ; plus tard, des révulsifs, vésicatoires, moxas, cautères, un séton au cou. Enfin, pour exciter la sensibilité éteinte du nerf acoustique, les douches d'éther devront être tentées, mais en dernier lieu ; et, malgré un traitement sagement combiné, cette surdité ne laisse pas que d'être souvent incurable (Itard).

Dans les surdités par congestion, c'est aux antiphlogistiques qu'il faut recourir au début : des saignées, des ventouses, des purgatifs énergiques, et c'est dans ce traitement vigoureusement conduit que l'on peut seulement espérer une guérison. C'est probablement dans cette variété de cophose que la saignée des veines de l'oreille réussissait au baigneur bavarois cité plus haut.

Quant à la surdité causée par une compression (tumeur, épanchement de sang, esquilles d'une fracture du rocher), elle est au-dessus des ressources de l'art.

La surdité, suite des convulsions, doit être regardée comme absolument incurable (Itard).

La *surdité* qui suit quelquefois les fièvres intermittentes se dissipe d'elle-même pendant la convalescence (1). Quand cette heureuse terminaison n'a pas lieu, il faut chercher à l'obtenir par l'emploi des révulsifs et des excitants (cautères, vésicatoires, injections par la trompe de vapeurs éthérées ou de teintures, celle d'arnica, par exemple).

La surdité sympathique de la présence de vers ou d'un embarras gastrique guérit rapidement par l'administration des

(1) C'est ainsi qu'on peut expliquer le succès obtenu cette année par M. Duchenne, et dont il fait honneur à l'électricité. (Voy. l'*Ami des sciences*, 1856.)

remèdes qui en font disparaître la cause (éméto-cathartiques, anthelminthiques).

En ce qui concerne la surdité rhumatismale, j'ai rapporté une observation intéressante, et qui prouve l'efficacité des douches d'eaux minérales alcalines (voir *Symptômes*).

La surdité syphilitique sera combattue par un traitement spécifique. J'ai rapporté une observation curieuse, tirée de ma pratique (voir *Symptômes*).

Nous arrivons à ces surdités qui, sans lésion notable apparente, n'en sont pas moins causées par une altération de la muqueuse de la caisse, du liquide labyrinthique, l'inflammation de la membrane nerveuse, car nous avons trouvé dans cette forme de cophose :

1° Une phlegmasie chronique de la muqueuse de l'oreille moyenne ;

2° Une vascularisation des cavités labyrinthiques, avec sécheresse de leurs parois et absence de liquide.

Actuellement, je ne conçois qu'une manière d'améliorer cette forme de surdité : c'est, 1° de combattre tout d'abord la phlegmasie qui peut s'étendre jusqu'au névrilemme du nerf acoustique (ventouses répétées) ;

2° Injecter des vapeurs d'eau tiède, émollientes ou médicamenteuses, par la trompe, de manière qu'elles séjournent dans la caisse assez de temps pour pénétrer par *endosmose*, à travers la membrane de la fenêtre ronde, dans les cavités labyrinthiques desséchées.

Il y a bien loin, je dois l'avouer, de cette manière d'envisager ces variétés de surdité et leur traitement, à tout ce qui a été écrit et enseigné sur ce sujet ; malheureusement les occasions de mettre en pratique ces idées ne sont pas aussi fréquentes qu'on pourrait le supposer, et il faut du temps pour rassembler une série de faits probants.

La *solution de potasse caustique* a aussi donné de bons résultats, dans certains cas déterminés.

Je me suis servi, d'après l'indication de M. Marc d'Espine (1), d'une solution aqueuse concentrée de potasse caustique, étendue dans 20 ou 30 fois son volume d'eau, et j'employais ensuite des solutions de moins en moins étendues, à mesure que les trompes

(1) *Archives générales de médecine*, 1852.

s'habituaient à l'influence irritante de la potasse. Voici le procédé le plus facile à mettre en usage : à l'aide d'une pipette, d'une seringue ou d'un petit tube, j'aspire 15 à 20 gouttes de liquide ; je les instille dans le cathéter, pour les porter ensuite dans l'oreille moyenne à l'aide du soufflet en caoutchouc.

Les résultats obtenus par M. Marc d'Espine m'avaient frappé, principalement les quelques passages suivants :

« Les solutions irritantes, telles que la potasse et d'autres que j'ai employées depuis, peuvent être portées dans l'oreille moyenne, y causer même, au premier moment, une très-vive douleur, sans y occasionner aucun accident inflammatoire, car je n'ai pas eu un seul accident de ce genre à regretter. » Et plus loin : « Il n'est point nécessaire de porter la solution de potasse à un très-haut degré de concentration pour en obtenir des effets favorables, et le degré le plus convenable m'a paru être celui où la solution détermine un léger picotement à la langue, sur laquelle on en fait couler quelques gouttes ; à ce degré, la solution potassique ne produit pas une douleur vive dans l'oreille moyenne. Les trompes les plus sèches au début ne tardent pas à devenir humides sous l'action de la potasse, ce dont on s'aperçoit par le bruit de gargouillement qu'on y détermine en insufflant de l'air. La potasse a pour effet d'accroître non-seulement la sécrétion des trompes, mais encore de les rendre plus facilement perméables. »

Je dois dire que les injections potassiques m'ont rendu de bons services dans le traitement de la surdité ; plusieurs malades ont dû leur amélioration, et quelques-uns la guérison, aux seules injections potassiques dans l'oreille moyenne.

Dans un cas où l'amélioration a consisté beaucoup plus dans un progrès de distinguer les sons articulés que dans un accroissement de la perception des sons, cas évidemment qui se rattacherait plus à ce qu'on nomme les surdités nerveuses qu'aux surdités catarrhales, la potasse a joué le principal rôle parmi les médicaments employés (1). D'autre part, la potasse m'a paru exercer peu d'influence sur les bruits d'oreille qui accompagnent fréquemment la surdité et en sont une des complications les plus désagréables, et lorsqu'ils ont cessé pendant son administration, cela n'a été que parce que, la solution de potasse ayant guéri la surdité, la guérison a, par le fait, entraîné la cessation des bruits.

(1) Marc d'Espine, mém. cité.

Dans plusieurs de mes observations, j'ai pu constater l'efficacité de ce traitement.

Quant aux douches iodées, je les ai employées également en injections d'après la formule suivante : eau distillée, 100 gram.; teinture d'iode, 10 grammes ; iodure de potassium, 1 gramme.

J'y ajoute le tiers, les deux tiers ou le quart d'eau, selon la susceptibilité de l'oreille, car en général ces injections sont fort douloureuses, et il faut réellement des malades courageux pour les supporter. Elles agissent, selon moi, de deux manières : 1° comme topique sur la membrane de la caisse (épaissie, mamelonnée, fongueuse, etc.) ; 2° la température seule de la cavité où séjourne l'injection suffit pour faire volatiliser une petite quantité de l'iode en suspension dans le liquide, et cette vapeur, par ses propriétés excitantes, va stimuler la membrane nerveuse du labyrinthe et le nerf auditif lui-même. On conçoit que c'est là un moyen énergique de réveiller la sensibilité de cet organe, quand la cophose est due réellement à un défaut d'excitabilité.

Enfin c'est dans les cas rebelles, et quand on a lieu de soupçonner réellement une *paralysie* essentielle du nerf, qu'on pourra tenter les douches de vapeur d'éther (avec l'appareil d'Itard ou de Kramer), ou bien tout simplement à l'aide de la bulle de gomme élastique, comme j'ai l'habitude de le pratiquer. On verse quelques grammes d'éther acétique (en commençant par *un gramme* jusqu'à quatre et cinq, en différentes fois, dans la bulle de gomme munie d'un robinet) ; la seule chaleur de la main suffit pour volatiliser l'éther : en approchant alors le robinet ouvert de la sonde préalablement introduite dans la trompe d'Eustache, une simple pression des doigts suffit pour chasser la vapeur dans les cavités de l'oreille. La vapeur de chloroforme m'a réellement rendu des services, quand je l'injectais par le procédé qui vient d'être décrit ; c'est dans les cas de bourdonnement ou de tintement accompagnant la surdité.

130e Observation. — *Surdité nerveuse typhoïde.* — Le sujet de cette observation est un jeune homme de dix-neuf ans, coiffeur. Il n'y a pas de sourd dans sa famille. A l'âge de onze ans, il fut atteint d'une fièvre typhoïde qui dura deux mois ; pendant sa convalescence, ses parents remarquèrent qu'il était devenu presque complétement sourd ; des bourdonnements accompagnés de tintements d'oreille se faisaient entendre des deux côtés, sans écoulement ni douleur. Des vésicatoires appliqués sur l'apophyse mastoïde furent les seuls moyens de traitement mis en usage. Je le vis dans le mois de novembre 1853; voici le résultat de l'examen auquel je me livrai : c'est un garçon peu développé pour son âge, sans trace de scrofule ni autre maladie diathésique; les méats sont cérumineux; les tympans sont bleuâtres, sans transparence ni otorrhée; les trompes sont saines, la sonde d'argent pénètre facilement, et l'air insufflé arrive dans la caisse sans produire de bruits anormaux; le pharynx, les amygdales, n'offrent rien à noter; ma montre est entendue à 0,30 centimètres du côté droit, et seulement à 0,15 du côté gauche. Évidemment ces signes se rapportaient bien à la *surdité nerveuse.* Pendant trois semaines, je fis tous les jours dans l'oreille moyenne des injections de potasse caustique avec la solution dont j'ai parlé précédemment (voy. *Diagnostic*); la douleur était médiocre, et dans la dernière semaine mes injections étaient faites, à parties égales, d'eau et de solution de potasse caustique concentrée. A cette époque, ce jeune homme trouva sa position suffisamment améliorée, et il ne voulut pas continuer le traitement; la montre était entendue à 0,55 centimètres à droite; à gauche, 0,60 (1).

131e Observation. — *Surdité nerveuse de cause inconnue.* — C'est un homme de cinquante-cinq ans, fort robuste, bien conservé. Il n'y a pas de sourd dans sa famille. Depuis un an seulement, sans cause connue, il s'est aperçu qu'il entendait moins bien; les personnes qui lui parlaient se trouvaient dans la nécessité de répéter plusieurs fois certains mots; cette surdité était accompagnée de bourdonnements très-incommodes, avec sifflements qui se faisaient entendre, sans interruption, la nuit comme le jour.

Quand je l'examinai, mon attention se porta tout d'abord du côté des méats, dans lesquels je croyais trouver des tampons cérumineux, si fréquents à cet âge. Mais, contre mon attente, je ne trouvai rien du tout; la membrane qui revêt les méats était luisante et sèche, le tympan était transparent, l'air pénétrait facilement dans les trompes, et

(1) Je fais faire une solution concentrée de potasse caustique. Au commencement du traitement, j'en prends un certain nombre de gouttes, que je mêle avec une quantité d'eau suffisante, pour qu'en touchant la langue, on éprouve un petit chatouillement. Cette préparation faite, une pipette ou une petite seringue me servent à charger la liqueur et à la porter dans la sonde, préalablement introduite dans la trompe, puis avec le soufflet de caoutchouc, je fais pénétrer le liquide jusque dans la caisse. Quand l'opération a bien réussi, le malade accuse un sentiment de chaleur avec fourmillements dans l'oreille. Cette douleur est légère et disparaît assez vite; j'ai cependant vu quelques malades la ressentir jusqu'au soir.

le malade, en portant la main à l'oreille, accusait suffisamment qu'il sentait la douche arriver au tympan ; la montre était entendue à 0,20 centimètres à droite; à gauche, à 0,30 centimètres. Le diagnostic ne pouvait être incertain ; c'était bien là une surdité nerveuse. Comme le chloroforme (dans un cas d'ailleurs incurable, et que je rapporterai plus bas, observation 135) avait momentanément produit une grande amélioration, surtout en calmant les bourdonnements dont les pauvres malades sont tant tourmentés, je résolus d'attaquer tout d'abord ce symptôme, pour mieux juger de l'état de l'ouïe quand je serais parvenu à le faire disparaître. J'injectai donc de la vapeur de chloroforme par le procédé suivant : dans une première séance, 5 gouttes furent versées dans le soufflet dont je me sers; puis, adaptant hermétiquement son robinet au pavillon de la sonde, préalablement introduite, je poussai la vapeur en prenant avec ma main, et à plusieurs reprises, la vessie de caoutchouc. La même manœuvre fut répétée de chaque côté. A la première douche, le malade manifesta un sentiment de stupeur et d'étonnement : il ne ressentit point de douleur dans l'oreille, et le bourdonnement cessa à l'instant même, mais l'ouïe n'était pas sensiblement meilleure.

Le lendemain, le bourdonnement se faisait entendre de nouveau; je versai 10 gouttes dans le soufflet, et je poussai la vapeur comme la veille ; il y eut encore une amélioration, et les tintements ne se manifestèrent que le lendemain au réveil ; je donnai encore trois douches semblables (à la 2e, à la 4e du traitement, plus de bruit aucun); le lendemain, j'eus beaucoup de peine à décider le malade à en supporter une cinquième. Le malade se trouva dans un état de bien-être tel qu'il ne croyait pas que la guérison pût aller au delà ; la montre était entendue, à droite, à 0,80; à gauche, à 0,70.

Je ne l'ai pas revu, et je ne puis savoir si l'amélioration s'est maintenue.

132e OBSERVATION.— *Surdité nerveuse par le froid, les angines répétées.* — Jeune homme de vingt ans, sujet à des angines fréquentes depuis son enfance. Pas de sourd dans sa famille. Aussi loin que peuvent s'étendre ses souvenirs, il se rappelle qu'il avait l'ouïe dure; sa mère confirme ce récit et ajoute qu'il fallait toujours lui parler très-fort; il n'a point eu de fièvre typhoïde ni éruptive quelconque ; on ne peut donc trouver à cette surdité d'autre cause que des angines répétées.

En l'examinant, je trouvai le pharynx un peu rouge, les tonsilles ratatinées et présentant cet aspect cribleux que nous les voyons prendre dans les phlegmasies chroniques.

Les méats étaient sains avec un peu de sécheresse, la membrane du tympan sans altération, la sonde d'argent pénétrait dans les trompes, et l'air pouvait arriver facilement dans la caisse; la montre était entendue à droite à 0,40, au contact du côté gauche ; pas de bourdonnements. Je tentai les *injections iodées* dans la caisse, d'après la formule que j'ai donnée; les douleurs furent médiocres le premier jour, et diminuèrent encore les jours suivants ; je les continuai avec persévérance pendant trois mois, bien que l'amélioration fût déjà sensible après quinze jours. A la fin du traitement, la montre était entendue à 1 mètre à droite, à 0,90 centimètres à gauche.

133e Observation. — *Surdité nerveuse par le froid.* — Milliet (Auguste), vingt-deux ans, est atteint de surdité depuis cinq ans. Il n'y a pas de sourd dans sa famille. On ne peut trouver à cette surdité d'autre cause appréciable que le froid humide; ce jeune homme est commis, et couche au rez-de-chaussée. Depuis l'âge de quinze ans, des tintements, des bruits bizarres, ont commencé à se faire entendre ; en même temps, l'ouïe diminuait sensiblement. Je le trouvai à la consultation de l'hôpital Saint-Louis pendant que j'étais encore interne, et voici ce qu'il me présenta : c'est un garçon assez grand, blond, qui est comme idiot, tant sa surdité paraît influencer son intelligence ; il répond cependant très-bien aux questions qu'on lui fait en criant très-haut, et me raconte son histoire comme je viens de la dire.

Les méats, les tympans sont en bon état ; il y a même un peu de cérumen dans le conduit auditif; la sonde pénètre dans les trompes, et l'air arrive facilement dans la caisse ; la montre est entendue, à droite, à 0,10 ; à gauche, à 0,35.

Je le traitai par les injections iodées portées dans la caisse ; comme elles étaient douloureuses, j'y ajoutai, en commençant, parties égales d'eau pendant huit jours ; quand la caisse s'y fut habituée, je pris la solution pure (indiquée plus haut), et je continuai les injections, pendant deux mois, tous les jours.

A cette époque, l'oreille droite entendait la montre à 1 mètre 50 centimètres, la gauche à 0,70, sa physionomie de jeune homme avait repris un certain air d'intelligence ; il put rentrer dans la maison d'où son infirmité l'avait fait sortir.

Depuis 1851, époque de sa guérison, je l'ai vu trois fois, il entendait bien, mais, depuis un an, je l'ai complétement perdu de vue.

134e Observation. — *Surdité nerveuse typhoïde.* — Le sujet de cette observation est une jeune femme de vingt-cinq ans que j'ai traitée à l'hôpital des Cliniques quand j'étais encore interne dans cet établissement en 1852. Il n'y a pas de sourd dans sa famille.

Une fièvre typhoïde, dont elle a été atteinte à l'âge de quatorze ans, paraît avoir déterminé cette surdité ; depuis cette époque, son ouïe a toujours été en diminuant ; aujourd'hui la cophose est complète ; la montre est à peine entendue au contact. Les méats sont secs, les tympans paraissent à l'état normal, les trompes sont libres, l'air pénètre dans la caisse sans faire entendre de bruit morbide. Chez cette malade, d'ailleurs assez indocile, les douches iodées ne furent pas supportées; la douleur était violente et durait plusieurs heures. J'employai alors la potasse caustique en solution injectée, comme dans l'observ. 17; ces injections furent faites tous les jours, dans chacune des caisses, pendant trois mois. Mais l'extrême susceptibilité de la malade ne me permit jamais d'employer qu'une solution étendue. Après trois mois de ce traitement, la montre était entendue, à droite, à 0,50; à gauche, à 0,60. Je la pris plus tard à mon service, désireux de compléter sa cure; mais elle se trouvait bien, entendait le bruit des timbres de pendule, conversait, répondait. Comme elle ne voulait pas continuer le traitement, elle est sortie de chez moi et je n'en ai pas eu de nouvelles.

135e Observation. — *Surdité survenue par commotion.* — C'est une pauvre femme de quarante-deux ans, complétement sourde depuis sa vingt-deuxième année. On ne compte pas de sourd dans sa famille. Jusqu'à l'âge de vingt-deux ans, elle entendait parfaitement bien, lorsqu'un accident imprévu, un coup violent qu'elle reçut à la tête, la rendit sourde en quelques instants. Voici comment elle raconte ce fâcheux événement : elle passait sous un bâtiment en construction, quand une planche détachée d'un échafaudage vint la frapper à la tête et l'étendit par terre sans connaissance. Quand elle revint à elle, on put s'apercevoi qu'elle était devenue sourde. Des saignées, des ventouses ne produisirent aucune amélioration. Depuis cette époque, elle n'a cessé d'entendre des bruits continuels dans les deux oreilles; ce sont des sifflements, des bouillonnements, etc., qui la privent même de sommeil. Les méats sont secs, les tympans et les trompes à l'état normal, les bruits les plus violents éveillent à peine une sensation confuse; cependant elle perçoit le roulement des voitures. Je me suis informé plus d'une fois auprès d'une de ses sœurs des circonstances de l'accident, je tenais à savoir s'il n'y avait pas eu des symptômes de fracture du rocher; tous les renseignements ont été négatifs, point de plaie extérieure, pas d'écoulement de sang par les oreilles; il n'y avait eu qu'une forte commotion.

Cette pauvre femme reçut sans aucun succès les plus actifs secours de la chirurgie, les bains, les douches, les saignées, les vésicatoires au cou et derrière les oreilles; un séton, des cautères multiples aux régions mastoïdiennes.

La cautérisation du pharynx, pendant trois mois, avec la teinture de gomme-laque ammoniacale, le nitrate acide de mercure, l'électricité, les douches avec l'éther, le chloroforme, produisent seuls une amélioration momentanée, les bourdonnements cessent, elle perçoit quelques sons élevés; mais, quelques jours après, tous les mêmes symptômes reparaissaient ; je lui pratiquai même la perforation des deux tympans sans succès; le fer, uni aux amers, resta sans effet. L'inutilité de tous ces remèdes me fit regarder l'affection comme incurable, et je ne pus que consoler cette pauvre femme en accusant de ses maux l'approche de son temps critique, et lui faisant concevoir, au delà de cette fâcheuse époque, des espérances que j'étais bien loin de partager.

136e Observation.—*Surdité nerveuse par congestion.* — C'est une ouvrière en parfumerie, célibataire, âgée de cinquante-deux ans, devenue sourde peu à peu, il y a six mois, sans cause connue. Cependant, d'après ce qu'elle raconte, elle était sujette aux maux de tête depuis *un an*, époque à laquelle ses règles ont cessé. C'est une femme grande, assez forte, au teint coloré ; actuellement elle ne souffre que sur un point de la tête, mais ce sont des bourdonnements incessants qui la tourmentent; la nuit, elle est réveillée tout à coup par des bruits bizarres, comme des sons de cloche. La montre est à peine entendue au contact des deux côtés. Les méats, le tympan, la trompe sont à l'état normal.

Comme tous les symptômes de la surdité avaient commencé à se manifester à son époque critique et n'avaient cessé d'augmenter depuis lors, et que d'ailleurs la face était rouge, animée, et les petites veines du pavillon de l'oreille gonflées, je me rappelai l'histoire du baigneur bavarois que j'ai cité plus haut, et je traitai cette femme par les saignées et les ventouses répétées à l'apophyse mastoïde ; enfin je fis prendre quelques doses fractionnées de calomel, j'administrai des douches de vapeurs d'eau que j'injectai dans les trompes. Quinze jours suffirent à la guérison de cette femme; elle pouvait alors entendre la montre, à droite, à 0,80 ; à gauche, à 1 mètre ; tous les bruits avaient disparu.

137e Observation. — *Surdité nerveuse depuis treize ans.* — Le 10 janvier 1855, je fus consulté pour un jeune homme d'une bonne santé habituelle, et dont les maladies antérieures paraissent se réduire à une fièvre continue (typhoïde), développée à l'âge de six ans et qui a duré deux mois. — Mais l'ouïe n'en fut nullement influencée.

Pendant son enfance, et après sa fièvre, il fut à diverses reprises affecté de douleurs dans l'oreille droite : ces douleurs intermittentes étaient calmées par les instillations d'huile dans l'oreille malade; jamais d'écoulements : pas de fièvre.

Depuis cette époque, des bruits analogues à une soupape se font entendre dans l'oreille droite; le roulement des voitures, le bruit d'un marteau, la musique, éveillent la sensation d'un bruit autre et dissonant (paracousie).

Examen local. — La gorge est belle ; le malade a eu des maux de gorge : mais il n'en reste qu'un peu de rougeur ; il s'enrhume souvent du cerveau (coryza), et les bruits d'oreille restent stationnaires. — Pavillon bien conformé. — Méat légèrement cérumineux, tympan transparent, laissant voir l'insertion du marteau. — Montre entendue à 0,17.

La sonde pénètre bien ; mais l'air parcourt la caisse sans aucun bruit.

12 janvier. — Toujours le bruit de soupape et une espèce de claquement.

Eau de Balaruc, un verre tous les deux jours.

La mauvaise saison (neige, humidité) a empêché ce malade de venir jusqu'au 27 février.

27 février. — Ce jour, il nous dit qu'il entend toujours un bruit de soupape dans son oreille droite. — Les grands bruits éveillent toujours une sensation gênante. — Montre entendue à 18 centimètres faiblement. — Point de bourdonnements. — La sonde pénètre dans la trompe d'Eustache ; mais la douche d'air ne pénètre pas. — Il en est de même quand le malade se mouche fortement la bouche fermée.

10 mars, temps froid. — Même état. — Toujours les mêmes bruits de soupape dans l'oreille. — Les grands bruits font vibrer quelque chose dans l'oreille et dénaturent le son : on dirait que des grains de sable ou de l'eau est mise en mouvement dans l'oreille. — Montre entendue à 0,17. — Après la douche qui pénètre bien, à 0,25.

Nous conseillons la solution suivante :

Iodure de potassium...........	10 grammes.
Eau distillée....................	200 grammes.

Une cuillerée tous les matins.

Continuer l'eau de Balaruc aux repas. — Régime sec. — Viandes grillées. — Un peu de vin de Bordeaux. — Potages gras.

31 mars, temps froid. — Même état. — Bruit de soupape. — Après les douches, il entend à 0,35 centimètres.

15 avril, temps sec. — Bruit de soupape. — Montre entendue à 0,20. Douche chloroformée. — Après la douche, à 0,42.

2 mai, temps humide. — Montre entendue à 0,26. — Après la douche chloroformée, à 0,45.

19, temps froid. — Montre entendue à 0,26. — Après la douche à 0,40. — Cautérisation du pharynx et de l'amygdale droite, avec le nitrate d'argent. — Le bruit de soupape continue.

23, temps humide. — Montre entendue à 0,31.

28, temps froid.—Montre entendue à 0,37. Après la douche, à 0,50.

4 juin, temps sec. — Bruit de soupape.— Même état. — *Une injection potassique* dans la trompe droite : sentiment de surprise, mais non de douleur. — Après l'injection, le malade dit que son oreille est plus bouchée.

8, temps pluvieux. — Le malade dit avoir ressenti dans l'oreille droite une sorte d'engourdissement, avec des battements. — Le bruit de soupape a disparu : la montre n'est plus entendue qu'à 0,13. — Pas de bourdonnements. — Pendant deux jours l'oreille a été très-sensible aux bruits.

15, temps pluvieux. — Plus de bruit de soupape.

20, temps froid. — Amélioration croissante. — Montre entendue à droite, à 1^m,50. — Fumigations des trois résines tous les matins.

30. — Même état. — N'est pas revenu.

138e Observation. — *Surdité nerveuse congestive suite du choléra.* — Le 27 février 1856, une malade de vingt-huit ans, brune, à peau blanche, bien portante. — Peu réglée, réglée depuis l'âge de douze ans, mariée à vingt et un ans. — A eu trois enfants, — sans aucun accident. — A eu la fièvre typhoïde sans lésion du côté de l'ouïe.

Mais il y a deux ans, à la suite d'une attaque de choléra très-grave, pendant la convalescence, elle commence à entendre des bruits bizarres semblables au jeu du piston d'une machine à vapeur, nuit et jour, — avec céphalalgie, — élancements qui traversent la tête, — surtout à l'approche des règles, qui sont difficiles, peu abondantes. — Pas de douleur dans les oreilles. — Le bruit augmente le soir, la nuit, — diminue le jour, — dans une voiture qui roule.

Quelquefois il s'y joint des étourdissements à tomber par terre.

Signes anatomiques. — Rien à noter, sinon un peu d'opacité des deux tympans. — La membrane du méat un peu gonflée et rouge, — surtout à droite.— Gorge saine.— Il s'enrhume rarement.— En faisant moucher la malade, on ne constate aucun bruit muqueux.—Le cathétérisme donne le même résultat.

Signes physiologiques. — Pas de douleur. — Battements dans les deux oreilles, — comme celui d'une pendule. — Éréthisme. — Ouïe très-dure. — Montre entendue à 0,05 centim.

Traitement. — Deux sangsues au tragus de chaque côté. — Deux pilules aloétiques,—tous les deux jours.—Les sangsues ont bien saigné.

29. — Tête dégagée. — Moins de bruits. Nous conseillons :

Solution. Eau distillée............. 100 grammes.
Iodure de potassium....... 4 grammes.

Mêler : une cuillerée à café, d'un jour l'un. — Les pilules, le jour intermédiaire.

1er mars. — Ventouses et friction à l'huile de croton derrière les oreilles.

5 avril. — Nouvelle friction d'huile de croton ; il y a amélioration dans l'état de l'ouïe. — Cathétérisme. — Injection potassique.

25 avril. — Injection potassique dans les deux trompes.

15 mai. — Guérison. — Montre entendue à 1 mètre.

139e Observation. — *Surdité par apoplexie du côté gauche.* — Le 7 mai 1854, je fus mandé en toute hâte chez un chantre d'une des églises de Paris. Vers les cinq heures du matin, en se réveillant, cet homme avait éprouvé un étourdissement violent et n'avait pu balbutier que quelques paroles inarticulées.

Le bras et la jambe droite étaient privés de sensibilité et de mouvement.

A mon arrivée, je pus constater facilement une attaque d'apoplexie, de moyenne gravité. — La commissure labiale était déviée à droite, avec la pointe de la langue ; la parole embarrassée ; la perte complète du mouvement et de la sensibilité du côté droit du corps, l'impossibilité de fermer les paupières du côté gauche, étaient d'ailleurs des signes non équivoques d'un foyer sanguin, dans l'hémisphère gauche du cerveau.

Deux saignées copieuses, des ventouses à la nuque, — procurèrent une certaine amélioration. — Des purgatifs furent donnés tous les deux jours.

Après trois semaines, les mouvements du bras et de la jambe étaient revenus au point que le malade pouvait sortir en s'appuyant sur un bâton.

L'amélioration se faisait sentir de jour en jour, lorsque le 10 juin, vers 2 heures de l'après-midi, pendant son dîner, le malade entendit tout à coup des sifflements violents ; ils étaient accompagnés d'étourdissements ; — ces symptômes durèrent une heure. — Puis les étourdissements ayant redoublé, le malade essaya de se faire reconduire par un ami : mais en ce moment il y eut des vomissements bilieux et alimentaires ; puis le malade se sentait irrésistiblement entraîné du côté gauche, à tel point qu'il serait tombé de ce côté, s'il n'eût trouvé à s'appuyer contre un mur. — En ce moment, des bruits bizarres se faisaient entendre dans l'oreille gauche : le malade les compare au bruit d'une corde de basse qui se rompt : — ces bruits ont duré plusieurs mois, et ont été remplacés par un bourdonnement continuel, — semblable au murmure d'une chute d'eau, à une cascade : le timbre en est grave. — Il disparaît la nuit pour revenir le matin, etc.

État actuel. — C'est un homme d'une taille élevée ; le visage marqué çà et là de boutons d'acné ; — le front est chauve. — La vue s'est affaiblie depuis les attaques d'apoplexie, dont j'ai parlé. — La gorge, longtemps affectée d'*ulcères serpigineux*, a été, il y a deux ans, guérie radicalement par un traitement spécifique.

Les pavillons sont bien conformés, le méat gauche sans cérumen; le tympan bien conformé avec sa dépression ombilicale, transparent : le manche du marteau est visible.

Même disposition du côté droit. — Le méat est légèrement cérumineux. — Le tympan normal. — Quand on fait moucher le malade, le nez et la bouche fermés, on entend l'air pénétrer dans les caisses à gauche avec un petit bruit muqueux ; à droite, sans aucun bruit. — Le cathétérisme donne le même résultat.

Signes physiologiques, à gauche. — Pas de douleur. — Bourdonnements graves, continuels. — Pas d'éréthisme. — Cophose complète.

A droite. — Mêmes signes ; seulement la montre est encore entendue à 0,20 centim. — Mais la puissance auditive, de ce côté, diminue de jour en jour.

Quant aux symptômes de paralysie, ils ont complétement disparu, à l'exception d'un petit engourdissement qui reste dans la main droite. Plus d'hémiplégie faciale.

Diagnostic. — Évidemment nous avons sous les yeux une apoplexie siégeant sur le trajet du nerf auditif et plus probablement à son origine, les signes de titubation, et le défaut d'équilibration bien manifestes au moment de la deuxième attaque, semblent confirmer cette opinion. — Comme il y avait eu autrefois quelques accidents syphilitiques, un traitement spécifique fut prescrit et suivi pendant plusieurs mois, sans résultat aucun pour l'audition.

140e OBSERVATION (1). — *Surdité par commotion ayant duré trois jours.* — 8 janvier 1855. — Un jeune homme dont le système musculaire est très-développé est entré à l'hôpital, le 3 janvier 1855. — Il a été victime d'un accident qu'il raconte avec assez de précision : — Voici ce qu'il dit :

Envoyé dans une cave pour en rapporter du bois, il est tombé sous un poids de 3 ou 400 livres. Il a porté la face contre terre et s'est trouvé dans cette position après une perte de connaissance qui a duré une heure et demie. — Il est resté longtemps dans la même position sans pouvoir se remuer, ni même appeler du secours.

Il prétend avoir perdu du sang par les deux oreilles. — On en rencontre effectivement des traces sur les conques auditives. — Le chirurgien, dans l'examen local auquel il a soumis le malade, a constaté que le conduit auditif externe était parfaitement sec, que les tympans

(1) Obs. comm. par M. Fontan, élève des hôpitaux.

étaient intacts, en un mot, qu'il n'existait point de lésion locale permettant de croire que l'écoulement sanguin avait pu se faire par les méats. — Il a recherché avec soin s'il ne découvrirait point quelques plaies dans le cuir chevelu. — Il n'en a point trouvé. — Il a supposé que le sang devait provenir des fosses nasales, il se serait écoulé après la rupture de la membrane de Schneider. Dans la position horizontale, un malade étant couché sur le dos, on conçoit que le sang puisse facilement arriver des fosses nasales dans le pavillon de l'oreille.

Il y a eu commotion cérébrale très-légère. Ce qui autorise à croire qu'elle a été légère, c'est la parfaite lucidité que le malade a conservée après l'accident. — Les individus atteints de commotion cérébrale un peu forte perdent la mémoire, non-seulement de ce qui s'est passé autour d'eux après l'accident, mais même de ce qu'ils ont fait quelques instants avant. Elle a donc été extrêmement légère.

Paralysie incomplète des membres. — Il serre difficilement la main qu'on lui présente. — Il remue avec peine les membres inférieurs. — L'analgésie a persisté trois jours. — La contractilité musculaire de la main droite est plus altérée que celle de la gauche.

La surdité a duré trois jours environ. — L'affaiblissement de la vue se dissipe peu à peu. L'intégrité de la fonction n'est pas encore complétement recouvrée.

Ces perturbations fonctionnelles se sont manifestées de suite après l'accident.

Traitement. — Émissions sanguines copieuses. — Sangsues. — Saignée générale. — Application d'un vésicatoire à la nuque.

141e Observation. — *Surdité par commotion.* — Vers la fin de mars 1854, un rentier de cinquante-sept ans, et qui n'avait subi jusqu'alors aucune atteinte de surdité, tomba à la renverse, le soir, en montant un escalier rapide. Le choc fut rude, et le pauvre homme resta sans connaissance près de douze heures. C'était bien là une véritable commotion cérébrale. Du reste, on ne put constater aucune plaie à la tête. On n'observa point d'écoulement de sang par les oreilles, ou le nez, immédiatement après l'accident : et dans les jours suivants, aucun flux séreux ne se montra par les conduits auditifs externes.

Pendant la convalescence, qui ne dura pas moins de deux mois, les amis du malade remarquèrent que son intelligence était affaiblie, ainsi que sa mémoire.

En même temps, l'ouïe du côté droit était devenue paresseuse : — un peu plus tard, c'est-à-dire trois mois après l'accident, le malade n'entendait absolument plus rien de ce côté, ni la montre, ni la voix (cophose), et l'oreille gauche, devenue elle-même obtuse, n'était sensible qu'aux sons élevés et criards de la voix humaine.

Le pauvre homme, instruit du peu d'espoir qu'une pareille surdité laissait à nos moyens de traitement, n'a rien voulu tenter pour obtenir quelque soulagement.

142e Observation. — *Surdité nerveuse.* — *Commotion violente de l'oreille droite causée par un coup de feu.* — *Amélioration de la surdité.* — Un homme âgé de quarante ans était atteint depuis longtemps d'une dureté d'oreille.

Cette indisposition l'avait, pour ainsi dire, surpris au milieu de la plus florissante santé. — Des maux de tête, siégeant principalement à la région frontale; des sifflements, puis des bruits bizarres, à timbre grave et bourdonnant, tels furent les symptômes offerts par le malade au début de la surdité.

Plusieurs confrères consultés, pratiquèrent le cathétérisme des trompes et certaines cautérisations mystérieuses; mais dont le résultat final fut nul, ou à peu près nul. — Je vis le malade dans ces circonstances et je constatai les symptômes suivants :

C'est un homme grand, fort, robuste même, au teint coloré, aux cheveux noirs.

Toutes les fonctions chez ce malade sont en bon état, à l'exception de l'ouïe.

La gorge est belle : les amygdales sont petites : la muqueuse de Schneider est rosée, sans gonflement, ni sécrétion anormale. — Le malade ne tousse point. La poitrine est saine.

Signes anatomiques. — Pavillons bien conformés, de moyenne grandeur, faisant un angle avec le crâne; méats légèrement cérumineux. — Le tympan de chaque côté est d'un blanc nacré, opalin, concave. — Les trompes admettent une grosse sonde et l'air insufflé arrive dans les caisses sans aucun bruit.

Quant aux signes physiologiques : céphalée continue, qui a diminué sensiblement depuis deux mois. — Bourdonnements à timbre grave ; cophose à peu près complète ; la montre est entendue à 2 ou 3 cent., du côté gauche, et pas du tout à droite.

Les moyens de traitement que je conseillai, dans le but plutôt de soulager une telle infirmité que de la guérir, ne furent point suivis : et quelque temps plus tard, je fus mandé en toute hâte près de ce malade, à qui, disait-on, un grave accident venait d'arriver.

Voici le fait : — Dans un moment de désespoir, ce pauvre homme avait tenté de se suicider, en se tirant à bout portant un coup de pistolet dans l'oreille droite. — Ce coup avait complétement réduit en minces lambeaux, déchiquetés, tout le pavillon ; le conduit auditif osseux était à nu et fracassé ; la balle avait passé sous le muscle temporal et était venue faire saillie dans la région sourcilière : — je passe tous les détails inutiles à mon sujet et j'arrive au point le plus curieux et le plus inattendu : c'est que le malade avait recouvré *l'ouïe du côtédroit;* tandis que l'oreille gauche s'était affaiblie sensiblement.

Ainsi la montre que notre malade entendait à peine au contact du côté droit, avant l'accident, était perçue maintenant à 12 et 13 centim. (le pavillon détruit).

L'oreille gauche au contraire ne l'entendait plus que faiblement et quand elle était appliquée sur le pavillon.

Cette observation est vraiment curieuse et bizarre, quand on la rapproche de la précédente :

Dans celle-ci, le malade entendant bien jusque-là, tombe sur l'occiput ; et quand il est guéri de sa commotion cérébrale, il devient sourd d'un côté ; et l'autre oreille, restée quelque temps saine, finit par se perdre également.

Dans celle-là, un sourd se donne une commotion violente dans l'oreille, l'appareil auditif et le crâne tout entier, le pavillon est détruit : et voilà que l'ouïe altérée et dépravée depuis longtemps, recouvre une partie de sa finesse, ainsi qu'on l'a vu précédemment. Ce sont là des jeux de la nature, qui échappent à toute explication.

143e OBSERVATION.— *Surdité nerveuse de cause catarrhale.*— Le 11 décembre 1855, un jeune homme de vingt-sept ans, d'un tempérament sanguin, vient à ma clinique pour être traité d'une surdité del'oreillegauche.

Il a eu une fièvre typhoïde, il y a trois ans ; mais l'appareil auditif n'a ponit été affecté pendant cette maladie, qui a duré deux mois.

Depuis un an seulement ce jeune homme s'est aperçu que l'ouïe du côté gauche devient paresseuse et dure : elle est le siége de bourdonnements continuels, qui simulent le bruit des cloches. Il s'enrhume souvent, mais la poitrine est saine : les fosses nasales sont sujettes à un coryza, qui revient et disparaît, sous l'influence des moindres variations de température ; mais sans aucun changement, dans l'audition. — Le malade est également affecté d'une névralgie sus-orbitaire gauche, dont les intermittences sont très-variables.

Etat actuel. — La constitution est robuste, sanguine ; des pustules d'*acné rosacea,* se voient à la peau du visage ; la gorge est saine ; les amygdales à peine visibles ; les narines sont libres : la membrane de Schneider est rougeâtre et sèche ; mais sans hypertrophie de son tissu.

Pavillon régulier. — Méat large, peu cérumineux, dépourvu de poils : le tympan gauche, petit, légèrement déprimé à son centre, un peu opalin : la sonde pénètre dans la trompe d'Eustache, et la douche d'air pénètre sans bruit dans la cavité tympanique.

Point de douleur. — Bourdonnements graves, à type continu. — Dureté d'oreille. La montre n'est entendue qu'à 0,10 centim. de ce côté, — et à plus d'un mètre du côté opposé, — normal. — Une injection potassique est lancée dans la trompe gauche; le malade n'accuse aucune douleur.

13 décembre.—Bruits muqueux de la caisse, bien sensibles, à l'auscultation, quand le malade fait une expiration forcée. (Douche d'air.)

14. — Toujours le bruit muqueux, mais plus fin : la montre est entendue à 0,20 centim. Nouvelle douche d'air.

Le malade nous annonce qu'il va partir en voyage : et bien qu'il ait promis de donner de ses nouvelles, je n'en ai plus entendu parler.

10 avril 1855. — Le malade en passant à Paris vient me voir : — il a été très-enrhumé tout l'hiver. —Les bourdonnements existent toujours à gauche. — L'oreille droite en est exempte. — A gauche, la montre est entendue à 0,06 centim. — A droite, à 0,38.

Deux douches d'air chloroformé dans chaque oreille. — Avec changement notable dans les chiffres précédents. — Ainsi, après la douche, la montre est entendue à 0,11 cent. —A droite, à plus de 0,60.

11. — Douches avec le même résultat.

12. —Temps pluvieux. — A gauche, 0,09. — A droite, 0,045. — Après, à gauche, à 0,13. — A droite, à 0,60.

13. — A gauche, 0,15. — Après la douche d'air chloroformé, 0,18. — A gauche, 0,14. — Après la douche, 0,18. Le malade est parti.

144e Observation. — *Surdité nerveuse héréditaire.* — Le 6 janvier 1855, cet homme vient se présenter chez moi et la personne qui l'accompagne déclare qu'il était dur d'oreilles depuis longtemps; le malade a été trois ans cymbalier dans le 14e de ligne. Son oreille gauche (malade) se trouvait placée sous l'action immédiate des vibrations sonores produites par le tampon de la grosse caisse; et le malade attribue en partie la surdité de cette oreille à cette curieuse particularité : mais il y a six semaines qu'à la suite d'une fluxion de poitrine, il est devenu complétement sourd du côté droit, l'oreille gauche étant sourde depuis vingt ans (cophose).

C'est un homme de cinquante ans, d'une médiocre stature, à la physionomie fatiguée, blême. (Il a été saigné deux fois dans sa fluxion de poitrine.)

La vue est bonne. — Il s'enrhume facilement. — Peu sujet aux coryzas. — La gorge est belle.

Examen de l'oreille. — Pavillons bien conformés, bien implantés, transparents. — Point de cérumen dans les méats. — Tympans transparents. — Les trompes sont libres. — Un peu de bruit muqueux quand l'air vient à passer dans la caisse.

Signes physiologiques. — Pas de céphalalgie, de douleurs, ni de bourdonnements, ni de tintements; il est sujet aux idées sombres. — Cophose complète. — La voix dans ses notes les plus élevées éveille à peine une sensation confuse. — Le nez est tellement brisé et mal conformé, la déviation de la cloison si prononcée, que la sonde passe très-difficilement. Cependant on parvient à l'introduire dans la trompe droite; et la douche y pénètre. — Le malade entend un peu mieux, après, la parole, mais non la montre. Nous prescrivons :

Scammonée.............	2 grammes.
Calomel................	0,50 en six paquets.

Un tous les matins.

9 janvier 1855. — A droite, il entend la montre à 0,1 ; à gauche, 0. Point de bruit dans les oreilles.

12.—Même état.—Une douche de potasse caustique dans la trompe droite. — Douche éthérée à droite.

16. — Même état.

18. — Des douches éthérées dans chaque oreille. — Râle crépitant et humide dans chacune des caisses. — Deux ventouses scarifiées à la nuque.

23. —Même état.— Fumigations résineuses tous les jours. —Chaque matin, une pilule purgative d'Anderson.

25. — En examinant de nouveau l'oreille avec le spéculum, on trouve appliqué sur le tympan un tampon cérumineux jaunâtre, on l'enlève avec une injection d'eau poussée avec force.

Le tympan se montre alors avec une couleur blanche nacrée opaque. Douches d'air éthérées pénétrant dans la trompe. L'ouïe est la même.

30. — La montre n'est toujours pas entendue. Deux douches d'air éthéré.

1er février.— A droite, la montre est entendue au contact; à gauche, elle n'est pas entendue. — L'air passe en faisant entendre un bruit muqueux du côté droit ; presque pas à gauche. — Une ventouse scarifiée. — Douches d'air.

3. — Même état.

6. — Il entend toujours la montre au contact.

8. — A 0,03 centimètres à droite ; à gauche, 0,00. — Douches éthérées.

10, temps froid. — Même état. — Deux ventouses derrière l'oreille gauche. — Le malade est très-enrhumé. — Deux douches d'air.

12. — Une seule ventouse à l'oreille droite. — Un verre de sang. — Douche éthérée.—Il entend à droite la montre à 0,02 ; à gauche, 0,00.— Baume de Fioraventi, 30 grammes en frictions sur le milieu de la tête.

15, neige. — A droite, à 0,03.

27. — Cathétérisme. — Douches d'air.

1er mars. — Même état. — Douches d'air.

8. — A droite, à 0,05.

15, temps humide, 17° centigrades. — A droite, 0,02 ; à gauche, 0,00.

17. — A droite, 0,04 ; à gauche, 0,00. — Une ventouse à gauche.

5 avril. — Le malade revient et nous annonce qu'il a eu une fluxion de poitrine. Dès le lendemain, il n'entendait presque plus. Aujourd'hui il n'entend plus la montre, et la voix n'est perçue que dans ses notes élevées. — Point de bourdonnements. — Pas de mal de tête : une ventouse à droite.

7. — Il est survenu un nouveau catarrhe de la caisse. — Douches d'air. — Une ventouse sèche.

10. — Même état. — Une injection potassique dans la trompe droite.

16, 18. — Même état.

21. — Le malade accuse une légère amélioration. — A droite, il entend de nouveau à 0,03.

28. — Injection potassique des deux côtés. — Épistaxis assez abondante.

10 mai. — Une ventouse scarifiée derrière l'oreille droite.

17. — A droite, à 0,06 ; à gauche, 0,00.

20. — Le malade fait une friction avec une goutte d'huile de croton tiglium derrière chaque oreille. Il en résulte une pustulisation très-abondante jusqu'à la nuque. Il entend la montre plus distinctement à 0,07 centimètres. La voix articulée est entendue beaucoup mieux. — Il ne fait plus répéter.

31. — La pustulisation est tout à fait finie, il ne reste plus derrière l'oreille que quelques pustules d'ecthyma.

A droite, il entend à 0,11 ; à gauche 0,03. — Frictions avec baume de Fioraventi, 40 grammes. Alcool de genièvre, 10 grammes. Ammoniaque liquide, 4 grammes sur le milieu du crâne.

10 juin. — La montre est entendue à droite à 0,11 ; à gauche à 0,07. Le malade soutient parfaitement la conversation sur le ton ordinaire et se considère comme guéri.

145e Observation. — *Surdité nerveuse par congestion.* — 15 mars 1853. — C., peintre en bâtiments, âgé de quarante-deux ans, vient nous consulter : cet homme, sujet aux rhumatismes, d'une constitution assez bien conservée, nous raconte en ces termes l'origine de sa surdité : Il y a environ deux ans que, sans aucune cause connue, il fut pris, dit-il, de surdité dans le court espace d'une nuit. — Il n'avait point de douleur, point de bourdonnements à cette époque, mais une céphalalgie continuelle. — Le malade avait de temps en temps quelques moments pendant lesquels il entendait mieux.

En 1853, dans l'hiver, il perdit presque complétement l'ouïe des deux côtés, et les bourdonnements ont commencé presque aussitôt à se faire entendre.

Aucun traitement n'a été fait pendant deux ans. C'est seulement au mois de février de cette année que, effrayé des progrès de sa maladie, il alla consulter le docteur Blanchet, qui prescrivit l'arnica et la scammonée et des douches d'air dans les trompes d'Eustache.

Le malade, qui entendait encore la montre avant son traitement, n'entend plus du tout aujourd'hui; c'est pourquoi il vient à notre dispensaire.

Examen local. — Les yeux sont en bon état. — L'odorat est conservé. — Coryzas très-fréquents. — Il tousse quelquefois. — Quelques glandes au cou, sous les mâchoires; le malade croit qu'elles n'ont pas disparu depuis qu'il a eu le croup dans son enfance.

Pavillons bien conformés. — Le ganglion auriculaire n'existe pas.

Tympan normal et entier, à droite..... } méats complétement secs.
Tympan normal, à gauche.......... }

En le faisant moucher, bruit complétement sec à gauche, — humide à droite.

Symptômes physiologiques. — La cophose est complète. — Il n'a pas de douleurs et n'en a jamais eu. — Pas d'éréthisme. — Depuis deux ans que sa surdité est devenue complète, il n'a pas eu d'attaques rhumatismales auxquelles il était sujet. — Céphalalgie. — Bourdonnements à timbre grave, qu'il compare à de l'eau qui coule.

Traitement. — Solution iodurée, une cuillerée le matin. — 2 Pilules d'Anderson tous les deux jours, à jeun.

17 mars. — Deux ventouses derrière les oreilles.

19. — Le malade n'a éprouvé aucune amélioration. — Deux nouvelles ventouses. — Les pilules à la dose de deux, ne le purgent que faiblement; il en prend trois.

22. — Temps humide, 12°. — Amélioration notable constatée par le malade, mais diminuée depuis la pluie. — Il entend la montre à gauche. — Les bourdonnements existent surtout à droite.

Injections potassiques dans les deux trompes.

24. — Temps humide et froid. — Le malade nous communique une remarque curieuse : c'est qu'il est plus sourd le lendemain du jour où il a rempli les devoirs conjugaux. — Les bourdonnements existent des deux côtés, plus forts à droite. — La montre n'est pas entendue, à droite et à gauche. — Un peu de céphalée.

27 mars 1855. — Les bourdonnements persistent toujours. — A droite, il n'entend pas la montre; à gauche, 0,10. — D'après la remarque que nous lui en avons faite, il s'est abstenu du coït. — La céphalalgie

a été très-violente dimanche dernier. — Aujourd'hui mardi elle a disparu complétement.

Du côté gauche, les bourdonnements sont continus et à timbre grave. — A droite ils sont aigus et intermittents. — Le malade compare ces derniers bourdonnements aux coups de piston d'une locomotive.

Une injection potassique du côté droit. — On appliquera une ventouse de ce côté.

29, temps froid. — Il y a deux jours, le 27, vers les deux heures, le malade a perçu un *claquement* dans les deux oreilles. A l'instant il a entendu de l'oreille gauche comme il y a six ans. — Il entendait parler sa femme d'une chambre à l'autre. — Cette ouïe si fine a persisté jusqu'au matin 29 mars, neuf heures.—Or, la température froide d'aujourd'hui permet facilement d'expliquer cette rechute.

La montre est encore entendue au contact, très-nettement.

31, temps froid. — A droite, 0,00. — A gauche, 0,02. — Les bourdonnements ne l'ont pas quitté.

Deux injections de potasse caustique. —Ventouses derrière chaque oreille.

2 avril. — Temps froid et sec. — Les bourdonnements continuent. — La montre est entendue, à gauche, à 0,04. — A droite, au contact.

26. — Le malade n'a pas pu venir pendant quelque temps.

Aujourd'hui il entend la montre, à droite, au contact ; à gauche, à 0,02. — Douches d'air.

1er mai 1855. — Ventouses scarifiées derrière les oreilles. — A droite, il entend la montre à 0,04 ; à gauche, à 0,02.

15. — Toujours les bourdonnements.—Entend la montre, à gauche, à 0,06 ; à droite, à 0,02.

19. — A gauche, 0,04 ; à droite, 0,00. — Injection potassique à gauche.

22. — Insufflations dans les deux trompes.

5 juin. — A droite, au contact ; à gauche, 0,06.

7. — Application d'une ventouse scarifiée à gauche.

9. — 23°.—Ventouse scarifiée à gauche.

16. — Purgatif.

19. — Injections potassiques dans les deux trompes.

30. — Le malade nous dit qu'il est atteint d'une psoriasis à la tête. — On conseille la liqueur de Pearson.

10 juillet. — A gauche, 0,10 ; à droite, 0,06.

12. — A droite, 0,12 ; à gauche, 0,06.

9 août. — A droite, 0,07 ; à gauche, 0,07.

11.— A droite, 0,87; à gauche, 0,14.—La guérison se maintient (1856).

146e Observation. — *Surdité par épanchement apoplectique dans la caisse gauche, avec rupture du tympan et flux de sang par l'oreille.* — 9 décembre 1854.— Il y a une quinzaine d'années, pendant une des longues nuits d'hiver, ce malade, âgé de soixante-dix ans, nous raconte qu'il fut réveillé en sursaut par une forte douleur dans la tête : en même temps des bruits anormaux se faisaient entendre dans les oreilles, des bruissements, des sifflements. — Le lendemain, en se levant, il s'aperçut qu'un écoulement sanguin avait eu lieu par l'oreille gauche: du côté droit, le sifflement existait aussi, mais sans flux sanguin: la céphalalgie disparut, en même temps que l'écoulement de sang, c'est-à-dire, le lendemain.— L'oreille gauche n'avait pas perdu complétement ses fonctions : seulement elle était restée un peu plus faible. Mais la sensibilité générale et les mouvements n'avaient rien perdu. — La surdité dont ce malade est atteint ne date réellement que de sept à huit ans. — Elle est venue peu à peu, lentement, — jamais on n'a observé d'écoulement de pus, ou de sérum dans les oreilles.— Dans sa jeunesse, il a été variolé (non vacciné) ; — il a eu la rougeole, et la syphilis dans sa jeunesse : mais l'ouïe n'avait subi aucune atteinte à la suite de ces maladies.

Examen du malade. — C'est un homme d'une stature élevée — fort; encore vigoureux malgré son âge ; rouge de figure ; le col court ; les épaules larges. — La gorge est belle : tous les autres appareils des sens fonctionnent bien.

Quant à celui de l'audition : le pavillon est normal, un peu aplati vers l'hélix en haut ; conque élargie ; garnie de poils ; cérumen abondant.

Tympans sains, transparents, convexes. — Le gauche ne présente aucune trace de la déchirure qu'il a dû éprouver, lors de l'attaque d'apoplexie.

Les trompes sont perméables. — Deux douches d'air passent bien. Bourdonnements et sifflements.

12 décembre. — Le malade a eu plus de bourdonnements. Injection de potasse caustique dans chaque trompe.

14. — Même état.— Bruits muqueux dans les trompes. Douches d'air.

16. — Idem.

9 janvier 1855. — Deux ventouses ont été appliquées derrière les deux oreilles. — Le malade a éprouvé une amélioration sensible au point que la montre commence à être entendue au contact du côté gauche. — 0, à droite. — Il suit mieux la conversation par moments. — Il n'y a plus de bourdonnements. — Il y a encore un léger sifflement continu du côté droit. — Une ventouse scarifiée à droite.

11. — Même état.

13. — Le sifflement existe toujours, mais beaucoup plus faiblement. — Il entend à la distance de 0,05 centim. le balancier d'une grosse pendule.

Les bourdonnements ont disparu. — (Deux ventouses scarifiées.)

16 janvier. — Même état. — Injection potassique. — (Deux ventouses scarifiées.)

18. — Même état. — Douches d'air éthérées. — Une ventouse derrière l'oreille gauche.

20. — Temps froid, — neigeux — 0 — 7 degrés. — Il entend moins; les bourdonnements nuls : la tête est *moins lourde*.

23. — Une légère amélioration; — il entend mieux le balancier de sa pendule.

25. — Les sifflements ont diminué considérablement.

27. — Depuis quinze jours ils restent stationnaires. —Deux pilules écossaises d'Anderson. —Une ventouse.

30 janvier. — Les sifflements diminuent chaque jour.—Aujourd'hui ils existent dans les deux oreilles à peu près avec une égale intensité.

1er février, temps humide. — Ce matin et la nuit dernière, les sifflements ont été plus forts. La montre n'est toujours pas entendue. — Douches d'air.

3. — Le malade entend plus loin le balancier de sa pendule. — Les bourdonnements ont complétement disparu, mais il persiste un léger sifflement.

Les trompes sont sèches. — On fait une injection potassique dans l'oreille droite. — On ajouta quelques gouttes du baume acoustique d'après Itard.

6. — Plus de bourdonnements du tout. — Il a encore des sifflements. — La persistance de ce symptôme n'a rien qui doive nous étonner, car par les derniers froids, nous avons vu des oreilles, d'ailleurs parfaitement saines, affectées de ce sifflement. Il entend son balancier à 3 mètres, et cette mesure n'a pas changé depuis qu'il a constaté ce résultat.

8, temps humide. — Même état. — Douches d'air des deux côtés, 0,01 de chaque côté.

10. — Le malade s'est bien porté depuis la dernière fois. — Cependant les sifflements persistent encore, 0,03.

15. — Temps froid. — Les sifflements continuent toujours. — Il entend moins bien la parole, 0,04 de chaque côté.

22. — Même état. — Douches d'air. — Baume d'Itard.

24. — Il y a diminution des sifflements, malgré les mauvaises conditions météorologiques, 0,05.

27. — Douches d'air des deux côtés, 0,06.

Entend à 0,07 de chaque côté. — N'est pas revenu.

147e Observation. — *Surdité nerveuse consécutive à une intoxication saturnine.* — Le 17 mars 1855, ce malade vint nous consulter. Il est âgé de quarante-deux ans, peintre en bâtiments ; il fut atteint il y a trois ans de coliques de plomb, puis de paralysie consécutive qui a duré un an. — Il croit que sa surdité est venue à la suite de ses coliques. Il est encore sous l'influence de cette cachexie. — Teinte jaune-paille subictérique. — Plus de coliques, de douleurs ni de paralysie.

Sa surdité a fait des progrès lents. — Les *bourdonnements* se sont fait entendre dès le début. — *Timbre aigu.* — Sifflements continuels.— Les grands bruits ne les diminuent, ni ne les font disparaître, non plus que le repos.

Etat actuel. — On remarque la cicatrice d'une plaie au-dessus du sourcil gauche, sans que la fonction de l'œil correspondant en ait souffert. — Tous les sens sont en bon état.

La gorge est normale. — Les amygdales sont petites.

Symptômes anatomiques. — Pavillons normaux ; une grande quantité de poils se trouve au niveau du méat, du tragus. — Les méats sont bien ouverts, secs. — *A droite*, le tympan est petit et masqué par un gonflement de la membrane qui tapisse le fond du méat.

Le tympan, dans sa partie centrale, paraît légèrement opaque.

Même disposition du côté gauche.

Signes physiologiques. — Bourdonnements aigus. — Sifflements, pas de douleur, cophose complète. Dans les efforts d'expiration forcée, l'oreille, appliquée sur celle du malade, ne perçoit aucune espèce de bruit. Le cathétérisme des trompes est facile. — Il fait reconnaître que la muqueuse qui les tapisse et qui s'étend dans l'intérieur de la caisse est d'une sécheresse extrême. — Une injection potassique à droite seulement, aujourd'hui.

Traitement. — Extrait alcoolique de noix vomique, 0,05. — Extrait de belladone, 0,20. — Faites vingt pilules semblables. — Une tous les soirs. — Un ou deux bains sulfureux par semaine.

19 mars. — Moins de bourdonnements à droite. — A gauche, ils existent encore. — Deux cathétérismes à droite et à gauche. — Deux douches d'air. — Le malade entend un peu mieux la conversation.

22, — 12°, pluie. — Le malade entend mieux. Les bourdonnements sont les mêmes à gauche ; à droite ils ont diminué et disparu hier dans la journée pendant quelque temps. Il entend la montre au contact à gauche ; à 0,03 centimètres à droite. Injection potassique dans chaque trompe.

27.— Il a des bourdonnements. — Quant à la surdité, elle est à peu près la même.

29, — 6° centig., humidité.— Les tintements de l'oreille droite sont passés depuis hier. Il entend à droite la montre à 2 centimètres ; à gauche, au contact.

Il entend la montre à 2 centimètres de chaque côté.

14 avril. — A droite, 0,04 ; à gauche, 0,02. — Douches éthérées. — Continuer les pilules.

16. — A gauche, 0,02 ; à droite, 0,04.

24. — A droite, 0,08 ; à gauche, 0,04. — Les bourdonnements ont disparu du côté droit ; à gauche, ils persistent toujours ; ils sont continus. — Douches d'air.

28. — A droite, 0,08 ; à gauche, 0,07.

19 mai. — Même état. — Douches éthérées.

22. — Même état, ventouses sèches.

24. — Une ventouse scarifiée derrière l'oreille gauche.

28. — Le malade a remarqué depuis quelques jours qu'il entendait un peu moins les battements de sa montre et beaucoup mieux la parole ; ainsi ce matin il entendait les ordres de son maître à quinze pas environ. — Les bourdonnements ont disparu complétement du côté droit : à gauche, ils existent encore.

1er juin, temps sec, vent. — Montre entendue, à droite, à 0,07 ; à gauche, 0,04. — Les bourdonnements existent toujours du côté gauche. — La parole est toujours bien entendue. — Insufflations d'air chloroformé.

7. — A droite, 0,10 ; à gauche, 0,03.

1er juillet. — A droite, 0,20 ; à gauche, 0,07.

1° *Résumé statistique des observations de surdité nerveuse.*

Nous venons de décrire longuement trente-cinq observations de surdités nerveuses, empruntées au registre de notre clinique. Nous allons en donner le tableau sommaire, en y en ajoutant onze autres qui forment la série, avant d'exposer les déductions qui en découlent naturellement.

Sur ces quarante-six observations, l'âge a été noté quarante-six fois ; le plus jeune des malades avait 3 ans et le plus âgé 67 ans. En faisant deux catégories : de 3 à 30 ans, et de 30 à 67 ans, nous avons :

De 3 à 30 ans............ 19 malades.
De 30 à 67 ans........... 27 —

Le sexe a été noté 46 fois ; nous avons :

18 femmes ou jeunes filles ;
28 hommes ou jeunes garçons.

Quant à la profession, nous la trouvons mentionnée trente-sept fois, six malades n'en ayant accusé aucune.

Parmi celles mentionnées, nous trouvons celles de coiffeur, menuisier, tapissier, commis, charcutière, lingère, professeur, ouvrière en parfumerie, blanchisseuse, employé, chantre, avocat, institutrice, scieur, peintre en bâtiments, relieur, couturière, architecte, propriétaire, négociant, cymbalier devenu homme de peine, chapelier, graveur, ancien ébéniste et épicière. Il faut remarquer que sur les quarante-six malades il y a trois enfants au-dessous de 4 ans, et qui se trouvent par conséquent dans l'âge où la profession n'est point encore décidée.

La constitution a également fixé mon attention, et ce point d'étiologie est de la plus haute importance. Sur nos quarante-six observations, la constitution a été notée quarante-cinq fois, et une fois par ces mots : *assez forte.*

On a trouvé notée quinze fois la constitution lymphatique; treize fois la constitution lymphatico-sanguine; une fois la constitution lymphatico-nerveuse; sept fois la constitution sanguine; deux fois la constitution nerveuse; deux fois la constitution nervoso-sanguine; trois fois la constitution bilioso-sanguine; une fois la constitution sanguino-bilieuse, mélancolique; une fois la constitution chloro-anémique.

Tels sont les documents que nous avons recueillis en ce qui concerne les causes prédisposantes. Quant aux causes déterminantes, elles ont été notées quarante-six fois, et nous trouvons sur ces quarante-six fois :

La fièvre typhoïde notée onze fois; les fièvres intermittentes en Amérique notées une fois; le froid et ses influences, angines, notés deux fois; coup sur la tête, chute sous un fardeau de 3 ou 400 livres, commotions violentes et congestions, notés six fois; deux attaques d'apoplexie, épanchement apoplectique, notés deux fois; intoxication saturnine, blennorrhagie avec chancres simples, deux fausses couches, phlegmasie thoracique, hémiplégie faciale, notées chacune une fois, en tout cinq fois; polype utérin, otites catarrhales, strumeuse, et otites en bas âge, notés cinq fois. Deux fois la cause est restée inconnue.

L'hérédité figure douze fois.

Quant à la date de la maladie, nous trouvons quatre sujets dont la maladie datait depuis trois mois jusqu'à six mois, et tous les autres malades souffraient avec des exacerbations plus ou moins fréquentes depuis 6 mois jusqu'à 30 et 49 ans.

La douleur a été notée six fois seulement, et trente-six fois les malades entendaient des bruits ou des chants bizarres dans leurs oreilles (variétés de bourdonnements).

La gorge a été trouvée saine et belle trente fois ; dans un cas, elle avait été longtemps affectée d'ulcères serpigineux ; et dans les quinze autres cas, on a constaté une angine chronique, soit granuleuse, pharyngienne ou tonsillaire, avec hypertrophie. Je dois, par avance, dire que dans ce dernier cas, la résection des amygdales a toujours été pratiquée au commencement du traitement.

Sur nos quarante-six malades, l'affection existait des deux côtés à la fois, à des degrés variés.

Les symptômes peuvent se résumer ainsi :

1° Symptômes anatomiques :

Les pavillons et les méats externes ont été trouvés sains quarante-cinq fois ; dans un cas, il y avait un petit suintement séreux, indiquant une complication catarrhale légère.

Dans douze cas, les tympans avaient perdu leur transparence ordinaire : ils étaient nébuleux, et dans un cas les tympans paraissaient comme parcheminés.

Dans vingt-deux cas, on a trouvé du cérumen dans les méats, en quantité plus ou moins notable, de bonne consistance, de couleur jaunâtre, analogue au miel. Dans un cas, la quantité de cérumen était considérable.

Les trompes ont été trouvées saines et libres dans quarante-six cas.

2° Symptômes physiologiques :

La surdité initiale a toujours été considérable. Dans vingt-sept cas, les malades n'entendaient pas la montre au contact au commencement du traitement ; et sur les dix-neuf autres cas restants, onze malades entendaient la montre au contact seulement ; et chez les huit autres, la montre était entendue depuis la distance de quatre centimètres jusqu'à dix centimètres, en moyenne.

Sur nos quarante-six malades, vingt-neuf avaient des bourdonnements à timbre grave ; quatre malades avaient des bourdonnements à timbre aigu ou sifflements ; un malade entendait des bruits bizarres sans indication, et douze n'avaient point de bourdonnements.

L'éréthisme de l'oreille est un phénomène rare, du moins à la période où les malades viennent réclamer les soins. Ainsi ce symptôme a été noté onze fois : deux fois l'éréthisme était assez marqué et neuf fois il manquait complétement. Il n'en est point question dans les trente-cinq autres observations.

La céphalalgie a été notée vingt-quatre fois.

La paracousie a été seulement notée deux fois.

Le cercle sénile existait chez tous les malades, à des degrés plus ou moins avancés ; et j'en ai parlé, en disant que le tympan présentait des teintes nébuleuses ou opaques.

Je dois signaler comme une cause de cette forme de surdité, les différents troubles de la menstruation chez les femmes. Ainsi c'est à l'époque où la menstruation s'établit chez les jeunes filles, ou vient à cesser chez les femmes d'un certain âge, que l'on voit progresser rapidement des surdités qui, jusqu'alors, étaient restées à l'état latent, c'est-à-dire à l'état de simple dureté d'oreilles. Chez l'homme, c'est à l'époque de la puberté que la surdité se développe le plus souvent, et il y a un rapport certain entre la cophose et la plus ou moins grande activité des fonctions génitales. J'ai obtenu sur ce sujet des confidences très-curieuses et très-positives, et il me suffira de renvoyer le lecteur à l'observation 36, la seule où il m'ait été permis de dire un mot sur ce sujet. Par ces motifs, l'âge de nos malades se trouve naturellement divisé en deux catégories : les jeunes gens et les personnes sur le retour. Aussi avons-nous toujours eu en vue cette considération importante pour les malades confiés à nos soins.

2° *Déductions thérapeutiques.*

Sur nos quarante-six malades, dix n'ont pas suivi le traitement. Pour les trente-six autres, le traitement a été local et général.

Le traitement local a consisté : en injections d'eau tiède dans les méats trois fois ; douches de vapeur d'eau, dans les méats et les trompes, six fois ; fumigations des trois résines, cinq fois ; une fois des cigarettes de benjoin ; trois fois le baume acoustique d'Itard a été instillé dans le méat, et six fois une huile acoustique avec la glycérine et l'aconitine, sans autre résultat qu'une violente phlogose du méat, ce qui nous força bientôt à y renoncer. Dans deux cas de complication catarrhale, on employa, une fois, l'injection avec l'eau de roses et le sucre de Saturne. Dans un cas de rétrécissement sénile des méats, la dilatation avec l'éponge préparée fut tentée non sans quelque succès.

Chez seize malades, les ventouses furent appliquées à l'apophyse mastoïde et à la nuque, depuis une jusqu'à neuf ventouses (observation 146), et dix ventouses (observation 147).

Un mot sur la manière dont ces ventouses sont appliquées. Le premier jour, on en a appliqué une derrière chaque oreille, elle est scarifiée profondément et les verres de moyenne grandeur sont remplis de sang deux ou trois fois de suite, de chaque côté. Les jours suivants, une seule ventouse est appliquée de deux jours l'un, tantôt d'un côté, tantôt de l'autre, et l'on tâche d'obtenir la même quantité de sang. Puis, lorsque l'amélioration se manifeste, une seule ventouse est appliquée une fois la semaine, ensuite tous les dix jours, tous les quinze jours et enfin tous les mois. On continue ainsi plusieurs mois après que le malade a retiré du traitement toute l'amélioration possible, ou même la guérison complète.

Les injections de potasse caustique ont été faites chez vingt-six malades, d'après la formule qui a été donnée précédemment à l'article *Traitement*, page 124.

Voici comment on a procédé pour ces injections : une injection est faite d'un côté dans la trompe et la caisse ; si la douleur est supportable, on répète la même manœuvre du côté opposé. Dans le cas contraire, on attend un jour ou deux. Puis, à chaque séance, l'état des trompes et de la caisse est religieusement exploré à l'aide de l'auscultation. Si, à la première injection, les trompes deviennent catarrhales et s'emplissent de bruit muqueux, dans les efforts d'expiration ou pendant la douche d'air, on se contente pendant une huitaine de jours de pratiquer des insufflations quotidiennes et tous les deux jours d'air sec, ou légèrement rendues excitantes au moyen de quelques gouttes d'éther ou de chloroforme. En suivant ces données, je trouve que pour être guéri ou amélioré d'une manière satisfaisante, il a fallu employer depuis une seule injection potassique jusqu'à trois, cinq, sept et quelquefois plus. Ajoutons qu'aucune injection n'ayant été pratiquée que dans les cas où le diagnostic permettait de croire à un état mamelonné de la muqueuse des trompes ou de la caisse, je n'avais aucune répugnance à réitérer l'injection, dans le but d'opérer une modification salutaire des membranes muqueuses altérées. L'injection par elle-même, en même temps qu'elle modifie les membranes, qu'elle les dégorge pour ainsi dire, apporte également des changements utiles dans les propriétés vitales des organes souffrants, et c'est dans ce but que, concurremment avec ces injections irritantes, nous employons les douches d'air chloroformées.

En continuant notre énumération, nous trouvons que des injections iodées, dans les caisses, ont été faites cinq fois au moyen de la sonde, comme dans le cas précédent.

Six fois les douches de chloroforme ont été employées comme un adjuvant utile.

Nous comptons treize fois les douches d'éther acétique ; une fois d'éther chlorhydrique, une fois d'éther sulfurique, et treize fois des douches d'air simple.

Une fois, un moxa a été appliqué à l'apophyse mastoïde, une fois l'électricité a été mise en usage. Une fois la cautérisation pharyngienne avec la teinture de gomme laque ammoniacale, une fois avec l'ammoniaque pure, une fois avec le nitrate acide et une fois avec le nitrate d'argent. Trois fois la perforation du tympan a été pratiquée. Une seule fois un vésicatoire a été appliqué à la nuque. Une fois la pommade stibiée a été employée en frictions derrière les oreilles.

Une fois seulement la résection des amygdales a été pratiquée concurremment avec la cautérisation.

Quant au traitement général, nous trouvons :

Que dans trois cas de céphalalgie persistante on a dû pratiquer une saignée au bras. Quinze malades ont été mis à l'usage de la solution iodurée, d'après la formule donnée précédemment. Onze malades ont été soumis à l'usage des pilules aloétiques d'Anderson, administrées tous les deux jours. Cinq malades ont pris des doses de scammonée et calomel, d'après la formule suivante :

Formule n° 1. — Scammonée.............. 2 grammes ;
Calomel.................... 0,30 ; 0,50 ; 0,60 centigr.
Mêlez et donnez, en 6 doses, une tous les matins.

Formule n° 2. — Scammonée, etc., jalap.............. 1 gramme.
Calomel................................ 0,50 centigr.
Mêlez et donnez en 6 paquets.

Un malade, sujet aux affections rhumatoïdes, a pris de l'eau de Balaruc pendant trois mois en douches, en boisson et en bains, et je lui ai pratiqué des injections dans la caisse de l'oreille malade pendant le même espace de temps. Deux malades ont pris du sirop de ményanthe; un malade, de l'huile de foie de morue; six malades ont fait usage de la tisane de gentiane; un du vin de quinquina; un malade a pris une infusion de cassia amara.

Dans trois cas où l'iodure de potassium avait été insuffisant, le fer a été administré comme emménagogue et avec succès; quatre fois d'après la formule suivante :

Formule n° 1. — Sous-carbonate de fer	5 grammes.
Cannelle pulvérisée	1 —

Mêlez et conservez dans une boite pour l'usage. (Une pincée dans chaque cuillerée de potage au commencement du repas).

Formule n° 2. — Fer réduit	5 grammes.
Aloès	Aā. 1 gramme.
Rhubarbe	

Mêlez *ut suprà*.

Formule n° 3. — Sous-carbonate de fer	4 grammes.
Extrait de gentiane	2 —
Sulfate de quinine	1 —

Faire 36 pilules, en prendre 2 matin et soir.

Dans un cas on a dû recourir à la potion emménagogue suivante :

Infusion d'absinthe	100 grammes.
Sirop d'armoise	30 —
Teinture alcoolique d'iode	30 gouttes.

Mêlez. — A prendre en trois fois, dans la journée.

Dans un cas où la surdité était survenue à la suite de plusieurs coliques de plomb, les pilules suivantes ont été prescrites avec succès :

Extrait alcoolique de noix vomique	0,05 centigr.
Extrait de belladone	0,20 —

Faire 20 pilules, en prendre une tous les jours, le matin à jeun, pendant 8 jours; puis deux pendant la 2e semaine; trois, pendant la 3e; quatre pendant la 4e, pour ensuite revenir à une, et ainsi de suite.

Le même malade prit deux bains sulfureux.

Dans trois cas de complication d'embarras gastrique, un éméto-cathartique fut administré d'après la formule suivante :

Tartre stibié.............	0,05 centigr.
Sulfate de soude...........	30 grammes.

Mêlez et donnez en trois paquets.

Et dans un cas où la langue était saburrale et bilieuse avec fièvre, la potion suivante a réussi merveilleusement :

Potion gommée...........	100 grammes.
Tartre stibié..............	0,30 centigr.

Mêlez ; à prendre par cuillerée toutes les heures.

Chez un malade, atteint de bronchite, le sirop de morphine fut donné dans une infusion de coquelicot.

Dans un cas où l'on avait lieu de croire à des accidents syphilitiques, un traitement syphilitique fut institué. Dans un autre cas où le malade, dans le cours du traitement, nous signala l'existence d'un psoriasis au cuir chevelu, la liqueur de Fowler fut mise en usage.

Je dois, en terminant, signaler l'amélioration sensible qu'un malade obtint, à la suite d'une commotion violente déterminée par une arme à feu, dans la région de l'oreille.

Mentionnons encore les frictions suivantes, qui furent faites sur le sinciput, dans les cas de surdité rebelle :

Formule n° 1. —	Baume de Fioraventi...........	30 grammes.
	Huile de croton tiglium..........	20 gouttes.

Mêlez.

Formule n° 2. —	Baume de Fioraventi...........	40 grammes.
	Alcool de genièvre.............	10 —
	Ammoniaque liquide...........	4 —

Mêlez.

Une cuillerée sur un morceau de flanelle, pour frictions, matin et soir, sur le milieu de la tête, préalablement rasée.

Je trouve que la poudre Saint-Ange a été conseillée une fois seulement, en guise de tabac, la poudre de muguet, deux fois ; et dans un autre cas le mélange suivant :

Bi-iodure d'hyd...............	1 gramme.
Sucre porphyr...............	30 —

Mêlez et conservez dans un lieu sec et à l'abri de la lumière.

Réunissant ensemble nos quarante-six observations, nous

trouvons que dix malades n'ont pas suivi le traitement. Sur les trente-six autres, nous avons :

	3	insuccès ;
	13	guérisons complètes, c'est-à-dire que les malades entendaient la montre depuis 0,50 centimètres jusqu'à un mètre, et suivaient parfaitement la conversation ;
	20	améliorations sensibles.
TOTAL ÉGAL...	36	

C'est-à-dire que ces vingt malades n'entendaient pas du tout la montre au commencement du traitement et qu'à la fin ils l'entendaient à 4, 5, 6, 7, 10, 11, 14 et 20 centimètres, et la parole sur tous les tons de la conversation.

La durée du traitement a été notée chez trente-deux malades et nous avons les chiffres ci-après, exprimés en jours :

	7 jours,	1 malade.
	8 id.	2 id.
	10 id.	1 id.
	15 id.	2 id.
	16 id.	1 id.
	20 id.	1 id.
	21 id.	2 id.
	30 id.	1 id.
	60 id.	3 id.
	75 id.	1 id.
	77 id.	1 id.
	90 id.	5 id.
	105 id.	3 id.
	120 id.	3 id.
	135 id.	2 id.
	150 id.	2 id.
	720 id.	1 id.
TOTAUX....	1659 jours,	32 malades.

Ce qui nous donne une moyenne de cinquante-un jours pour le traitement de chaque malade guéri ou amélioré.

La lecture de ces observations m'a suggéré la remarque suivante, qui n'avait point non plus échappé à Kramer ; c'est que la plupart des malades traités pour la surdité abandonnent volontiers le traitement quand ils commencent à éprouver une certaine amélioration.

« Ils oublient volontiers, dit Kramer, que l'oreille peut être douée d'une finesse extrême, et, sans s'occuper de ce qu'ils ont perdu sous ce rapport, ils se trouvent très-heureux du bien qu'ils ont acquis.

« Ils regardent comme superflu ce degré d'audition en quelque sorte exagéré, et l'on ne peut pas s'étonner de cette opinion singulière; car, dans la plupart des rapports sociaux, cette perfection de l'ouïe est vraiment inutile (1). »

CONCLUSIONS.

1° J'ai démontré, dans ce chapitre, que la surdité à laquelle on a donné le nom de surdité nerveuse n'a pas été comprise de la même manière par tous les auteurs.

2° En France, Itard l'a décrite incomplétement sous le nom de surdité par paralysie du nerf acoustique, et M. Deleau ne s'en est jamais occupé.

3° Kramer, en Allemagne, l'a définie assez nettement; mais il a plutôt étudié le symptôme *surdité* ou *cophose* que les différentes altérations dont cette cophose ne peut et ne doit être qu'un effet.

4° En Angleterre, cette variété de cophose ne paraît pas avoir fixé l'attention des médecins auristes d'une manière particulière; c'est à peine si l'on trouve quelques lignes réservées à cette maladie dans les traités les plus récents (2).

5° La question soulevait donc des études toutes nouvelles, exigeait des recherches longues et sérieuses.

6° J'ai démontré que l'anatomie pathologique des lésions de l'appareil auditif, jusqu'ici oubliée, devait être cultivée avec soin, et les observations rapportées dans le cours de ce chapitre, surtout à la section d'*anatomie pathologique*, ont bien mis en lumière la vérité de cette proposition ; il faudra donc suivre cette voie, si l'on veut réaliser un progrès.

7° J'ai fait une étude minutieuse des causes et je les ai appuyées sur des faits concluants.

8° Les symptômes se retrouvant reproduits à chaque instant

(1) Kramer, *loc. cit.*

(2) *Moniteur des hôp.*, septembre, octobre, 1854.

dans les observations mêmes, j'ai dû, dans la description, être aussi bref que possible.

9° Le diagnostic a été longuement exposé, tout imparfait qu'il soit encore aujourd'hui.

10° Enfin j'ai prouvé, par la comparaison de trois séries d'observations empruntées à Itard, à Kramer, à ma pratique et à celle des hôpitaux, que ce n'était plus à un seul moyen de traitement, l'éther, qu'il fallait recourir, mais à des injections médicamenteuses destinées à combattre les lésions de l'oreille moyenne, qui sont la cause la plus fréquente de la surdité appelée nerveuse (1).

On le voit, la tâche était immense; je l'ai essayée cependant, et si le but n'a pas été atteint, peut-être aurai-je réussi à le montrer.

CHAPITRE XI

DES CORNETS ACOUSTIQUES.

On appelle *cornets accoustiques* des instruments creux et sonores de forme et de dimension variées; les différents métaux, le bois, la corne, l'ivoire, des coquillages servent à les construire. Leur usage, comme le nom l'indique, est d'augmenter l'intensité du son, de manière à rendre sensibles les oreilles paresseuses et même plus ou moins complétement sourdes.

L'invention des cornets acoustiques n'est pas récente; il paraîtrait même que, de tout temps, les médecins auraient employé des instruments métalliques et sonores, dans l'intention de chercher à rendre l'ouïe aux sourds, ou de leur apprendre à communiquer avec leurs semblables.

L'histoire nous enseigne encore que, longtemps avant l'ère chrétienne, les médecins asclépiades employaient des tubes sonores, la trompette, par exemple, pour rappeler à leurs fonctions les oreilles frappées de surdité.

Mais, comme ces différents moyens étaient tout à fait empiri-

(1) *Journal de méd., de chir. et pharm.* de Bruxelles, 1855.

ques et suivis d'insuccès, on les vit tomber bientôt dans un juste oubli. Ainsi donc, dès la plus haute antiquité, les médecins employaient les instruments métalliques et sonores, pour rendre les sourds sensibles aux différents sons.

Ces considérations préliminaires empruntées à l'histoire des temps les plus reculés, ne nous permettent guère de comprendre comment le docteur Blanchet a pu se présenter devant l'Académie impériale de médecine, en 1853, avec ses tuyaux d'orgue, ses caisses sonores décorées du nom d'*acoumètres*, et à se dire l'inventeur d'une nouvelle méthode de traitement pour guérir la surdité. Certes, M. le professeur Bérard a bien eu raison d'en faire justice (1). Mais qu'aurait-il dit, en apprenant que du temps des asclépiades, ces merveilleux moyens avaient été déjà mis en usage, et au milieu de toutes sortes de jongleries sans obtenir de plus heureux effets? Ainsi, les porte-voix, les trompes sonores, et les cornets acoustiques qui n'en sont qu'une modification, étaient certainement connus des anciens, et Kircher nous assure (2) avoir trouvé dans la bibliothèque du Vatican un livre intitulé *Secreta Aristotelis ad Alexandrum magnum*, dans lequel est décrite une corne circulaire de cinq coudées de diamètre, au moyen de laquelle le roi conquérant pouvait se faire entendre de son armée à la distance de cent stades. Est-il besoin de rappeler encore ces *auditoires* taillés en limaçon, dans le creux d'un rocher, par les ordres de Denis le Tyran, et au moyen desquels le moindre mouvement, le plus faible gémissement de la victime arrivaient, dit-on, du fond des cachots jusqu'à la chambre à coucher de ce prince ombrageux (3) ?

Nos cornets acoustiques sont loin d'atteindre de pareils résultats, et leur insuffisance a été sentie par tous ceux qui s'en sont occupés; aussi a-t-on cherché à en composer de moins imparfaits.

Comiers (4) parle d'un instrument, inventé par le père Hautefeuille, et au moyen duquel le bruit que faisaient deux personnes marchant dans la rue, était, dit-il, semblable à celui qu'aurait

(1) Discussion sur la surdi-mutité qui a eu lieu à l'Académie imp. de médecine (*Bulletin de l'Académie de médecine*, Paris, 1853, t. XVIII, p. 922).

(2) *Phonurgia nova*. Kempten, 1673.

(3) Lecat, *Traité des sensations*, Paris, 1767, théorie de l'ouïe, avec fig.

(4) *Traité de la parole*. Liége, 1692.

pu produire la marche d'une armée entière. Le froissement des souliers sur le pavé ressemblait à celui d'une meule qui aurait roulé sur des cailloux ; la voix humaine paraissait sortir d'une trompette parlante, mais avec une telle confusion qu'on ne pouvait distinguer aucun son.

Nuck (1) donne la description d'un cornet, contourné en cor de chasse, lequel augmentait beaucoup la force du son, mais qui avait aussi le désavantage de le rendre plus confus à l'oreille. L'instrument de Duquet, gravé dans le recueil de l'Académie des sciences (2), augmente aussi le retentissement du son, mais avec l'inconvénient attaché à cet avantage; je veux parler de cette confusion du son, due à l'augmentation de son intensité.

Itard, lui-même, dans ses nombreux essais, s'est efforcé de résoudre cette difficulté, sans pouvoir y réussir. Et depuis cette époque le problème n'a pas cessé d'être à l'étude : de généreux efforts ont cependant été tentés dans ce sens; et à la dernière exposition universelle de 1855, toute une vitrine de la salle du transept (galerie du premier étage), était exclusivement destinée aux cornets acoustiques.

Cette vitrine était de modeste apparence, et néanmoins d'un aspect singulier pour les personnes étrangères à notre profession. — On y voyait, groupés, des guéridons chargés de fleurs, des bouquets du meilleur goût, des corbeilles d'une extrême élégance et comme suspendues à des tubes creux et flexibles, des coiffures pour bal, du plus ravissant effet. On y voyait aussi un fauteuil en cuivre doré, et dont les bras sonores étaient terminés par deux gueules de lion béantes, d'un riche travail.

A côté de ces curiosités, et au milieu de ce beau désordre, avaient été entassés çà et là, au hasard, des porte-voix de toutes formes, des cornes métalliques de grande dimension : chacun de ces objets avait une suscription, et nous avons pu lire : *Acoustic instruments. — Ear cap or reflector; trumpett ear ; — miss Martino's trumpets*, etc.

La vitrine est celle d'un exposant anglais, et comme ces différents instruments intéressent les sourds et les médecins qui se

(1) Opérations et expér. chirurg. Leyde, 1692.
(2) Année 1706.

vouent au traitement de cette infirmité, j'ai dû procéder à un examen complet.

Grâce à l'obligeance de sir Pearman, en l'absence de l'auteur, nous avons pu les essayer et même en faire l'application sur des sourds que j'avais menés avec moi pour cette expérience, d'ailleurs fort innocente.

Les instruments dont je parle étaient rangés sous les noms suivants :

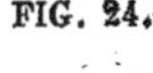

FIG. 24.

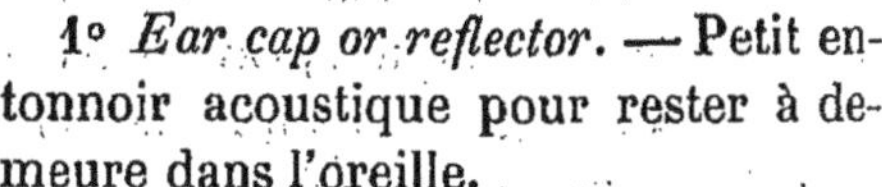

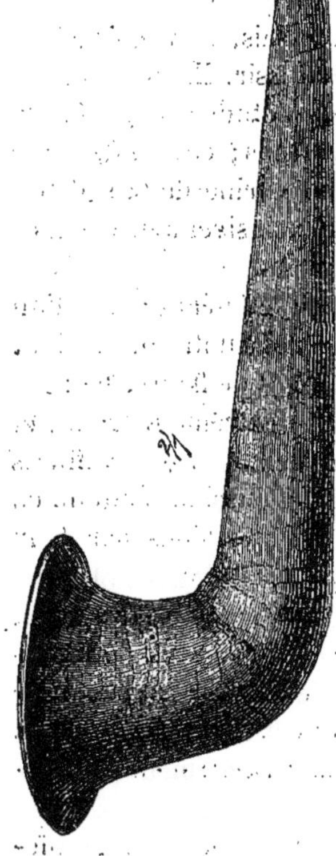

FIG. 24. — Conque acoustique.

1° *Ear cap or reflector.* — Petit entonnoir acoustique pour rester à demeure dans l'oreille.

2° Tube acoustique en cuivre, s'enroulant dans son développement, autour du pavillon de l'oreille, qui sert à le maintenir en place.

3° Oreilles acoustiques en soie, solidifiées avec le caoutchouc, pouvant se cacher facilement sous les bandeaux de cheveux, de même que les deux précédents instruments.

4° Mentonnière acoustique de même nature.

5° Plastron ou cuirasse acoustique, de même nature.

6° Conque acoustique, en cuivre (1).

7° Cornet acoustique, en airain, d'une seule pièce.

8° Cornet acoustique, en airain, s'allongeant et se raccourcissant à la manière d'une longue-vue.

9° Tube acoustique flexible, formé d'une longue spirale de fil de fer, recouverte d'un tissu de soie et armée d'un entonnoir, en coco ou en corne.

10° Tube acoustique, permettant à trois personnes de causer avec un sourd.

11° Bouquet acoustique, permettant à deux sourds de s'entretenir ensemble.

(1) C'est ce cornet qui est représenté dans la fig. 24.

12° Corbeille acoustique de fleurs.

13° Canne acoustique.

14° Parure acoustique de bal.

15° *Miss Martino's trumpet* pour salon (grand cornet).

16° Guéridon acoustique.

17° Fauteuil acoustique.

18° Pupitre acoustique, pour un prédicateur ou un professeur qui veut, sans élever trop la voix, se bien faire entendre de ses auditeurs, et même des sourds qui pourraient se trouver dans son auditoire.

Les huit premiers instruments, appliqués sur différents sourds, ne nous ont donné que des résultats négatifs, c'est-à-dire qu'avec l'assistance de ces cornets, leur infirmité ne s'est nullement trouvée améliorée.

La coiffure acoustique, pour bal, doit être rangée dans la même catégorie.

Quant aux autres cornets, ce sont des tubes métalliques, *en cuivre*, creux, longs de deux, trois et quatre mètres, et terminés par un pavillon métallique et de formidable dimension. Il est vrai que la forme qu'on lui a donnée ne laisse pas que d'être agréable à l'œil : ainsi c'est un guéridon, une corbeille de fleurs, un pupitre, un fauteuil, etc. Ces instruments augmentent beaucoup, il est vrai, l'intensité du bruit, mais avec l'inconvénient que je signalais tout à l'heure, c'est-à-dire avec la confusion de différents sons, à un point tel, qu'on entend un véritable bourdonnement, sans qu'il soit possible, le plus souvent, de rien distinguer.

Je me suis soumis, moi-même, à l'expérience, avec plusieurs de mes élèves, et particulièrement M. Gouraud, mon chef de clinique, et après quelques instants seulement, l'oreille était irritée au plus haut point par le bruit formidable et confus tout à la fois de ces cornets, même quand on parlait à voix basse ; et je suis demeuré convaincu que leur usage, fréquemment continué, suffirait à complétement assourdir les oreilles les mieux constituées et les plus saines. A plus forte raison des organes délicats, ou déjà souffrants, comme ceux des personnes affectées de surdité commençante, ne sauraient les supporter longtemps, sans un accroissement proportionnel de l'infirmité, que l'on désirait simplement améliorer.

Ajoutons à cela, que chez les personnes dont l'ouïe est naturellement faible, chez celles encore qui sont atteintes de surdité naissante, il y a toujours une irritation plus ou moins vive, souvent aussi une véritable phlegmasie des membranes qui composent cet appareil délicat. Et l'on concevra sans peine que ce n'est point en excitant par de grands bruits un organe déjà trop irrité, que l'on parviendra jamais à lui restituer ses fonctions délicates.

Concluons donc : que si les cornets acoustiques doivent être pour l'ouïe ce que les lunettes sont pour les yeux, il s'en faut de beaucoup que la physique ait porté dans la construction de ces premiers instruments le degré de perfection auquel elle est parvenue pour la confection des appareils d'optique ; ce qu'on peut expliquer, jusqu'à un certain point, par l'obscurité encore répandue sur cette partie de la physique, qui comprend l'acoustique, et sur cette partie de la physiologie qui traite de l'audition. Nous n'avons, pour aider aux fonctions de l'oreille, qu'une espèce de porte-voix (quelle que soit sa forme) et ce n'est, à vrai dire, qu'un instrument grossier et fort imparfait, et qui le paraît encore bien davantage, quand on compare ses chétifs résultats aux merveilleux effets que nos yeux retirent des lorgnettes et des microscopes.

La surdité ne serait qu'une indisposition analogue à la myopie, si nous avions les moyens de rendre les sons faibles et confus, aussi distincts que le sont pour nos yeux, aidés d'instruments convenables, les objets les plus déliés ou les plus éloignés. Malheureusement, il n'en est point ainsi, comme je l'ai démontré précédemment.

En terminant, et pour être juste envers nos compatriotes, je dois dire que M. Lüer, fabricant d'instruments de chirurgie, à Paris, est celui dont les cornets acoustiques nous ont paru les plus dignes d'attention.

CHAPITRE XII

DES SOURDS-MUETS.

On appelle sourds-muets ceux de nos semblables qui, tout en présentant les attributs extérieurs de l'humaine nature, en diffèrent cependant par la privation de deux facultés importantes : l'*ouïe* et la *parole*.

Cette privation de l'ouïe et de la parole ne doit cependant point être prise dans le sens le plus absolu : il est, en effet, très-peu de sourds-muets qui soient complétement *sourds* et *muets* dans la véritable acception de ces deux mots : un certain nombre (près de la moitié) peuvent encore percevoir certains bruits plus ou moins forts ; et de temps en temps, l'on entend quelques-uns d'entre eux pousser des cris plus ou moins rudes, gutturaux et d'un timbre tout à fait rauque.

Les *sourds-muets, idiots,* sont les seuls qui ne conservent aucuns vestiges, si faibles qu'ils puissent être, des deux facultés précédentes.

Itard pense que cette dernière catégorie comprend à peu près la moitié des sourds-muets (1).

§ 1. — Historique.

La tradition nous enseigne qu'il y a eu des sourds-muets de tout temps : c'est ainsi qu'au 2ᵉ livre de Moïse, appelé *Exode*, on trouve au chapitre IV ; verset 11ᵉ, le passage suivant :

Et l'Éternel lui dit : « *Qui est-ce qui a fait la bouche de l'homme :*
« *le muet et le sourd, le voyant ou l'aveugle ; n'est-ce pas moi,*
« *l'Éternel* (2) ?

(1) Itard, t. II, p. 303.

(2) *Exode*, chap. 4, v. 11 : Dixit Dominus ad eum : Quis fecit os hominis? aut quis fabricatus est mutum et surdum? Videntem et cæcum? nonne ego?

Livre des Psaumes, chap. 37, v. 14 : Ego autem tanquam surdus non audiebam : sicut mutus non aperiens os suum.

Proverbes, chap. 31, v. 8 : Aperi os tuum muto et causis omnium filiorum.

Et cependant jusqu'à une époque relativement récente, aucun effort ne fut fait pour améliorer le sort de ces malheureux. L'histoire nous enseigne même que chez des peuples civilisés et même raffinés, comme les Égyptiens, les Grecs, les Hébreux, les Romains, les sourds-muets étaient (et sont encore) regardés comme semblables à la brute :

Aujourd'hui même, en Orient, on les emploie aux travaux les plus pénibles et les plus dégradants, contre lesquels l'humanité se révolte.

Cette manière de traiter les pauvres sourds-muets résulte de cette croyance généralement admise autrefois que les sourds-muets étaient tout à fait incapables de recevoir aucune amélioration ou instruction d'aucune sorte, cette croyance malheureuse existe encore dans certaines contrées moins favorisées que la nôtre; et d'après W. R. Wilde, les sourds-muets, ainsi privés de la moindre éducation, servent d'instruments ou de victimes à la cruauté et au sensualisme de ceux qui les possèdent (1).

Du reste, si nous jetons un regard en arrière, ne voyons-nous pas les philosophes et les législateurs que l'antiquité a le plus vénérés pour leur sagesse, accumuler les preuves dans leurs écrits pour flétrir et ravaler plus encore, s'il était possible, le sort des sourds-muets : « MUTUM AC TURPE PECUS ! »

Lycurgue même, ce législateur tant vanté, condamnait à l'avance chacun de ces malheureux à « périr dans les flots du Taygète. » Les mêmes principes régnaient à Athènes et à Rome, dans les beaux siècles de Périclès et d'Auguste.

« Il appartenait donc au christianisme, dit W. Wilde (2), de concevoir cette noble idée, au génie et à la persévérance modernes d'accomplir cette grande œuvre, en développant les fa- [illegible] » :

Liber Sapientiæ, ch. 11, v. 16 : Pro cogitationibus iniquitatis autem insensatis, immisisti illis multitudinem mutorum animalium, in vindicta.

Isaïe, ch. 35, v. 5 : Aperta erit lingua mutorum. Tunc aperientur oculi cæcorum, et aures surdorum patebunt. »

Propheta Baruch, ch. 6, v. 40 : Qui cum audierint mutum non posse loqui, offerunt illud ad Bal postulantes ab eo loqui.

Liber secundus Machabæorum, ch. 3, v. 29 : Et ille quidem per divinam virtutem jacebat mutus.

(1) *On the physical, moral, and social condition of the Deaf and Dumb*; by W. R. Wilde. *London*, 1854.

(2) Loco cit.

cultés du muet solitaire ; en lui donnant la connaissance du bien et du mal ; en le rendant indépendant et en éveillant en lui des sentiments et des aspirations qui, sans les bienfaisants rayons de l'éducation, seraient restés pour toujours enfouis dans son sein.

« Une miraculeuse intervention fut exercée en faveur du sourd-muet à l'ouverture de l'ère chrétienne, quand sur la simple, mais toute-puissante parole murmurée par le divin missionnaire : « EPHPHETHA » *les sourds entendirent et les muets parlèrent.* »

Miraculous interposition was exercised in favour of the deaf and dumb at the opening of the christian era, when upon the « Ephphatha » uttered by the divine missionnary, the deaf heard and the dumb spake (1).

Ainsi nous devons positivement reconnaître que ce fut depuis les miracles rapportés dans le Nouveau Testament que l'on cessa de considérer le sourd-muet comme semblable à la brute et que l'on commença réellement à lui accorder un peu de cette indulgente pitié dont il avait tant besoin.

Les passages suivants tirés des évangélistes, étaient bien capables en effet d'éveiller de meilleurs sentiments :

Voici ce que dit saint Matthieu (2) :

Ecce obtulerunt ei hominem mutum, dæmonium habentem, et ejecto dæmonio, locutus est mutus, et miratæ sunt turbæ.

Le même (3) :

Tunc oblatus est ei dæmonium habens cæcus et mutus et curavit eum, ita ut loqueretur et videret.

30. Et accesserunt ad eum turbæ multæ habentes secum mutos, cæcos... et projecerunt eos ad pedes ejus et curavit eos.

31. Ita ut turbæ mirarentur, videntes mutos loquentes.

Saint Luc, parlant de Zacharie (4) :

Egressus autem non poterat loqui ad illos... et ipse erat innuens illis et permansit mutus.

Et plus loin (5) :

(1) Wilde, loco cit., p. 6.
(2) *Novum Testamentum.* Saint Matthieu, ch. IX, v. 32-33.
(3) *Id.*, saint Matthieu, XII, 22, XV, 30, 31.
(4) *Id.*, saint Luc, I, 22.
(5) *Id.*, saint Luc, 62.

Apertum est autem illico os ejus et lingua ejus, et loquebatur benedicens Deum.

Saint Marc (1) :

31. Et iterum exiens de finibus Tyri, venit per Sidonem, ad mare Galilææ inter medios fines Decapoleos.

32. Et adducunt ei surdum et mutum, et deprecabantur eum, ut imponat illi manum.

33. Et apprehendens eum de turba seorsum, misit digitos suos in auriculas ejus, et exspuens, tetigit linguam ejus.

34. Et suspiciens in cœlum, ingemuit, et ait illi : *Ephphetha*; quod est, Adaperire.

36. Et statim apertæ sunt aures ejus et solutum est vinculum linguæ ejus et loquebatur recte.

Il n'est plus question ensuite de sourds-muets que dans les écrits de saint Augustin; et ce père de l'Église n'en parle accidentellement que pour leur interdire la foi : « *Quod vitium ipsum fidem impedit : nam surdus natu Litteras quibus Lectis fidem concipiat, discere non potest* (2). »

La possibilité d'instruire les sourds-muets fut mise hors de doute, au commencement du septième siècle, par saint Jean de Beverley, archevêque d'York, lequel, d'après le récit du vénérable Bède (3), enseigna la parole à l'un de ces malheureux qu'il avait recueilli par charité. Mais c'est vers le quinzième siècle seulement qu'un fait signalé par Rodolphe Agricola, démontra la possibilité d'instruire les sourds-muets de naissance : « J'ai vu, dit-il, un individu sourd dès le berceau, et par conséquent qui avait appris à comprendre tout ce qui était écrit par d'autres personnes, et qui lui-même exprimait par écrit toutes ses pensées, comme s'il avait eu l'usage de la parole (4).

Un peu plus tard, en 1501, Jérôme Cardan, dans ses *Méditations philosophiques*, traçait déjà les vrais principes de l'art qui consiste à instruire les sourds-muets (5) ; ce passage est vraiment remarquable pour le temps :

(1) *Novum Testamentum*, saint Marc, VII, 31-35.

(2) L'abbé de l'Épée, *Lettre* 2, 1772.

(3) *Histoire ecclésiastique*.

(4) *De inventione dialectica*, lib. III, cap. ult.

(5) *De subtilitate*, lib. XIV.

« Le sourd-muet doit apprendre à lire et à écrire. On peut exprimer un grand nombre d'idées par des *signes*. L'écriture s'associe à la parole et par la parole à la pensée; mais elle peut aussi retracer directement la pensée sans l'intermédiaire de la parole, témoin les écritures hiéroglyphiques dont le caractère est entièrement idéographique. »

Comme on le voit, les bases de l'enseignement complet du sourd-muet se trouvent posées dans le passage qu'on vient de lire.

Mais ce ne fut guère que vers la fin du seizième siècle, en 1584, qu'un moine espagnol de l'ordre des *Bénédictins*, Pedro Ponce, eut le premier le courage et la patience de tenter l'éducation des sourds-muets (1) : ce religieux, complétement étranger à la médecine, s'étant chargé de l'éducation de deux jeunes seigneurs sourds-muets, parvint à leur enseigner la parole artificielle et prouva que la lésion organique chez ses élèves était bornée à l'appareil de l'audition.

Ce résultat heureux, constaté positivement par Vallès, médecin de Philippe II, et annoncé au monde savant, trouva beaucoup d'incrédules (2). Quelques années plus tard, Jean-Paul Bonet publie l'art d'enseigner aux sourds-muets à parler et passe pour l'inventeur de la *Dactylologie* ou alphabet manuel. — On dit aussi que le frère du connétable de Castille fut redevable de la parole à ses soins; à la même époque Pierre de Castro, premier médecin du duc de Mantoue, instruisait le fils du prince Thomas de Savoie; John Wallis, professeur de mathématiques à l'université d'Oxford, publiait son traité *De la parole et de la formation des sons*; il procédait, comme ses devanciers, à l'enseignement de ses élèves par la prononciation. Mais bientôt on le vit abandonner ce moyen, dont l'utilité lui parut secondaire, pour les instruire exclusivement à l'aide de leur propre langue, la langue des gestes naturels.

Ce fut à cette époque que l'on vit paraître un instituteur alle-

(1) L'Espagne prit réellement l'initiative de cet enseignement; vinrent ensuite l'Angleterre, l'Allemagne, la Hollande, l'Italie, la Russie, enfin la France, aux seizième, dix-septième et dix-huitième siècles.

(2) La méthode de Pedro Ponce consistait à soumettre la voix brute de ses élèves à des exercices méthodiques, et à leur faire sentir comment on forme les sons articulés.

mand nommé Heinicke. Après avoir été tour à tour cultivateur, militaire, maître d'école, chantre, il s'occupa avec succès de l'art d'instruire les sourds-muets.

D'après M. Ed. Morel (1) : « Ce que l'abbé de l'Epée a été pour la France, Samuel Heinicke le fut pour l'Allemagne ; tous deux sont inventeurs d'une méthode spéciale pour l'enseignement des sourds-muets : de l'Épée, inventeur de la méthode basée sur la mimique et le langage des gestes; Heinicke, inventeur de la méthode basée sur la langue écrite et parlée. »

Après avoir instruit plusieurs sourds-muets par sa méthode, et avec un plein succès, Heinicke devint directeur de l'établissement de Leipsick. De là, l'enseignement se propagea dans les Etats d'Allemagne; Heinicke formait des élèves qui allaient répandre sa méthode dans les différentes principautés.

Pendant que Heinicke poursuivait ses succès en Allemagne, un juif portugais, venu à Paris en 1745, occupait aussi le monde savant d'une méthode nouvelle et destinée à faire parler les muets : cet homme était Jacob-Rodrigue Péreire. Les succès qu'il obtint dans l'éducation orale du jeune d'Etavigny, de Saboureux de Fontenay, sont incontestables et consignés dans les registres de l'Académie des sciences, pour l'année 1749-1751. On lit, en effet, au procès-verbal du 27 janvier 1751 :

« M. de Fontenay, sourd et mûet de naissance, âgé de treize à quatorze ans, a commencé à recevoir les soins de M. Péreire, le 26 octobre 1750 ; il prononce déjà toutes les lettres, toutes les diphthongues et syllabes distinctement et clairement, sans excepter les plus compliquées, telles que : *blanc, franc, blond, grand* ; il a récité le *Pater* à l'Académie, etc. (2).

« Outre ces connaissances, il a encore celle de l'alphabet manuel de son maître, par le moyen duquel il comprend tout ce qu'on veut lui faire prononcer. Cet alphabet est contenu dans les doigts d'une seule main, laquelle suffit encore pour exprimer, en chiffres, toutes sortes de sommes, et pour enseigner l'arithmétique à ses élèves ; il se sert aussi d'une machine de son

(1) *Annales de l'éducation des sourds-muets.*

(2) *Notice sur la vie et les travaux de J. R. Péreire*, par E. Séguin, p. 71 et suiv.

invention pour faciliter aux enfants la science des nombres. »
Dans une note de ce même rapport, on lit encore :

« Cet art du sieur Péreire ne contient rien de la médecine et de la chirurgie ; il consiste dans une méthode très-pénible pour lui, mais qui n'est pour ses élèves qu'une espèce d'amusement. »
D'après ces documents, il ne peut rester douteux que Péreire ne possédât réellement une méthode pour enseigner la parole aux muets ; il est moins douteux encore que ses élèves, d'Étavigny et Saboureux, en ont éprouvé les bienfaits ; ces deux points sont incontestables.

Quant au reproche suivant, articulé par de Gérando (1) : « Que ces deux élèves avaient déjà reçu un commencement d'instruction avant d'être confiés à Péreire, ce reproche n'est fondé qu'en partie ; car il est bien établi, que ces élèves ne savaient réellement que quelques signes, ne connaissaient que quelques mots » lorsqu'il entreprit leur éducation (2). Mais le plus grand reproche qui ait été adressé à Péreire est de n'avoir point publié sa méthode et de n'avoir instruit ses élèves qu'à prix d'argent. Il est vrai que Péreire mourut sans avoir fait connaître les procédés d'instruction qui lui avaient réussi ; il est encore vrai que Péreire recevait, pour prix de ses soins, des honoraires fixés à l'avance ; mais Péreire n'était point fortuné, et son travail devait lui venir en aide.

Tel est le résumé impartial de l'histoire de J. R. Péreire, l'un des premiers instituteurs de sourds-muets en France (3).

Sur ces entrefaites un saint prêtre, animé de la charité la plus vive, résolut de vaincre toutes les difficultés au prix de tous les sacrifices.

Profondément touché du sort des sourds-muets, l'abbé de l'Épée n'hésita pas à consacrer sa fortune entière (4) et celle de son frère à la nourriture et à l'entretien de ceux qu'il regardait

(1) De Gérando, *De l'éducation des sourds-muets de naissance*, t. I, p. 400. Paris, 1829.

(2) Loc. cit., p. 66.

(3) Dom Cazeaux et dom Bailleul, bénédictins, pénétrés des principes de Bonet, avaient déjà fait d'inutiles efforts. — Le R. P. Vanin, de la Doctrine chrétienne, se servait d'estampes et avec succès : aujourd'hui les frères des écoles chrétiennes s'occupent de l'éducation des sourds-muets avec le zèle que nous leur connaissons.

(4) Elle s'élevait à 14,000 livres de rentes.

comme ses enfants d'adoption. Pénétré de cette vérité que « *les mots de nos langues ne sont unis aux idées qu'ils représentent que par un lien arbitraire et conventionnel,* » l'abbé de l'Epée conçut la possibilité d'une langue représentée par des signes mimiques: or, « comme le signe mimique est dans la nature du sourd-muet ce que le signe sonore est dans la nôtre, la langue des signes mimiques devient la vraie voie qui conduira le sourd-muet à l'instruction, comme la parole y conduit ceux qui entendent et parlent. »

L'abbé Sicard, successeur et élève de l'abbé de l'Épée, a popularisé en France l'enseignement que son maître avait fondé au prix de tant de labeurs. Maintenant la méthode est fondée, il n'y a plus qu'à la continuer et à la perfectionner.

C'est ce que fit Itard, pendant quarante années, à l'institution des sourds-muets de Paris, et telle fut la pensée qui le porta, dans son testament, à fonder une classe complémentaire d'articulation pour les élèves de dernière année. Nous reviendrons, plus loin, sur cette question. Ces développements historiques et pédagogiques, bien longs sans doute, étaient indispensables avant d'aller plus loin ; maintenant nous pouvons entrer en matière et nous occuper du côté médical et non moins intéressant de cette importante question.

§ 2. — Nombre des sourds-muets dans les différentes contrées. — Influence de la configuration du sol sur leur répartition.

« Le globe que nous habitons compte, d'après M. Daras (1), un million de sourds-muets très-inégalement répartis à sa surface. » On n'en compte qu'un petit nombre dans la zone torride et dans les régions polaires, contrées qui sont d'ailleurs beaucoup moins habitées que les pays de moyenne température et où l'on trouve, au contraire, un nombre considérable d'aveugles.

La France compte pour sa part 30,000 sourds-muets sur 32,000,000 d'habitants, et ce chiffre ressort du dernier recensement de la population de nos 86 départements.

En Angleterre, le recensement complet n'a pas encore été publié (2) ; et l'on ne peut encore donner d'une manière précise

(1) Voyez *Bienfaiteur des sourds-muets*, n° 1.

(2) Wilde, loc. cit., p. 300.

le nombre des sourds-muets qui se trouvent en Angleterre, en Écosse et dans le pays de Galles; cependant, sur une population de 20,793,552 habitants, on s'accorde à penser qu'il y a 1 sourd-muet sur 1,500, en nombre rond, c'est-à-dire 14,000 pour le chiffre total (Wilde).

En Irlande, sur une population de 6,552,386 habitants, il y avait en mars 1851, 4,747 sourds-muets ou 1 sur 1,380.

Dans un pays comme l'Irlande, complétement isolé, limité en étendue et dont la topographie a partout tant de ressemblance, on ne s'attendrait pas que la proportion différât d'une manière aussi sensible, dans les différents comtés : nous trouvons cependant les chiffres suivants :

Dans	Leinster,	il y a	1	sourd-muet sur	1,474	habitants.
—	Ulster,	—	1	—	1,318	—
—	Connaught,	—	1	—	1,499	—
—	Munster,	—	1	—	1,317	—

Dans le même pays, les populations rurales offrent plus de sourds-muets que celles des villes : ainsi à Drogheda, Galway, Belfast, Dublin, Cork, on ne trouve que 1 sourd-muet sur 2,355 hommes. On peut aussi dire, d'une manière générale, que les pays plats présentent moins de sourds-muets : car on n'en trouve que 1 sur 1,985, tandis que les pays montagneux ou situés sur les côtes présentent une proportion plus considérable.

Le comté de Wicklow, à la fois montagneux et maritime, offre la proportion de 1 sur 1,031 (1). Dans les États-Unis d'Amérique, suivant le recensement de 1850, il y avait sur une population de 19,381,591 *blancs*, 9,422 sourds-muets, ou 1 sur 2,057, et sur une population libre de *couleur* de 251,205 individus, il y en avait seulement 96 ou 1 sur 2,616.

Chez la population esclave la proportion n'est que de 1 sur 6,552. Mais, comme le fait observer Wilde avec beaucoup de raison (2), ce chiffre ne représente certainement pas la vérité, car les propriétaires cachent avec beaucoup de soin cette infirmité, pour augmenter la valeur de leurs esclaves (3). »

(1) Wilde, loc. cit., p. 31.

(2) Loc. cit., p. 33.

(3) En 1830, le docteur Burnet signalait l'*énorme* quantité de sourds-muets provenant de la population esclave des États-Unis. — Voyez la Circulaire de l'Institution des Sourds-Muets, p. 226.

Comme nous venons de le voir précédemment d'après les judicieuses remarques de Wilde, la configuration du sol exerce, dans la production du mutisme, une influence incontestable. Les pays de montagnes, comme le Tyrol, la Suisse, renferment une prodigieuse quantité de sourds-muets. Ceux de nos départements dont la configuration se rapproche de celle des pays que je viens de citer, les départements des Vosges, du Cantal, du Jura, des Pyrénées, des Alpes, comptent 1 sourd-muet sur 500 habitants et même 1 sur 443, comme celui de l'Isère.

En Suisse, le canton de Berne renferme $\frac{1}{205}$ de sa population composé de sourds-muets, et la commune de Weyach, 1 sur 44 individus, d'après le rapport du docteur Billeter.

L'étude attentive des faits, dit cet auteur, a permis de reconnaître depuis longtemps que ce n'est ni dans les régions élevées de la montagne, ni sur les rampes inclinées, au levant et au sud, que se trouvent, en Europe, les agglomérations de sourds-muets indiquées précédemment : c'est en bas des versants tournés au couchant et au nord, privés des rayons solaires et où l'air circule difficilement : c'est surtout dans les replis des terrains et dans les gorges de montagnes, où les changements de température sont fréquents et s'opèrent sans transition, que l'on rencontre le plus grand nombre de sourds-muets.

La constitution géologique de certaines contrées facilite encore, non moins que leur configuration, le développement du mutisme. — Les zones dont le sous-sol est imperméable, celles que recouvrent des bancs de sel gemme, ou que côtoient des fleuves d'un niveau supérieur, toutes ces régions comptent des sourds-muets nombreux. On cite plus particulièrement dans la première catégorie, certains versants du mont Rose et la vallée d'Aar; dans la seconde, la longue bande de terre du département de la Meurthe superposée au banc de sel gemme, qui s'étend de Dieuze, à Marsal, Vic, et nous devons encore prendre en considération l'insalubrité de ces lieux jadis entourés de marécages, autour desquels végétaient des familles nombreuses de vignerons très-pauvres, mal vêtus, mal nourris. Les considérations précédentes nous seront utiles un peu plus loin et je les rappellerai au lecteur en traitant de l'étiologie.

§ 3. — Anatomie pathologique de la surdi-mutité.

« Pendant plusieurs années, dit Itard (1), j'ai cru, et mes premières ouvertures cadavériques semblaient me l'avoir démontré, que la surdi-mutité avait toujours pour cause la paralysie du nerf labyrinthique, ou ce qu'on est convenu d'appeler ainsi, c'est-à-dire l'absence de toute lésion apercevable dans l'organe auditif, tant après la mort que durant la vie. — Tel est, en effet, l'état négatif sous lequel s'offrent à notre investigation l'oreille et ses dépendances, après la mort de la plupart des sourds-muets; mais des recherches ultérieures m'ont fait découvrir des causes plus palpables de cette infirmité. J'ai rencontré deux fois la caisse remplie de concrétions d'apparence crayeuse et deux autres fois de végétations produites par la membrane qui la tapisse, avec destruction de la cloison tympanique et des osselets. Une cinquième m'a offert un engouement de matière gélatineuse, qui remplissait non-seulement la cavité du tympan, mais encore les sinuosités labyrinthiques; chez un autre mort d'une fièvre ataxique, le nerf acoustique n'était guère plus consistant que du mucus; ce que j'aurais été tenté d'attribuer à la maladie qui avait terminé les jours de cet enfant, si la même mollesse s'était fait remarquer sur la première paire, qui, comme on sait, est la plus molle de toutes. La consistance était ici bien supérieure à celle du nerf auditif et lui permettait de résister aux légères tractions que je ne pouvais exercer sur celui-ci sans le déchirer. Il y a dans notre institution, poursuit Itard, un sourd-muet qui probablement ne doit son infirmité qu'à l'absence du méat auditif, car cet enfant n'est pas complétement privé de l'ouïe et tout porte à croire que si les sons pouvaient arriver librement dans l'oreille interne, ils seraient distinctement perçus. »

Fabrice d'Aquapendente a vu deux fois la surdité de naissance produite par un prolongement de la peau tendu au fond du conduit, de sorte que la membrane du tympan se trouvait recouverte d'une cloison tégumentaire épaisse et coriace. — Un polype dans le conduit auditif peut aussi, d'après Itard, priver l'enfant de la faculté d'entendre et de parler. Le docteur E. Deleau, a noté dans sa thèse inaugurale l'absence du canal hori-

(1) T. II, p. 299.

zontal chez l'unique sourd-muet (1) dont M. Deleau père a fait l'examen anatomique.

Dans une thèse soutenue à Heidelberg en 1841 (2), le docteur Nuhn a signalé également l'absence du canal horizontal dans les deux oreilles d'un sourd-muet.

Le docteur Michel, de Strasbourg, a communiqué un fait semblable à l'Académie de médecine, dans la séance du 8 mars 1853 (3).

Kramer ne nous apprend rien sur ce point important ; il nous dit seulement (4) : « On ne sait pas si les altérations de forme et de dimension des osselets de l'ouïe ont quelque relation directe avec la surdité congénitale ; si l'absence de quelques-uns de ces osselets, si l'immobilité de la chaîne contribuent à produire cette fâcheuse infirmité. »

J'ai cité l'observation nº 113, p. 375, dans laquelle on constate « que le limaçon, le vestibule, les canaux, renfermaient une matière caséeuse. » Or ces lésions avaient été trouvées dans les oreilles d'un sourd-muet de naissance. Nous avons également trouvé des altérations dignes d'être rapportées dans plusieurs cas, que je vais analyser : ces faits sont tirés d'un travail que j'ai adressé à l'Académie de médecine, le 6 mai 1856.

Voici ce que la dissection la plus attentive m'a montré :

148e Observation. — Il s'agit d'un sourd-muet de quinze ans, sourd, muet et idiot depuis sa naissance. — Un matin on le trouva mort dans son lit, et l'autopsie n'a révélé aucune lésion cérébrale apparente. — Je n'ai pu me procurer que le temporal droit, sur lequel j'ai trouvé :

1º Le méat externe, sain, sans cérumen ;

2º La membrane du tympan opaque et adhérente au promontoire, avec une petite perforation au-dessous de l'insertion du manche du marteau.

3º Les osselets avaient leur place habituelle ; la corde du tympan manquait complétement.

4º L'étrier est très-petit, friable, enclavé fortement dans sa fenêtre, à laquelle la platine est soudée positivement.

(1) *Du traitement des sourds-muets* ; Paris, 1853.

(2) *Commentatio de vitiis quæ surdo-mutitati subesse solent.*

(3) Voyez *Bulletin de l'Académie*, du 28 mars 1853.

(4) *Traité des maladies de l'oreille*, p. 451.

5° Fenêtre ronde normale.

6° Inflammation de la muqueuse de la caisse ; — rougeur ; — vascularisation, aspect mamelonné et chagriné ; — point de plexus tympanique.

7° La trompe est libre avec les dimensions normales.

8° Cavités mastoïdiennes saines.

9° Labyrinthe normal, avec ses cavités pleines d'un liquide limpide.

10° Nerf auditif sain.

149e Observation. — Sourd-muet de soixante-neuf ans, très-intelligent, ayant succombé à une hémorrhagie du cervelet. — Le siége de l'hémorrhagie n'a pas permis d'étudier le nerf auditif gauche dans sa portion intra-crânienne. — Celui du côté droit existait sans lésion.

La dissection m'a montré :

1° Méat externe normal, cérumineux.

2° Tympan transparent, sans adhérences.

3° Caisse normale, avec ses osselets, lubréfiée de mucus limpide, sans tuméfaction de la muqueuse. — On ne peut trouver le plexus tympanique.

4° Fenêtres saines ; — étrier en place ; — labyrinthe normal avec son liquide.

5° J'ai pu suivre les filets du nerf auditif droit jusque dans le labyrinthe et le limaçon.

6° Du côté gauche, le sang du foyer s'était infiltré par le trou auditif interne et ne m'a pas permis de suivre le nerf à sa terminaison.

150e Observation. — Sourd-muet de soixante-quatorze ans, intelligent, mort sans cause connue, qu'un état d'affaiblissement progressif et général.

1° *Du côté droit.* — L'organe était complétement normal, à l'exception d'une teinte opaline et nacrée que présenta la membrane du tympan.

Je signale ces nuances de la membrane du tympan, parce que Itard affirme n'avoir pas trouvé cette cloison malade une seule fois, dans toutes ses dissections d'oreilles de sourds-muets.

2° *Du côté gauche.* — 1° Le méat et la cloison étaient sains ; 2° les osselets, en place ; l'étrier, muni de sa platine, n'avait qu'une branche comme chez les poissons.

3° La fenêtre ronde était réduite à un pertuis si fin qu'on ne pouvait la découvrir qu'à l'aide d'une loupe, — et encore ne puis-je affirmer si elle avait un rudiment de membrane (*tympanum secundarium*).

4° La cloison était transparente.

5° La membrane de la caisse, les cellules mastoïdiennes étaient saines.

6° Le plexus tympanique n'était point visible à l'œil nu, mais après une macération de quelques heures dans l'eau alcoolisée, je parvins à en retrouver des traces à l'aide d'un porte-loupe.

7° Le labyrinthe normal.

151e OBSERVATION. — En 1854, M. Léonida, ex-prosecteur d'anatomie à Bologne, et qui suivait à cette époque mes leçons publiques à l'école pratique, me communiqua le fait suivant :

Un jeune garçon, sourd-muet de naissance, ayant succombé à une affection de poitrine, M. Léonida fit une dissection soignée des organes de l'ouïe et remarqua :

1° Que l'os temporal droit avait le canal demi-circulaire inférieur interrompu, dans sa partie moyenne ; le limaçon était normal ;

2° Que dans le temporal gauche tous les canaux se terminaient en un fond entièrement clos (sorte de cul-de-sac), à peu de distance de leur origine.

Le limaçon était réduit à un kyste osseux, uniloculaire, tout simple, c'est-à-dire, qu'il n'y avait aucune trace des rampes. — Les autres parties de l'oreille ne différaient en rien de l'état normal.

152e OBSERVATION. — En 1853, un enfant sourd-muet, de six ans, me fut présenté par sa mère, qui me donna les détails suivants :

Pendant le cours d'une scarlatine régulière, dont il avait été atteint à l'âge de dix mois, cet enfant, qui avait déjà donné des signes d'audition, fut atteint d'écoulements purulents par l'une et l'autre oreille. Aucun traitement ne fut mis en usage, et aujourd'hui il reste à peine des traces de ces flux d'oreille ; mais l'enfant est resté sourd, et il ne parle pas. L'on peut constater facilement que les tympans sont détruits : l'œil plonge dans la caisse, dont la muqueuse est rougeâtre, mamelonnée, fongueuse. — Les osselets n'existent plus. — Je donnai quelques conseils, qui, probablement, n'ont pas été suivis ; car je n'ai revu ni la mère ni l'enfant.

Différents auteurs, et plus particulièrement Itard, notre maître, rapportent des détails qui se rapprochent beaucoup de ceux que je viens de donner. Je vais les rapporter brièvement :

Itard (1) a vu un sourd-muet de naissance qui avait la membrane du tympan percée d'un côté et complétement détruite de l'autre, sans que de l'aveu des parents il eût éprouvé, depuis sa

(1) T. I, p. 315.

naissance, aucun écoulement par le conduit auditif. — Le même auteur raconte qu'on lui présenta un enfant de huit mois tout à fait sourd ; sa mère assurait qu'il avait rendu du lait par les oreilles en vomissant.

En examinant les oreilles au soleil, on pouvait s'assurer que l'une et l'autre étaient dépourvues de membrane du tympan : la caisse, vide de ses osselets, se confondait avec le conduit auditif. — Dans un autre cas (1), chez un sourd-muet qui avait perdu l'ouïe en bas âge, à la suite d'un long écoulement, Itard a vu à l'autopsie du cadavre toutes les sinuosités et cavités de l'oreille détruites et confondues en une seule qui ne formait plus qu'un cul-de-sac au rocher. — Chez un autre sourd-muet de naissance (2) la caisse de l'une et de l'autre oreille était remplie d'une matière blanche de consistance caséeuse.

Itard suppose qu'elle était la même, à la dureté près, que celle des concrétions gypseuses que l'on trouve quelquefois dans l'oreille interne ; les osselets manquaient, ainsi que la cloison.

Dans toutes les dissections d'oreilles de sourds-muets faites par Itard, il n'a pas trouvé la membrane du tympan épaissie une seule fois.

On a vu dans mes observations que j'avais trouvé cette membrane altérée. — Si l'on en croit le docteur Ménière (3), « la surdimutité congéniale dépend quelquefois d'un vice de conformation de l'oreille, et, dans ce cas, c'est un arrêt de développement, une aberration organique dont il faut chercher l'explication dans les lois indiquées par M. Geoffroy-Saint-Hilaire. — J'ai consigné plusieurs faits de ce genre, et les auteurs en rapportent de fort remarquables. *Dans beaucoup d'autres dissections faites avec le plus grand soin, je n'ai trouvé aucune lésion apparente* des parties constituantes de l'oreille, et l'on peut croire que la surdité dépendait d'une altération du système nerveux ; mais de quelle nature est cette maladie ?

« Diffère-t-elle de celle que l'on observe chez les sourds-muets que quelques convulsions ont privés de l'ouïe dans les premières années de leur existence et chez lesquels on constate également une absence complète de lésions organiques appréciables ?

(1) Itard, t. I, p. 172.
(2) *Ibid.*, p. 343.
(3) *Gazette médicale*, 1846.

Je crois ces maladies tout à fait identiques. Je pense que le fœtus est sujet à beaucoup d'accidents pendant la durée de la gestation, que les affections convulsives sont surtout capables de rendre compte de la plupart des infirmités appelées congéniales, et qu'une observation plus attentive en fera connaître la cause.

« Déjà beaucoup de maladies de ce genre sont considérées, à juste titre, comme la conséquence d'un état pathologique développé chez l'embryon ; mais ces états pathologiques, encore peu nombreux, le deviendront davantage à mesure que l'attention se portera sur ce point intéressant. — Il est permis de penser que la surdi-mutité rentrera dans la règle commune et qu'on pourra la rattacher à quelques désordres dont on retrouvera les caractères distinctifs.

« Quant à la surdité complète, qui survient plus tard chez des enfants de sept à douze ans, et même au delà, et qui a pour résultat l'altération successive de la parole et sa perte plus ou moins complète, elle résulte le plus souvent de la *méningite* qui complique beaucoup de fièvres typhoïdes.

« Je possède un assez grand nombre de faits de ce genre, pour pouvoir publier bientôt un chapitre complémentaire de l'histoire de cette maladie (1). Il y a encore une autre cause dont les conséquences ne sont pas moins graves, mais dont le mode d'action est plus difficile à expliquer. — L'exposition prolongée à un vent froid, un refroidissement considérable de la tête, celle-ci étant humide de sueur, produisent quelquefois une surdité instantanée et complète qui peut devenir permanente. Ce phénomène, que l'on observe fréquemment sur une seule oreille, envahit quelquefois les deux, et, si le sujet est jeune, le réduit aux conditions de la surdi-mutité consécutive. »

§ 4. — Étiologie.

D'après Itard, « les causes de la surdi-mutité ne seront jamais que très-imparfaitement connues, » et cela, dit-il, par les raisons qui nous engagent à confondre, sous ce nom, celle qui survient dans le bas âge et celle qui date de la naissance, — c'est-

(1) Le docteur Ménière n'a encore rien publié.

à-dire l'impossibilité de savoir si l'enfant est né sourd ou s'il l'est devenu dans les premières années de sa vie. Cependant, depuis l'époque où écrivait Itard, on a cherché à élucider ce problème, et nous possédons aujourd'hui certaines données pour arriver à sa solution.

I. *Causes prédisposantes.*—Nous avons vu précédemment que certaines contrées (la Suisse), certaines localités même, comme le canton de Berne, la commune de Veyach, présentaient un nombre vraiment considérable de sourds-muets, et nous en avons trouvé la cause dans la configuration du sol, la disposition des habitations enfouies dans des ravins humides, ouvertes à tous les vents, privées de lumière et de soleil (Vosges, Cantal, Berne, etc.). De plus, ces localités sont extrêmement favorables au développement de la *scrofule*, et le docteur Billeter, qui a si bien étudié en Suisse les crétins et les sourds-muets, n'hésite pas à affirmer que la surdi-mutité n'est qu'une des manifestations de la scrofule.

Telle est, également, l'opinion nettement exprimée par W. R. Wilde (1).

On a dû voir que, de mon côté, dans tout le cours de cet ouvrage, j'ai prouvé par des faits : que presque tous les sourds offraient des marques non équivoques du tempérament lymphatique et strumeux. En effet, après le tempérament sanguin qui prédomine chez les vieillards atteints de surdité nerveuse, le tempérament strumeux se rencontre chez tous les autres sujets affectés de catarrhe externe ou interne ; de flux, de polypes, en un mot, d'une lésion quelconque de l'appareil de l'audition. C'est là, j'ose le dire, une des vérités les mieux établies dans ce traité. J'ajouterai, qu'il suffit de visiter une école de sourds-muets pour rester convaincu des propositions précédentes, en voyant le grand nombre de sujets qui présentent le type caractéristique du scrofuleux. Il n'y a donc rien d'étonnant que le crétinisme et la surdi-mutité se rencontrent dans les mêmes localités. Indépendamment des conditions météorologiques dont je parlais tout à l'heure et qui favorisent le développement de la surdi-mutité, il faut aussi tenir compte de l'état de bien-être ou de misère des populations.

(1) Loc. cit., p. 42.

En effet, les sourds-muets et les crétins de la Suisse ne se rencontrent que dans la classe la plus pauvre et vouée à toutes les misères (1).

De son côté, le docteur Burnet (2) signalait, dès 1830, l'énorme quantité de sourds-muets provenant de la population esclave des États-Unis. — On rapporte que les esclaves noirs de New-Hampshire fournissaient 1 sourd-muet sur 50 individus ; résultat inférieur à la commune de Veyach, où l'on en trouve 1 sur 44 habitants.

J'ajouterai que le pasteur Feuton a constaté également (3) « que sur 250 individus, sourds-muets, présentés au surintendant des écoles de New-York, 20 seulement pouvaient payer les frais d'éducation. Et le docteur Billeter affirme que la partie du village de Veyach, qui renferme 1 sourd-muet sur 44 habitants, est exclusivement occupée par les gens les plus misérables du canton. Les mêmes observations ont été faites en Allemagne, en Suisse, par Mucke, Schmalz, Amstein, Studer, etc. ; en Angleterre et en Irlande, par Dupuget, W. Niell, W. R. Wilde, de Dublin, et les administrateurs de l'hospice de Bonaldson ; en Italie, par Fabiani (de Modène) ; et en France par tous les médecins qui ont pris la peine d'étudier la question. Cependant, ce n'est pas exclusivement parmi les populations et les familles pauvres que l'on trouve les sourds-muets ; car l'histoire nous enseigne que ce sont des familles riches qui ont fourni les premiers sourds-muets instruits. A cette objection nous répondrons que, dans ce cas, l'expérience a prouvé que la surdi-mutité devait être attribuée à la consanguinité des parents.

L'influence qu'exerce la parenté des époux dans la production du mutisme des enfants est bien connue aujourd'hui.

M. H. Valleroux a trouvé un grand nombre de surdi-mutités que l'on ne pouvait évidemment rattacher à une autre cause, et c'est même de cette source que proviennent la plupart des cas que l'on observe dans les familles où les considérations de naissance et de fortune passent avant tout dans les unions ma-

(1) Docteur Billeter, loc. cit.

(2) 4e Circulaire de l'institution des Sourds-Muets, p. 226.

(3) *Coup d'œil sur les institutions des sourds-muets en Europe et en Amérique.*

trimoniales. Ainsi se trouvent expliqués les ajournements et les prohibitions de l'Église aux mariages entre parents.

Quant à l'hérédité, il est certain que les sourds-muets naissent, pour la plupart, d'un père et d'une mère qui entendent bien. Mais on observe, dans le développement de la surdi-mutité congéniale, des bizarreries incompréhensibles, et la nature nous dérobera peut-être toujours, le secret de ces accidents singuliers.

Parmi les faits les plus extraordinaires de ce genre, Kramer cite le suivant (1) : Les époux Hartnuss, de Berlin, tous deux d'une bonne santé et entendant bien, n'ayant jamais eu de sourds dans leur famille, ont eu 11 enfants : 5 filles douées d'une ouïe excellente, et 6 garçons tous sourds-muets de naissance. La mère ne se rappelle pas avoir jamais éprouvé aucun accident appréciable. Pendant ses nombreuses grossesses elle a toujours été gaie, active et bien portante (2).

Rudolphi (3) a rapporté l'histoire d'un homme, père de 3 fils sourds-muets et de 2 filles entendant bien, et qui avait lui-même l'oreille gauche dure.

Si les filles eussent été sourdes-muettes comme les garçons, les partisans de l'hérédité auraient pu citer ce fait ; mais nous ne trouvons là qu'une anomalie des plus obscures. Cependant, la transmission du mutisme peut avoir lieu par voie collatérale, comme le prouve le fait suivant, tiré d'un rapport de l'institution des Sourds-Muets de Londres ; l'institution Hartford possède 2 sœurs qui ont 14 cousins affectés, comme elles, de surdi-mutité ; ces 16 individus descendent tous d'une même bisaïeule ; mais ce qu'il y a de vraiment incompréhensible et qui échappe à toute théorie, c'est que les enfants et petits-enfants de cette dernière jouissent complétement du sens de l'ouïe et de la parole.

II. *Causes déterminantes.* — Ces causes sont celles que nous avons étudiées longuement à chacune des pages de ce traité, depuis les voies de conformation du méat auditif jusqu'aux fièvres graves particulièrement, ainsi que les différentes surdités dites

(1) Kramer, p. 450.

(2) L'observation de la famille Luco, citée plus loin, est encore plus digne d'attention.

(3) *Physiologie*, t. II, 1, § 302.

nerveuses; il y faut joindre encore les maladies qui frappent le fœtus dans le sein de sa mère, jusqu'aux affections de la première et de la seconde enfance et même à un âge plus avancé. C'est ainsi que j'ai été consulté, il y a peu de jours, pour une demoiselle de 18 ans qui, après avoir perdu complétement l'ouïe, il y a six mois, à la suite d'une fièvre typhoïde grave, est devenue complétement muette, bien qu'avant sa maladie elle entendît et *parlât* très-bien (1).

Les maladies intra-utérines sont trop peu connues encore pour qu'il soit possible de déterminer la part qu'elles prennent dans la production de la surdi-mutité : cependant, dans quelques cas, leur action ne paraît pas douteuse : le docteur Guyot, directeur de l'Institut de Groningue, rapporte que deux dames attribuaient le mutisme de leurs enfants à l'émotion qu'elles avaient éprouvée, en assistant à la représentation du drame de *L'abbé de l'Épée*. Fabiani, Müncke, Itard, parlent de sourds-muets dont l'infirmité était attribuée, par les mères, à des émotions vives, et surtout à des frayeurs ressenties pendant la grossesse. Chez un frère et une sœur, visités par M. Valleroux à l'institution de Gand, le directeur rattachait l'infirmité aux violents accès de colère auxquels la mère s'était livrée pendant ses grossesses.

Itard a signalé les orages de la *dentition* comme l'une des causes les plus fréquentes du mutisme : en effet, ces accidents sont les convulsions, les congestions vers l'encéphale et nécessairement le système *labyrinthique*, les méningites, etc. Viennent ensuite les fièvres éruptive, typhoïde ; or, nous avons démontré longuement (2) quelles graves lésions l'appareil auditif subit, durant le cours de ces affections. Nous avons même déjà fait pressentir dans ce passage, que la surdi-mutité était malheureusement la conséquence de ces altérations, si le sujet atteint était un enfant. L'observation que j'ai rapportée plus haut, prouve également que des adultes peuvent également devenir muets, à la suite de la fièvre typhoïde, lorsque l'ouïe est restée perdue sans retour.

(1) J'ai rapporté plusieurs observations semblables, sous les nos 63 et 68, p. 274 et 286. On pourra les consulter avec fruit.

(2) Chap. v, p. 225 à 245.

§ 5. — Division des sourds-muets. — Classification.

Depuis Aristote, jusqu'à la fin du seizième siècle, les médecins croyaient généralement que la surdi-mutité était une infirmité congéniale, le plus souvent. Aujourd'hui du moins, les faits sont venus démontrer que la surdité suivie de mutisme peut être une maladie acquise. Les institutions spéciales de Brême et de Hambourg, celles de Danemark, d'Italie, ont également et depuis longtemps reconnu ce fait que les recherches d'Itard, de Fabiani, de Schmaltz, de Jahn, de Mücke avaient déjà parfaitement démontré.

Toutefois, il est un point toujours controversé : c'est la proportion relative des surdi-mutités congéniales et des surdi-mutités acquises.

D'après M. Valleroux (1), l'école de Dresde estimait, il y a peu d'années, que la moitié de ses élèves avait perdu l'ouïe à un âge plus ou moins avancé.

De son côté, dans une communication adressée à l'Académie de médecine, M. Volquin (2), professeur à l'institut des Sourds-muets de Paris, prétend que les deux tiers des sujets actuellement présents à cette institution doivent leur infirmité à des maladies contractées après la naissance. M. H. Valleroux (3) pense qu'un huitième au plus des surdi-mutités est dû à des cophoses congéniales; mais il se garde bien de le prouver. Ce n'est point là, d'ailleurs, que gît le problème à résoudre : quelles que soient l'origine et la nature des lésions, causes premières de la surdi-mutité, cette infirmité peut se montrer dès la plus tendre enfance, ou ne se révéler qu'à une époque beaucoup plus avancée. J'ai cité, dans le cours de ce travail, des observations relatives à des enfants de 6 à 7 ans ; à des jeunes gens de 18 ans qui avaient été atteints de mutisme à cette période déjà avancée de la vie, et consécutivement à une fièvre grave, laquelle avait plus ou moins complétement altéré la structure de leurs oreilles. On se rappelle aussi que le docteur

(1) *Études critiques*, 1853.

(2) *Discussion qui a eu lieu à l'Académie impériale de médecine.* (*Bulletin*, Paris, 1853, t. XVIII, p. 1001).

(3) Loc. cit., p. 12.

Bonnafont (1) a rapporté l'observation d'un caporal de son régiment, devenu complétement sourd et presque muet à la suite d'une blessure de l'os pariétal.

Pour nous résumer, nous dirons : 1° que l'enfant atteint dans le sein de sa mère, d'une des affections qui engendrent la surdité et qui naît *sourd*, doit fatalement aussi rester *muet*. Tout le monde est d'accord sur cette proposition. Elle a d'ailleurs reçu la sanction d'une longue expérience, et celle de chaque jour vient malheureusement la corroborer dans notre esprit. 2° Il est également vrai, qu'un enfant de 4, 5, 6, 7, 8, 9, 18 ans, et en pleine possession de la parole articulée, perd peu à peu et souvent très-rapidement cette précieuse faculté, s'il vient à être frappé d'une des altérations de l'oreille qui engendrent la surdité. 3° Ce fait, tout difficile à croire qu'il paraisse au premier abord, est néanmoins la plus sincère expression de la vérité : et c'est parce que ce fait est reconnu tel par tous les maîtres, qu'Itard a fondé une classe spéciale d'articulation et que tous les professeurs réclament en toute circonstance, des classes spéciales pour les élèves de cette catégorie que Bébian appelait SOURDS-PARLEURS. Tous, en effet, conservent des restes de mots, des phrases, qui ne sont à vrai dire que des lambeaux de leur richesse d'autrefois. 4° Il importe donc de ne pas condamner les pauvres muets de cette catégorie, au langage exclusif des signes, et l'on doit conserver par tous les exercices possibles et même chercher à améliorer, ce qui leur reste d'articulation. Car, comme l'a très-bien exprimé W. R. Wilde, avec lequel j'ai tant de plaisir à me trouver d'accord, « si faible que soit le résultat obtenu, on devra toujours le considérer comme très-avantageux (2). »

Nous devons donc ranger dans cette classe, les sourds qui parlent et plus encore ceux qui enseignent à parler aux autres. Ainsi tombe le merveilleux de ces exhibitions publiques signalé par Bébian, censeur des écoles de Paris : car, ces prétendus sourds-muets de naissance, dont on a tant fait montre en face d'un public ébahi et qui récitaient des vers, des fables, etc., etc., étaient tout simplement des enfants qui avaient conservé, depuis l'invasion de leur surdité, une partie du langage qu'ils avaient appris, avant le développement de leur infirmité.

(1) *Bulletin de l'Académie de médecine*, t. XVIII, p. 685.

(2) Loc. cit.

Une dernière question importante me reste à examiner : c'est que la surdité n'existe nullement au même degré chez tous les sourds-muets; nous lui reconnaissons au contraire une foule de nuances, depuis la dysécée jusqu'à la cophose. J'ai rarement trouvé des sourds-muets complétement sourds : la plupart entendent encore la voix dans ses notes élevées, les cordes aiguës du violon, et même le *sol* grave ; ils peuvent également percevoir les sons de l'orgue ou du clavecin, comme ils perçoivent les bruits ordinaires : un petit coup frappé sur une porte, sur une cloison, un corps qui tombe à terre; mais la musique si délicate de la parole ne les impressionne point, s'ils n'ont parlé dans leur bas âge.

D'après les considérations précédentes, une division toute naturelle se trouve donc nettement formulée entre les sourds-muets.

1re CLASSE. — Les uns ont entendu, quelques-uns même ont entendu et parlé dans leur enfance.

2me CLASSE. — Les autres n'ont jamais, ni entendu, ni parlé.

Pour nous, doit être considérée comme non avenue, la distinction relative au degré de surdité qu'Itard voulait ranger sous cinq chefs (1).

La distinction véritable, au point de vue de l'éducation de ces infortunés, est de savoir s'ils ont réellement, à une époque plus ou moins éloignée, entendu et parlé. Car, chez eux on pourra cultiver avec fruit ce qui leur peut rester d'ouïe et de parole.

Chez ceux, au contraire, qui n'ont jamais donné aucun signe d'ouïe et de parole, il est douteux qu'on puisse, même après mûr examen, leur enseigner autre chose que la lecture sur les lèvres, la mimique et la dactylologie. Telle est notre conviction, elle repose déjà sur un grand nombre de faits qui nous font un légitime devoir de la formuler ainsi et sans aucun détour.

§ 6.—Influence de la surdi-mutité sur l'état moral des individus qui en sont atteints.

Cette partie philosophique de notre sujet a été traitée par Itard, notre maître, d'une façon réellement supérieure, et je ne saurais mieux faire que de citer le passage suivant (2) :

« Les conséquences de la surdité de naissance ou du bas âge

(1) 1° Audition de la parole; 2° audition de la voix ; 3° audition des sons ; 4° audition des bruits; 5° audition nulle.

(2) T. II, p. 303 et suiv.

sont l'isolement moral de l'individu, le mutisme et le développement incomplet de ses facultés mentales. Qu'on ne s'imagine pas que les conséquences soient proportionnées aux différents degrés de surdité ; bien différent des autres sens, qui, dans leur état de faiblesse originelle, peuvent suffire à leurs fonctions, le sens auditif, destiné à jouer le premier rôle dans le développement moral de l'homme en société, veut être parfait dans son organisation. S'il est faible, il reste inactif, et les malheureux enfants sont voués au mutisme : il n'y a pourtant entre ces enfants sourds et les enfants doués d'une ouïe ordinaire, qu'une seule différence, mais elle est importante : c'est qu'entendre et écouter est une jouissance pour ceux-ci et pour les premiers un travail fatigant, un effort continuel d'attention au-dessus de leur âge. Il leur est facile d'entendre quelques mots prononcés isolément, lentement, très-près de leur oreille; mais aussitôt que la parole passe au ton de la conversation, elle n'est plus nettement entendue. La conversation est une musique des plus délicates, dont tous les sons se trouvent sur le même ton et se confondent aisément dans une oreille qui n'a point été familiarisée avec cet air merveilleux de l'instrument vocal. On comprend ainsi comment la parole, chez les enfants, lorsqu'elle exigera, pour être entendue, une attention soutenue, cessera d'être écoutée et pourquoi ces enfants restent muets. »

Passant ensuite à l'examen des qualités morales des sourds-muets, Itard cherche à prouver que ces pauvres enfants sont peu aimants, légers dans leurs affections; peu susceptibles d'amitié, de reconnaissance : pour moi, qui vois chaque jour un grand nombre de sourds-muets, je ne puis partager le sentiment d'Itard à ce sujet. Il suffit, en effet, de les avoir vus une fois verser des larmes, quand ils viennent à se séparer de leurs parents ou des personnes qui leur sont chères.

D'après le même auteur, les sourdes-muettes seraient moins égoïstes, plus aimantes, plus susceptibles d'attachement, d'amitié. Comparées à leurs compagnons d'infortune, les sourdes-muettes possèdent à un plus haut degré les qualités sociales ; et cette différence nous conduit naturellement à cette réflexion, tout à l'avantage des femmes : que leur sensibilité prédominante a dû être le premier mobile de l'adoucissement des mœurs et de la civilisation des hommes.

§ 7. — Traitement.

Le traitement de la surdi-mutité doit être considéré au point de vue, 1° *prophylactique* ; 2° *médical* ; 3° *pédagogique*.

A. *Traitement prophylactique.* — Appuyé sur l'autorité de Wilde, de Dublin, du docteur Billeter (page 472), nous avons démontré précédemment :

1° Que la surdi-mutité n'était à vrai dire qu'une manifestation de la scrofule, et que les localités où abondaient les sourds-muets étaient principalement des localités insalubres, privées de lumière, de soleil, constamment humides, souvent marécageuses ;

2° Nous avons aussi démontré que les populations plus particulièrement atteintes de cette infirmité étaient très-pauvres : en effet, le docteur Billeter (page 480) nous a appris que la partie du village de Veyach, qui compte un sourd-muet sur 44 individus, est exclusivement occupée par les gens les plus misérables du canton ;

3° Nous avons vu également que parmi les causes prédisposantes de cette affection, le trop grand rapprochement de consanguinité des époux était regardé comme une des plus certaines ; et aujourd'hui, le doute n'est plus permis, sur ce point longtemps contesté, car le dernier recensement fait en Irlande (1) est venu encore mettre cette vérité au-dessus de toute objection.

En conséquence, des mesures rigoureuses d'hygiène devront être prescrites pour l'assainissement des localités où la surdi-mutité paraît être endémique. Les unions entre parents, à un degré quelconque, seront prohibées, et l'administration devra veiller à l'exécution de cette mesure, avec toute la sollicitude dont elle est capable. Quant à l'amélioration du bien-être de ces malheureuses localités, nous savons qu'on s'en occupe activement, et des résultats favorables ont été obtenus.

B. *Traitement médical.* — D'après M. Valade-Gabel (2), juge si compétent en pareille matière, le sourd-muet qui offre le plus de chances favorables au traitement, est celui dont la sur-

(1) Wilde, loc. cit., p. 38.
(2) *Introduction à l'étude médicale et philosophique de la surdi-mutité.*

dité accidentelle est survenue à l'âge où les enfants ont déjà commencé à entendre et à parler, et qui conserve encore un reste d'ouïe et de parole. Si la lésion organique, cause première de l'infirmité, a son siége en dehors des centres nerveux ; si l'enfant doué d'intelligence, n'a ni frères, ni sœurs dans le même état que lui ; s'il est né de parents sains, étrangers à toute consanguinité, s'il est vierge de traitements, les chances de guérison sont nombreuses et elles atteindront presque le degré de certitude, si toutes ces conditions se trouvent réunies.

Elles perdront au contraire de leur valeur, à mesure que l'une ou plusieurs feront défaut, et l'on ne devra guère conserver d'espérance quand toutes manqueront à la fois.

Nous partageons de tous points cette opinion, et nous l'avons déjà dit d'une manière positive. Un dernier mot :

Si l'enfant a donné des signes d'audition et de parole, si la surdité est survenue dans les premiers mois de la vie, sous l'influence de fièvres catarrhale, éruptive, de coqueluche, coryza, angines, nul doute qu'un traitement médical ne doive être institué dans le plus bref délai.

Mais si l'enfant a perdu l'ouïe dans le sein de sa mère ou à la suite de convulsions, de fièvre cérébrale, etc. ; s'il n'a jamais donné de signes, si faibles qu'ils aient pu être, d'audition et de parole, les chances du traitement seront extrêmement incertaines, et il ne faut point se faire d'illusion ni cacher la vérité aux parents.

Je sais bien que certaines guérisons spontanées, et réellement surprenantes, commandent une certaine réserve dans le pronostic : ainsi, chacun connaît l'histoire du sourd-muet de Chartres, qui, à vingt-trois ans, fut pris inopinément d'un flux d'oreilles, et recouvra l'ouïe (1).

Le fait suivant n'est pas moins remarquable :

153e Observation. — Lebouvyer-Desmortiers (2) raconte qu'en l'an VII il y avait, dans le port de Nantes, un marin sourd-muet âgé de vingt-huit ans, lequel a entendu fort bien sans qu'on lui ait fait aucun remède. Ce fut à la fin de sa vingt-septième année qu'il eut pour la première fois quelque connaissance du bruit ; peu à peu ses oreilles

(1) *Histoire de l'Académie des sciences*, 1702.

(2) *Mémoire sur les sourds-muets de naissance et les moyens de les guérir.*

se débouchèrent sans effort ni douleur, et, de jour en jour, retrouvèrent plus de sensibilité.

La première observation de surdi-mutité guérie au moyen des secours médicaux est celle d'Amatus Lusitanus. Il est vrai que cette observation manque de détails :

Cet auteur nous apprend seulement qu'un enfant resté muet jusqu'à l'âge de douze ans, commença vers cette époque à parler librement, et dut sa guérison à *un séton placé à la nuque*, qui, avec le concours du temps, finit par dessécher *certaines humidités excrémentitielles*, dont la tête était remplie.

Itard a commenté ce fait de la manière suivante : « Amatus, ajoute-t-il, ne fait aucune mention de la surdité ; mais il est impossible de ne pas reconnaître que le mutisme était chez cet enfant une conséquence de la surdité de naissance ou du bas âge, et avec d'autant plus de fondement que c'est au sujet d'une autre guérison de surdité accidentelle que l'auteur rapporte celle-ci. »

154e Observation. — Un mendiant (1) arrivé de nuit à Pousenac, y fut reçu par charité avec son enfant et gardé quelques jours à cause d'une fièvre continue dont celui-ci était atteint. Désespérant de la vie de son fils, le mendiant se sauva pendant la nuit sans dire mot. Cependant l'enfant guérit et, s'étant rétabli, on lui confia la garde des troupeaux.

Quelques années après, il reçut à l'occiput un coup de bâton qui fractura l'os en plusieurs endroits; un chirurgien habile, ayant entrepris la cure, parvint à cicatriser la plaie heureusement, mais à mesure que la guérison faisait des progrès, le sens auditif recouvrait l'exercice de ses fonctions, tellement que le berger commença à balbutier quelques mots et parvint en peu de temps à entendre et à parler distinctement. Cette restauration de l'ouïe et de la parole se conserva jusqu'à la fin de la vie de cet homme, qui mourut à quarante-cinq ans.

Lebouvyer-Desmortiers (2) nous a laissé l'histoire intéressante d'une famille de sourds-muets, et des tentatives inutiles qu'il fit pour rendre l'ouïe à quelques-uns d'entre eux. Les quatre enfants sourds-muets de cette famille sont nés alternativement de trois en trois, savoir : le troisième, le sixième, le neuvième et le douzième. la mère est une femme douée de tous les avantages corporels,

(1) Observation communiquée à Lazare Rivière, par Desgrandsprés, médecin à Grenoble.

(2) *Mémoire sur les sourds-muets de naissance et sur les moyens de rendre l'ouïe et la parole à ceux qui en sont susceptibles.*

ainsi que son mari; elle a une sœur qui a mis au monde dix-sept enfants dont aucun n'est sourd-muet. (*Famille Luco.*)

Mais l'observation la plus importante que l'on trouve, dans le mémoire de Lebouvyer, est celle relative à la jeune Maurice David (1), fille d'un fabricant de cotonnades, au faubourg Saint-Donatien de Nantes. Cette jeune personne avait quinze ans quand Lebouvyer la vit pour la première fois, le 22 frimaire de l'an VII. Ses parents lui apprirent qu'elle était sourde-muette de naissance. Je laisserai parler l'auteur, dans la crainte d'altérer son récit :

155e Observation. — « Les parties extérieures de l'oreille, la langue et le palais ne présentaient rien d'extraordinaire; la jeune Maurice n'entendait point le mouvement de la montre placée entre ses dents, ni le bruit du cornet acoustique introduit dans sa bouche; elle entendait un peu le cornet par l'oreille gauche, la droite étant tout à fait paralysée. Le bruit des tambours, des voitures se faisait sentir, comme chez les autres sourds-muets, au centre nerveux du diaphragme. Je lui prescrivis, comme aux enfants Luco, la vapeur de l'eau chaude sur les oreilles trois fois par jour; on fit des injections avec l'eau commune légèrement animée avec le carbonate de potasse, et au lieu de musc on mit du camphre dans les oreilles; le onzième jour, il est sorti de l'oreille gauche une humeur roussâtre; l'oreille est très-sensible; l'hélix est rouge; une glande de la grosseur d'un petit pois s'est montrée derrière l'oreille; il y en a une autre semblable, à deux travers de doigt plus bas que la première; l'intervalle qui les sépare est douloureux, ainsi que les environs. Il sort à présent du conduit auditif gauche une humeur blanche sans odeur. La malade a craché une humeur purulente et fétide qui vient de la trompe d'Eustache; il en sort une très-abondante par le nez. La lèvre supérieure est enflée; il n'y a aucun changement dans l'oreille droite, où l'injection ne pénètre que difficilement. Après quinze jours de ce traitement les injections alcalines n'opérant plus rien, une nouvelle injection fut préparée avec l'essence de térébenthine phosphorée et quelques gouttes d'ammoniaque, mais la malade en ressentit une si cuisante douleur que l'on suspendit son emploi. »

C'est alors que Lebouvyer institua son traitement par l'électricité, et depuis le 4 germinal jusqu'au 30 prairial, 157 séances par l'électricité ont eu lieu — sans succès aucun — car le 15 nivôse, c'est-à-dire six mois environ après le traitement, Lebouvyer (2) *la trouva presque aussi sourde* que le premier jour du traitement.

(1) Loc. cit., p. 151 et suiv.
(2) Loc. cit., p. 210.

Cette observation, que je n'ai pu abréger, tant elle renferme d'enseignements, a servi de thème à tous les empiriques (et ils sont en grand nombre) qui ont écrit sur les vertus curatives de l'électricité appliquée aux sourds et principalement aux sourds-muets. Je ne citerai donc point d'autres observations du même genre; elles sont tout aussi démonstratives et viennent confirmer la triste conviction qu'une pratique déjà longue m'a donnée relativement au traitement des sourds par l'électricité.

Le fait suivant du docteur Varroine a le mérite de venir à l'appui de celle rapportée par Amatus Lusitanus :

156e Observation. — Le docteur Varroine (1), étant à Malaga en l'an IX de la République, fut consulté pour une jeune personne, âgée de vingt ans, sourde-muette; les organes affectés ayant été visités avec soin, la langue parut à ce médecin un peu plus épaisse qu'elle ne l'est ordinairement. La mère de cette demoiselle étant grosse était parvenue à son huitième mois, sans accidents; mais ayant vu, à cette époque, son mari poignardé par un domestique en sa présence, elle éprouva un tremblement général, de longs évanouissements, et cessa de sentir remuer son enfant; il survint une perte qui dura quatre heures, et cinq jours après cette dame mit au monde une fille saine et vigoureuse, mais qui, à l'époque où les enfants commencent à parler, fut reconnue sourde-muette. Les médecins les plus éclairés de l'Espagne ayant été consultés sans fruit, cette enfant, dès l'âge de sept ans, fut abandonnée à la nature comme atteinte d'une infirmité incurable.

M. Varroine regarda la surdité comme une paralysie de l'oreille et de la langue, et proposa, en conséquence, d'appliquer deux moxas, l'un à la nuque et l'autre sous le menton; son avis fut goûté et il l'exécuta lui-même. Ces deux moxas, qui étaient du diamètre d'une pièce de 5 francs, produisirent une vive inflammation vers le septième jour. Un gonflement extraordinaire se développa à la partie antérieure du col et s'étendit jusqu'aux seins, accompagné d'une fièvre violente, pendant vingt-quatre heures, et qui se termina par une abondante transpiration.

Les escarres se détachèrent du douzième au quatorzième jour, et leur chute fut suivie d'une suppuration considérable.

On y joignit des fumigations dans le conduit auditif; la membrane qui le tapisse s'excoria et fournit, vers le vingt-deuxième jour, une humeur épaisse, jaunâtre, abondante, qui coula pendant dix jours. Après ces crises dépuratoires, cette demoiselle eut un appétit vorace, plus de

(1) *Mémoire sur les bons effets du moxa dans les cas désespérés.*

gaieté, d'intelligence; mais ce ne fut que deux mois après que l'ouïe commença à s'améliorer; elle entendit d'abord le bruit des cloches, et la surdité se dissipa peu à peu. Le mutisme cessa en même temps.

Dans les réflexions qu'Itard a jointes à cette observation, nous trouvons qu'il a lui-même employé le moxa neuf ou dix fois; qu'il l'a conseillé nombre de fois; et cependant l'observation précédente est la seule, à sa connaissance, où l'application du moxa ait été suivie de succès.

Viennent ensuite, dans l'ordre chronologique, les essais d'un nommé Félix Merle, de Bordeaux, se disant médecin naturaliste, et qui entreprit la guérison des vingt-sept élèves admis dans l'institution des Sourds-muets de cette ville (1786).

Ce traitement consistait à introduire, matin et soir, dans chaque oreille, une goutte d'une eau de sa composition, et à l'y maintenir avec un morceau de coton (1); mais ce traitement, continué pendant un mois, ne produisit aucun effet chez ces enfants, à l'exception de deux dont voici l'histoire :

157e Observation. — Un jeune garçon, âgé de huit à neuf ans, ayant entendu dans son très-bas âge, et étant devenu sourd accidentellement, quoiqu'il entendît encore un peu d'une oreille, commença, vers le vingt-troisième ou vingt-quatrième jour du traitement, à éprouver une douleur très-vive dans les deux oreilles. Cette douleur augmenta progressivement, au point qu'elle rendait insupportable l'introduction de la liqueur dans le conduit auditif; deux ou trois jours après l'invasion de la douleur, il se manifesta tout à coup, au milieu de la nuit, un écoulement purulent par les deux oreilles; aussitôt l'enfant commença à entendre plus distinctement de manière que l'oreille qui était affectée d'une surdité complète se trouva dans l'état de celle qui précédemment conservait encore quelque peu de sensibilité, et que celle-ci s'améliora encore davantage. L'audition ne fut jamais parfaite, mais suffisante pour que l'enfant apprît à parler et fît usage par la suite de

(1) Voici la formule de cette eau :

Prenez : Cabaret........................ 8 grammes.
Roses de Provins, une pincée.
Raifort........................ 4 —
Perce-pierre, une pincée.
Faites bouillir dans :
Vin blanc.................... 250 —
Réduisez à moitié et ajoutez :
Sel marin.................... 8 —

la parole qu'il a conservée depuis. Remarquons cependant qu'il n'a jamais entendu, ni parlé aussi bien que les autres hommes. L'écoulement de l'oreille ne fut pas très-abondant, ne dura que quelques jours et cessa promptement.

L'observation suivante est exactement semblable à celle que je viens de transcrire. Je la passerai donc sous silence. Seulement, je dois ajouter que la liqueur de F. Merle n'a réussi que dans les deux cas précédents ; elle a constamment échoué entre les mains d'Itard.

Dans deux autres observations, l'application du cautère actuel (1) sur les apophyses mastoïdes obtint une certaine amélioration, et dans treize autres cas l'insuccès fut complet ; mais la plus remarquable des observations que l'on trouve, dans cet auteur, est la suivante :

158e Observation. — Un élève de notre institution, nommé Christian Dietz, âgé de quinze ans, complétement sourd de naissance, entra, le 2 juin 1811, à l'infirmerie, pour une fièvre toute nerveuse, qui n'avait d'autre effet sur lui que de l'amaigrir, et ne lui ôtait encore ni le sommeil, ni l'appétit, ni les forces. Des soins prolongés et diversifiés par la durée et l'opiniâtreté de la maladie, m'attirèrent à un tel point la confiance de mon malade, qu'il me fut facile de faire sur lui le premier essai de l'opération dont j'avais formé le projet depuis longtemps. Ma proposition fut acceptée, je ne dis pas avec soumission, mais avec tout le plaisir que donne l'espoir d'un bien très-prochain. Ce fut le 2 juillet que je pratiquai la perforation de la membrane tympanique de l'une et de l'autre oreille. Je me servis d'un stylet d'écaille, que j'enfonçai à quelque distance du point opaque formé par l'adossement du manche du marteau sur cette cloison transparente. Un mouvement brusque, qui lui fit retirer la tête du côté opposé, fut le seul signe de douleur que donna le malade au moment de la piqûre. De crainte de provoquer l'inflammation de l'oreille interne en ajoutant à la douleur de l'opération le stimulus produit par l'injection, je laissai passer trois jours avant d'employer ce second moyen, et je me bornai, pendant ce temps, à observer les phénomènes, jusqu'alors peu connus, de l'inflammation de la membrane du tympan.

L'injection tentée le quatrième jour, et avec de l'eau tiède seulement, produisit une douleur vive, mais passagère, dans l'oreille, dans les sinus frontaux, et même dans la tête. Cependant le liquide revint tout entier par le conduit auditif ; même effet les trois jours suivants,

(1) Itard, t. II, p. 344 et 345.

si ce n'est que la douleur fut moins vive. Enfin la cinquième épreuve réussit sur l'oreille droite; une partie de l'eau injectée s'échappa par la trompe d'Eustache et s'écoula dans la bouche. Le lendemain, l'oreille gauche, que l'eau tiède n'avait pu encore traverser, donna à son tour passage à une grande partie de ce liquide. Les injections furent continuées tous les matins au nombre de cinq ou six par oreille; alors il survint des maux de tête, des vertiges, des étourdissements, dont je fus d'abord affligé; mais que je reconnus ensuite pour être les heureux indices de la sensibilité de l'organe auditif: ce qui me parut d'autant plus évident, que le jour où ces accidents s'étaient montrés avec le plus d'intensité était précisément un jour de fête, pour laquelle on avait mis en mouvement toutes les cloches de l'église voisine: aussi fut-ce pour ces sortes de sons que notre sourd donna les premiers signes d'une audition distincte. Bientôt on s'aperçut que non-seulement il entendait les choses du dehors, mais encore les sonnettes des appartements qui se trouvent sur le palier de l'infirmerie, dont le mien est voisin, et qu'il mettait une sorte d'empressement vaniteux à prévenir l'infirmier qu'on sonnait chez moi, quand mon domestique était absent. Enfin, ce fut dans la première semaine du mois d'août qu'il commença à entendre la parole. Placé derrière lui, je m'entretenais de son état avec M. Dickinson, jeune chirurgien anglais, qui suivait alors mes expériences sur l'audition, et nous remarquâmes qu'aussitôt que nous élevions la voix ou que nous reprenions la parole après un moment de silence, il tournait avec vivacité la tête de notre côté.

Dès ce moment, je redoublai de soins et d'attention à observer les phénomènes attachés à l'acquisition d'un nouveau sens. Tout le temps que des occupations indispensables pouvaient me laisser, je le passais auprès du jeune Diétz, appliqué à noter les progrès de l'ouïe et de la parole; car, en cessant d'être sourd, cet enfant avait également cessé d'être muet. Néanmoins les organes de la parole ne suivirent pas, dans le développement de leurs facultés, une progression aussi rapide que celui de l'audition; la langue, mal assurée, articulait avec peine les mots qui frappaient nettement l'oreille, de sorte qu'on pouvait observer ici les imperfections et les tâtonnements qui accompagnent les premiers essais de la parole chez un très-jeune enfant. A l'instar de celui-ci, notre muet parlant, au lieu de dire un chapeau, une clef, une fleur, prononçait *tapeau*, *ke*, *feu*, quoique le sens de l'ouïe distinguât parfaitement les composés produits par les syllabes *cha*, *clef*, *fleur*, etc. Je ne m'attachai pas, néanmoins, à redresser ces articulations défectueuses de la parole, dans l'espoir qu'elles se rectifieraient par le secours de l'oreille, ou, pour mieux dire, dans la triste conviction que la maladie qui minait ce pauvre jeune homme, ne lui laisserait pas longtemps la jouissance du bien que je venais de lui rendre. Pendant quelques jours, la joie qu'il avait ressentie de l'acquisition d'un nouveau sens m'avait presque fait croire à une heureuse révolution, à la suppression de la fièvre hectique par un violent excitement des facultés morales; mais cet effet salutaire fut de courte durée, et tous les symptômes fâcheux ne tardèrent pas à se reproduire, à l'exception cependant de la profonde tristesse, qui forme assez ordinairement un des caractères principaux de cette maladie, et qui, depuis le recouvrement du sens auditif, avait fait place, du moins en ma présence, à l'expression radieuse d'un vif sentiment de bonheur. Aussi était-ce un objet d'observation vivement intéressant que de voir, au milieu des exercices journaliers auxquels je soumettais le sens de l'audition, la figure presque mourante de ce jeune homme, et ses yeux, d'un bleu presque décoloré, s'animer rapidement de tout le feu de la vie et de la santé. Cette exaltation se fit remarquer surtout le jour où je lui fis entendre pour la première fois un instrument de musique; c'était une vielle organisée que je fis placer, à son insu, hors de l'infirmerie et sur laquelle on commença par jouer un air des plus lents et des plus simples; d'abord sa figure pâlit, un léger mouvement convulsif agita ses lèvres, et je craignis une syncope; mais ce ne fut qu'instantané, bientôt une vive rougeur colora ses joues, ses yeux s'animèrent d'un éclat extraordinaire, et son pouls, que j'avais tenu sous mes doigts dès le début de cette expérience, s'éleva à un très-haut degré de force et de fréquence. Un peu revenu de cette émotion, il se mit à rire aux éclats, portant à plusieurs reprises, pour exprimer sa joie, le plat de sa main sur la région du cœur.

Mais tandis que la vie se conservait pleine et active dans l'organe auditif, tous les autres languissaient ou souffraient; l'appétit était perdu, le sommeil troublé par des sueurs abondantes, la respiration courte, entrecoupée par une toux sèche; la locomotion fatigante et presque au-dessus des forces du malade.

Un dernier moyen s'offrait encore à moi avec quelques lueurs d'espérance, je le tentai et j'envoyai Dietz dans sa famille, respirer l'air natal. Il était des environs de Genève; il y arriva peu fatigué de son voyage, et y devint aussitôt l'objet d'un intérêt général et de soins empressés, qui lui furent généralement prodigués par les médecins les plus éclairés de ce pays : malheureusement, ils n'eurent pas plus de succès que les miens; trois mois après son arrivée, Dietz succomba à sa maladie, ayant jusqu'à son dernier jour conservé l'usage de l'ouïe et de la parole.

La perforation de la membrane du tympan, pratiquée sur treize autres sourds-muets, par Itard, n'a produit aucune amélioration, à l'exception d'un enfant qui n'était pas complétement sourd et qui dut à ce moyen l'avantage momentané de mieux entendre pendant quelques jours.

En Angleterre, Curtis (1) a prétendu avoir guéri trois sourds-muets : et l'une de ces guérisons n'aurait été complète qu'après sept années. Malheureusement ce chirurgien distingué ne nous a laissé aucun document sur la méthode dont il se servait : à en juger par ses propres paroles, les guérisons dont je viens de parler étaient au moins douteuses : ainsi, dans un de ses comptes-rendus, nous lisons : « Qu'un enfant sourd-muet âgé de deux ans et demi, et guéri par ses soins, pouvait entendre facilement les sons à travers un cornet acoustique, etc. : » n'est-ce point là une mystification ?

Nous arrivons aux travaux du docteur Deleau (2).

Suivant la voie ouverte par Itard, ce médecin rapporte 18 observations de perforation du tympan ; mais sans résultat aucun.

Car que peut-on penser des phrases suivantes qu'on retrouve à propos de chaque opéré : « Il a éprouvé du soulagement et « j'ai l'espoir qu'il entendra? »

Cet espoir est toujours déçu.

Cependant la pratique de ce médecin a eu un tel retentissement, grâce à la publicité donnée par lui-même, dans les grands journaux de l'époque, qu'il me semble indispensable de consacrer quelques lignes à l'examen de ces faits.

Guérir les sourds-muets quels qu'ils soient, qu'ils aient entendu dans leur première enfance, ou que leur infirmité fût réellement congéniale, cela ne fait rien à l'affaire.

Employant un procédé déjà vanté par Herpold, de Copenhague, et mis en oubli, à cause de ses insuccès, M. Deleau imagina que pour rendre l'ouïe et la parole aux sourds-muets, il ne fallait que leur souffler un peu d'air dans l'oreille moyenne. Kramer a soumis à une critique si juste quelques-uns des faits sur lesquels s'appuie la doctrine de M. Deleau, que je ne puis, en vérité, mieux faire que de citer ce passage :

1° Honoré Trézel, dont la prétendue guérison a rempli les pages de tous les grands journaux pendant plusieurs années.

(1) *Clinical report of the royal dispensary for the diseases of the ear*; 1830, p. 36 à 38.

(2) *Mémoire sur la perforation du tympan.*

« Ce jeune sourd-muet (1) entendit de l'oreille gauche dès « l'instant que Deleau eut introduit une sonde élastique dans la « *cavité du tympan* (*sic*), » et le lecteur a pu se convaincre, page 116, que cette prétention était insoutenable.

Or, Trézel que tout le monde peut voir, chez M. Deleau, n'a jamais entendu et *n'entend pas encore*, bien que depuis 1825 il soit constamment resté sous la main de son sauveur.

Comme tous les sourds-muets intelligents, il lit assez bien sur les lèvres, et articule brièvement quelques mots, comme celui-ci : *Bon-jour*.

Et si on lui demande lentement et en accentuant le mouvement des lèvres : Comment vous portez-vous ? Il répond : *Bien*.

Comme on le voit, ce Trézel, que le monde entier a cru guéri, est encore malheureusement sourd-muet, et rien autre chose.

On se rappelle que le docteur Bonnafont a fait la même révélation au sujet de Lecomte, cet autre *sourd-muet*, guéri également de son infirmité, à l'aide de quelques douches d'air dans l'oreille moyenne (2).

L'Académie des sciences avait été admise à constater sa guérison, et de pompeux bulletins avaient répandu ce prétendu succès (3) : or, d'après les renseignements donnés par M. Bonnafont et qu'on peut lire au *Bulletin de l'Académie*, déjà cité, il est notoire que *Lecomte* n'est malheureusement pas plus guéri que Trézel, que Dussaux et Martin.

Du reste, qu'on lise le beau discours prononcé par M. Bousquet, à l'Académie de médecine, lors de la discussion sur les sourds-muets en 1853 (4), et l'on sera convaincu que, des succès annoncés par le docteur Deleau, il n'en est pas un seul qui ait soutenu l'épreuve du temps.

Si l'on en croit Kramer, le problème de la curabilité de la surdi-mutité n'est pas encore résolu.

« On s'exposerait, dit judicieusement cet auteur, si l'on voulait apprécier l'ouïe des sourds-muets au moyen d'une montre,

(1) *L'ouïe et la parole rendues à Honoré Trézel* ; 1825.

(2) *Bullet. acad. méd.* ; 26 avril 1853, t. XVIII, p. 690.

(3) 3 e rapport à l'Institut ; 1826.

(4) *Bulletin de l'Académie de médecine*, t. XVIII, p. 685.

ou de tout autre instrument (1). Ces *infortunés peuvent apprendre à lire,* à parler, sans entendre un son quelconque. »

Ces paroles, d'un auteur grave et consciencieux, et qui se trouvent appuyées sur l'autorité de Wilde, de Dublin (2), est en quelque sorte la condamnation anticipée des singulières propositions qui furent soumises en 1853 au jugement de l'Académie de médecine. Pour mettre le lecteur en état de juger par lui-même, nous allons d'abord placer sous ses yeux les questions de M. le Ministre et les réponses de l'Académie :

QUESTIONS.	RÉPONSES DE L'ACADÉMIE.
I. Après avoir constaté l'état des élèves de l'institution nationale des Sourds-muets traités par le docteur Blanchet, examiner si, parmi les élèves qui entrent chaque année dans l'établissement, il ne s'en trouve pas un certain nombre, ainsi que le signale ce chirurgien, qui, par suite du traitement qu'il a imaginé, seraient susceptibles de guérison ou d'amélioration, et pourraient arriver à saisir la parole directement par l'oreille, ou par l'intermédiaire d'instruments acoustiques, ou par d'autres moyens.	I. Parmi les élèves entrant chaque année à l'établissement, il s'en trouve généralement un certain nombre qui paraissent susceptibles d'amélioration, et qu'il importe de soumettre à un traitement spécial; mais l'expérience n'a pas encore appris s'ils sont susceptibles de guérison complète.
II. Si d'autres élèves n'ont pas conservé l'usage de la parole, et ne seraient pas susceptibles d'acquérir la faculté de lire sur les lèvres, quoiqu'ils soient atteints d'une surdité incurable.	II. La possibilité de lire sur les lèvres est une faculté commune à tous les sourds-muets, et sert de fondement à l'instruction de ces infortunés dans les écoles allemandes, et à Paris dans divers établissements.
III. Examiner si les élèves de cette dernière catégorie ne pourraient pas recevoir quelque *notion du son* par les nerfs de la sensibi-	III. Les mouvements vibratoires des corps qui constituent la condition physique de la notion du son chez les sujets possédant le sens

(1) Kramer, p. 462.
(2) Loc. cit., p. 42.

lité générale, comme l'indique M. Blanchet (1).

IV. La commission voudra bien faire connaître également si, il y aurait avantage à ce que, suivant le vœu exprimé par ce chirurgien, les élèves composant les deux catégories ci-dessus désignées, les uns pour retirer plus de bénéfice du traitement, les autres pour développer leur faculté d'articuler et de lire sur les lèvres, fussent appelés à recevoir une éducation spéciale donnée exclusivement par des professeurs parlants, qui les exerceraient plusieurs heures par jour à l'usage de la parole.

V. Enfin, elle exprimera un avis sur l'opinion de M. Blanchet, qui assure que les élèves soumis à ce mode particulier d'instruction et à un traitement approprié pour-

de l'ouïe, ne peuvent jamais donner une telle notion aux sujets privés de ce sens.

Mais, ainsi qu'il est généralement connu en physiologie et en pathologie, ces mouvements vibratoires produisent sur les organes de la sensibilité tactile une impression et une notion spéciales que les sourds-muets peuvent mettre à profit dans un certain nombre de circonstances.

Ce moyen d'instruction a été proposé et se pratiquait antérieurement aux recherches du docteur Blanchet sur ce sujet.

IV. Les élèves de la première catégorie, c'est-à-dire ceux qui peuvent encore entendre, doivent être séparés des autres sourds-muets, et il y aurait un inconvénient réel à les réunir dans des classes communes. Il en est surtout ainsi de ceux qui, ayant entendu et parlé dans leur enfance, auraient ensuite été frappés de surdi-mutité.

Quant à ceux qui n'entendent en aucune façon et ne peuvent que lire la parole sur les lèvres, l'expérience n'a pas encore décidé suffisamment entre la méthode française ou l'éducation par la mimique et la méthode allemande ou l'éducation par la parole.

V. Quant au succès à espérer du traitement de l'instruction au moyen du développement gradué et successif de l'ouïe et de la parole, des exercices d'acoustique et

(1) C'est là une erreur que M. le professeur Bérard a réfutée (*Bulletin de l'Académie de médecine*, t. XVIII, p. 922).

raient rentrer à la fin de leurs cours d'étude dans la société, avec la faculté de communiquer à l'aide du langage articulé.

de langage articulé pour les élèves de la première catégorie, l'Académie s'en réfère à ce qui a été dit plus haut (conclusion première).

Pour ce qui a trait aux catégories, elle redit encore que l'expérience n'a pas suffisamment décidé à cet égard.

CONCLUSIONS SUPPLÉMENTAIRES.

VI. M. le ministre remarquera que, dans ses réponses, l'Académie n'a pas parlé du traitement chirurgical, ni des méthodes de M. Blanchet. Ce médecin n'a fait que mettre en usage des méthodes thérapeutiques connues avant lui.

VII. L'Académie est d'avis qu'il serait utile, pour résoudre les questions pendantes entre les diverses méthodes de traitement de surdi-mutité, et pour imprimer, au besoin, une direction nouvelle à l'éducation des sourds-muets, de créer près de l'Institution impériale un conseil de perfectionnement analogue à celui qui a été attaché l'école polytechnique.

La question, comme on vient de le voir, est loin d'être résolue. Elle reste encore à l'étude.

Dans un mémoire tout récent, et d'ailleurs très-remarquable (1), Wilde formule ainsi son jugement sur ce sujet :

Après avoir consacré une longue dissertation à démontrer les efforts considérables qui ont été faits dans toutes les parties du monde pour l'éducation des sourds-muets, l'auteur arrive à conclure, que le meilleur mode d'éducation est :

1° Le langage *des signes*, la mimique et la *dactylologie* ;

2° La lecture sur les *lèvres* doit aussi venir en aide ;

3° Quant au *langage articulé*, il présente des difficultés invincibles, et après en avoir essayé l'application en Angleterre, on a dû y renoncer.

(1) *Practical observations on aural surgery, on the physical, moral, and social condition of the deaf and dumb.*

« — Nous entendons chaque jour demander : Un sourd-« muet est-il guérissable ? A cette grave question, je ne crains « point de répondre par la négative. J'ose même affirmer qu'on « n'a jamais pu faire entendre un sourd-muet, excepté par mi-« racle (1). Je pense aussi que les sourds-muets de naissance, et « ceux qui ont perdu l'ouïe en bas âge, doivent être placés dans « la même catégorie. Cependant, si un enfant a parlé dans ses « premières années, il faut chercher à tirer parti de ce qui peut « lui rester de parole articulée ; — si faible que soit le résultat « obtenu, on devra le considérer comme très-avantageux. »

Du reste, chacun peut lire, dans Itard, les moyens variés qu'il ne cessa de mettre en usage pendant plus de trente ans d'efforts soutenus, et c'est là que l'on pourra se convaincre de l'inanité de toutes les tentatives et du découragement profond qui s'était emparé du célèbre médecin des sourds-muets, vers la fin de sa longue et pénible carrière. Toutefois, malgré tant de fatigues et de luttes infructueuses pour enseigner *la parole* à ses chers sourds-muets, Itard ne veut point encore désespérer de l'avenir, et nous le voyons fonder, par son testament, une classe spéciale d'*articulation* réservée aux élèves de dernière année. Malheureusement, les espérances que le généreux fondateur avait conçues en mourant ne se sont point réalisées, et le langage des signes a prévalu.

Je ne m'étendrai pas davantage sur une question controversée longuement, il y a deux années à peine, au sein de l'Académie impériale de médecine, et pendant près de trois mois.

Si les discours prononcés dans cette circonstance mémorable n'ont point porté la conviction dans tous les esprits avec cette vigueur et cette netteté qui n'appartiennent qu'aux paroles de certains hommes convaincus et tout à fait identifiés avec le sujet,

(1) Toutes les histoires dont le public et les académies ont été émerveillés, il y a une trentaine d'années, n'ont pu soutenir l'épreuve du temps. — Aucun de ces petits sourds-muets (d'ailleurs des plus intelligents), présentés comme guéris, et dans la mémoire desquels on avait fait entrer à grand'peine quelques mots simples et faciles à émettre, n'a réalisé les espérances que leurs instituteurs avaient fondées sur eux. — Tous, sans excepter même Honoré Trézel, dont on a fait grand bruit, ont perdu, en grandissant, le peu d'articulations qu'on avait eu tant de mal à leur apprendre. — Ils lisent sur les lèvres, et voilà tout.

il faut cependant avouer que quelques-unes de ces improvisations nous ont étrangement surpris.

En résumé :

Le traitement médical de la surdi-mutité doit, avant tout, prendre en considération la distinction importante que j'ai établie dans le cours de ce travail :

1° L'enfant, avant d'être sourd-muet, a-t-il entendu, a-t-il parlé?

Si l'on acquiert la conviction que l'enfant a entendu et parlé avant d'être atteint de la maladie qui l'a privé de l'ouïe, un traitement médical devra être institué contre la lésion morbide (de l'oreille externe ou moyenne) qui a causé la cophose. Les observations déjà citées prouvent suffisamment que, dans ces cas, tout espoir n'est pas perdu; car les enfants qui font le sujet de ces deux observations ont été guéris de leur surdité et de leur mutisme. Et le mémoire que j'ai adressé à l'Institut, en février 1856, est une nouvelle preuve de cette proposition.

Je vais en donner un court extrait :

Je désire soumettre à l'attention de l'Académie quelques observations relatives à deux sourds et deux sourds-muets, traités avec un véritable succès, par ma méthode des injections potassiques dans l'oreille moyenne :

J'ai déjà exposé cette méthode, dans le mémoire de la surdité nerveuse, communiqué à l'Académie en juin dernier; je ne parlerai que de son application aux malades actuels : cette méthode n'est du reste que la conséquence pratique de mes recherches d'anatomie pathologiques, encouragées par l'Académie, dans la séance de janvier 1855.

Parmi les nombreux malades que j'ai traités depuis plusieurs années, par cette méthode, publiquement à mon dispensaire et en présence des élèves qui fréquentent mes leçons, je crois devoir surtout faire remarquer ceux-ci à l'Académie :

Il s'agit de deux sourds et deux sourds-muets; des deux sourds, l'un, enfant de sept ans, avait perdu l'ouïe à la suite de la rougeole et en bas âge; l'autre, homme de cinquante ans, à la suite de maux de tête : ils ont été traités par les injections de potasse caustique.

Les deux petits sourds-muets, âgés l'un de six ans, l'autre de trois, avaient perdu l'ouïe, presque au berceau, pendant une affection fébrile (probablement une fièvre grave).

Le premier a été mis en traitement au mois de juin dernier. A cette époque il était complétement sourd et muet ; sa figure portait alors l'empreinte de l'imbécillité la plus marquée; c'est à peine s'il pouvait prononcer *papa*, et d'une voix rauque, gutturale, impossible à décrire. — Cet enfant a reçu, pendant six mois, dix-huit injections de potasse caustique étendue; l'ouïe ne s'est développée que d'un côté, bien manifestement (l'oreille droite), — l'autre oreille a entendu la montre, — mais depuis ces temps froids, nous avons perdu une partie de l'amélioration. Du reste, cet enfant, qui ne connaissait même pas ses lettres, a pu les apprendre, non par les signes (il n'en connaît pas un), mais par l'oreille, ce qui est bien autrement important. J'espère qu'avec de nouveaux soins, nous obtiendrons un résultat aussi satisfaisant que possible, et l'Académie en sera informée.

L'autre, petite fille de trois ans, et confiée à mes soins depuis quinze jours seulement, a reçu deux injections potassiques : elle entend déjà la montre d'un côté et commence à articuler les lettres de l'alphabet nettement. — Je dois faire remarquer que ces deux enfants ont été traités, sans aucune amélioration, par la méthode de M. Blanchet, qui consiste en divers exercices de musique au moyen de l'orgue.

2° Mais si l'enfant n'a jamais donné aucun signe d'audition, il n'y a réellement d'autre ressource que l'enseignement par la dactylologie, la mimique et la lecture sur les lèvres : et encore ne doit-il pas être idiot. Car personne ne croira que ces pauvres sourds-muets puissent acquérir *la notion du son par les nerfs de la sensibilité générale*, ainsi que le docteur Blanchet n'a pas craint de le dire en pleine Académie.

Malheureusement, cette proposition n'est pas nouvelle, et encore ce n'est, à vrai dire, que la reproduction d'une vieille erreur qui renaît et meurt sans cesse.

En effet, Péreire avait dit (1) : « Les sourds-muets, nouveau sujet de surprise peut-être, perçoivent la parole par le tact. » On le voit clairement, le docteur Blanchet n'a encore rien inventé sur ce point, et M. le professeur Bérard a bien pris une peine inutile en le réfutant sérieusement.

C. Traitement pédagogique ou éducation des sourds-muets de la deuxième classe.

Je me suis déjà étendu sur cette question dans les dévelop-

(1) Loc. cit., p. 283.

pements historiques qu'on a dû lire plus haut : je serai donc bref dans ce qui me reste à dire :

FIG. 25.

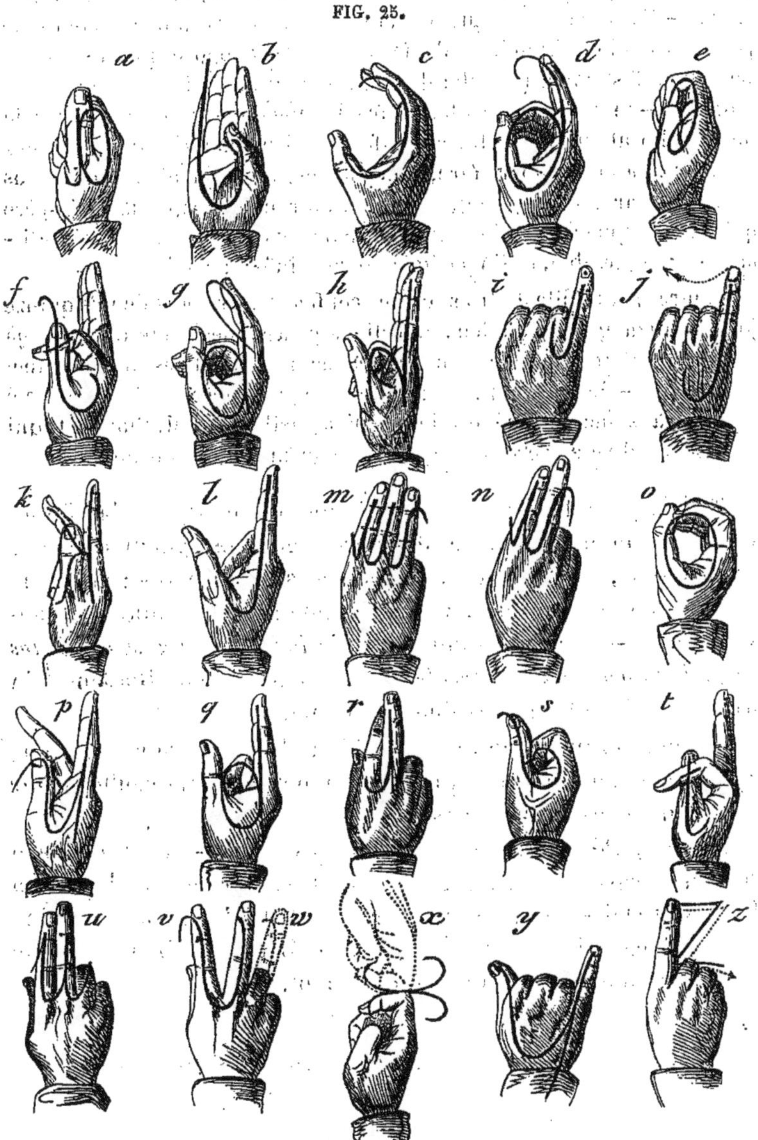

FIG. 25. — Dactylologie française.

Pierre Ponce et J. R. Péreire s'étaient, il est vrai, exercés des premiers dans l'éducation toute philosophique des sourds-muets, et les succès qu'ils y obtinrent émerveillèrent leurs contemporains. Mais comme je l'ai déjà dit, Péreire et le père Ponce,

FIG. 26.

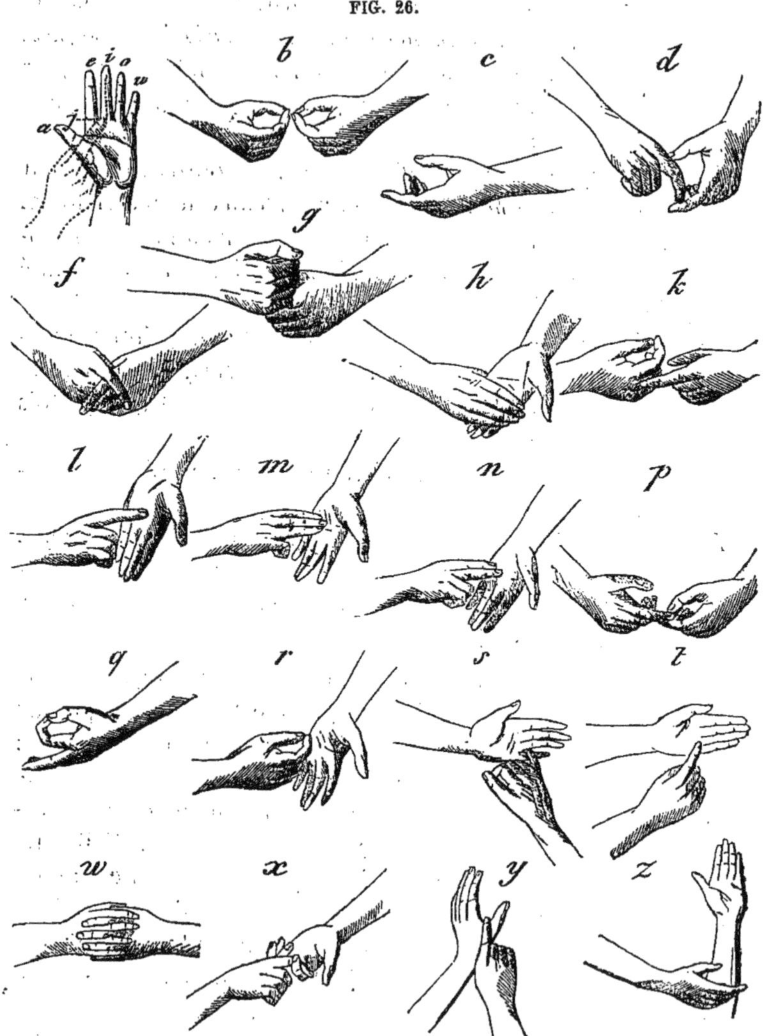

FIG. 26. — Dactylologie anglaise.

cachant soigneusement leur méthode, en avaient emporté le secret au tombeau. Tel était l'état de la question, quand l'abbé de l'Épée entra dans la carrière : et nous devons avouer avec Itard, que si bien avant l'abbé de l'Épée, d'heureux efforts avaient été tentés pour l'éducation de quelques sourds-muets, rien n'avait été fait pour l'art de les instruire ; et cet art est en entier de son invention. Son digne successeur, l'abbé Sicard, le perfectionna, et son *Cours d'instruction d'un sourd-muet*, sa *Théorie des signes*, seront toujours des modèles de ce genre. Je ne puis qu'indiquer ces travaux ; les analyser serait une entreprise hors du but que je me suis proposé :

Nous terminons cette esquisse sur les sourds-muets par quelques mots sur la *mimique* et deux tableaux de dactylologie, l'un dérivé de la méthode française et de l'invention de M. Piroux, directeur de l'institution de Nancy ; l'autre est emprunté à la méthode anglaise.

De la mimique. — La mimique est une sorte de peinture idéologique, représentée au moyen de gestes variés, des bras, des mains, surtout de la tête, des yeux, de la bouche, et quelquefois de la physionomie tout entière.

C'est la langue merveilleuse de Roscius, tant admirée de l'ancienne Rome.

La dactylologie est l'art de reproduire, à l'aide des doigts, les lettres d'une langue parlée : ce n'est autre chose qu'un alphabet manuel, ainsi qu'on peut le voir par les deux tableaux ci-dessus, p. 504 et 505.

Indépendamment de la mimique et de la dactylologie, il existe d'autres moyens de communication à l'aide desquels le parlant peut se mettre en relation avec le sourd-muet, ces moyens sont :

Le dessin, l'écriture, la lecture sur les lèvres, la vue des objets. Une dissertation sur chacun de ces moyens de communication m'entraînerait trop loin, et je dois y renoncer. D'ailleurs, j'ai traité ce sujet avec tous les développements qu'il comporte dans le dernier cours public, que j'ai professé à l'école pratique de médecine, et les personnes qui m'ont fait l'honneur de me suivre, ne peuvent l'avoir oublié. Quant aux élèves qui suivent les cours pratiques de mon dispensaire, ils peuvent constater chaque jour, qu'il suffit d'un peu d'habitude et de la fréquentation des malheureux sourds-muets, pour se familiariser bien vite, avec leur langue de prédilection.

FIN.

BIBLIOTHÈQUE IMPÉRIALE IMPR.

TABLE DES MATIERES

TROISIÈME PARTIE.

Maladies de l'oreille externe.

FIN DE LA TABLE DES MATIÈRES.

Corbeil, typ. et stéréotyp. de Crété.

www.ingramcontent.com/pod-product-compliance
Ingram Content Group UK Ltd.
Pitfield, Milton Keynes, MK11 3LW, UK
UKHW021901260726
13966UKWH00006B/128

9 782012 473638